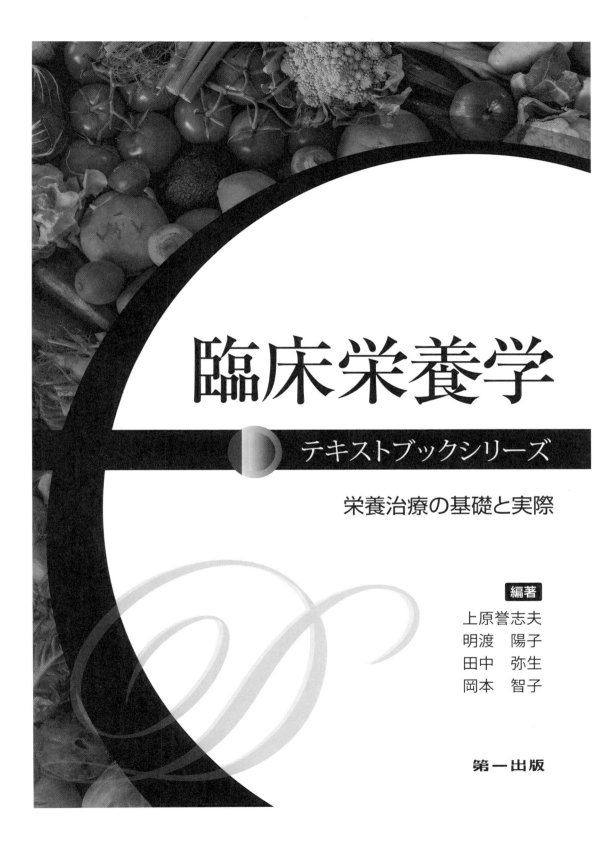

臨床栄養学

テキストブックシリーズ

栄養治療の基礎と実際

編著

上原誉志夫
明渡　陽子
田中　弥生
岡本　智子

第一出版

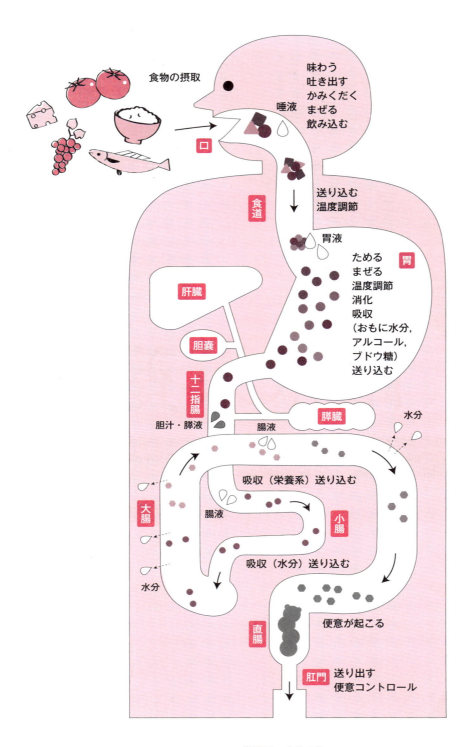

巻頭図　食物の旅

はじめに

　本書の前身である『最新臨床栄養学』は，2013年に株式会社光生館より初版が上梓され，それ以来2023年の第5版にいたるまで10年以上にわたり，多くの教員や管理栄養士を目指す学生に利用されてきました。管理栄養士に必須である臨床栄養学の基礎的知識や考え方の提供はいうまでもなく，他の教科書にはみられない〝臨床の場での実践的な手引きになること″を強調した編集などを特徴とし，多くの教員・学生の支持を得るところとなったと考えています。

　しかし，最近，疾病構造の変化や新たな疾患の概念のもと病態の解明やそれに基づいた新規治療法が開発され，栄養管理方法の進展もあり，これら多岐にわたる変化に対応した新しい情報を的確に解説していくことが必要となりました。今回，このような状況を鑑みこれまでの教科書の内容を大幅に改定することとなりました。

　今回の改定では「最新臨床栄養学」の方針を踏襲しつつも，さらに臨床と実践面重視を進め，より包括的で新たな内容での展開を目指すこととなりました。したがって，今回の改訂は単なる改訂ではなく，今後の教科書としての新たな方向性を示す必要があり，本書は『テキストブックシリーズ臨床栄養学』として第一出版株式会社から上梓することになりました。しかし，編集方針，編集者，執筆陣はこれまでと同様であり，内容的にはこれまでの方向性を踏襲していますが，最新の食事摂取基準，最新の栄養学や医療上の研究成果，学会などの治療ガイドライン等を取り入れて内容を一新しました。

　本書では，管理栄養士国家試験に必要にして十分な内容を網羅するとともに，症例検討を介した栄養管理の実際的プロセスの解説，図表の充実，コラムや欄外に解説を入れるなどの工夫などを通して，読者の必要とされる内容に合わせて，管理栄養士を目指す学生のみならず社会で活躍されている管理栄養士，また医学部学生から実際診療にあたっている医師においても十分役に立つように編纂されています。
　本書の新たな方針にご理解をいただき，今後とも食と健康に携わる多くの方々にお役立ていただければ，著者一同としては望外の喜びであります。

編　　者

目　次

第1章　臨床栄養学の基礎……1

❶ 臨床栄養の意義と目的……………………… 1
❷ 内部環境の恒常性（ホメオスタシス）と
　 栄養・食支援……………………………… 1
❸ 栄養状態の改善…………………………… 2
❹ 疾患の予防………………………………… 2
❺ 疾患の治癒促進…………………………… 2
❻ 疾患の増悪化と再発の防止……………… 2
❼ 社会的不利とノーマリゼーション……… 3
❽ QOL（生活の質）の向上 ………………… 3

第2章　医療と臨床栄養……4

❶ 医療保険制度……………………………… 4
❷ 医療保険制度における算定の基本と栄養に
　 かかわる診療報酬………………………… 4
❸ 医療における管理栄養士の役割と職業倫理
　 …………………………………………… 6
❹ クリニカルパスと栄養ケア……………… 9
❺ チーム医療………………………………… 9
❻ リスクマネジメント……………………11
❼ インフォームド・コンセント…………11

第3章　福祉・介護と臨床栄養……13

❶ 介護保険制度……………………………13
❷ 介護保険制度における算定の基本と栄養に
　 かかわる介護報酬………………………16
❸ 福祉・介護における栄養管理の意義………21
❹ 福祉・介護における管理栄養士の役割……21

第4章　栄養管理プロセス……23

❶ 栄養管理プロセス………………………23
❷ 栄養アセスメント………………………28
❸ 栄養ケアの計画と実施…………………41
❹ 栄養モニタリングと評価………………45
❺ 栄養ケアの記録…………………………48

第5章　栄養・食事療法，栄養補給法……53

❶ 栄養・食事療法と栄養補給法…………53
❷ 経口栄養補給法…………………………53
❸ 経腸栄養補給法…………………………55
❹ 静脈栄養補給法…………………………58

第6章　経腸栄養補給法と静脈栄養補給法の実践……65

Ⅰ　総　論…………………………………65
Ⅱ　各　論…………………………………65
　❶ 経腸栄養補給法………………………65
❷ 静脈栄養補給法…………………………65
❸ 症　例……………………………………66

第7章　傷病者・要介護者への栄養教育……72

❶ 傷病者の栄養教育………………………72
❷ 要支援者・要介護者の栄養教育………78

第8章　薬と栄養・食事の相互作用……80

❶ 薬と栄養・食事が相互に及ぼす影響………80
❷ 栄養・食物が医薬品に及ぼす影響…………82
❸ 医薬品が栄養・食事に及ぼす影響…………84

第9章　栄養障害……87

Ⅰ　総　論………………………………………87
❶ 栄養障害とは…………………………………87
❷ 栄養ケアプロセスの考え方…………………87
❸ 解剖・生理と病態……………………………88
Ⅱ　各　論………………………………………89

❶ たんぱく質・エネルギー栄養障害
　（栄養失調症，PEM）………………………89
❷ ビタミン欠乏症・過剰症……………………91
❸ ミネラル欠乏症・過剰症……………………92

第10章　肥満と代謝疾患……97

Ⅰ　総　論………………………………………97
❶ 肥満と肥満症…………………………………97
❷ 解剖・生理と病態……………………………97
❸ 栄養ケアプロセスの考え方…………………97
Ⅱ　各　論………………………………………98
❶ 肥満・肥満症…………………………………98

❷ メタボリックシンドローム………………105
❸ 糖尿病………………………………………107
❹ 脂質異常症…………………………………115
❺ 高尿酸血症・痛風…………………………123
Ⅲ　薬物治療の解説…………………………128

第11章　消化器疾患……133

Ⅰ　総　論……………………………………133
❶ 消化器系とは………………………………133
❷ 栄養ケアプロセスの考え方………………137
Ⅱ　各　論……………………………………138
❶ 口内炎・舌炎………………………………138
❷ 胃食道逆流症（GERD）…………………139
❸ 胃・十二指腸潰瘍…………………………144
❹ たんぱく漏出性胃腸症……………………145
❺ 炎症性腸疾患（クローン病・潰瘍性大腸炎）
　………………………………………………147

❻ 過敏性腸症候群……………………………153
❼ 下痢・便秘…………………………………155
❽ 肝　炎………………………………………158
❾ 肝硬変………………………………………163
❿ 脂肪肝・NAFLD／NASH………………168
⓫ 胆石症・胆嚢炎……………………………171
⓬ 膵　炎………………………………………172
Ⅲ　薬物治療の解説…………………………174

iii

第12章　循環器疾患……177

Ⅰ　総　論……………………………… 177
- ❶ 循環器系とは…………………… 177
- ❷ 栄養ケアプロセスの考え方…… 178

Ⅱ　各　論……………………………… 178
- ❶ 高血圧症………………………… 178
- ❷ 動脈硬化症……………………… 184
- ❸ 虚血性心疾患…………………… 187
- ❹ 心不全…………………………… 190
- ❺ 不整脈…………………………… 197

Ⅲ　薬物治療の解説…………………… 199

第13章　腎・尿路疾患……202

Ⅰ　総　論……………………………… 202
- ❶ 腎・泌尿器系とは……………… 202
- ❷ 栄養ケアプロセスの考え方…… 204

Ⅱ　各　論……………………………… 204
- ❶ 慢性腎臓病（CKD）…………… 204
- ❷ 急性腎臓病（AKD）…………… 211
- ❸ ネフローゼ症候群……………… 214
- ❹ 糖尿病性腎症…………………… 216
- ❺ 血液透析・腹膜透析…………… 220
- ❻ 小児の慢性腎臓病……………… 226
- ❼ 尿路結石………………………… 227

Ⅲ　薬物治療の解説…………………… 228

第14章　内分泌疾患……231

Ⅰ　総　論……………………………… 231
- ❶ 内分泌系と調節系……………… 231
- ❷ 栄養ケアプロセスの考え方…… 231

Ⅱ　各　論……………………………… 231
- ❶ 甲状腺疾患……………………… 231
- ❷ 副腎疾患（クッシング症候群）… 236

第15章　神経疾患……238

Ⅰ　総　論……………………………… 238
- ❶ 解剖・生理と病態……………… 238
- ❷ 栄養ケアプロセスの考え方…… 238

Ⅱ　各　論……………………………… 239
- ❶ 脳出血・脳梗塞………………… 239
- ❷ 認知症…………………………… 243
- ❸ パーキンソン病・症候群……… 245

Ⅲ　薬物治療の解説…………………… 247

第16章　摂食障害……250

Ⅰ　総　論……………………………… 250
- ❶ 摂食障害とは…………………… 250
- ❷ 栄養ケアプロセスの考え方…… 250

Ⅱ　各　論……………………………… 250
- ❶ 神経性やせ症…………………… 250
- ❷ 神経性過食症…………………… 252

第17章　呼吸器疾患……255

Ⅰ　総　論……………………………… 255
- ❶ 呼吸器系とは…………………… 255
- ❷ 栄養ケアプロセスの考え方…… 256

Ⅱ　各　論……………………………… 257
- ❶ 慢性閉塞性肺疾患（COPD）… 257
- ❷ 気管支喘息……………………… 262
- ❸ 肺　炎…………………………… 264

第18章　血液系の疾患・病態……267

Ⅰ　総　論…… 267
1. 血液・血球とは…… 267
2. 栄養ケアプロセスの考え方…… 267

Ⅱ　各　論…… 268
1. 鉄欠乏性貧血…… 268
2. 巨赤芽球性貧血…… 273
3. 正球性正色素性貧血…… 274
4. 溶血性貧血…… 274
5. 腎性貧血…… 275
6. 白血病…… 275
7. 出血性疾患…… 276
8. ビタミンK欠乏症…… 276

第19章　筋・骨格疾患……277

Ⅰ　総　論…… 277
1. はじめに(ロコモティブシンドローム)… 277
2. 解剖・生理と病態…… 277
3. 栄養ケアプロセスの考え方…… 278

Ⅱ　各　論…… 278
1. 筋・骨格疾患…… 278

第20章　免疫・アレルギー疾患……291

Ⅰ　総　論…… 291
1. 免疫・アレルギーとは…… 291
2. 栄養ケアプロセスの考え方…… 292

Ⅱ　各　論…… 292
1. 免疫不全症…… 292
2. 自己免疫疾患…… 294
3. アレルギー疾患…… 295
4. 食物アレルギー…… 297
5. 薬物アレルギー…… 301

第21章　感染症……303

Ⅰ　総　論…… 303
1. 感染症(Infectious Disease)とは …… 303
2. 感染症の三要素…… 303
3. 感染源…… 303
4. 新興感染症と再興感染症…… 303
5. 医療関連感染（HAI）…… 304
6. 予防策…… 305
7. 臨地実習…… 306

Ⅱ　各　論…… 306
1. 感染症…… 306
2. 敗血症…… 307

第22章　が　ん……311

Ⅰ　総　論…… 311
1. がんとは…… 311
2. がんの治療…… 311
3. 緩和ケア…… 312
4. 終末期医療（ターミナルケア）…… 314
5. がん悪液質…… 314
6. 栄養ケアプロセスの考え方…… 315

Ⅱ　各　論…… 316
1. 食道がん…… 316
2. 胃がん…… 317
3. 大腸がん…… 317
4. 肝がん…… 318
5. 膵がん…… 318
6. 肺がん…… 319

第 23 章　手術・周術期……321

Ⅰ　総　論……………………………………… 321
 ❶　手術・周術期と栄養ケアプロセスの考え方
  ………………………………………………… 321
Ⅱ　各　論……………………………………… 323

 ❶　胃……………………………………………… 323
 ❷　食　道……………………………………… 324
 ❸　大　腸……………………………………… 325
 ❹　短腸症候群………………………………… 326

第 24 章　クリティカルケア……328

Ⅰ　総　論……………………………………… 328
 ❶　解剖・生理と病態………………………… 328
 ❷　栄養ケアプロセスの考え方……………… 329
Ⅱ　各　論……………………………………… 329

 ❶　外　傷……………………………………… 329
 ❷　熱　傷……………………………………… 331
 ❸　集中治療…………………………………… 333
Ⅲ　薬物治療の解説…………………………… 336

第 25 章　身体・知的障害……337

Ⅰ　総　論……………………………………… 337
 ❶　障害者とは………………………………… 337
 ❷　栄養ケアプロセスの考え方……………… 337
Ⅱ　各　論……………………………………… 337

 ❶　身体障害…………………………………… 337
 ❷　知的障害…………………………………… 338
 ❸　精神障害…………………………………… 339
 ❹　発達障害…………………………………… 340

第 26 章　妊産婦・授乳婦疾患……342

Ⅰ　総　論……………………………………… 342
 ❶　妊産婦・授乳婦の疾患とは……………… 342
 ❷　栄養ケアプロセスの考え方……………… 342

Ⅱ　各　論……………………………………… 343
 ❶　妊娠糖尿病………………………………… 343
 ❷　妊娠高血圧症候群………………………… 350

第 27 章　乳幼児・小児疾患……353

Ⅰ　総　論……………………………………… 353
 ❶　小児の成長（発育）・発達とは ………… 353
 ❷　小児の栄養ケアの考え方………………… 354
Ⅱ　各　論……………………………………… 355
 ❶　消化不良症………………………………… 355
 ❷　周期性嘔吐症……………………………… 357
 ❸　アレルギー疾患…………………………… 358

 ❹　小児肥満…………………………………… 361
 ❺　小児糖尿病………………………………… 361
 ❻　小児腎疾患………………………………… 363
 ❼　新生児疾患………………………………… 364
 ❽　先天性代謝異常症………………………… 367
 ❾　糖原病……………………………………… 369
 ❿　成長障害 ………………………………… 370

第 28 章　摂食機能の障害……372

Ⅰ　総　論………………………………… 372
- ❶ 摂食機能の基礎知識………………… 372
- ❷ 栄養ケアプロセスの考え方………… 373

Ⅱ　各　論………………………………… 373
- ❶ 意識障害……………………………… 373

- ❷ 咀嚼・嚥下障害……………………… 375
- ❸ 消化管通過障害……………………… 381
- ❹ 摂食障害：神経性食欲不振症・神経性過食症
　………………………………………… 382

第 29 章　高齢者の疾患……383

Ⅰ　総　論………………………………… 383
- ❶ 高齢者に関する基礎知識…………… 383
- ❷ 栄養ケアプロセスの考え方………… 383

Ⅱ　各　論………………………………… 385
- ❶ 老年症候群（GeriatricSyndrome）… 385
- ❷ 誤　嚥………………………………… 386

- ❸ 褥　瘡………………………………… 390
- ❹ 転　倒………………………………… 393
- ❺ 失　禁………………………………… 393
- ❻ フレイル……………………………… 394

Ⅲ　薬物治療の解説……………………… 398

索　引……403

症例一覧

症例 1（経腸栄養補給法）………………… 66
症例 2（静脈栄養補給法）………………… 69
症例 3（肥満・肥満症，糖尿病）………… 102
症例 4（胃食道逆流症）…………………… 141
症例 5（クローン病）……………………… 149
症例 6（潰瘍性大腸炎）…………………… 153
症例 7（肝硬変）…………………………… 166
症例 8（高血圧症）………………………… 183
症例 9（心不全）…………………………… 194
症例 10（慢性腎臓病（CKD））………… 208
症例 11（糖尿病性腎臓病）……………… 219

症例 12（血液透析・腹膜透析）………… 224
症例 13（ヨウ素過剰摂取による甲状腺機能低下症）
　………………………………………… 235
症例 14（鉄欠乏性貧血）………………… 270
症例 15（骨粗鬆症）……………………… 286
症例 16（食物アレルギー）……………… 301
症例 17（妊娠糖尿病）…………………… 346
症例 18（誤嚥）…………………………… 388
症例 19（褥瘡）…………………………… 392
症例 20（フレイル）……………………… 397

第1章 臨床栄養学の基礎

① 臨床栄養の意義と目的

　私たちは健康を天からの授かりものとして，毎日を当たりまえのように過ごしている。しかし，何らかの原因により身体機能に障害を生じ，体調不良に陥ることがある。心身に不調や不都合を生じることを病気を発症するという。通常，人間は良好な健康状態を維持する能力を備えている。この能力を生体の内部環境の恒常性の維持能力＝ホメオスタシス（homeostasis）といい，一般的には自然治癒力と呼ばれている。これには免疫力も大きくかかわり，日常生活の過ごし方（生活習慣）や栄養状態の良否によっても自然治癒力は左右される。

　不規則な生活や，欠食・過食・偏食などの不適切な栄養摂取を改め，適度な運動・規則正しい食習慣と適正な質と量の栄養素をバランス良く食べることを心がける。規則正しくバランスの良い食事をとることは生体の内部環境の恒常性の維持能力を向上させ，病気の予防と発症予後を改善するために重要である。病気の予防と治療において栄養・食事療法は大きな意味を持っている。

　栄養・食事療法は，疾病の程度や病状を考慮した咀嚼・嚥下の口腔機能，胃・腸など消化吸収するための消化器機能，糖尿病などの内分泌機能，また狭心症・心筋梗塞などの心血管障害や脳血管障害などの循環器疾患など各種疾患の現状と予後の改善に有効であるばかりでなく，疾病の予防にも大きく貢献することができる。

　また，食事を口からとることのできない状態でも，経管（チューブ）により，直接，胃や腸に栄養物を注入する胃ろう・腸ろう，さらに静脈に直接必要とする栄養素を補給する静脈栄養法なども臨床栄養学の重要な分野である。このような実践的な栄養・食事療法の提案は管理栄養士の重要な役割と責任である。

　以上の意義を踏まえ，臨床栄養学を学ぶ目的は，「疾病の発症や治療について学び，予防のために栄養や食事がどのように関与しているかを理解し，その知識を疾病の治療にいかし，各人に適した栄養状態の改善を考慮した実践的な栄養・食事療法の技術を修得すること」である。

　これらの，実践的な栄養・食事療法を通しての臨床栄養学の成果は，心身ともに健康な生活を送ることのできる身体作りの基礎とならなければならない。

　また，厚生労働省は2003年に「臨床栄養学の教育目標」を管理栄養士養成のカリキュラムと管理栄養士国家試験ガイドラインのなかで次のように示している。

---

① 傷病者の病態や栄養状態に基づいた栄養管理，つまり栄養ケアの計画，実施，さらに評価に関する総合的なマネジメントを理解すること。
② 栄養状態の評価，判定，栄養補給，栄養教育，食品と医薬品の相互作用について具体的に習得すること。
③ 各種計測による評価や判定やベッドサイドでの栄養指導については実習を活用して学ぶこと。
④ 医療・介護制度やチーム医療における栄養管理や管理栄養士の役割を理解すること。
⑤ ライフステージ別，各種疾患別に身体状況や栄養状態に応じた具体的な栄養管理方法について習得すること。

---

② 内部環境の恒常性（ホメオスタシス）と栄養・食支援

　生体の内部環境に直接影響を与える栄養の条件の第1として，エネルギーと各種栄養素の過不足がある。生体の恒常性を保つ機構は複雑に絡み，補完しあい，少々のことでは破綻しないよう，健康状態の安定を保つための許容範囲を広めに持っている。しかし，この許容範囲を超える各種の原因により，補完関係にアンバランスが生じると疾病が発症すると考えられる。

　栄養関連疾患にはエネルギーの過不足による肥満とるい痩や，たんぱく質・脂質・ビタミン・ミネラルなどの栄養素の過不足などが関与する各種疾患がある。内部環境の恒常性（ホメオスタシ

ス）の破綻に対しては次のような栄養・食支援を行う。

代謝疾患である糖尿病は，細胞における糖の利用障害が各種の代謝障害を起こす。これに対する栄養支援として糖質・エネルギーをコントロールし，栄養バランスを整えた内容とする。

脂質異常症においては，エネルギー・脂質コントロール食，また，肝不全時には分枝（分岐鎖）アミノ酸（branched chain amino acid：BCAA）の投与，腎臓病には窒素・ナトリウム・カリウム・リンなどの調整のためのたんぱく質と電解質のコントロール，輸液使用時の体液，電解質の調整などが行われている。このように臨床栄養学では実践的な食事対応および栄養・食支援について学ぶ。

❸ 栄養状態の改善

経口による栄養・食支援は単に栄養状態を改善するだけでなく，心の満足と生きる喜びにつながり，精神的な回復も同時に得ることができる点に大きな意義がある。したがって，何よりも経口摂取を優先に，早期の疾病治癒を目的として，嗜好に合ったおいしい食事により栄養状態の維持・向上を目指して栄養ケアを実践していくことが大切である。

しかし，がんなど各種の疾患の進行による遷延する食欲不振や，咀嚼・嚥下障害などによる摂食能力の低下は栄養状態の低下を招いてしまう。このようなときは個別に対応し，食欲不振の原因をさぐり咀嚼や嚥下障害などに対応した食事の工夫や，嗜好を考慮した食事内容に改善することで，栄養状態を良好にすることができる。

「食べることを援助する」ことで栄養状態を改善させ，免疫力を高め疾病の治癒力の向上をはかることは，管理栄養士の最も重要な使命である。

各種のやむをえない事由により，経口による食事が困難なときは，静脈栄養法や経鼻胃管，胃瘻，腸瘻などによる経腸栄養法が栄養状態の改善に有効な手段として実施される。

また，クローン病などの炎症性腸疾患においては，消化吸収の良い成分栄養剤を利用することにより，直接的に栄養状態を改善し寛解を維持することができる。あるいは，肝硬変で分枝アミノ酸を使用することにより，代謝障害を緩和することが行われている。これらの栄養管理へのサポートも管理栄養士の重要な役割である。

❹ 疾患の予防

自然治癒力を高めることで健康状態を良好に保ち，病気に負けない強い身体を作ることが疾患の予防になる。このためには，生体の内部環境の恒常性を保ち，現実の侵襲や外部環境からの不適正な暴露に耐え，許容範囲を超えないように対応する必要がある。これを抵抗力と呼んでいる。

日常のストレスの緩和，栄養・運動・休養などの生活習慣の改善が自然治癒力に大きく関係してくる。

❺ 疾患の治癒促進

手術による侵襲や各種疾病や障害からの治癒の期間は，その重症度や各個人の自然治癒力により異なる。また，エネルギーやたんぱく質・ビタミン・微量元素が不足すると，全身の組織に代謝障害を生じ，自然治癒力が低下する。したがって，治療期間の長期化や再発を防ぐためには，欠乏している栄養素を補足し栄養状態を高めることで代謝障害を改善し，自然治癒力や術後の創傷の治癒力を促進することが必要である。

また，自然治癒力を増強する方法としてイムノニュートリッション（免疫賦活栄養）という考え方が提唱されている。近年では免疫力や抗酸化作用のある成分を組み合わせて調整された液状食品を術前から経口投与し，術後も一定期間続けることにより，治癒を促進させる栄養療法が行われている。

❻ 疾患の増悪化と再発の防止

栄養状態の良否は各疾患の病状の増悪化や再発にかかわる。前記のイムノニュートリッションは，特に外科手術など，身体の侵襲を伴う疾患におけるERAS（enhanced recovery after surgery：術後回復強化）において有効に利用されている。

糖尿病における糖質コントロールは病態の増悪防止の最良の手段であり，腎臓病におけるたんぱく質とナトリウム・カリウム・リンなどの電解質調整のための食事療法は，病態の悪化を防ぎ，血液浄化法の導入を遅らせるための重要な手法である。

❼ 社会的不利とノーマリゼーション

ノーマリゼーション（normalization）とは，高齢者や障害者などの社会的弱者が生涯の自立と尊厳を持って生きることができるよう，特別視せず，一般社会のなかに普通に参加する機会を拡大させ，すべての人が平等に権利と義務を分かち合おうとする理念のことである。

具体的には，たとえばハード面では段差の解消，ソフト面ではバリアフリーという制度的・心理的・社会的障害を取り除くことと，できる限り多くの人に利用可能な製品，建物，空間をデザインするユニバーサルデザインの考え方が実践されている。特に，飲食時の食器具の改善・工夫，食事軟度の調整や，むせにくい食事の提案と実践は管理栄養士の重要な業務である。

❽ QOL（生活の質）の向上

QOL（quality of life）とは，生活の質と訳される。

WHO（world health organization：世界保健機関）は健康を「単に疾病がないということだけではなく，完全に身体的・心理的および社会的に満足のいく状態にあること」と定義しており，QOL に相通じるものと考えられる。

臨床における QOL は，健康に直接関係のある HRQL（health-related QOL）と，環境や経済などのように治療とは一線を画した NHRQL（nonhealth-related QOL）に分けられる。

HRQL は QOL 評価尺度によってはかることができる。治療の安全性，効果，利便性や費用などの臨床的評価に加えて，患者の思想信条や価値観などから，身体的・心理的・社会的・経済的状態などを総合して主観的に評価する。

ADL（activities of daily living：日常生活動作）は，生活を営むうえで不可欠な基本的動作である。IADL（instrumental activities of daily living：手段的日常生活動作）は，ADL の動作を応用し，高次の生活機能水準を営むための動作である。QOL の評価はこれらを踏まえ行う（p.15 表3-3 参照）。

栄養ケアにより栄養状態が改善し全身状態が良くなれば，意識もはっきりし，会話も可能になり，生きるための意欲も高まり心理的にも良好となる。さらに自立生活が可能になれば，社会的・経済的状態まで QOL が改善することもある。管理栄養士は QOL 向上のために重要な役割を担っている。

コラム

リビングウィル

延命治療を拒否するという意志を生前に書面で表明しておくこと。

ナラティブ・ノート

叙述的経過記録のこと。

セルフ・エフィカシー

ある行動をうまく行うことができるという「自信」のことをいう。人がある行動へのセルフ・エフィカシーを強く感じていると，その行動を行う可能性が高まる。

アドヒアランス

治療方針の決定について，患者自身が積極的に参加し，その決定に沿って治療を受けること。患者が自身の病気を理解し，治療に対しても主体的にかかわることで，より高い治療効果が期待できる。従来のコンプライアンス概念を見直す形で，この考え方が重視されつつある。

トリアージ

災害医療の現場において，限られた医療資源（医療スタッフ，医薬品等）を最大限活用するため，負傷者を傷病の緊急性・重症度に応じて分類し，治療の優先順位を決定すること。

第2章 医療と臨床栄養

❶ 医療保険制度

　医療保険制度とは，健康保険に加入している被保険者が医療機関を受診した際に，かかった医療費の一部を保険者が負担する制度である。診療に係る医療費から被保険者の自己負担分を除いた額は，後日，保険給付を行う事業者が審査支払機関を通じレセプト（診療報酬明細書）を点検し問題がなければ医療機関に診療報酬が支払われる仕組みである。この制度は，高額の医療費による貧困の予防や生活の安定を目的とし，誰もが最低限の質を保った医療を等しく受けられるようにするためのものである。

　日本では，すべての国民が公的医療保険に加入して，一人ひとりが保険料を出し合って助け合う「国民皆保険制度」が確立されている。生活保護の受給者などの一部を除く日本国内に住所を有する全国民，および1年以上の在留資格がある外国人は何らかの形で医療保険に加入するように定められている。

　公的医療保険は，次の5種別の被保険者に分けることができる。

① 健康保険組合：主に大企業・企業グループや同業種の従業員，従業員の扶養家族が加入するもの。
② 全国健康保険協会（協会けんぽ）：主に中小企業（健康保険組合を持たない事業所）の従業員，従業員の扶養家族が加入するもの。
③ 共済組合：国家・地方公務員，一部の独立行政法人，私学の教職員等とその扶養家族が加入するもの。
④ 国民健康保険：①～③に該当しないすべての個人事業主（農家・店主など）や無職等とその扶養家族が加入するもの。
⑤ 後期高齢者医療制度：75歳以上の者および，65～74歳で障害の状態にあることにつき後期高齢者医療広域連合会の認定を受けた者に加入が義務づけられる。

　医療保険は相互扶助の精神に則り拠出され，その負担は保険料と公費，患者負担より成り立っている。患者負担は，75歳以上の者は1割（現役並み所得者は3割），70歳から74歳までの者は2割（現役並み所得者は3割），70歳未満の者は3割，6歳（義務教育就学前）未満の者は2割負担となる[1]。現役並み所得とは，課税所得が145万円以上をいう。

　近年，少子高齢化が進み，国民医療費が年々高騰するなか，診療報酬体系の見直しが行われてきた。1件当たり定額割支払方式の形態である「診断群別定額支払方式」DRG/PPS（diagnosis related group/prospective payment system）を主軸とした支払い方式が考えられ，医療費の抑制に努めている。この制度は，疾病ごとに入院期間が決まっており，期間が延長すると報酬が減額となる，1入院当たり定額である。

　一方で，日本独自の診断群分類に基づく包括支払システム「包括医療費支払制度」DPC制度（DPC/PDPS）は，入院医療を適正化し医療の効率化を図ることを目的としている。この制度を取り入れると，薬の増減や追加の検査や処置にかかわらず，1日当たり定額である。

❷ 医療保険制度における算定の基本と栄養にかかわる診療報酬

　入院の食事に関係する加算には，**入院時食事療養費（Ⅰ），入院時食事療養費（Ⅱ），特別食加算，食堂加算**がある（表2-1）。食事療養として入院患者に食事が提供される場合，一定の要件[2]を満たす保険医療機関は**入院時食事療養（Ⅰ）**として，1食につき670円（市販されている流動食のみを提供する場合は575円）を1日3食を限度として算定する。1食当たり640円のうち，患者負担額は一般所得者の標準負担額で460円であったが，2024年度の診療報酬改定により1食あたり30円引き上げられ670円～となった。

　上記以外の保険医療機関に入院した場合には，**入院時食事療養（Ⅱ）**として，1食につき506円（市販されている流動食のみを提供する場合は460円）を1日3食を限度として算定する。医師の食事箋の指示により特別食を提供する場合は，

特別食加算として1食76円を1日3食を限度として加算することができる（表2-2）。ただし、市販されている流動食のみを経管栄養法により提供されたときは算定しない。また、この治療食加算の対象と栄養食事指導の治療食の対象は若干異なるため注意を要する。食堂での食事療養には食堂加算[3]として1日に50円が加算される。次に、指導料等に関する加算は、1点10円として加算される。

栄養食事指導料には、入院栄養食事指導料1・2、外来栄養食事指導料1・2、集団栄養食事指導料、在宅患者訪問栄養食事指導料1・2がある。原則として栄養食事指導料は、特別食を医師が必要と認めた患者に対し、医師の指示に基づいて管理栄養士が栄養食事指導を行った場合に算定される（表2-1）。

栄養食事指導料の対象は、入院時食事療養制度において定められた特別食に加え、高血圧症（食塩相当量6g未満／日の減塩食）、および16歳未満の小児を対象とした食物アレルギーが含まれる。さらに集団栄養食事指導料以外の対象者にがん患者、摂食機能または嚥下機能が低下した患者および低栄養状態にある患者も含まれる。表2-2に栄養食事指導料の対象となる特別食の一覧をあわせて示す。栄養食事指導は、管理栄養士が医師の指示に基づき、患者ごとにその生活条件や嗜好を勘案した食事計画案や具体的な献立等によって栄養食事指導を行った場合に、初回おおむね30分以上、2回目以降おおむね20分以上行うことが必要とされる（入院中は2回を限度とする）。外来化学療法を行っている悪性腫瘍患者の治療に対し、専門的な知識を有する管理栄養士が患者の状態に応じた具体的な献立等によって指導を行った場合、月1回に限り260点を算定できる。1回当たりの指導時間の算定要件はない。

さらに、管理栄養士がかかわる診療報酬については、以下のようなものがある。栄養サポートチーム加算（NST加算）は、栄養障害の状態にある患者や栄養障害を生じるリスクの高い患者に対し、医師、看護師、薬剤師、および管理栄養士等（いずれも専任）がチームを編成して栄養状態改善への取り組みを行った場合に、200点（週1回）が算定される。算定要件には、栄養状態改善に係るカンファレンスと回診の開催、栄養治療実施計画の策定とそれに基づくチーム診療であること、1日当たりの算定患者数は、1チームにつきおおむね30人以内とする等がある。歯科医師が共同して行った場合には、50点をさらに加算する。2022年度には障害者施設等入院基本料を算定している病棟にも対象患者が拡大された。

外来糖尿病患者に対する、透析移行予防の指導を専任の医師、看護師または保健師、管理栄養士が共同して行った場合に、糖尿病透析予防指導管理料350点が算定される（月1回）。外来栄養食事指導料および集団栄養指導料は所定点数に含まれているものとする。在宅患者訪問栄養食事指導料は、通院が困難な在宅療養患者に主治医が特別食（表2-1）が必要な患者、がん、摂食・嚥下機能低下、低栄養状態にあると認めた患者に対して、栄養管理の必要性を認めた場合に管理栄養士が栄養管理に係る指導をおおむね30分以上実施した場合に440〜530点が算定される。

在宅患者訪問褥瘡管理指導料は、褥瘡予防や管理が重点的に必要な者に対し、医師、管理栄養士および看護師からなる在宅褥瘡対策チームが共同して在宅で褥瘡の改善等を目的とした計画的な指導管理を行った場合、初回訪問から起算して当該患者1人について6か月以内に限り、カンファレンスを実施した場合に3回を限度に750点が算定される。算定対象となるのは、ベッド上安静でありDESIGN-R2020（第29章参照）による深さの評価がd2以上の褥瘡ハイリスク患者であり、カンファレンスと定期的なケアが必要な者である。カンファレンスは3者全員が患家に赴き実施が原則であったが、2022年の改正で1者以上が患家に赴いていればその他の関係者はビデオ通話の参加でも算定されることとなった。

早期栄養介入管理加算は、特定集中治療室の入室者全員に栄養スクリーニングを実施し、抽出された患者に栄養アセスメント・栄養管理に係る早期介入の計画を作成・腸管機能評価を実施し入室後48時間以内に経腸栄養を開始することで、7

日を限度として 400 点が加算される。

全身麻酔を伴う手術を要する患者に対して，医師および管理栄養士が連携し，当該患者の日々変化する栄養状態を把握し，術前・術後における適切な栄養管理を実施した場合，周術期栄養管理実施加算 270 点が算定される。

緩和ケア診療加算を算定している悪性腫瘍，後天性免疫不全症候群または末期心不全の患者に対し，専任の管理栄養士が緩和ケアチームに参加し，必要な栄養食事管理を行った場合に，個別栄養食事管理加算として，1 日につき 70 点を加算する。

摂食障害の患者に対して，専門的治療の経験を有する常勤の医師，看護師，精神保健福祉士，公認心理師および管理栄養士等による集中的かつ多面的な治療が行われた場合に入院基本料に所定の点数が加算される。

2024 年度の栄養関係の診療報酬の改定では，新たに入院料の施設基準における栄養管理体制の基準に退院後の生活を見据え，入院患者の栄養管理体制の充実を図る観点から，栄養管理体制の基準が明確化された。標準的な栄養スクリーニングを含む栄養評価として，低栄養の世界的診断基準である GLIM 基準（Global Leadership Initiative on Malnutrition）のアセスメント活用や退院時を含む定期的な評価という文言も追加された。また，急性期におけるリハビリテーション，栄養管理および口腔管理の取組の推進として，入院患者全員に入院後 48 時間以内に ADL，栄養状態および口腔状態に関する評価を行い，それに係る計画の作成および計画を多職種で取り組んだ場合に，リハビリテーション・栄養・口腔連携体制加算が新設され，計画を作成した日から起算して 14 日を限度として 1 日につき 120 点を加算する。そのほか，病棟単位で，常勤の理学療法士または作業療法士が 2 名以上，専任の常勤の管理栄養士が 1 名以上配置することなどが施設基準である地域包括医療病棟入院料が新設された（1 日につき 3,050 点）。また，療養病棟入院基本料の見直しのため，適切な経腸栄養管理の実施に新たな評価を加えた，経腸栄養管理加算が新設された（1 日に

つき 300 点，入院中 1 回に限り，経腸栄養を開始した日から 7 日を限度とする）。栄養情報提供加算が廃止され，栄養情報連携料が新設された（表 2-1）。

3 医療における管理栄養士の役割と職業倫理

「医の倫理」とは，生命倫理のなかで特に医療に関係した領域を指し，患者中心の医療の倫理である。古くは「ヒポクラテスの誓い」にあったが，1948 年に医師の倫理規範である「ジュネーブ宣言」にて，患者の健康を第一と考えることが定められた。倫理とは「人として守り行うべき道，善悪，正邪の判断における普遍的な基準」とあり，法の遵守以外に，正しい判断の根拠となる。

管理栄養士の役割は，栄養士法（第 1 条第 2 項）に以下のように定められている。

① 傷病者に対する療養のために必要な栄養の指導。

② 個人の身体の状況，栄養状態等に応じた高度の専門的知識及び技術を要する健康の保持増進のための栄養の指導。

③ 特定多数人に対して継続的に食事を供給する施設における利用者の身体の状況，栄養状態，利用の状況等に応じた特別の配慮を必要とする給食管理及びこれらの施設に対する栄養改善上必要な指導。

管理栄養士は，栄養食事指導では人の栄養代謝への介入という医学的な点があり，人を対象とした業務が中心となる医療現場における生命倫理や医の倫理に関する理解や認識が不可欠である。また，管理栄養士には，チーム医療のなかで多職種との連携やマネジメントを行い，的確な栄養ケア計画を作成し，実施，評価できる能力が求められている。近年の複雑な疾病構造に対応して，厳しい倫理が必要になるなか，科学的根拠に裏づけされた業務の遂行が大切である。そこで，重要となるのが管理栄養士としての「職業倫理」である。日本栄養士会は 2002 年に「管理栄養士・栄養士の倫理綱領」を制定し 2014 年に大幅な改訂がされている（表 2-3）。[4]

表 2 - 1　管理栄養士・栄養士に関係する診療報酬

診療報酬		算定のための要件
入院時食事療養（Ⅰ）	（1）670円/食 （2）605円/食	1日3食を限度とする。常勤の管理栄養士または栄養士が食事療養部門の責任者であること。適温・適時の食事提供をしていることなどが施設基準の基本要件。 （1）（2）以外の食事療養を行う場合 （2）流動食（市販されているものに限る）のみを経管栄養法により提供した場合
入院時食事療養（Ⅱ）	（1）536円/食 （2）490円/食	1日3食を限度とする。入院時食事療養（Ⅰ）以外の医療機関が対象となる。 （1）（2）以外の食事療養を行う場合 （2）流動食（市販されているものに限る）のみを経管栄養法により提供した場合
特別食加算	76円/食	1日3食を限度とする。入院時食事療養（Ⅰ）の届出を行った保険医療機関において，医師の発行する食事箋に基づき特別食が提供された場合。 流動食（市販されているものに限る）のみを経管栄養法により提供したときは，算定しない。
食堂加算	50円/日	入院時食事療養（Ⅰ）の届出を行った保険医療機関において，要件（他の病棟の患者との併用，談話室等との兼用も差し支えない，食堂床面積は病床1床当たり0.5 m^{2}以上）を満たす食堂を備えている場合。
入院栄養食事指導料1※1	初回260点 2回目200点	具体的な献立等によって指導を行った場合に算定。 入院中2回に限り，週1回算定。初回はおおむね30分以上，2回目はおおむね20分以上の指導が必要。
入院栄養食事指導料2※2	初回250点 2回目190点	
外来栄養食事指導料1※1	初回 ① 対面で行った場合　260点 ② 情報通信機器を使用する場合　235点 2回目以降 ① 対面で行った場合　200点 ② 情報通信機器を使用する場合　180点	具体的な献立等によって指導を行った場合に算定。 初回の月は月2回に限り，その他の月は月1回に限り算定。 初回はおおむね30分以上，2回目以降はおおむね20分以上の指導が必要。 ②は，管理栄養士が電話または情報通信機器を活用して必要な指導を行った場合。
外来栄養食事指導料2※2	初回 ① 対面で行った場合　250点 ② 情報通信機器を使用する場合　225点 2回目以降 ① 対面で行った場合　190点 ② 情報通信機器を使用する場合　170点	
外来栄養食事指導料	月1回260点	外来化学療法を実施している悪性腫瘍の患者に対して，専門知識を有する管理栄養士が具体的な献立等によって指導を行った場合。悪性腫瘍の栄養管理に関する研修を修了し，かつ，栄養管理に係る3年以上の経験を有する専任の常勤管理栄養士が配置されていること。
集団栄養食事指導料	80点/回	管理栄養士が複数の患者を対象に指導を行った場合。患者1人あたり月1回かつ入院中は2回を限度とする。1回の指導対象者は15人以下，指導時間は40分/回以上，対象患者は特別食（小児食物アレルギーは除く）。外来患者と入院患者が混在した場合でも算定可能。
在宅患者訪問栄養食事指導料1※1	① 単一建物診療患者が1人の場合　530点/回 ② 単一建物診療患者が2人以上9人以下の場合　480点 ③ ①②以外の場合　440点	通院が困難な在宅療養患者に管理栄養士が訪問し，食事計画案や具体的な献立等を示した栄養食事指導箋を交付し，その指導箋に従う食事の用意や摂取等に関する具体的な指導を30分以上行った場合に算定。患者1人につき月2回を限度とする。 交通費は患者負担。
在宅患者訪問栄養食事指導料2※2	① 単一建物診療患者が1人の場合　510点/回 ② 単一建物診療患者が2人以上9人以下の場合　460点 ③ ①②以外の場合　420点	
在宅患者訪問褥瘡管理指導料	750点	①常勤医師，②管理栄養士または当該保険医療機関以外の管理栄養士，③看護師または連携する他の保険医療機関等の看護師が共同して，褥瘡管理に関する計画的な指導管理を行った場合に算定。対象は在宅療養患者で重点的な褥瘡管理を行う必要が認められる患者。初回のカンファレンスから起算して6月以内に限り，当該患者1人につき3回に限る。
糖尿病透析予防指導管理料	月1回350点（外来） （情報通信機器を使用する場合305点） 特定地域175点 （情報通信機器を使用する場合152点）	糖尿病患者のうち，HbA1c（NGSP値）6.5%以上，または内服薬やインスリンを使用している糖尿病性腎症第2期以上の患者に対し，医師，看護師（または保健師），管理栄養士による透析予防診療チームが共同して透析予防に係わる指導管理を行った場合。 通信機器を使用する指導について，各職種が当該月の別日に指導等を実施した場合でも算定できる。
栄養サポートチーム加算	200点/週	栄養状態改善に係るカンファレンスおよび回診が週1回程度開催され，栄養治療実施計画の策定とチームによる診療が必要。栄養管理について所定の研修を修了した常勤の医師，看護師，薬剤師，管理栄養士がチームを組む。このうち1名は専従とする。

第2章　医療と臨床栄養

表2-1　管理栄養士・栄養士に関係する診療報酬（つづき）

診療報酬		算定のための要件
入院栄養管理体制加算	270点/回	特定機能病院入院基本料を現に算定している患者に対して，管理栄養士が必要な栄養管理を行った場合に，入院初日および退院時にそれぞれ1回に限り所定点数に加算する。この場合において，栄養サポートチーム加算および入院栄養食事指導料は別に算定できない。
栄養情報連携料	70点	入院時栄養食事指導料を算定している患者に加えて，ほかの保険医療機関または介護保険施設等に転院または入所する患者について，入院していた保険医療機関の管理栄養士と前述の管理栄養士が連携のうえ，入院中の栄養管理に関する情報を共有した場合に入院中1回に限り算定する。
早期栄養介入管理加算	250点/日 400点/日	特定集中治療室に入室後早期から，経腸栄養等の必要な栄養管理が行われた場合は，7日を限度として250点が加算され，48時間以内に経腸栄養を開始した場合は400点が加算される。管理栄養士が専任で配置されており，特定集中治療室の医師，看護師，薬剤師等とのカンファレンスおよび回診を実施すること。算定患者数は，管理栄養士1名につき10名以内とする。
周術期栄養管理実施加算	270点（1手術に1回）	専任の常勤管理栄養士が医師と連携し，術前・術後に必要な栄養管理を行った場合に1つの手術につき1回加算される。入院栄養管理体制加算や特定集中治療室入室時の早期栄養介入管理加算は別に算定できない。
緩和ケア診療加算として個別栄養食事管理加算	70点/回	緩和ケア病棟において栄養食事管理の経験や緩和ケア診療を行う医療機関で3年以上の経験を有する管理栄養士が緩和ケアチームに参加し，栄養食事指導を行った場合に算定。緩和ケア診療実施計画に基づき実施した栄養食事管理の内容を診療録に記載または添付する。
摂食障害入院医療管理加算	200点/日（入院30日まで） 100点/日（入院31～60日）	対象患者は，摂食障害による著しい体重減少が認められる者であって，BMI（Body Mass Index）が15未満であるもの。

※1　当該保険医療機関の管理栄養士が具体的な献立等によって指導を行った場合に算定。対象は，特別食を医師が必要と認めた患者，がん患者，摂食機能または嚥下機能が低下した患者（医師が硬さ，付着性，凝集性などに配慮した嚥下調整食に相当する食事を要する），低栄養状態（血中アルブミンが3.0 g/dL以下，医師が栄養管理により低栄養状態の改善を要する）にある患者。
※2　当該診療所以外の保険医療機関または公益社団法人日本栄養士会もしくは都道府県栄養士会の栄養ケア・ステーションに所属する管理栄養士が行った場合。

表2-2　特別食加算と栄養食事指導料の対象となる治療食

	特別食	注意点
特別食加算の対象となる治療食	腎臓食	心臓疾患，妊娠高血圧症候群等に対して減塩食（食塩相当量6 g未満/日）療法を行う場合は，腎臓食に準じて取り扱うことができる。
	肝臓食	肝庇護食，肝炎食，肝硬変食，閉鎖性黄疸食（胆石症および胆嚢炎による閉鎖性黄疸の場合も含む）等をいう。
	胃潰瘍食	流動食を除く，十二指腸潰瘍および侵襲の大きな消化管手術の術後に胃潰瘍食に準ずる食事をする場合を含む。クローン病，潰瘍性大腸炎などにより腸管の機能が低下している患者に対する低残渣食を含む。
	代謝疾患，膵臓疾患の治療食	糖尿病，痛風（高尿酸血症）食，膵臓食。
	脂質異常症食	脂質異常症食の対象患者は，空腹時のLDL-コレステロールが140 mg/dL以上，HDL-コレステロールが40 mg/dL未満，中性脂肪が150 mg/dL以上のいずれかである者。高度肥満症（肥満度が+70%以上またはBMIが35以上）に対して食事療法を行う場合は脂質異常症食に準じて取り扱うことができる。
	貧血食	血中ヘモグロビン濃度が10 g/dL以下であり，その原因が鉄分の欠乏に由来する場合。
	てんかん食	難治性てんかん（外傷性のものを含む）の患者に対し，グルコースに代わりケトン体を熱量源として供給することを目的に炭水化物量の制限および脂質量の増加が厳格に行われた治療食をいう。ただし，グルコーストランスポーター1欠損症またはミトコンドリア脳筋症の患者に対し，治療食として当該食事を提供した場合を含む。
	治療乳	治療乳を除く調乳，離乳食，幼児食，単なる流動食および軟食を除く。いわゆる乳児栄養障害（離乳を終らない者の栄養障害）に対する直接調製する治療乳をいい，治療乳既製品（プレミルク等）を用いる場合および添加含水炭素の選定使用等は含まない。
	無菌食	無菌治療室管理加算を算定している患者を対象とする。
	特別な場合の検査食	主に潜血食をいう。大腸X線検査・大腸内視鏡検査のために特に残渣の少ない調理済食品を使用した場合を含む（外来患者に提供した場合は，保険給付の対象外）。
栄養食事指導料の対象となる治療食	上記の治療食	特別食加算の対象となる治療食。
	その他	がん患者を対象とする（入院・外来・在宅患者訪問の個別指導）。
		摂食・嚥下障害者（日本摂食嚥下リハビリテーション学会分類に基づく嚥下調整食を必要と判断した摂食嚥下機能低下者）を対象とする（入院・外来・在宅患者訪問の個別指導）。
		低栄養の患者（血中アルブミンが3.0 g/dL以下，医師が栄養管理により低栄養状態の改善を要すると判断した場合のいずれかを満たす者）を対象とする（入院・外来・在宅患者訪問の個別指導）。
	減塩食	高血圧の患者に対する減塩食（食塩相当量が6 g/日未満）。
	肥満症	高度肥満症（肥満度が+40%以上またはBMIが30以上）の患者に対する治療食。
	小児食物アレルギー食	小児食物アレルギー患者（食物アレルギーをもつことが明らかな9歳未満の小児に限る，食物アレルギー検査の結果（他の保険医療機関から提供を受けた食物アレルギー検査の結果を含む））に対する小児食物アレルギー食（集団食事栄養指導料は対象外）。

臨床の現場では，日々変化する患者の状態を把握し的確な栄養補給を行い，治療効果を高めることが継続的に求められる。患者の栄養状態は，極端な低栄養から肥満，過栄養によるメタボリックシンドローム（MS），またたんぱく質や脂質などの特定の栄養素を制限する等の治療食まで，その栄養管理は多岐にわたっている。そして，その管理された食事にも患者の嗜好や食べる楽しみを取り入れ，食べる意欲を湧かせる工夫が求められる。

また，経口摂取不可能な場合，腸を使用した栄養補給ルート法の検討や腸を使用できないときの栄養補給ルートの選択などの問題に対し，チーム医療に参画し，患者本人やその家族を含めた解決は欠かすことができない。

医療に携わる管理栄養士の専門性は多岐にわたり業務内容も煩雑となってきているが，どのような状況におかれても医療の一員として高い倫理観をもちエビデンスのある栄養管理を実施し，患者に害を与えないことが重要である。

4 クリニカルパスと栄養ケア

クリニカルパス（CP）とは，各疾患に対して入院から退院までに必要な治療や検査や栄養ケアなど，入院中の処置の内容をタテ軸に，日時の経過をヨコ軸に整理した診療のスケジュールのことである。日本には1990年代半ばに導入され，現在では広く普及している。

医師や看護師を初めとして多数の医療スタッフが，膨大な時間を費やして，医療の質の標準化と治療の効率化のためにCPを作成し，結果として入院日数の短縮につながった。管理栄養士はCPの作成に参画しなければならない。CPによって，医療の質が標準化し，治療内容を説明するた

めのシステムとしても有効となった。CPに沿って治療説明することにより患者は治療内容やタイムスケジュールを十分理解したうえで治療に臨むことができ，退院できる時期が明確化され，入院生活の不安解消にもつながる（表2-4）。

また，医療スタッフとの治療内容の共有が可能となる。新人スタッフの教育ツールとしても活用されている。

CPはスタッフ用パスと患者用パスがある。スタッフ用パスは，各専門スタッフが担当する業務を時間軸（ヨコ軸）に沿って記入する。疾患によってはCPと栄養ケアをあせた「栄養パス」が作成され，栄養ケアの目標や計画が記入されている。術後の早い時期からの経腸栄養の重要性が見直され入院時栄養スクリーニング，アセスメントを綿密に実施して，低栄養による創傷治癒遅延，褥瘡や感染症の予防に役立てるなど，栄養パスの重要性は高まっている。

5 チーム医療

従来は医師のもと医療業務が実施されてきており，日本の現行の医療制度ではほとんどの医療行為に医師の指示が必要となっている。管理栄養士を初めとして多くの医療スタッフがそれぞれの仕事に従事し，他職種の仕事内容や患者ケアについて情報を共有し，細部まで把握することは容易ではないチーム医療を実践することは，医療機関の意識の差に大きく左右される。

しかし，近年の医学の進展，医療の高度化・細分化や，疾病構造の変化に伴い，複数の医療職からのフィードバックを受けながらの多職種協同による医療が不可欠となった。そこで，診療のプロセス，倫理面，心理的要素，社会的側面など，多

表2-3　管理栄養士・栄養士倫理綱領

1	管理栄養士・栄養士は，保健，医療，福祉及び教育等の分野において，専門職として，この職業の尊厳と責任を自覚し，科学的根拠に裏づけられかつ高度な技術をもって行う「栄養の指導」を実践し，公衆衛生の向上に尽くす。
2	管理栄養士・栄養士は，人びとの人権・人格を尊重し，良心と愛情をもって接するとともに，「栄養の指導」についてよく説明し，信頼を得るように努める。また，互いに尊敬し，同僚及び他の関係者とともに協働してすべての人びとのニーズに応える。
3	管理栄養士・栄養士は，その免許によって「栄養の指導」を実践する権限を与えられた者であり，法規範の遵守及び法秩序の形成に努め，常に自らを律し，職能の発揮に努める。また，生涯にわたり高い知識と技術の水準を維持・向上するよう積極的に研鑽し，人格を高める。

（公社）日本栄養士会（平成14年4月27日制定，平成26年6月23日改訂）

方面からの専門的で良質な医療への参画が求められるようになった。1人の患者に対して職種や診療科間，部署の壁をもたず複数の医療専門職が院内の横断的な取り組みとして治療やケアに当たることが当然となった。

　厚生労働省の「チーム医療の推進について」の検討会の報告書にある医療チームの具体例を以下に記す。

○ 栄養サポートチーム（nutrition support team：NST）：医師，歯科医師，薬剤師，看護師，管理栄養士 等

○ 感染制御チーム（infection control team：ICT）：医師，薬剤師，看護師，管理栄養士，臨床検査技師 等

○ 緩和ケアチーム（palliative care team：PCT）：医師，薬剤師，看護師，理学療法士（physical therapist：PT），MSW 等

○口腔ケアチーム：医師，歯科医師，薬剤師，看護師，歯科衛生士 等

○呼吸サポートチーム：医師，薬剤師，看護師，PT，臨床工学技士（medical engineer：ME）等

○摂食嚥下チーム：医師，歯科医師，薬剤師，看護師，管理栄養士，言語聴覚士（speech therapist：ST）等

○ 褥瘡対策チーム（decubitus control team：DCT）：医師，薬剤師，看護師，管理栄養士，PT 等

○周術期管理チーム：医師，歯科医師，薬剤師，看護師，ME，PT 等

　一人の患者を複数のサポートチームが支援することもある。

　栄養サポートチームの役割は，栄養障害の患者を抽出し，適切な栄養管理によって栄養状態や病態の改善，合併症予防および早期発見・治療などである。NST における管理栄養士の役割は，栄養管理に関する知識を最も有している専門職として実際の医療現場で日々刻々と変化する患者の病態を把握し，適切な栄養補給量や補給方法などを検討し，適切な栄養管理を提案，実践することにある。栄養管理のリーダーとして判断力や適応力，コミュニケーション力が求められ，専門知識のみならず情報収集やその分析力も必要である。

表2-4　クリニカルパスによる手術の治療内容とタイムスケジュール（患者用）

月日	月　　日	月　　日	月　　日	月　　日	月　　日
経過	入院日（手術前日）	手術当日（手術前）	手術当日（手術後）	術後1日目（退院可）	術後2日目（退院）
治療・処置	・体温・脈拍・血圧を測定します。 ・入院のご案内を行います。 ・必要に応じ腹部の除毛と臍の処置を行います。	・5時頃から手術の準備をします。 ・6時に浣腸をします。 ・7時に点滴を始めます。 ・鼻から胃へチューブを入れます。	・点滴を継続します。 ・尿の管が入っています。 ・胃のチューブは手術室で抜きます。	・創の処置をします。 ・尿の管を抜去します。	・創の処置をします。
検査	術前検査は，外来で実施済です。			・血液検査があります。	
注射・内服	・常備薬の確認をします。 ・14時と21時に下剤を服用します。 ・眠れない場合は睡眠薬を内服します。		・術後は，抗生物質の点滴を行います。	・点滴は朝で終了です。	
食事	・制限はありません（治療食が必要な方や食物アレルギー等について食事説明） ・22時以降は絶食，水分は24時までです。	・朝から絶飲食となります。	絶飲食となります。	・朝から水やお茶を飲むことができます。 ・お昼から全粥食が開始になります（管理栄養士から説明があります）。	・通常の食事を食べられます。
清潔	・除毛・臍処置後に入浴してください。			・看護師が身体を拭きます。	・創の確認後シャワーに入れます。
行動	・制限はありません。	・トイレを済ませて，病室で待機していてください。	・手術後3時間でベッドを起こして坐れます。6時間後からベッドサイドで立つことができます。	・制限はありません。 ・抜去後はトイレに行けます。	・制限はありません。
注意事項	・医師より手術と治療計画の説明 ・看護師より入院生活について，術前オリエンテーション，薬剤師より，内服薬について説明があります。 ・手術前日に麻酔科医の診察と手術室看護師の訪問があります。 ・手術に必要な用品の説明があります。足りないものは売店で取り扱いがあります。		・術後に主治医より説明があります（ご家族でも可）。 ・術後痛みがあるときは申し出てください。	☆退院後の生活☆ ・創の発赤や腫れがあるときは，外来を受診してください。 ・日常生活の制限はありませんが，しばらくは，激しい運動は控えてください。	

患者用パス：内視鏡による胆のう摘出術パス

どのチーム医療においても，組織にかかわるメンバーそれぞれが専門職としてのリーダーの力を発揮し信頼されることでチームが成り立ち，協力して患者の治療に当たっている。

❻ リスクマネジメント

医療におけるリスクマネジメントとは，医療事故防止活動などを通じて組織の損失を最小限にして，医療の質を保証することであり，リスクの特定，評価，対応で構成される。今日の医療は，多くの職種からなる「人」，医薬品・医療用具をはじめとする「物」，医療機関という「組織」といった要素と，組織を運用する「システム」により提供されており，このいずれが不適切であってもサービスは適切に提供されない[5]。これらがかかわる医療行為は常にリスクを伴い「人は誰でも間違える」という観点からも，できる限り医療事故が発生しないように，また発生した有害事象へ組織的に対処し再発予防を検討し，システム化することをリスクマネジメント，医療安全管理などという。

日常行われる医療行為のなかに，実際には患者に実施されなかったが，もし実施されていれば，何らかの被害が生じたであろう「ヒヤリ」「ハット」事例（インシデント）がある。アクシデントには至らないがインシデントに当たる事例としては，卵アレルギーの患者に提供する献立を確認したところコロッケの衣のつなぎに卵が使用されていることに気づき，提供を未然に防いだことがあげられる。

これを気づかずに提供してしまい患者が食べてアレルギー反応が出てしまった事例ではアクシデントとなる。こういった医療事故が起こる前の段階で対処することが必要であり，その手法のために全職員からのインシデント・アクシデントレポートが提出される。この目的は，当事者の責任を問うことではなく，再発の防止にある。その後，医療安全対策室が中心となって，レポートの分析，具体的防止策の検討，教育，改善後の評価を通じて，職員全員の医療安全への意識向上に取り組む。

病院の栄養部門のリスクマネジメントとしては次のことが考えられる。

① 日常の食事の安全管理

患者給食の誤配膳や誤食種の防止，献立の未熟さや不適切な配膳，雑な盛り付けへの対策，経管栄養の管理など。

② 食中毒対策

食品衛生管理，異物混入対策，食中毒発生時の第三者契約。

③ 災害時，停電時などの食事提供の確保

給食設備の維持，食材の調達，備蓄食品の使用。

④ 危機管理対策マニュアルの作成

給食施設の災害時対応マニュアルの作成。

管理栄養士が関係する医療過誤としては，アレルギー食品のコンタミネーション（混入），不適切な栄養管理や計画実施後の長期間放置による入院期間の延長，不適切な栄養食事指導により不信感を抱かれることなど，これらは栄養管理の過程において発生するリスクのごく一部である。

❼ インフォームド・コンセント

インフォームド・コンセントとは治療，手術，検査，投薬等の医療行為や臨床研究に際して，主に医師が治療方針，内容についてわかりやすく説明をして，患者が十分に理解したうえで，自らの自由意思に基づいて同意することである。一方，患者は説明を受けたうえで治療などを拒否する権利もある。また，インフォームド・コンセントを受け納得がいかない場合は，主治医とは異なる医師に第二の意見を求めるセカンドオピニオンという制度もある。以下のようにインフォームド・コンセントが困難な場合もある。

・未成年の場合は，判断能力の認定が意思尊重の可否になるが，その見解はまちまちで，往々にして嫌がる子どもでも保護者の了承のもと治療行為がされる。

・意識障害などで意思能力を欠く場合は，家族などの代理人の意思によることになる。

・精神疾患の場合は，法律で本人の意思にかかわらず家族等の同意や都道府県知事の権限で合法

的に入院させる制度がある。
・生命の危機に瀕している救急時は，治療を優先して事後説明になることもある。
・宗教上の理由で輸血拒否の明確な意思がある場合に，同意が得られず輸血治療を実施すると人格侵害になることもある。

また，1964年に採択された「ヘルシンキ宣言」[6]でもインフォームド・コンセントの必要性が謳われている。

注

1) 厚生労働省「医療費の一部負担（自己負担）割合について」https://www.mhlw.go.jp/bunya/shakaihosho/iryouseido01/dl/info02d-37.pdf（2023年10月閲覧）
2) ①医師，管理栄養士または栄養士による検食が毎食行われ，その所見が検食簿に記入されている。
　②普通食（常食）患者年齢構成表および給与栄養目標量については，必要に応じて見直しを行っていること。
　③食事の提供に当たっては，喫食調査等をふまえて，また必要に応じて食事箋，献立表，患者入退院簿および食料品消費日計表等の食事療養関係帳簿を使用して食事の質の向上に努めること。
　④患者の病状等により，特別食を必要とする患者については，医師の発行する食事箋に基づき，適切な特別食が提供されていること。
　⑤適時の食事の提供に関しては，実際に病棟で患者に夕食が配膳される時間が，原則として午後6時以降とする。ただし，当該保険医療機関の施設構造上，厨房から病棟への配膳に時間を要する場合には，午後6時を中心として各病棟で若干のばらつきを生じることはやむを得ない。この場合においても，最初に病棟において患者に夕食が配膳される時間は午後5時30分より後である必要がある。
　⑥保温食器等を用いた適温の食事の提供については，中央配膳に限らず，病棟において盛り付けを行っている場合であっても差し支えない。
　⑦医師の指示のもと，医療の一環として，患者に十分な栄養指導を行うこと。

3) 算定要件：ほかの病棟に入院する患者との共用，談話室等との兼用は差し支えない。ただし，食堂の床面積は，病棟または診療所に係る病床1床当たり0.5平方メートル以上とする。入院患者のうち，食堂で食事が可能な患者については，食堂にて食事を提供するように努めること。
4) 公益社団法人日本栄養士会「会報栄養日本・礎」4巻1号：2，2014
5) 厚生労働省「今後の医療安全対策について（報告書）」https://www.mhlw.go.jp/topics/bukyoku/isei/i-anzen/3/kongo/02.html（2023年10月閲覧）
6) ヘルシンキ宣言：1964年に世界医師会が作成した倫理綱領「ヒトを対象とする医学研究の倫理的原則」のこと。主に「本人の自発的でかつ自由意思に基づく参加」，「インフォームド・コンセントの取得」「倫理員会の設置」「研究結果を知る権利」など。

参考文献

佐藤影美「平均在院日数短縮化と診断群分類に基づく包括払いシステムの関連性についての検討」『日本医療・病院管理学会誌』53巻2号：15-21，2016

第3章 福祉・介護と臨床栄養

1 介護保険制度

1-1 介護保険制度の背景

近年，わが国では少子高齢化が進み，寝たきりや認知症といった介護を必要とする高齢者が急速に増加している。また，少子化や核家族化に伴い，高齢の親を高齢の子が介護する老々介護などの問題も顕在化している。

こうした背景から，介護が必要な高齢者を社会全体で支える新たな仕組みとして，2000年に介護保険制度が導入された。そして，可能な限り住み慣れた地域で自分らしい生活を人生の最後まで続けられるよう，地域の特性に応じた包括的な支援サービスを提供する「地域包括ケアシステム」の構築を目指して，定期的な改定がなされてきた（図3-1）。令和6年度介護報酬改定では，人口構造や社会経済状況の変化を踏まえ「地域包括ケアシステムの進化・推進」，「自立支援・重度化防止に向けた対応」などを基本的な視点として見直しがなされた。

1-2 介護保険制度の仕組み

介護保険制度とは，介護サービスを利用した場合にその費用の一部が給付される社会保険制度である。介護保険制度の運営主体は自治体であり，その自治体に居住する40歳以上の者を被保険者として介護保険への加入を義務づけ，被保険者が納めた保険料と税金により運営されている。被保険者は年齢によって第1号被保険者と第2号被保険者に分けられ受給要件も異なる（表3-1，表3-2）。

介護サービスにかかる費用のうち，個人負担額は所得額に応じてサービス費用の1～3割であ

○ 団塊の世代が75歳以上となる2025年を目途に，重度な要介護状態となっても住み慣れた地域で自分らしい暮らしを人生の最後まで続けることができるよう，住まい・医療・介護・予防・生活支援が一体的に提供される地域包括ケアシステムの構築を実現していきます。
○ 今後，認知症高齢者の増加が見込まれることから，認知症高齢者の地域での生活を支えるためにも，地域包括ケアシステムの構築が重要です。
○ 人口が横ばいで75歳以上人口が急増する大都市部，75歳以上人口の増加は緩やかだが人口は減少する町村部等，高齢化の進展状況には大きな地域差が生じています。
地域包括ケアシステムは，保険者である市町村や都道府県が，地域の自主性や主体性に基づき，地域の特性に応じて作り上げていくことが必要です。

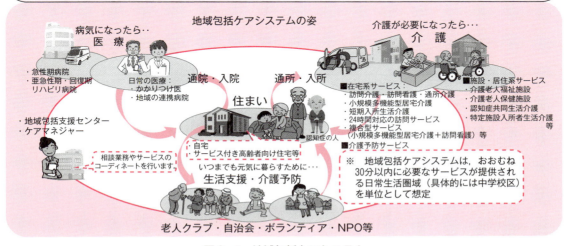

図3-1　地域包括ケアシステム
資料：厚生労働省「地域包括ケアシステム」
http://www.mhlw.go.jp/stf/seisakunitsuite/bunya/hukushi_kaigo/kaigo_koureisha/chiiki-houkatsu/

り，残りは介護保険料から50％，国から25％，都道府県および市町村からそれぞれ12.5％の割合で給付される。なお，食事代や部屋代といった「ホテルコスト」は全額自己負担であるが，所得や年金額に応じて負担限度額が定められている。

介護保険制度を使ってサービスを受けるためには，基本的に要介護認定を申請し「要支援」または「要介護」と認定される必要がある（後に述べる「介護予防・生活支援総合事業（総合事業）」については，その限りではない）。

要介護認定の申請の流れを図3-2に示す。要介護認定の申請は，介護保険を受ける本人，またはその家族が市町村に直接行うか，都道府県が指定した「指定居宅介護支援事業者」や「指定介護保険施設」に代行申請を依頼する。市町村は要介護認定の申請を受けると「訪問調査」と「主治医意見書の作成」を行う。訪問調査では，認定調査員等が自宅を訪問し，本人や家族を対象に日常生活動作（ADL：食事・更衣移動・入浴など生活

を営むうえで不可欠な基本的動作）および手段的日常生活活動（IADL：買い物・調理・外出・金銭管理など，ADLの動作を応用し高次の生活機能水準を営むための動作）に関する基本調査を実施する。主治医意見書の主な内容は，申請者の身体上または精神上の障害（生活機能低下）の原因である疾病または負傷の状況等であり，これらをもとに介護認定審査会の審査を行い要支援・要介護度が決定される（表3-3）。

1-3 介護保険制度で受けられるサービス

介護保険制度で受けられる主なサービスとして「介護給付」「予防給付」「介護予防・日常生活総合事業」「居宅介護（介護予防）住宅改修」がある（表3-4）。

介護給付とは要介護者が受けられる給付である。介護給付には「居宅介護サービス」「施設サービス」「地域密着型介護サービス」「居宅介護支援」などがあり，入浴や食事，排せつといった日

表3-1　第1号被保険者と第2号被保険者

	第1号被保険者	第2号被保険者
対象者	65歳以上の者	40歳から64歳までの医療保険加入者
受給要件	・要介護状態 　（寝たきり，認知症等で介護が必要な状態） ・要支援状態 　（日常生活に支援が必要な状態）	要介護，要支援状態が，末期がん・関節リウマチ等の加齢に起因する疾病（特定疾病）による場合に限定
保険料負担	市町村が徴収 （原則，年金から天引き）	医療保険者が医療保険の保険料と一括徴収

資料：厚生労働省老健局「公的介護保険制度の現状と今後の役割」平成30年度より作成

表3-2　特定疾病の範囲

1．がん（医師が一般に認めている医学的知見に基づき回復の見込みがない状態に至ったと判断したものに限る）
2．関節リウマチ
3．筋萎縮性側索硬化症
4．後縦靱帯骨化症
5．骨折を伴う骨粗鬆症
6．初老期における認知症
7．進行性核上麻痺，大脳皮質基底核変性及びパーキンソン病【パーキンソン病関連疾患】
8．脊髄小脳変性症
9．脊柱管狭窄症
10．早老症
11．多系統萎縮症
12．糖尿病性神経障害，糖尿病性腎症及び糖尿病性網膜症
13．脳血管疾患
14．閉塞性動脈硬化症
15．慢性閉塞性肺疾患
16．両側の膝関節または股関節に著しい変形を伴う変形性関節症

資料：厚生労働省「特定疾病の選定基準の考え方」

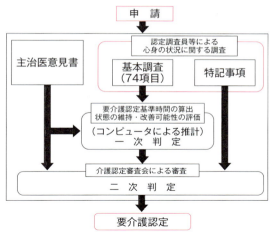

図 3-2　要介護認定の流れ

資料：厚生労働省「社会保障審議会介護保険部会（第75回）平成31年2月25日」の資料より作成

常生活全般の介助のほか，医療，看護，機能訓練，リハビリなど，様々なサービスが受けられる。

予防給付とは要支援者に対する給付であり，「介護予防サービス」「地域密着型介護予防サービス」「介護予防支援」などがある。要介護状態の予防と日常生活を自力で送るための支援として，食事や入浴に対する支援のほか，医療やリハビリなど心身機能の維持・改善を目指したサービスが受けられる。

介護予防・日常生活総合事業は，市町村が主体的に行う地域支援事業の1つである。65歳以上の人を対象とする市町村主体のサービスである。この事業には，要支援者および基本チェックリストで生活機能の低下がみられた者を対象に生活支援や身体介護を行う「介護予防・生活支援サービス事業」と，一般高齢者（65歳以上）を対象に

表 3-3　要支援，要介護度区分別の状態像

状態区分		高齢者の状態像
	非該当	自立
要支援	要支援1 (社会的支援を要する状態)	・掃除などの身の回りの世話も一部に見守りや手助けが必要。 ・立ち上がりや片足での立位保持は支えが必要なことがある。 ・排泄や食事はほとんど自分でできる。
	要支援2 (社会的支援を要する状態)	・身だしなみや掃除等の身の回りの世話に見守りや手助けが必要。 ・立ち上がりや片足での立位保持などの複雑な動作に何らかの支えが必要。 ・歩行や両足での立位保持などの移動動作に何らかの支えを必要とすることがある。 ・排泄や食事はほとんど自分でできる。
要介護	要介護1 (部分的な介護を要する状態)	・要支援2の状態がある。 ・問題行動や理解の低下がみられることがある。
	要介護2 (軽度の介護を要する状態)	・身だしなみや掃除等の身の回りの世話の全般に見守りや手助けが必要。 ・立ち上がりや片足での立位保持などの複雑な動作に何らかの支えが必要。 ・歩行や両足での立位保持などの移動動作に何らかの支えが必要。 ・排泄や食事に見守りや手助けを必要とすることがある。 ・問題行動や理解の低下がみられることがある。
	要介護3 (中等度の介護を要する状態)	・身だしなみや掃除等の身の回りの世話が自分ひとりでできない。 ・立ち上がりなどの複雑な動作が自分ひとりでできない。 ・歩行や両足での立位保持等の移動動作が自分ひとりでできないことがある。 ・排泄が自分ひとりでできない。 ・いくつかの問題行動や理解の低下がみられることがある。
	要介護4 (重度の介護を要する状態)	・身だしなみや掃除等の身の回りの世話がほとんどできない。 ・立ち上がりなどの複雑な動作がほとんどできない。 ・歩行や両足での立位保持等の移動動作が自分ひとりではできない。 ・排泄がほとんどできない。 ・多くの問題行動や全般的な理解の低下がみられることがある。
	要介護5 (最重度の介護を要する状態)	・身だしなみや掃除等の身の回りの世話ができない。 ・立ち上がりなどの複雑な動作ができない。 ・歩行や両足での立位保持等の移動動作ができない。 ・排泄や食事がほとんどできない。 ・多くの問題行動や全般的な理解の低下がみられることがある。

生活機能改善や生きがい作りを重視した介護予防を行う「一般介護予防事業」があり，いずれのサービスについても要介護認定を受けていなくても利用できる。

なお，介護保険制度で受けられるサービス以外に，市町村が独自で行っている「市町村特別給付」を受けられる場合がある。市町村特別給付の対象者は要支援者・要介護者であり，予防給付や介護給付の対象にならない移送や配食といったサービスを受けられる場合があるが，市区町村の財政状況等によって異なる。

❷ 介護保険制度における算定の基本と栄養にかかわる介護報酬

介護報酬とは，事業者が利用者に対して行った介護サービスに対して支払われる報酬のことである。介護報酬は，介護サービスの内容や要介護度などによって異なる他，各事業所のサービス提供体制等に応じて加算・減算される仕組みとなっている。

介護サービスは大きく「居宅サービス」「施設サービス」「地域密着型サービス」に分類され，管理栄養士・栄養士はそれぞれの現場において栄養管理および食事提供に関するサービスにかかわる。

近年，高齢者の重度化防止・自立支援を効果的に進めるうえで，リハビリテーション，栄養管理，口腔管理の一体的実施の重要性が指摘されている。このことから，令和6年度改定では，リハビリテーション，口腔，栄養の一体的取り組みを促進することを目的としてリハビリテーションのアセスメントに合わせて口腔・栄養のアセスメントも実施し，その情報を関連職種間で一体的に共有し，各ケアを実施することなどを評価する項目が盛り込まれた。LIFE（科学的介護推進体制システム：Long-term care Information system For

表3-4 介護サービスの種類

都道府県・政令市・中核市が指定・監督を行うサービス		市町村が指定・監督を行うサービス
介護給付を行うサービス ◎居宅介護サービス **【訪問サービス】** ○訪問介護（ホームヘルプサービス） ○訪問入浴介護 ○訪問看護 ○訪問リハビリテーション ○居宅療養管理指導 ○特定施設入居者生活介護 ○福祉用具貸与 ○特定福祉用具販売	**【通所サービス】** ○通所介護（デイサービス） ○通所リハビリテーション **【短期入所サービス】** ○短期入所生活介護（ショートステイ） ○短期入所療養介護	◎地域密着型介護サービス ○定期巡回・随時対応型訪問介護看護 ○夜間対応型訪問介護 ○地域密着型通所介護 ○認知症対応型通所介護 ○小規模多機能型居宅介護 ○看護小規模多機能型居宅介護 ○認知症対応型共同生活介護（グループホーム） ○地域密着型特定施設入居者生活介護 ○地域密着型介護老人福祉施設入所者生活介護 ○複合型サービス（看護小規模多機能型居宅介護）
◎施設サービス ○介護老人福祉施設 ○介護老人保健施設 ○介護療養型医療施設 ○介護医療院		◎居宅介護支援
予防給付を行うサービス ◎介護予防サービス **【訪問サービス】** ○介護予防訪問入浴介護 ○介護予防訪問看護 ○介護予防訪問リハビリテーション ○介護予防居宅療養管理指導 ○介護予防特定施設入居者生活介護 ○介護予防福祉用具貸与 ○特定介護予防福祉用具販売	**【通所サービス】** ○介護予防通所リハビリテーション **【短期入所サービス】** ○介護予防短期入所生活介護（ショートステイ） ○介護予防短期入所療養介護	◎地域密着型介護予防サービス ○介護予防認知症対応型通所介護 ○介護予防小規模多機能型居宅介護 ○介護予防認知症対応型共同生活介護（グループホーム）
		◎介護予防支援

このほか，居宅介護（介護予防）住宅改修，介護予防・日常生活支援総合事業がある。

資料：厚生労働省老健局「介護保険制度をめぐる最近の動向について」2022，p.7

Evidence）を用いて利用者ごとの栄養状態等の情報を厚生労働省へ提出し，フィードバックを受け利用者の状態に応じた栄養管理の内容の見直し改善の一連の PDCA サイクルによりサービスの質の管理を見直す。

2-1 居宅サービスにおける介護報酬

管理栄養士・栄養士がかかわる主な居宅サービスの算定項目を表3-5 に示す。居宅サービスとは，居宅または居宅系施設（グループホームなど）で暮らしながら受けられるサービスであり，「訪問サービス」「通所サービス」「短期入所サービス」などがある。通所サービスとは通所介護（デイサービス）や通所リハビリテーション（デイケア）の利用者に対するサービスであり，短期入所サービスは短期入所生活介護（ショートステイ）の利用者に対するサービスである。

居宅療養管理指導は通院が困難な療養者に対するサービスであり，医師や管理栄養士などの専門職が利用者の居宅を訪問し，療養上の指導や健康管理等を行った場合に算定される。管理栄養士が実施する場合は，厚生労働省通知による特別食の提供が必要とみなされた者，または低栄養状態の予防や改善が必要な者を対象として，主治医の指示のもと，当該利用者を訪問し，必要な情報の提供や指導・助言を1回30分以上行った場合に月2回まで算定できる。加えて，令和6年度改定において急性増悪等により一時的に頻回の栄養管理が必要と医師が判断した場合に，その指示から30日間に限り通常の居宅療養管理指導に追加で2回を限度として算定できることになった。

なお，居宅療養管理指導には事業所に所属する管理栄養士が実施した場合に算定できる居宅療養管理指導（Ⅰ）と外部の管理栄養士が実施した場合の居宅療養管理指導（Ⅱ）がある。日本栄養士会が認定する栄養ケアステーションでは，介護の現場に管理栄養士・栄養士の紹介を行っており，今後の介護報酬改定により，その役割も広がっていくものと思われる。

口腔・栄養スクリーニング加算（Ⅰ，Ⅱ）は，利用者の口腔の健康状態や栄養状態を利用開始時および6か月ごとに確認し，介護支援専門員（ケアマネージャー）に提供した場合に加算できる。なお，栄養アセスメント加算，栄養改善加算，口腔機能向上加算との併用は不可である。

栄養アセスメント加算の目的は，利用者全員の低栄養状態のリスクや栄養課題の把握である。算定要件として，利用者の体重を1か月ごとに測定すること，利用者ごとに管理栄養士などが栄養アセスメントを3か月に1回以上実施すること，栄養アセスメントの結果を利用者やその家族に説明し栄養相談などに応じること，LIFE（科学的介護情報システム）へのデータ提出などが算定要件である。LIFE とは施設事業者が厚生労働省に提出した利用者の介護データを収集・分析しフィードバックを行うシステムであり，栄養管理においても LIFE を活用し，エビデンスに基づいた質の高いケアを提供することが求められる。

栄養改善加算の目的は，低栄養状態，またはそのリスクのある利用者の栄養状態の改善を図ることであり，利用者の摂食・嚥下機能や食形態に配慮した栄養ケア計画の作成，必要に応じて居宅訪問やサービスの実施，定期的な評価と計画の見直し等の一連の流れを実施した場合に，3か月の期間を目安に要介護の場合は月2回，要支援の場合は月1回を限度に算定することができる。

療養食加算は，短期入所生活者（ショートステイ）を対象に，厚生労働省通知による特別食を管理栄養士・栄養士の管理のもとで，医師の発行する食事箋に基づき提供した場合，1日3回を限度として加算することができる。

2-2 施設サービスにおける介護報酬

施設サービスとは，介護保険施設入所者を対象とするサービスである。介護保険施設には「介護老人福祉施設（特別養護老人ホーム）」「介護老人保健施設」「介護療養型医療施設」「介護医療院」があり，必要とする介護や医療の内容によって入所できる施設が異なる（表3-6）。

管理栄養士・栄養士がかかわる主な施設サービスを表3-7 に示す。なお，施設入所者に対して栄養ケア・マネジメントを実施することは，栄養

表3-5　管理栄養士・栄養士にかかわる主な介護報酬（居宅サービス）

加算項目	単 位	算定要件
居宅療養管理指導費（Ⅰ）（管理栄養士が行う場合）	(1) 単一建物居住者1人：545 単位／回 (2) 単一建物居住者2〜9人：487 単位／回 (3)(1) および (2) 以外の場合：444 単位／回	通院が困難な者に対して，医師が当該利用者に対し厚生労働省通知による特別食を提供する必要性を認めた場合または低栄養状態にあると医師が判断した場合に，居宅療養管理指導事業所の管理栄養士が，計画的な医学的管理を行っている医師の指示に基づき，当該利用者を訪問し，栄養管理に係る情報提供および指導または助言を 30 分以上行った場合に月 2 回を限度として算定される。この他，急性増悪等により一時的に頻回の栄養管理を行う必要がある場合に，通常の居宅療養管理指導に追加で 2 回を限度として算定できる。 離島や山中間地域の要支援者・要介護者に対しては，1 回につき，特別地域加算（所定単位数の 100 分の 15），中山間地域における小規模事業加算（所定単位数の 100 分の 10），中山間地域に居住する者へのサービス提供加算（所定単位数の 100 分の 5）がある。
居宅療養管理指導費（Ⅱ）（外部の管理栄養士（医療機関，介護保険施設，栄養ケア・ステーション）が行う場合）	(1) 単一建物居住者1人：525 単位／回 (2) 単一建物居住者2〜9人：467 単位／回 (3) (1) および (2) 以外：424 単位／回	当該事業所以外の他の医療機関，介護保険施設，日本栄養士会または都道府県栄養士会が設置・運営する「栄養ケア・ステーション」等と連携して，当該事業所以外の管理栄養士が居宅療養管理指導を実施した場合に算定できる。
口腔・栄養スクリーニング加算（Ⅰ）	20 単位／回	介護サービス事業所の従業者が，利用開始時および利用中 6 月ごとに利用者の口腔の健康状態および栄養状態について確認を行い，利用者を担当する介護支援専門員に当該情報を提供していること（※栄養アセスメント加算，栄養改善加算および口腔機能向上加算との併算定不可）。
口腔・栄養スクリーニング加算（Ⅱ）	5 単位／回	利用者が，栄養改善加算や口腔機能向上加算を算定している場合に，口腔の健康状態と栄養状態のいずれかの確認を行い，利用者を担当する介護支援専門員に当該情報を提供していること（※栄養アセスメント加算，栄養改善加算および口腔機能向上加算との併算定不可）。
栄養アセスメント加算	50 単位／月	口腔・栄養スクリーニング加算Ⅰおよび栄養改善加算との併算定は不可。当該事業所の従業者としてまたは外部との連携により管理栄養士を 1 名以上配置していること。 利用者ごとに，管理栄養士，看護職員，介護職員，生活相談員その他の職種の者が共同して栄養アセスメントを実施し，当該利用者またはその家族に対してその結果を説明し，相談等に必要に応じ対応すること。 LIFE を用いて，利用者ごとの栄養状態等の情報を厚生労働省へ提出し，フィードバックを受け，利用者の状態に応じた栄養管理の内容決定，決定に基づく支援の提供，支援内容の評価，評価結果を踏まえた栄養管理の内容の見直し・改善の一連のサイクルによりサービスの質の管理を行うこと。
栄養改善加算	200 単位／回	低栄養状態にある者またはその恐れのある者を対象とする。管理栄養士 1 名以上の配置は，外部の事業所や医療機関，栄養ケア・ステーション等の管理栄養士による実施であっても算定を認める。他職種共同にて利用者ごとの摂食・嚥下機能および食形態にも配慮した個別の栄養ケア計画を作成し，その状態を定期的に記録し栄養管理している場合に，栄養改善サービスの開始から 3 月以内の期間に限り要介護は 1 月に 2 回，要支援は 1 月に 1 回を限度として算定できる。低栄養状態が改善されない場合はサービスを継続することができる。加算対象者は，BMI が 18.5 未満の者，1〜6 か月に 3％以上の体重の減少が認められる者または基本チェックリストのNo. 11 の「6 か月間で 2〜3kg の体重減少がある」に該当している者，食事摂取量が不良（75％以下）の者，血清アルブミン値が 3.5g/dL 以下の者，その他低栄養状態にある，またはその恐れがあると認められた者のいずれかに該当する者である。 栄養改善サービスの提供にあたっては必要に応じて居宅を訪問すること。
栄養管理体制加算	30 単位／月	管理栄養士が，日常的な栄養ケアに係る介護職員への技術的助言や指導を月 1 回以上行うこと。
療養食加算	8 単位／回	短期入所生活者（ショートステイ）を対象とする。管理栄養士・栄養士によって，医師の発行する食事箋に基づき厚生労働省通知による治療食が提供されている場合に 1 日につき 3 回を限度として算定できる。

資料：厚生労働省「令和 6 年度介護報酬改定について」
　　　https://www.mhlw.go.jp/stf/newpage_38790.html
　　　日本栄養士会「介護報酬について」
　　　https://www.dietitian.or.jp/data/nursing-reward/

状態を良好に保ち，長期の介護や療養における QOL 向上につながることから，入所施設の基本料に包含されている。そのため，栄養ケア・マネジメントの体制が組まれていない場合は基本サービス料から 14 単位／日が減算される。

栄養マネジメント強化加算は低栄養状態のリスクが高い入所者を対象として，医師，管理栄養士，看護師等が共同して作成した栄養ケア計画に従って食事時の観察（ミールラウンド）を週 3 回以上行っていること，入所者ごとに栄養状態や嗜好等をふまえた食事の調整などが行われていること，LIFE（p.16 参照）へのデータ提出などが算定要件である。

経口移行加算は，経管栄養法を実施している入所者を対象に，医師，歯科医師，管理栄養士，介護支援専門員などの専門職が共同で入所者ごとに経口移行計画書を作成し，医師の指示のもと，管理栄養士が栄養管理を実施した場合に算定される。

経口維持加算（Ⅰ）は，現在，経口で食事をしている入所者のうち，誤嚥があると認定される者を対象に，入所者ごとに経口による食事を継続できるように関係職種が共同で経口維持計画書を作成し，計画に従った栄養管理を管理栄養士が実施した場合に算定できる。経口維持加算（Ⅱ）は経口維持加算（Ⅰ）の上のせ加算であり，施設が協力歯科医療機関を定めたうえで，会議や食事の観察に医師や歯科医師，歯科衛生士，言語聴覚士のいずれか 1 名以上が加わった場合に追加加算できる。

療養食加算は，厚生労働省通知による特別食と特別な場合の検査食について，医師の食事箋に基づき管理栄養士または栄養士によって管理された食事を提供した場合に 1 日 3 回を限度として算定できる。

退所時栄養情報連携加算は，令和 6 年度改定において新設された項目であり，介護保険施設と医療機関等における栄養管理情報の共有を評価するものである。施設入所者が退所する際に，管理栄養士が退所先の介護保険施設や医療機関等に栄養管理情報を提供した場合，1 回に限り算定できる。

再入所時栄養連携加算は，施設入所者が病院または診療所に入院し，退院後に再び当該施設に入所した際，医師が別に厚生労働大臣が定める特別食または嚥下調整食を提供する必要性を認めた場合において，病院栄養士と連携し，再入所後の栄養ケア計画を作成した場合，1 回に限り算定できる。

低栄養リスク改善加算は，低栄養状態のリスクが「高」の入所者ごとに低栄養改善のための計画を作成し，計画に従った栄養管理・支援を行った場合に算定できる。

褥瘡マネジメント加算Ⅰは，褥瘡の発生を予防するために，対策を行っている施設が算定できる加算であり，入所者ごとの褥瘡発生リスクの評価，多職種連携による褥瘡ケア計画の作成・管理，3 か月ごとの計画見直しなどが算定要件となる。褥瘡マネジメント加算Ⅱは，褥瘡マネジメント加算Ⅰの算定要件を満たしている施設等において，実際に褥瘡を発生させなかった場合に算定できる。

表 3 - 6　施設サービスの種類と特徴

施設の種類	特　徴
介護老人福祉施設（特別養護老人ホーム）	要介護高齢者のための生活施設 身体上または精神上著しい障害があるために常時の介護を必要とし，居宅においてこれを受けることが困難なものを入所させ，養護することを目的とする施設。原則として要介護 3 以上の者が対象。
介護老人保健施設	在宅復帰，在宅療養支援のための地域拠点となる施設 リハビリテーションを提供する機能維持・改善の役割を担う施設
介護療養型医療施設	長期療養を必要とする要介護者における医療管理下における介護施設（医療提供施設） 医療療養病床と介護療養病床がある
介護医療院	要介護高齢者の長期療養・生活施設（医療法の医療提供施設） （Ⅰ）介護療養病床相当（重篤な身体疾患あるいは身体合併症を有する認知症高齢者等） （Ⅱ）老健施設相当以上（容態が比較的安定した者）

表 3-7　管理栄養士・栄養士にかかわる主な介護報酬（施設サービス）

加算項目	単　位	算定要件
栄養マネジメント強化加算	11 単位／日	管理栄養士を常勤換算方式で入所者の数を 50（施設に常勤栄養士を 1 人以上配置し，給食管理を行っている場合は 70）で除して得た数以上配置すること。 低栄養状態のリスクが高い入所者に対し，医師，管理栄養士，看護師等が共同して作成した栄養ケア計画に従い，食事の観察（ミールラウンド）を週 3 回以上行い，入所者ごとの栄養状態，嗜好等を踏まえた食事の調整等を実施すること。 低栄養状態のリスクが低い入所者にも，食事の際に変化を把握し，問題がある場合は，早期に対応すること。 LIFE を用いて入所者ごとの栄養状態等の情報を厚生労働省に提出し，継続的な栄養管理の実施に当たって，当該情報その他継続的な栄養管理の適切かつ有効な実施のために必要な情報を活用していること。
経口移行加算	28 単位／日	現在，経管栄養法で食事をとっている入所者を対象として，医師の指示のもと管理栄養士または栄養士が栄養管理を行っており，他職種共同による経口移行計画を作成している場合に算定できる。起算日から 180 日を超えても医師の指示があれば継続できる。入所者の外泊時は算定できない。経口維持加算との同時算定はできない。
経口維持加算（Ⅰ）	400 単位／月	現在，経口で食事をとっている入所者のうち，誤嚥があると認定される者を対象とする。医師または歯科医師，管理栄養士，看護師，介護支援専門員などの職種が共同して，食事の観察や会議を行い，入所者ごとに経口による食事を継続できるように経口維持計画書を作成している，医師または歯科医師の指示を受けた管理栄養士が栄養管理を行っている場合に算定できる。経口移行加算を算定している場合は算定できない。起算日から 6 か月を超えた場合であっても摂食嚥下障害を有し，誤嚥が認められる入所者であって，医師または歯科医師の指示に基づき，継続して誤嚥防止のための特別な栄養管理があれば加算を継続できる。
経口維持加算（Ⅱ）	100 単位／月	経口維持加算（Ⅰ）の上乗せ加算。協力歯科医療機関を定めている指定介護老人福祉施設が，経口維持加算（Ⅱ）を算定する場合，医師，歯科医師，歯科衛生士または言語聴覚士のいずれか 1 名以上が入所者の食事の観察，会議等に参加した場合に追加で加算できる。起算日から 6 か月を超えた場合も摂食嚥下障害を有し，誤嚥が認められる入所者であって，医師または歯科医師の指示に基づき，継続して誤嚥防止のための特別な栄養管理があれば加算を継続できる。
退所時栄養情報連携加算	70 単位／回	管理栄養士が介護保険施設において，厚生労働大臣が定める特別食を必要とする入所者または低栄養状態にあると医師が判断した入居者の栄養管理に関する情報を他の介護保険施設や医療機関等に提供した場合，1 月に 1 回に限り算定できる。
再入所時栄養連携加算	200 単位／回	介護保険施設などに入所していた者が，病院または診療所に入院し，退院後再度当該施設に再入所する場合において，以前とは大きく異なる栄養管理（医師が別に厚生労働大臣が定める特別食または嚥下調整食を提供する必要性を認めた場合）が必要となった場合であって，施設の管理栄養士が医療機関での栄養食事指導またはカンファレンスに同席し，再入所後の栄養管理について当該医療機関の管理栄養士と相談の上，栄養ケア計画を作成した場合 1 回に限り算定できる。栄養マネジメント加算を算定していない場合は算定できない。
療養食加算	6 単位／回	管理栄養士または栄養士によって，医師の発行する食事箋に基づき厚生労働大臣が定める治療食が提供されている場合，1 日につき 3 回を限度として算定できる。
褥瘡マネジメント加算（Ⅰ）	3 単位／月	以下の要件を満たすこと。 イ　入所者等ごとに褥瘡の発生と関連のあるリスクについて，施設入所時等に評価するとともに，少なくとも 3 月に 1 回，評価を行い，その評価結果等を厚生労働省に提出し，褥瘡管理の実施に当たって当該情報等を活用していること。 ロ　イの評価の結果，褥瘡が発生するリスクがあるとされた入所者等ごとに，医師，看護師，管理栄養士，介護職員，介護支援専門員その他の職種の者が共同して，褥瘡管理に関する褥瘡ケア計画を作成していること。 ハ　入所者等ごとの褥瘡ケア計画に従い褥瘡管理を実施するとともに，その管理の内容や入所者等ごとの状態について定期的に記録していること。 ニ　イの評価に基づき，少なくとも 3 月に 1 回，入所者等ごとに褥瘡ケア計画を見直していること。
褥瘡マネジメント加算（Ⅱ）	13 単位／月	褥瘡マネジメント加算（Ⅰ）の算定要件を満たしている施設等において，施設入所時等の評価の結果，褥瘡が発生するリスクがあるとされた入所者等について，褥瘡を発生させなかった場合に算定できる。

資料：厚生労働省「令和 6 年度介護報酬改定について」
　　　https://www.mhlw.go.jp/stf/newpage_38790.html
　　　日本栄養士会「介護報酬について」
　　　https://www.dietitian.or.jp/data/nursing-reward/

2-3 地域密着型サービスにおける介護報酬

　地域密着型サービスとは，高齢者が認知症や要介護状態になっても，住み慣れた地域でできる限り長く生活できるように，地域の実態に即したサービスが提供されるよう創設された介護サービスである。地域密着型サービスは市町村により指定された事業者がサービスを提供し，その地域に住む住民が利用の対象となる（表3-4）。

　地域密着型サービスでは，定期巡回・随時対応型訪問介護看護や夜間対応型訪問看護，小規模多機能型居宅介護などを受けることができる。「短時間・1日複数回訪問」や「通い・訪問・泊り」などのサービスを一体化して提供する包括的サービスであり，その運営形態によって居宅・施設サービスの栄養関連算定項目が適用される。

3 福祉・介護における栄養管理の意義

　わが国は世界有数の長寿国である一方で，平均寿命と健康寿命（介護を受けることなく自立した生活を送ることができる状態）の差はおよそ10年とされる。健康寿命を延伸するためには，適切な栄養状態を保ち，要介護状態のリスクとなるサルコペニアやフレイル（p.394参照）を予防することが重要である。

　また，医療分野における栄養管理の主な目的が疾患の治療であるのに対し，福祉・介護の分野においては「生活の場における食支援」が中心となる。特に要介護者においては，摂食嚥下機能に何らかの障害があるために栄養状態や心身の機能が低下している者が少なくない。このことから，長期にわたってより良い生活が営めるように，管理栄養士・栄養士が個人あるいは家族の意思を尊重した食生活の改善を提案し「最後まで口から食べる」ために支援を行うことは，低栄養の予防に加え，高齢者が自分らしく生き生きと暮らすことにつながる。豊かな高齢化社会を構築するために，福祉・介護の分野における栄養管理の意義は大きい。

 ### 4 福祉・介護における管理栄養士の役割

　福祉・介護における栄養管理では，日常生活における「口から食べる」ための支援を通して，低栄養状態を予防・改善し，「食」を楽しむ，自立した生活を送るといった，いわゆるQOLの維持・改善が目指される。特に高齢者の健康維持においては，食事や栄養状態の改善に加え，運動機能の改善，口腔ケア，日常生活全般に対するサポートなど，一人ひとりの状態に合わせた個別の総合的な支援が必要となる。このような支援を実現するためには，医療，福祉の専門職によるチームケアを行う必要がある。管理栄養士も栄養ケア・マネジメントや経口移行等において，チームケアの中心的な役割を担う。

 ### 4-1 在宅高齢者に対する管理栄養士の役割

　近年，高齢者だけで暮らす世帯が増え「要介護認定を受けるほどではないが，何かしらの支援を必要とする高齢者」も増加している。特に，介護の必要度が低い高齢者にとっては，訪問介護や通所介護よりも，買い物や掃除といった生活支援や，地域で開催される「体操教室」や「サークル活動」などのニーズが高いケースもある。こうした背景から，市町村が主体的に行う地域支援事業が創設され，65歳以上のすべての人を対象として，切れ目のない介護予防や生活支援の提供が目指されている。

　この事業において，管理栄養士は在宅高齢者に対する配食サービスやデイサービス等における食事提供にかかわるほか，自治体などが主催する栄養改善プログラムにおいて栄養教室や調理実習を担当したり，低栄養の予防や健康管理意識の向上を目的とした働きかけを行ったりするなど，様々なサービスを行っている。

　一方，介護認定を受けた在宅高齢者に対しては居宅療養管理指導等により，利用者の希望を尊重しつつ可能な限り自宅での生活が継続できるように食の面から支えていく必要がある。特に，居宅

介護を受けている高齢者の多くは食事以外にも様々な問題があることから，利用者やその家族に負担がかからないマネジメント計画を立てるためにも，関係職種間における連携が求められる。

4-2 介護保険施設における管理栄養士の役割

　介護保険施設における栄養管理は栄養ケア・マネジメントにより実施されており，管理栄養士はその中心的な役割を担っている。介護保険施設における栄養ケア・マネジメントは，高齢者の栄養状態や心身・疾病の状態だけでなく，生活スタイルや食べ物の嗜好など個人の要望に合わせた個別の栄養管理が求められる。より良い栄養ケア・マネジメントの実施に向け，入所時の調査票や入所後の他職種からの情報，日々のミールラウンド（食事時巡回）による情報収集などに加え，日ごろから入所者やその家族とコミュニケーションをとり，信頼関係を構築していくことも大切である。

　特に，要介護度の高い入所者においては，認知機能や摂食・嚥下機能に障害を持つ者も多く，食事摂取や飲水，口腔ケアなど，見守りや介助が必要な場合も多い。管理栄養士・栄養士には，施設という限られた生活空間において，安全に食を楽しめるように誤嚥や窒息に配慮しながら行事食やイベント食などに工夫を凝らすことや，最後の一さじまで口から食べることへの支援が求められる。

　また，介護保険施設では，給食栄養委員会や褥瘡予防委員会，リスクマネジメント委員会といった様々な委員会や情報共有のための職場研修会などが開かれている。円滑なチームケアを実践するために他の職種の業務内容を理解しておくことも必要といえよう。

参考文献

佐藤和人・田中雅彰・小松龍史編『エッセンシャル臨床栄養学（第9版）』医歯薬出版，2022

厚生労働省「令和6年度介護報酬改定について」https://www.mhlw.go.jp/stf/newpage_38790.html（2025年1月12日閲覧）

日本栄養士会「【お知らせ】令和6年度同時改定をうけて～リハ，口腔，栄養の一体的な取り組みを一層推進します～」https://www.dietitian.or.jp/news/information/2023/421.html（2025年1月12日閲覧）

第4章 栄養管理プロセス

1 栄養管理プロセス

1-1 栄養管理プロセスとは

これまでわが国では適正な栄養管理を行うための包括的な栄養ケア・マネジメントとしてNCM（nutrition care and management）の手法を行ってきた。管理栄養士・栄養士は，栄養状態を評価，判定して栄養管理を行っているが，栄養状態の判定には，統一された言語や概念，さらに方法がなく，国際的にも混乱が生じていた。これらを解決するために栄養管理の国際標準化とそれによる質の改善を目的として栄養管理プロセス（nutrition care process：NCP）」が考えられた。

この概念は栄養ケアに必要な知識や技術だけでなく，栄養管理を提供するための用語や記録，栄養に関する情報交換についても標準化を目指したもので，アメリカ栄養士会の提案で始まった栄養管理の手法である。

日本では2012年に社団法人日本栄養士会（現公益社団法人日本栄養士会，以下，日本栄養士会）が導入し，『国際標準化のための栄養ケアプロセス用語マニュアル』としてまとめられた。その後，日本栄養士会のなかにNCP委員会が立ちあげられ，検討をかさね，現在の「栄養管理プロセス」として広く活用されている。

1-2 栄養ケア・マネジメント（NCM）と栄養管理プロセス（NCP）の違い

すでに傷病者や要介護者に対しNCM（栄養ケア・マネジメント）が導入され普及しており，その構造は，図4-1左に示す通り，栄養スクリーニング，栄養アセスメント，栄養ケア計画，実施・チェック，モニタリングの5つの過程で構成されている。一方，NCP（栄養管理プロセス）では，①栄養評価，②栄養診断（栄養状態の判定），③栄養介入（計画と実施）④栄養モニタリングと評価の4つの過程で構成される（図4-1右）。

従来のNCMとNCPの違いはNCMの「栄養アセスメント」をNCPでは「栄養評価」と「栄養診断」に分けたことである。栄養評価は栄養状態の評価であり，栄養診断は栄養評価項目をもと

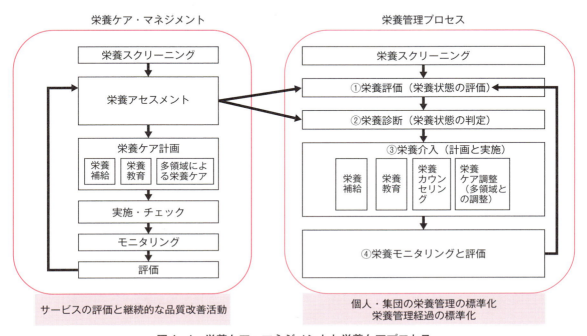

図4-1 栄養ケア・マネジメントと栄養ケアプロセス

に，患者・対象者（クライエント）の栄養問題を明らかにすることである。栄養介入による解決のために，何が原因／要因で問題が生じているかが明確にできる。栄養ケアプロセス（NCP）は質の高い栄養管理を提供するためのシステムアプローチであり栄養管理のモデルとなるものである。

1-3 栄養管理プロセスの手順（図4-1）

❖(1) 栄養評価（栄養状態の評価）―「栄養評価データ」と「栄養評価」の違い

栄養評価の際には『栄養管理プロセス』に記載されている5つの領域［a."食物・栄養に関連した履歴（FH：food/nutrition-related history)"，b."身体計測（AD：anthropometric measurements)"，c."生化学データ，臨床検査と手順（BD：biochemical data, medical tests and procedures)"，d."栄養に焦点を当てた身体所見（PD：nutrition-focused physical findings)"，e."個人履歴（CH：client history)"］を基本に物事を考えていく。この5つの領域のなかから栄養診断するために栄養状態に関連する異常や正常を評価するための根拠となる具体的なデータを取得する。このデータが栄養評価データである（表4-1）。

栄養評価はその栄養評価データを，健康人の一般的な基準値や各種学会による診療ガイドラインと比較して，その異常の程度を評価をすることが栄養評価の基本となる。なお，診療ガイドラインとは，科学的根拠に基づき，系統的な手法により作成された診断と治療に関する標準的診療法をまとめたものである。患者と医療者を支援する目的で作成されており，臨床現場における意思決定の際に判断材料として活用できる。具体的には「日本人の食事摂取基準（2020年版）」や日本静脈経腸栄養学会（現日本臨床栄養代謝学会）の「静脈経腸栄養ガイドライン（第3版）」などがある。また，糖尿病患者の場合には日本糖尿病学会編「糖尿病治療ガイド2020-2021」など，疾患ごとに各種学会のガイドラインが作成される。

❖(2) 栄養診断（栄養状態の判定）

栄養診断（栄養状態の判定）とは栄養評価をもとに，患者・対象者の栄養状態を総合的に判定（栄養診断）することである。

栄養診断（栄養状態の判定）の6つのステップとそれを用いた進め方を図4-2に示す。

① ステップ1：栄養評価で得られたデータと基準値を比較し，身体の徴候／症状を含めて評価する（a）

栄養診断のためには栄養に限局した栄養評価データ（表4-1）を患者・対象者自身より，また診療録等より取得する。それらのデータを年齢，性別，病態ごとの基準値と比較して1つひとつを検証し，栄養上問題となるデータを抽出する。取得したデータは栄養診断の際の重要な根拠となるため科学的根拠に基づいて慎重に解釈および分析を行う。また，その後の"栄養モニタリングと評価"の際にも根拠データとして活用される。

② ステップ2：目標栄養素量と摂取栄養素量を比較し栄養素の過不足を明確にする

栄養診断では，特に栄養評価で取得する「食物・栄養に関連した履歴」の食物・栄養素摂取量が重要となるため「経口栄養補給法」「経腸栄養補給法」「静脈栄養補給法」の視点から，患者・対象者に必要となる栄養素量を算出して（必要栄

表4-1　栄養評価データの領域

項　目	指　標
食物・栄養に関連した履歴（FH）	食物・栄養素摂取，食物・栄養素管理，薬剤・ハーブ補助食品の使用，食物・栄養に関する知識・信念・態度，栄養管理に影響を及ぼす行動，食物および栄養関連用品の入手のしやすさ，身体活動と機能，栄養に関連した生活の質
身体計測（AD）	身長，体重，体格指数（BMI），成長パターン指数，パーセンタイル値，体重歴
生化学データ，臨床検査と手順（BD）	生化学検査値，検査（例：胃内容排泄時間，安静時エネルギー消費量）
栄養に焦点をあてた身体所見（PD）	身体的外見，筋肉や脂肪の消耗，嚥下機能，食欲，感情
個人履歴（CH）	個人の履歴，医療・健康・家族の履歴，治療歴，社会的な履歴

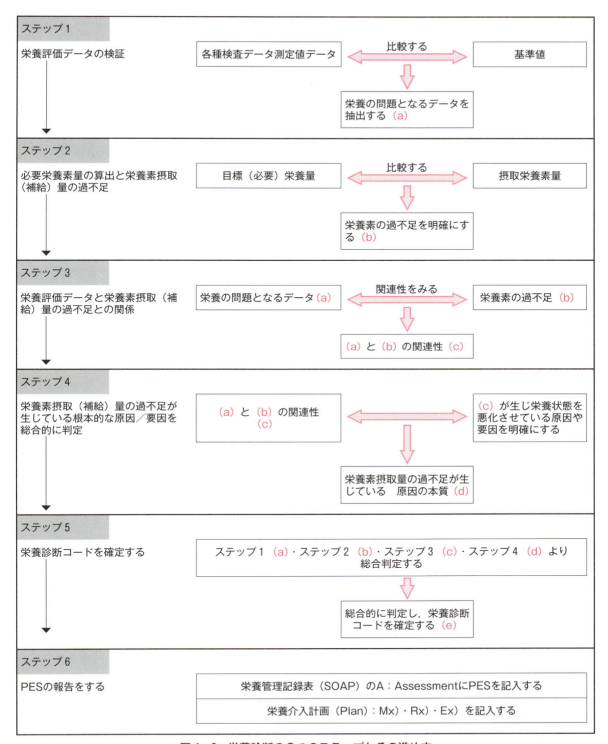

図 4-2 栄養診断の6つのステップとその進め方

養素量または目標栄養素量），それに対する摂取栄養素量の評価を行い，摂取栄養素量がその対象者にとって「適正な状態なのか」「過剰な状態なのか」「不足している状態なのか」それとも「栄養バランスが悪いのか」栄養素ごとに評価し，過不足を明確にする（b）。

③　ステップ３：問題となる栄養評価データと摂取栄養素量の過不足との関連性を明確にする

ステップ１の栄養評価で問題となっているデータと，ステップ２で評価した摂取栄養素量の過不足との関連性を明確にする（c）。

④　ステップ４：必要栄養素量と栄養素摂取（補給）量の評価で得られた栄養素の過不足が生じている根本的な原因や要因を明確にする

ステップ３で明確となった栄養評価データと摂取栄養素量との関連性を踏まえ，各栄養素摂取量の過不足が生じ，栄養状態を悪化させている根本的な原因や要因は何なのかを明確にする。患者・対象者の栄養状態を悪化させている根本的な原因や要因を明確にすることができれば，栄養介入の際修正でき，栄養状態を改善することができる。したがって，栄養素摂取（補給）量の過不足を生じている原因の本質を明確にすること（d）が栄養状態の判定（栄養診断）で最も重要なポイントとなる。

⑤　ステップ５：栄養評価データと栄養素過不足の原因や要因などの結果から総合的に判定し，栄養診断コードを確定する

栄養診断（栄養状態の判定）を確定する際には「（ステップ１）栄養評価データの検証」，「（ステップ２）」必要栄養量の算出と栄養素摂取（補給）量の過不足）」，「（ステップ３）栄養評価データと栄養素摂取（補給）量との関係」，「（ステップ４）栄養素摂取（補給）量の過不足が生じている根本

的な原因／要因」を，総合的に判定し，栄養診断コードを確定する（表4-2）。複数の栄養診断コードが必要な場合にはさらに70種類の国際標準化された栄養診断コードが用意されており栄養診断コードNoと用語を選択する。栄養診断コードが複数該当することも考えられるが，その際には治療の状況や栄養問題の重症度に応じて優先順位をつけて栄養診断コードを3つ以内に絞り込んで確定する（巻末表1）。

⑥　ステップ６：PES報告を作成する

栄養管理記録（SOADで記載する場合）のアセスメント（A）欄にPES（ピー・イー・エス）報告を記載し栄養状態の判定根拠を明確にする（表4-3）。

PES報告は「S（sign/symptoms）の根拠に基づき，E（etiology）が原因または関係した，P（problem or nutrition diagnosis label）と栄養診断できる」と要点のみを簡潔な一文で記載する。

PES報告で用いるP・E・Sは「栄養診断の6つのステップ」において，すでに評価・抽出されている項目やデータを用いる。

以下でPES報告の4つのポイントを整理する。

ポイント1：PES報告のS（sign/symptoms）は栄養診断（栄養状態の判定）を決定する際の根拠となる栄養評価データ（問題となるデータや徴候／症状，栄養素摂取（補給）量の過不足など）である。したがって，問題となる栄養評価データは　ステップ1，ステップ2で，すでに抽出されている。

ポイント2：PES報告のE（etiology）は患者・対象者の栄養状態を悪化させている根本的な原因／要因である。したがって，栄養素摂取量の

表4-2　栄養診断（栄養状態の判定）の3つの項目

項　目	内　容
NI（nutrition intake：摂取量）	食物あるいは栄養素の摂取量が真の必要量や推定必要量と比較し，過剰かあるいは不足か導き出す基本的な考え方を示す
NC（nutrition clinical：臨床栄養）	疾病や身体状況にかかわる栄養の問題点について
NB（nutrition behavioral/environmental：行動と生活環境）	知識，態度，信念，物理的環境，食物の入手や安全等について

過不足が生じている根本的な原因は，ステップ３，ステップ４ですでに明確に示されている。

ポイント３：PES報告のP（problem or nutrition diagnosis label）は，患者・対象者の栄養診断コードの提示である。したがって，栄養診断コードはステップ５で70の診断コードのなかからすでに確定されている。

ポイント４：PES報告は栄養診断コード１つに対して１つ記載しなければならない。したがって，栄養診断コードが２つ以上ある場合にはPES報告も２つ，栄養診断コードが３つある場合はPES報告も３つ記載しなければならない。

注：英語は結論を先に伝える文章構成になっているため「P・E・S」の順番となるが，日本語は結論が最後にくる文章構成なので「S・E・P」の順番で記載する。PESの記録は６つのステップを理解した上で症例検討を繰り返しながら身につけていくものである。

❖⑶ 栄養介入（nutrition intervention）計画（plan）

栄養状態を悪化させているE（etiology）根本的（直接的）な原因（一番の根源）を改善するため栄養介入計画を考える。

栄養介入計画は，計画（plan）として，次の３つの領域から立案していく。

① Mx）monitoring plan（モニタリング計画）
② Rx）therapeutic plan（栄養治療計画）
③ Ex）educational plan（栄養教育計画）

① Mx）monitoring plan（モニタリング計画）

栄養評価で問題となっている栄養素摂取（補給）量の過不足，各種データ，徴候／症状などの項目を抽出して記載する。そして明記した栄養アセスメントデータを中心にモニタリングしていく（ステップ１やステップ２からの栄養の問題がある栄養評価データを用いる）。

② Rx）therapeutic plan（栄養治療計画）

栄養状態を悪化させている根本的な原因や要因を改善するために「栄養介入者」が「患者・対象者」に提供する具体的な栄養素量や栄養改善するための手段を明記する。

③ Ex）educational plan（栄養教育計画）

栄養状態を悪化させている根本的な原因や要因を改善するために「栄養介入者」が「患者・対象者」に教育を行い，患者・対象者自身や家族などが理解し実践するための具体的内容を明記する。

栄養介入の方策は以下の４つの項目で構成され，すべてを含み実行される。

① 食物・栄養素の提供

食物・栄養素（食事，間食，経腸・静脈栄養，補助食品を含む）を提供するための個々人へのアプローチである。

② 栄養教育

健康の維持・増進のため，患者・対象者が自発的に食物選択や食行動を管理・修正することができるように，技術を教えたり訓練したりするプロセスである。

③ 栄養カウンセリング

カウンセラーと患者・対象者が共同して，優先順位を決め，目標を定め，個々の実行計画を作成するための支援的プロセスである。実行計画は現在の状態を見直し，健康を増進させるためにセルフケアの責務を認識し，次の段階へ進めるものである。

④ 栄養管理関連領域との調整

栄養に関連した問題を対処・管理する他の医療従事者，医療機関などと栄養管理の相談・照会・調整を行う。

栄養介入における重要な考え方を以下に示す。

① 目標（目標栄養量）と優先順位を決める
② 栄養処方や基本計画を決定する

表4-3 PESの意味

P（problem or nutrition diagnosis label）	患者・対象者の栄養診断コードの提示
E（etiology）	患者・対象者の栄養状態を悪化させている根本的な原因や要因
S（sign/symptoms）	患者・対象者の栄養状態の判定（栄養診断）を決定する際に用いた問題となっている栄養評価データ・徴候や症状

③ 学術的根拠に基づく

④ 行動介入, 栄養介入を開始する

⑤ 栄養介入方策を患者・対象者のニーズ・栄養診断・価値と適合させる

⑥ 実行行程を決定する際には多くの選択肢から選ぶ

⑦ 栄養管理に要する時間と頻度を明確にする

Mx), Rx), Ex) は栄養管理報告書（栄養指導報告）の SOAP の P に記載する

栄養介入計画のポイントは PES の報告と栄養介入計画［Mx), Rx), Ex)］を必ず連動させ, 栄養状態に問題が生じている原因に対して根拠ある栄養介入計画を立案し, 実行することである。

❖(4) 栄養モニタリングと評価

栄養モニタリングでは, PES の報告で示している「S：sign/symptoms（問題となる栄養評価データ・症状や徴候）」を経過観察しながら栄養状態が改善しているか悪化しているか, あるいは, 改善目標までのどの段階なのかなどの変化をとらえ評価する。

目標は具体的な数値を設定し, モニタリングや測定により改善の状態を数値化することで, 明確に評価する。

栄養介入しても PES の報告の S（sign/symptoms）の問題となる栄養評価データ・症状や徴候が改善しない場合は, PES の E（etiology）の患者・対象者の栄養状態を悪化させている根本的な原因／要因が別なところにあるか, 栄養評価項目が異なっている可能性があるので, もう一度, 栄養評価を実施し, 根本的な原因や要因について再評価する必要がある。

この手順で PDCA サイクルを繰り返し, 患者・対象者の栄養状態を悪化させている根本的な原因や要因が見つかるまで継続した栄養モニタリングや再評価を実施し, 患者・対象者にとって最適な栄養状態を目指し栄養介入を行う。

❷ 栄養アセスメント

2-1 意義と目的

栄養アセスメント（nutritional assessment）とは, 広義では栄養状態を評価することであり, 栄養スクリーニング（nutritional screening）も含まれる。その手技や方法は, 対象者（傷病者, 要介護者など）に合わせた適切な指標を用いるため客観的に評価できる。対象者の問診, 臨床診査（全身状態, 栄養状態など）, 身体計測, 臨床検査, 栄養・食事調査（必要栄養素量, 食事摂取量など）, ADL などを指標として評価する。また, 心理状態や生活環境なども栄養状態に影響を及ぼすため, 医療チームで評価を行うことも重要である。

関連職種連携のツールとして用いられる国際生活機能分類（international classification of functioning, disability and health：ICF）には, ①心身機能（body functions）, ②身体構造（body structures）, ③機能障害（impairments）, ④活動（activity）, ⑤参加（participation）, ⑥活動制限（activity limitations）,⑦参加制限（participation restrictions）, ⑧環境因子（environmental factors）, など, 健康に関連する重要な因子があるので, 栄養アセスメントや栄養介入時, 在宅療養管理などにも活用できる。

❖(1) 傷病者

傷病者の栄養アセスメントでは, 低栄養や過栄養, 栄養アンバランスを早期に発見することが可能である。管理栄養士が中心となって実施する身体計測や栄養・食事調査においては, 侵襲の心配がなく本人の負担も少ない。

栄養スクリーニングは, 栄養学的リスクのある傷病者を抽出するために行う。栄養学的リスクとは, 低栄養だけでなく, 過栄養や代謝異常も含めたリスクである。栄養学的リスクの早期発見や詳細な栄養アセスメント, 早期栄養介入は, 傷病者の免疫力を維持・向上させ, 治療の改善や手術後の回復力向上, 早期離床に効果が期待できる。栄養スクリーニングと栄養アセスメントは, 在院日数の減少にもつながる重要な役割を果たす。

❖(2) 要介護者

介護保険制度における要介護状態の定義は「身体上又は精神上の障害があるために, 入浴, 排せつ, 食事等の日常生活における基本的な動作の全部又は一部について, 厚生労働省令で定める期間

にわたり継続して，常時介護を要すると見込まれる状態であって，その介護の必要の程度に応じて厚生労働省令で定める区分（要介護状態区分）のいずれかに該当するもの（要支援状態に該当するものを除く。）をいう」であり，厚生労働省令で定める期間とは原則6か月である。傷病者における栄養アセスメントは，治療（cure）につながる重要な評価であるが，要介護者の栄養アセスメントは，栄養ケア（care）のための重要な役割を果たし，要介護者のQOLの向上にもつながる。

2-2 栄養スクリーニングと栄養アセスメント

❖(1) 栄養スクリーニング

　栄養スクリーニングは、短時間に簡便に栄養障害があるかを評価する方法である。栄養スクリーニング方法として，主観的包括的栄養評価方法（subjective global assessment：SGA）（表4-4），簡易栄養状態評価表（mini nutritional assessment：MNA®），MNA®をさらに簡便にした，MNA®-SF（mini nutritional assessment®-short form）（巻末表2），栄養障害スクリーニング法（malnutrition universal screen tool：MUST）（表4-5），主に急性期病院で実施するNRS2002（nutritional risk screening，ESPEN，2003），血液検査データから，栄養不良患者を機械的に抽出するCONUT法（controlling nutritional status）などがある。

　令和6年度の診療報酬改定では，回復期リハビリテーション病棟入院料の算定に「栄養状態の評価には，GLIM基準を用いること」の要件を満たしていることが必要となった（図4-3）。

【GLIM基準について】

　GLIM（Global Leadership Initiative on Malnutrition）は，世界の主要な栄養学関連学会が協力して開発された，低栄養（栄養不良）の診断基準である。GLIM基準では，栄養リスクのスクリーニングを実施して，次に栄養リスク症例に

表4-4　主観的包括的栄養評価方法（subjective global assessment：SGA）

A. 患者の記録（病歴）

　1．体重の変化
　　過去6か月間の合計体重減少：　　　　　kg　減少率　　　　（％）
　　過去2週間の変化：□増加　　□変化なし　　□減少
　2．食物摂取量の変化（平常時との比較）
　　□変化なし　　□変化あり　　変化の期間　　　（週）　　　（日）
　　食べられるもの　□固形食　　□完全液体食　　□水分　　□食べられない
　3．消化器症状（2週間以上の持続）
　　□なし　　□悪心　　□嘔吐　　□下痢　　□食欲不振
　　その他：
　4．機能状態（活動性）
　　機能障害：□なし　　□あり　　持続期間：　　　　（週）
　　タイプ：□日常生活可能　　□歩行可能　　□寝たきり
　5．疾患および疾患と必要栄養量の関係
　　初期診断：
　　代謝需要（ストレス）：□なし　　□軽度　　□中等度　　□高度
　　身体症状：

B. 身体所見

　（スコアで表示すること：0＝正常，1＋＝軽度，2＋＝中等度，3＋＝高度）
　　皮下脂肪の減少（上腕三頭筋，胸部）
　　筋肉消失（四頭筋，三角筋）
　　下腿浮腫
　　仙骨部浮腫
　　腹水

C. 主観的包括的評価

　栄養状態
　　□栄養状態良好
　　□中等度の栄養不良
　　□高度の栄養不良

表4-5 栄養障害スクリーニング法（malnutrition universal screen tool：MUST）

【Step 1】BMIスコア
BMI（kg/m²） ＞20（＞30肥満） ＝スコア0
　　　　　　 18.5～20 ＝スコア1
　　　　　　 ＜18.5 ＝スコア2

【Step 2】体重減少率
過去3～6か月間の意図しない体重減少率
体重減少率（%） ＜5 ＝スコア0
　　　　　　　　 5～10 ＝スコア1
　　　　　　　　 ＞10 ＝スコア2

【Step 3】最近の栄養摂取状態
5日間以上の栄養摂取を障害する可能性のある急性疾患の存在
無 ＝スコア0　　　有 ＝スコア2

【Step 1】＋【Step 2】＋【Step 3】＝スコアの合計を算出

【Step 4】栄養障害の危険度の診断（Step 1～3の合計で評価する）
スコア0＝危険度は低い
スコア1＝危険度は中等度
スコア2以上＝危険度は高い

【Step 5】栄養管理法の選択基準
■スコア0（危険度低）：特別な管理を要しない
標準的な患者管理を行う。スクリーニングは，入院中は週1回程度でよい。
■スコア1（危険度中等度）：経過観察
厳重な観察が必要。食事摂取の状況に改善がみられなければ介入を要することもある。
■スコア2以上（危険度高）：栄養療法を施行
管理栄養士あるいはNSTによる積極的な介入を要する。

【栄養スクリーニング】

・すべての対象者に対して栄養スクリーニングを実施し，栄養リスクのある症例を特定
・検証済みのスクリーニングツール（例：MUST，NRS-2002，MNA®-SFなど）を使用

栄養リスクあり

【低栄養診断】

表現型基準（フェノタイプ基準）			病因基準（エチオロジー基準）	
意図しない体重減少	低BMI	筋肉量減少	食事摂取量減少/消化吸収能低下	疾病負荷/炎症
□＞5%/6カ月以内 □＞10%/6カ月以上	□＜18.5 70歳未満 □＜20, 70歳以上	□筋肉量の減少 ・CTなどの断層画像，バイオインピーダンス分析，DEXAなどによって評価。 ・人種に適したサルコペニア診断に用いる筋肉量減少の基準値を使用	□1週間以上，必要栄養量の50%以下の食事摂取量 □2週間以上，様々な程度の食事摂取量減少 □消化吸収に悪影響を及ぼす慢性的な消化管の状態	□急性疾患や外傷による炎症 □慢性疾患による炎症
それぞれの項目で1つ以上に該当			それぞれの項目で1つ以上に該当	

表現的基準と病因基準の両者から1項目以上該当

低栄養と診断

【重症度判定】

	意図しない体重減少	低BMI	筋肉量減少
重度低栄養と診断される項目	□＞10%，過去6か月以内 □＞20%，過去6カ月以上	□高度な減少	□高度な減少

※日本栄養治療学会GLIMワーキンググループ作成（2024.3.22.改訂版），2025年2月28日参照

図4-3　GLIM基準（低栄養の診断基準）

「低栄養診断」を行い，必要に応じて重症度の判定行うプロセスである。栄養スクリーニングに従来使用している主観的包括栄養評価方法（SGA）は，栄養評価（栄養アセスメント）も実施しているところから，GLIM基準では，使用しないようにする。GLIM基準の場合は，スクリーニングツール（例：MUST，NRS-2002，MNA®-SFなど）を用いて，栄養スクリーニングを実施する。

① 主観的包括的栄養評価方法（subjective global assessment：SGA）

対象者の記録（病歴）と身体所見を3段階（高度障害，中等度障害，正常）で評価する。簡便で再現性が高いが，評価する側の訓練が必要である。また，客観的栄養評価（objective data assessment：ODA）（表4-6）との相関も高い。客観的栄養評価は，身体計測，生化学検査，臨床診査，食事摂取状況などであり，環境要因や心理状態についても情報収集して評価する。

② 簡易栄養状態評価表（mini nutritional assessment：MNA®）

高齢者（65歳以上）を対象とした評価方法である（巻末資料参照）。スクリーニング6項目の合計点が11ポイント以下の対象者は，アセスメント評価12項目を実施し，その総合評価を低栄養状態指標スコアとする。このスコア評価は，在院日数や褥瘡の重症度，体重，血清アルブミン濃度との相関を示す。MNA®-SFは，特に要介護者に利用しやすくなっており，寝たきりや廃用症候群などでBMIが測定できない場合に，ふくらはぎの周囲長（calfcircumference：CC）で栄養スクリーニングが簡単にできる。ふくらはぎの周囲長が31cm未満の場合には，栄養不良の可能性が考えられるため，在宅訪問栄養食事指導には，メジャーを忘れずに持っていきたい。

表4-6　客観的評価（objective data assessment：ODA）

1．身体計測
（1）理想体重(IBW：ideal body weight)：身長（m）×身長（m）×22
（2）BMI：現体重（kg）÷［身長（m）]²
（3）%理想体重：現体重kg÷理想体重kg×100
（4）%通常時体重：現体重kg÷通常時体重kg×100
（5）体重減少率：（健常時体重kg－現体重kg）÷健常時体重kg×100
2．皮下脂肪厚測定
（1）上腕三頭筋皮下脂肪厚（TSF：Triceps Skinfold）
（2）上腕筋囲（AMC：Arm Muscle Circumference）
　　　＝上腕周囲長（AC：Arm Circumference）（cm）－n×TSF（cm）
3．血液・尿生化学検査
（1）血清タンパク（総タンパク・アルブミン・RTP）
（2）血漿アミノ酸分析（BCAA/AAA＝Fischer比）
（3）血漿脂質（総コレステロール・トリグリセライド）
（4）その他（クレアチニン身長係数，尿中3-メチルヒスチジン排泄量，尿素窒素排泄量，窒素バランス、血中微量栄養素）
4．免疫能
　総リンパ球数（TLC：total lymphocyte count）　　基準値：2,000/μL以上
　TLC（mm³）＝WBC（白血球数）×TLC%/100
【栄養障害度】
　　1,500～1,800：軽度　900～1,500：中等度　＜900：重度
5．機能性の評価
　握力，呼吸筋力

CONUT（Controlling Nutrition Status）評価法
　　CONUT　スコア（a＋b＋c）

栄養不良レベル：0-1 正常，2-4 軽度，5-8 中等度，＞8 高度

Alb(g/dL)	≦3.5	3.0～3.49	2.5～2.99	<2.5
スコアa	0	2	4	6
T-CH（mg/dL）	≦180	140～179	100～139	<100
スコアb	0	1	2	3
TLC（/μL）	≦1600	1200～1599	800～1199	<800
スコアc	0	1	2	3

③ 栄養障害スクリーニング法（malnutrition universal screen tool：MUST）

英国静脈経腸栄養学会（British association for parenteral and enteral nutrition：BAPEN）の栄養障害対策委員会（malnutrition advisory group：MAG）によって考案された栄養スクリーニング法である。BMIスコアと体重減少率，最近の栄養摂取状態を評価し，この総合評価で栄養障害の危険度（高い，中等度，低い）を診断し，栄養管理法を選択する。

❖(2) 栄養アセスメント

栄養スクリーニングで抽出した対象者を，さらに詳細に評価する方法が栄養アセスメントである。栄養評価を実施する場合，栄養アセスメントの指標として，①静的栄養アセスメント（static nutritional assessment），②動的栄養アセスメント（dynamic nutritional assessment），③予後栄養アセスメント（prognostic nutritional assessment）がある。予後栄養アセスメントには，術後合併症の発生率や術後の回復過程の予後を推定する予後（推定）栄養指数（prognostic nutritional index：PNI）などがある（表4-7）。

2-3 問診・臨床診査

臨床診査では，医師や看護師，コメディカルな

どの問診よって得られる主訴，自・他覚症状，現病歴，既往歴，家族歴，生活歴，社会的状況などを把握する。

❖(1) 問 診

問診では，対象者の話（ナラティブ，narrative）を尊重して，詳細に話すことができるようケアしながら進めることが重要である。一方的な質問ではなく，対象者が自ら語れるように促す。

① 主 訴

「胃がキリキリ痛い」「食欲がない」など，対象者の自覚症状のなかで最も重要な訴えである。

② 自・他覚症状

食欲不振，悪心・嘔吐・嘔気，浮腫，下痢，便秘，毛髪・爪・皮膚の状態などの身体変化である。

③ 現病歴

主訴となった症状の原因疾患。具体的には，「1週間前から空腹時に胃の痛みがある」「キリキリ痛い」「食後に痛む」など，その症状がいつから，どのように，どの程度なのかを聞き取る。また，投薬治療を行っているなど，治療の種類や現在に至るまでの経過を含める。

④ 既往歴

対象者が過去に罹患した疾患のことである。「糖尿病」「高血圧」「胃全摘」「変形性膝関節症」など，過去の手術歴についても，現在の栄養状態

表4-7 栄養アセスメントの種類

① 静的栄養アセスメント（static nutritional assessment）
【短期間では変化が現れにくい指標】 身体計測値：身長，体重，BMI，皮下脂肪厚，上腕筋囲，体脂肪率など 血液・生化学的指標：血清総たんぱく，アルブミン，総コレステロール，コリンエステラーゼ，尿中クレアチニン，血中ビタミン，微量元素，末梢血リンパ球数など

② 動的栄養アセスメント（dynamic nutritional assessment）
【短期間で評価できる指標】 身体計測値：安静時エネルギー消費量，呼吸商，糖利用率など 血液・生化学的指標：rapid turnover protein（RTP）：血中半減期の短いレチノール結合たんぱく（半減期0.5日），トランスサイレチン（プレアルブミン）（半減期1.9日），トランスフェリン（半減期7日），炎症マーカーとしてC-反応性たんぱく（半減期0.3日），たんぱく代謝動態：窒素平衡，アミノ酸代謝動態：アミノグラム，分枝アミノ酸/芳香族アミノ酸比，分枝アミノ酸/チロシン比など

③ 予後栄養アセスメント（proghnostic nutritional assessment）
【治療効果や予後の栄養状態を推定する指標】 複数の栄養指標から栄養状態のリスクを判定する。 ・術前栄養状態から術後合併症の発生率を評価する ・予後推定栄養指数（prognostic nutritional index：PNI）：術後の回復過程の予後を推定 PNI＝（10×Alb）＋（0.005×TLC） PNIが高いほど免疫力も高く栄養状態が良い。 正常値（栄養障害のない場合）は50〜60

に影響している場合があるため，詳細に調査しておく。

⑤　生活歴

対象者を取り巻く環境は，栄養状態に影響を及ぼすことが考えられる。生活習慣や職歴，家族関係，経済状況，食生活習慣，運動習慣，趣味など，対象者や家族のプライバシーにかかわる内容が多いため，守秘義務を遵守する。

⑥　社会的状況

社会的な環境は「介護保険未申請である」など家族の生活力に影響するものである。活用している社会資源や，物理的環境（和室，家の周辺は段差が多いなど），地域社会の人間関係，慣習，価値観なども重要な環境因子となる。

❖(2)　臨床診査

対象者の現在の身体状況を把握するために，理学的検査（視診，触診，聴診，打診など）を行う。栄養スクリーニングに必要な身体観察項目（表4-8）のなかでも，意識レベルを評価するために，ジャパン・コーマ・スケール（Japan Coma Scale：JCS，p.374参照））などを利用し，高齢者などでは，摂食できる安全なレベルを確認することは重要である。

2-4　身体計測

日本人の身体計測においては，現在は，標準値として「日本人の新身体計測基準値（JARD 2001）」を用いて評価する。対象年齢は18～85歳である。身体計測は非侵襲的であるため，対象者に負担がなく安心して実施できる。栄養アセスメントの基本データとして適正な値を算出できるように訓練しておくことが重要である。

身長と体重は，栄養アセスメントの基本となるため正確に計測する。身長は立位身長を計測するが，立位が難しい場合は仰臥位身長を計測する。また，膝下計測計を用いて膝下高を計測し，推定式による推定身長を求めることができる。小児の場合には，何歳何か月という月ごとに平均身長と標準偏差（SD）の基準が示されているので，SDスコアを用いると簡便に評価できる（表4-9）。

体重の評価では，体重減少率（body weight loss：BWL）を用いる（表4-10）。ある一定期間の体重減少率は，死亡率の相対危険度が増加するため注意が必要である。

また，体重を測定できない高齢者などの場合は，MNA®-SFのふくらはぎの周囲長（cm）：CCを用いた評価を行う。

❖(1)　％標準体重（表4-11），身長・体重比

％標準体重（％ ideal body weight：％ IBW）または身長・体重比（weight for height：WT/HT）を算出する場合は，標準体重（ideal body weight：IBW）や身長別標準体重表を利用する。推定式は下記に記す。

・標準体重（kg）＝身長（m）×身長（m）×22
・％ IBW（％）＝現在時体重÷IBW×100

❖(2)　平常時体重に対する体重比（表4-12）

平常時体重（usual body weight：UBW）は，日常生活での1か月以上の安定した体重である。対象者や家族の記憶に頼っているため，正確に聞き取る必要がある。

・％ UBW＝現在時体重（kg）÷UBW（kg）×100

表4-8　栄養スクリーニングに必要な身体観察項目

1．精神状態；意識レベル（JCS），知能，見当識，記銘力，記憶力
2．骨格；大きさ，形状，姿勢
3．栄養状態；身長，体重，上腕周囲長（AC），上腕三頭筋皮下脂肪厚（TSF）
4．皮膚・爪；色調，形状，湿潤度，浮腫，弾力性，色素沈着，皮疹
5．顔面・頭部；大きさ，形状，顔貌，皮疹，毛髪
6．眼；眼瞼，眼瞼結膜，眼球結膜
7．口；口臭，口唇，歯，歯茎，舌，口腔，咽頭
8．体幹・四肢；形状，リンパ節腫大，静脈怒張，静脈瘤，腫瘤
※意識レベル（JCS：Japan Coma Scale）

資料：日本栄養改善学会監修，中村丁次・川島由起子ほか編『管理栄養士養成課程におけるモデルコアカリキュラム準拠 第4巻 臨床栄養学 基礎』医歯薬出版，2013

表 4 - 9　推定身長

推定身長推定式
　　男性（cm）＝64.02＋2.12×膝下高（cm）－年齢×0.07（SD±3.43 cm）
　　女性（cm）＝77.88＋1.77×膝下高（cm）－年齢×0.10（SD±3.26 cm）
※身長計測が不能の場合に用いるが，誤差が生じる。
　　膝下計測計を必ず用いて正確に計測する。
※SDスコア（小児）：（身長実測値－標準身長）÷標準偏差（SD）

表 4 - 10　体重減少率（% BWL）

体重減少率推定式
　　［前回の体重（kg）－現在時体重（kg）］÷前回の体重（kg）×100
※前回の体重は，平常時体重で計算する場合もある。

	判定基準
週	－ 3 ％以上
1 か月	－ 5 ％以上
3 か月	－7.5％以上
6 か月	－10％以上

※評価ができない場合：発熱，腹水，脱水，利尿薬の服用，血液透析など，著しく体水分
の増減がある場合

表 4 - 11　％標準体重の判定基準

＞200	病的リスク
150～200	重度肥満
120～149	肥満
110～119	肥満傾向
90～109	普通体重
80～89	軽度低栄養
70～79	中等度低栄養
70＜	重度低栄養

表 4 - 13　肥満度の分類

判定基準		
BMI（kg/m^2）	判定	WHO基準
18.5未満	低体重	Underweight
18.5～25未満	標準体重	Normal range
25～30未満	肥満（1度）	Pre-obese
30～35未満	肥満（2度）	Obese class Ⅰ
35～40未満	肥満（3度）	Obese class Ⅱ
40以上	肥満（4度）	Obese class Ⅲ

表 4 - 12　平常時体重に対する体重比％の判定基準

75＜	高度栄養障害
75～84	中等度栄養障害
85～95	軽度栄養障害

表 4 - 14　ウエスト・ヒップ比の判定基準

内臓脂肪型肥満の可能性あり	男性：0.9以上
	女性：0.8以上
内臓脂肪型肥満	男性：1.0以上
	女性：0.9以上

❖(3)　肥満の判定と標準体重

　肥満の判定には，BMI を算出し，標準体重（身長（m）^{2}×22）との比較で評価する。（表 4 - 13）。

・BMI＝体重（kg）÷［身長（m）］^{2}

❖(4)　ウエスト・ヒップ比（表 4 - 14）

　ウエスト・ヒップ比は，心血管疾患を発症するリスクをチェックするための肥満体型指標となる。一般的に男性では，内臓脂肪型肥満（上半身肥満，リンゴ型肥満）が多く，女性では，皮下脂肪型肥満（下半身肥満，洋梨型肥満）が多い。

・ウエスト（W）・ヒップ（H）比
＝W（cm）÷H（cm）

❖(5)　上腕筋囲，上腕筋面積

　上腕筋囲（arm muscle circumference：AMC）は，全身の骨格筋量の指標となる。上腕周囲長（arm circumference：AC）と上腕三頭筋部皮下脂肪厚（triceps skinfold：TSF）を用いて推定式から算出し，栄養障害の程度を判定する。

　上腕筋面積（midupper arm muscle area：AMA）は，除脂肪体重を推定するものである。

この面積は TSF および AC から求める。

・上腕筋囲：AMC (cm)
　　＝ AC (cm) − π × TSF (mm)
・上腕筋面積：AMA (cm^2)
　　＝ [AC (cm) − π × TSF (mm) ÷ 10]^2 ÷ 4π

評価には JARD2001 を用いる（図 4-4, 図 4-5）。

❖(6) 皮下脂肪厚

上腕三頭筋皮下脂肪厚は，体脂肪（貯蔵脂肪量）の評価に用いる。測定方法は，立位または座位で，肩甲骨片峰の突起と尺骨肘頭の突起間の中間点に印をし，その印から約 2 cm 上の上腕背側の皮膚を皮下脂肪と一緒に指でつまんで，キャリパーで測定する。測定する腕は利き腕でない方で実施する。

背部肩甲骨下端部皮下脂肪厚は，立位で，背中側より右肩甲骨下端の真下 1～2 cm の部位をキャリパーで測定する。どちらも非侵襲的に測定で

（立位・座位）

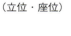
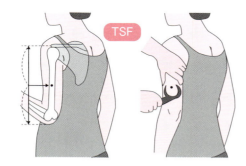
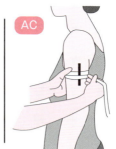

（臥床）

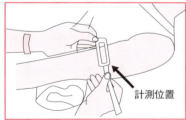

上腕周囲長の測定
肩峰と肘先の中点を計測位置とし，肘を伸ばした状態で皮膚を圧迫しないように計測する。

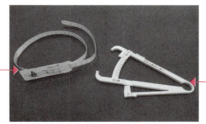

インサーテープ（左），アディポメーター（右）

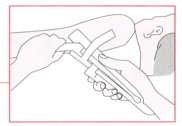

上腕三頭筋皮下脂肪厚の測定
ACを測定した箇所において，皮下脂肪を分けるように筋肉量をつまみ上げ，圧力線が一直線になる圧力で計測する。

図 4-4　上腕三頭筋皮下脂肪厚（TSF）と上腕周囲長（AC）の測定方法

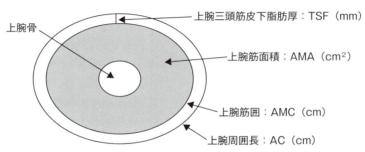

図 4-5　上腕三頭筋皮下脂肪厚，上腕周囲長，上腕筋面積

きるが，正確な測定には訓練が必要である。

❖(7) 体組成

体組成は年齢とともに変化する。成人の体組成は，水分が約60%，実質組織は40%であり，実質組織の約50%がたんぱく質，約50%が脂質である。加齢や肥満に伴いたんぱく質量の割合は減少し，脂肪量が増加する。

現在では，病院などでも生体電気インピーダンス法（bioelectrical impedance analysis：BIA）を用いて，体内に微弱な電流を流し，水分量や体脂肪量，体脂肪率，除脂肪体重，筋肉量などの体組成を測定する場合がある。ペースメーカー使用者や妊娠中の女性は除外となる。

2-5 臨床検査

臨床検査は，栄養アセスメントにおいて客観的栄養評価（objective data assessment：ODA）の栄養指標となる。栄養素の摂食機能，移送機能，消化吸収機能，代謝機能，排泄機能の5つの栄養代謝機能が評価できる。臨床検査には，身体の構成成分である血液や体液を検査する検体検査と，心電図や肺活量など臓器の機能を体外から計測する生理機能検査，形態学的な異常の有無を確認する生体の画像検査などがある。栄養アセスメントでは，複数の検査項目から栄養状態を総合的に評価・判定する。

検査値に影響する因子には，基礎疾患，合併症による疾患，加齢と性差，栄養摂取量，水分摂取量がある。たとえば，①高齢になるほど腎機能の低下がみられる。脱水と腎機能の低下により血清尿素窒素（blood urea nitrogen：BUN）が高くなり，クレアチニンクリアランス（creatinine clearance：Ccr）が低くなる。高齢者では，血清総たんぱく質（total protein：TP）と血清アルブミン（Alb）も低くなる傾向がある。②閉経後の女性では，血清総コレステロール（total cholesterol：TC）が高値傾向になる。③過度の飲酒では，γ-GTPが上昇し，AST，ALT，トリグリセリド（TG），ヘモグロビン（Hb），ヘマトクリット（Ht），アミラーゼ，尿酸値，乳酸脱水素酵素などの値は高くなりやすい。④脱水状態では，血液濃度が高くなり，血清アルブミン，BUN/Cr，ヘマトクリットやヘモグロビンは高値になりやすい。

検査データは，栄養状態を経時的に評価することができるため，対象者の症状の変化，食事摂取量や飲酒量の変化，薬物投与量の変化などをチェックしておくことが重要となる。

❖(1) 血液検査

栄養状態や病態を反映する主な指標は，ヘモグロビン，血清たんぱく，中性脂肪，コレステロール，ビタミン，ミネラルなどである。内臓たんぱく質の指標は，血清総たんぱく質（TP），血清アルブミン（Alb），トランスサイレチン（プレアルブミン：TTR），レチノール結合たんぱく（RBP），トランスフェリン（Tf）がある。血清アルブミンは，血清たんぱく質の60%を占め，内臓たんぱく質量を反映する指標であるが，半減期（血液中の物質が半分の濃度に減るまでの時間）が17～23日であるため，短期間の栄養状態の変化は把握できない（静的栄養アセスメント）。術前などの栄養状態を判定したい場合には，半減期の短い血清たんぱくラピッド・ターンオーバー・プロテイン（rapid turnover protein：RTP）を用いる（表4-15）。①トランスサイレチンは，甲状腺ホルモンやレチノール（ビタミンA）を輸送するたんぱく質で，半減期は2～3日。②トランスフェリンは，鉄を輸送するたんぱく質で，半減期は8～10日。③レチノール結合たんぱくは，レチノール（ビタミンA）を輸送するたんぱく質で，半減期は12時間である。これらは半減期が短いため動的栄養アセスメントと呼ばれる。栄養不良時には，体たんぱく質の異化亢進が起こるため，血清たんぱくの値は低値を示す。ただし，ほかの要因でも低値を示す場合があるので注意する。

炎症反応を示す指標には，C-反応性たんぱく（C-reactive protein：CRP，正常値（基準値）0.30mg/dL未満）や白血球数（WBC）などがあり，総リンパ球数（total lymphocyte count：TLC）は，早期の栄養状態の低下を把握できる。また，炎症性サイトカイン（IL-1，IL-6，TNF-αなど）は，術後や外傷・感染症のある場合には分泌が促進され増加する。

表4-15　栄養アセスメントに用いられる血清たんぱく質

	アルブミン（Alb）	トランスフェリン（Tf）*	トランスサイレチン（プレアルブミンPA）*	レチノール結合たんぱく（RBP）*
半減期	17〜23日	8〜10日	2〜3日	12〜16時間
基準値	3.5〜5.0 g/dL	200〜400 mg/dL	16〜40 mg/dL	2.7〜7.6mg/dL
栄養障害 軽度 中等度 重度	3.1〜3.4 g/dL 2.1〜3.0 g/dL 2.0 g/dL以下	151〜200 mg/dL 101〜150 mg/dL 100 mg/dL以下	11〜15 mg/dL 6〜10 mg/dL 5 mg/dL以下	低栄養状態や外科手術後、肝疾患では低値を示す。

*RTP

総リンパ球数の評価（CONUT 法）
正常 ≧ 1,600，軽度不良 1,200〜1,599，
中度不良 800〜1,199，重度不良 < 800

❖(2)　尿検査

①　クレアチニン（Cr）

クレアチニンは，腎機能の評価（eGFR，クレアチニンクリアランス）に利用される。96〜98%は筋肉に存在し，体内の総クレアチニン量と尿中クレアチニン排泄量は高い相関があるため，尿中クレアチニン測定により，筋肉量を推定できる。逆に，血清クレアチニン値は筋肉量や筋肉運動量の影響を受けやすく，腎機能評価には注意が必要である（p.204 コラム参照）。

また，除脂肪組織（fat free mass：FFM）はエネルギー必要量と相関するため，尿中クレアチニンを測定して FFM を推定する方法があるが，ここでは，簡易式を紹介する。

・除脂肪組織（kg）＝体重（kg）－体脂肪量（kg）

クレアチニン身長係数（creatinine height index：CHI）は，標準体重にクレアチニン係数をかけて 24 時間尿中クレアチニン排泄量（標準体重）を求める。クレアチニン身長係数が 60〜80%は中等度栄養障害，60%以下の場合を高度栄養障害と評価する。

・クレアチニン身長係数（%）＝24 時間尿中クレアチニン排泄量（実測値）／24 時間尿中クレアチニン排泄量（標準体重）× 100

②　3-メチルヒスチジン（3-methylhistidine）

3-メチルヒスチジンは，筋たんぱく異化亢進の程度を反映する指標である。慢性低栄養で筋肉減少時に低下するが，肉類などの食事中に含まれる 3-MH も尿中排泄量に影響するので注意が必要である。

③　窒素（nitrogen：N）

窒素（N）は，たんぱく質重量のおよそ 16%を占めるため，窒素の重量に 6.25（100/16）を乗じることで，たんぱく質量を推定することができる。窒素出納（nitrogen balance）は，窒素摂取量と窒素排出量との差で，窒素出納が負に傾くときは，体たんぱく質の分解が進んでいる。24時間尿中窒素から推定たんぱく質摂取量を算出する場合，Maroni の式が用いられる。たんぱく質の摂取量は，体重や身体活動レベル，年齢，性別によって異なるため，日本人の食事摂取基準（2025 年版）を参考にして，必要量を計算することもできる。たんぱく質推奨量は，18〜64 歳男性では 65g/ 日，女性 50g/ 日となっている。摂取エネルギーに合わせたたんぱく質目標量は，全年齢・男女で 13〜20%エネルギー。

④　ナトリウム出納（p.202「腎・尿路疾患」参照）

ナトリウム摂取量は，24 時間尿中 Na 排泄量から推定できる。

・1 日食塩摂取量（g/ 日）＝24 時間尿中 Na 排泄量（mEq/ 日）÷ 17
・24 時間尿中 Na 排泄量（mEq/ 日）＝尿中ナトリウム濃度（mEq/L）× 24 時間尿量（L/ 日）
（mEq/L：電解質の濃度を表す単位で，溶液1 L に溶けている物質の当量数　Eq1/1000→mEq）

⑤　水分出納（p.202「腎・尿路疾患」参照）

水分摂取量は，食物中から約 800mL，飲水から約 1,200mL，代謝水が約 300mL で，合計 2,300

mLである。また，水分排泄量は，尿から約1,300mL，不感蒸泄が約900mL，便からは約100mLで，合計2,300mLとなる。発熱や下痢，嘔吐，手術後はドレーンからの排液量も考慮する（図4－6）。また，この数値は病態によって変動する。

1日の水分摂取量	
食物	800 mL
飲水量	1,200 mL
代謝水	300 mL
合計　2,300 mL	

1日の水分排泄量	
尿	1,300 mL
不感蒸泄	900 mL
便	100 mL
合計　2,300 mL	

体内の水分バランス

図4－6　水分出納（一例）

・水分摂取量＝尿量＋不感蒸泄＋便中水分量＋喪失量－代謝水量
・不感蒸泄＝15mL×BW（kg）＋200×［体温（℃）－36.8］
・便中水分量＝100mL/日（下痢でない場合）
・喪失量：嘔吐や下痢，出血などによる喪失量
・代謝水量＝5mL×BW（kg）
　　または　13mL×摂取エネルギー量（kcal）/100

2-6　栄養・食事調査

❖(1)　食習慣の把握

対象者の食習慣を問診し，1日の食事回数や食事時間と食事にかかる時間，食事内容，食事場所，嗜好，アルコールの摂取量，アレルギーなどを把握する。また，調理担当者やいつも買い物をする店などを聞き取ることで，食事の内容を把握しやすくなり，栄養教育にも活用できる。

❖(2)　摂取栄養量の算出

対象者の1日の摂取栄養量を算出する場合，まずは，栄養・食事調査を実施する。その方法には，食事記録法（秤量法，目安量），24時間思い出し法，食物摂取頻度調査法，食歴法，陰膳法などがある。陰膳法は，精度は高いが時間とコストがかかるため，通常は食事記録法や，24時間思い出し法が利用しやすい。食事記録の方法として，対象者に食事前後の写真を撮影してもらうことで，より正確な摂取栄養量を算出できるため，活用したい。

残菜を調査することで摂取栄養量は把握できるため，栄養スクリーニングで栄養不良と判定した対象者については，毎食の残菜をチェックしておくことが重要となる。カルテに記載されている食事記録も参考になるが，主食と主菜，副菜などに分けて段階表示をするなどの工夫が必要である。

2-7　栄養必要量の算定

❖(1)　エネルギー

エネルギー必要量の算定では，1日あたりの総エネルギー消費量（total energy expenditure：TEE）の推定が必要である。TEEは，安静時エネルギー消費量（resting energy expenditure：REE），食事による産熱，身体活動時に消費されるエネルギーで構成されている。

REEは，基礎エネルギー消費量（basal energy expenditure：BEE）を基本に，重篤な疾患や感染症，炎症，外傷，手術などで増加する。また，BEEは，年齢，性別，身長，体組成などに影響する。

【TEEの推定方法】

①　間接熱量測定法

呼吸代謝測定装置を利用して，酸素消費量と二酸化炭素産生量を計測し基礎エネルギー消費量（BEE）を測定し，REEに活動係数を乗じる。測定に時間がかかるため，臨床の場では利用しにくい。

エネルギー消費量（kcal）＝3.941×酸素摂取量＋1.106×二酸化炭素産生量－2.17×尿中窒素量
簡易式（Weirの式）
エネルギー消費量（kcal）＝3.9×酸素摂取量＋1.1×二酸化炭素産生量

②　ハリス・ベネディクトの式（Harris Benedict Equation：HBE）

ハリス・ベネディクトの式（表4－16）よりBEEを算出し，それに活動係数（表4－17）とストレス係数（表4－18）を乗じることでエネルギー必要量を算定する。

表4-16　ハリス・ベネディクトの式（基礎エネルギー消費量の推定式：BEE）

単位：kcal/日
男性：66.47＋［13.75×現在の体重（kg）］＋［5.0×身長（cm）］－［6.76×年齢（歳）］
女性：655.1＋［9.56×現在の体重（kg）］＋［1.85×身長（cm）］－［4.68×年齢（歳）］

表4-17　活動係数（activity index：AI）

活動因子	活動係数
寝たきり（意識低下状態）	1.0
寝たきり（覚醒状態）	1.1
ベッド上安静	1.2
ベッド外活動	1.3～1.4
一般職業従事者	1.5～1.7

表4-18　ストレス係数（stress index：SI）

傷害因子	ストレス係数
飢餓状態	0.6～0.9
術後（合併症なし）	1.0
小手術	1.2
中等度手術	1.2～1.4
大手術	1.3～1.5
長管骨骨折	1.1～1.3
腹膜炎・敗血症	1.2～1.4
重症感染症	1.5～1.6
熱傷	1.2～2.0
60%熱傷	2.0
発熱（1℃ごと）	＋0.1

計算例：男性50歳，身長160 cm，体重50 kg，活動係数1.2，ストレス係数1.2の場合
BEE（kcal/日）＝ 66.47 ＋（13.75 × 50）＋（5.0 × 160）－（6.76 × 50）＝ 1215.9kcal/日
エネルギー必要量（kcal/日）＝ 1215.9 × 1.2 × 1.2 ＝ 1750.8 ＝ 1751kcal/日

③　日本人の食事摂取基準における基礎代謝量基準値

　「日本人の食事摂取基準（2025年版）」には，性別，年齢別，身体活動レベルにより推定エネルギー摂取量が示されている。標準的な体重の場合に適用できる（表4-19，表4-20）。

・推定エネルギー必要量
　＝基礎代謝量（kcal/日）×身体活動レベル
・基礎代謝量
　＝基礎代謝量基準値（kcal/kg体重/日）×基準体重（kg）

④　日本人のための簡易式：BEE（kcal/日）

・男性BEE ＝ 14.1 ×体重（kg）＋ 620
・女性BEE ＝ 10.8 ×体重（kg）＋ 620

⑤　身体活動量（kcal/kg体重）を用いて標準体重（kg）から算出する簡易法

　簡単に算出できるため，臨床現場では，医師などを含めよく利用する方法である。身体活動量は，25～35kcal/kg体重を目安として算定する。

・エネルギー必要量
　＝標準体重（kg）×身体活動量（kcal/kg体重）

表4-19　参照体重における基礎代謝量（kcal/体重/日）

性別	男性			女性		
年齢（歳）	基礎代謝量基準値（kcal/kg体重/日）	参照体重（kg）	基礎代謝量（kcal/日）	基礎代謝量基準値（kcal/kg体重/日）	参照体重（kg）	基礎代謝量（kcal/日）
1～2	61.0	11.5	700	59.7	11.0	660
3～5	54.8	16.5	900	52.2	16.1	840
6～7	44.3	22.2	980	41.9	21.9	920
8～9	40.8	28.0	1,140	38.3	27.4	1,050
10～11	37.4	35.6	1,330	34.8	36.3	1,260
12～14	31.0	49.0	1,520	29.6	47.5	1,410
15～17	27.0	59.7	1,610	25.3	51.9	1,310
18～29	23.7	63.0	1,490	22.1	51.0	1,130
30～49	22.5	70.0	1,570	21.9	53.3	1,170
50～64	21.8	69.1	1,510	20.7	54.0	1,120
65～74	21.6	64.4	1,390	20.7	52.6	1,090
75以上	21.5	61.0	1,310	20.7	49.3	1,020

資料：厚生労働省「日本人の食事摂取基準（2025年版）」

表4-20　年齢階層別に見た身体活動レベルの群分け（男女共通）

身体活動レベル	Ⅰ（低い）	Ⅱ（ふつう）	Ⅲ（高い）
1～2（歳）	—	1.35	—
3～5（歳）	—	1.45	—
6～7（歳）	1.35	1.55	1.75
8～9（歳）	1.40	1.60	1.80
10～11（歳）	1.45	1.65	1.85
12～14（歳）	1.50	1.70	1.90
15～17（歳）	1.55	1.75	1.95
18～29（歳）	1.50	1.75	2.00
30～49（歳）	1.50	1.75	2.00
50～64（歳）	1.50	1.75	2.00
65～74（歳）	1.45	1.70	1.95
75以上（歳）	1.40	1.70	—

資料：厚生労働省「日本人の食事摂取基準（2025年版）」

❖(2)　たんぱく質

　体内のたんぱく質は，常に代謝されているため，摂取量と消費量のバランスを保つ必要がある。長期にわたり摂取量が不足している場合や，代謝ストレスが増加している場合には，窒素出納が負に傾き，たんぱく質異化亢進を引き起こす。エネルギー摂取量もたんぱく質の利用効率を左右するため，たんぱく質異化作用を抑えるには，エネルギー不足にならないように注意する。窒素平衡の算出には24時間蓄尿が必要になるため，通常は，TEEに対するエネルギー比率や，体重あたりの1日の必要たんぱく質量(g)，非たんぱく質カロリー/窒素比(non-protein calorie/ nitrogen：NPC/N比)を目安として算定する（表4-21）。NPC/N比は，たんぱく質量に対して，炭水化物と脂質からの非たんぱく質カロリーをどれだけ用いると，効率よくたんぱく質合成に利用できるかを示したもので，通常の食事では，150～200になる。たんぱく質を強化するとNPC/N比は低くなり，低たんぱく質の場合は高くなる。

・たんぱく質量(g) ＝［TEE－（たんぱく質量×4）］×6.25／（NPC/N比）
・NPC/N比＝（炭水化物＋脂質）エネルギー／窒素

　たんぱく質は1gあたり4kcalのエネルギーが得られる。代謝ストレスがない状態では，TEEに対する比率が15～20％で，体重1kgあたりの1日に必要なたんぱく質量は0.8～1.0gである。
　たんぱく質を抑える例：腎臓病，肝臓病など
　たんぱく質を増加させる例：低栄養，褥瘡，重症感染症，熱症など

・たんぱく質量(g)＝標準体重(kg)×0.6～2.5(g)

　また，慢性腎臓病やネフローゼ症候群，糖尿病性腎症，肝性脳症のある肝硬変など，たんぱく質制限が必要な場合は，ガイドラインなどを参考にしてたんぱく質量を算出する。肝硬変やクローン病などでは，たんぱく質を必須アミノ酸で補うこともある。

❖(3)　脂　質

　脂質は「日本人の食事摂取基準（2025年版）」を参照して，エネルギー比率は20％以上30％未満を用いる。疾患に応じて脂質量は加減する。クローン病や膵臓疾患などでは脂質量を制限し，制限した分は糖質で補う。慢性閉塞性肺疾患(COPD)では，糖質を減量して脂質量を増加する。また，疾患によって脂肪酸の選択や脂肪酸のバランスを調整することが望ましい。脂質異常

表4-21　エネルギー必要量とアミノ酸投与量（%）

	非侵襲時	軽度侵襲	中等度侵襲	高度侵襲
非たんぱく質カロリー（kcal/kg/日）	25～30	25～30	30～35	35～40
アミノ酸投与量（kcal/kg/日）	0.8～1.0	1.0～1.2	1.2～1.5	1.5～2.0
非たんぱく質カロリー/窒素比（NPC/N比）	150～200	150～200	100～150	80～100

＊脂肪は全エネルギーの10～20%を補う。
資料：日本静脈・経腸栄養研究会編『静脈・経腸栄養ガイドライン』へるす出版，1998

症，特に高LDL-コレステロール血症の患者は，発症予防，重症化予防の観点からも，飽和脂肪酸摂取量の低減が求められる。

❖(4) 炭水化物

炭水化物の必要量は，TEEからたんぱく質と脂質エネルギー量を差し引いて算定する。エネルギー比率は，50％以上65％未満である。私たちの脳は体重の2％程度の重量であるが，総基礎代謝量の約20％を消費すると考えられている。基礎代謝量を1,500kcal/日とした場合，脳のエネルギー消費量は300kcal/日となり，ブドウ糖75g/日に相当する。脳以外の組織もブドウ糖をエネルギー源として利用しているため，糖質の最低必要量は100g/日程度とされる。また，食物繊維の摂取量が少なくならないように，炭水化物の質にも注意する。炭水化物が不足するとエネルギー不足になり，体重減少や体たんぱく質合成障害につながる。エネルギー源として脂肪が分解されて，ケトン体が産生されるため，重症化するとケトアシドーシスを生じる。

❖(5) ビタミン・ミネラル（無機質）

ビタミン・ミネラルは，「日本人の食事摂取基準（2020年版）」を参照して，過不足をアセスメントする。脂溶性ビタミン（ビタミンA，D，E，K）は過剰症，水溶性ビタミン（ビタミンB群，C）は欠乏症を血液生化学検査で評価する。たとえば，ビタミンDの過剰摂取では，高カルシウム血症を指標とする。また，長期間の静脈栄養では，ビタミンB_1欠乏症に注意する。

ミネラルは，多量ミネラル（ナトリウム，カリウム，カルシウム，マグネシウム，リン）と微量ミネラル（鉄，亜鉛，銅，マンガン，ヨウ素，セレン，クロム，モリブデン）がある。クローン病などで成分栄養療法のみで管理する場合は，セレンなどの微量ミネラルが不足する場合がある。また，中心静脈栄養の場合にもセレンを補うことが必要となる。

❖(6) 水　分

1日に必要な水分は，約2,300mL程度であり，その出納はバランスを保つことが重要である。不感蒸泄は，発熱や熱傷などで増加するため，不足分を補う必要がある。必要な水分摂取量は次の算定式で求められる。

【1日の水分摂取量：簡易式】

・30mL（最低量）×体重（kg）
・1mL×エネルギー投与量（kcal）（投与エネルギーが少ない場合には使用しない）

水分出納については，経腸栄養法，静脈栄養法においても算出が必要である。脱水や浮腫，腹水などの有無を確認して，水分摂取量を調整する（p.62 表5-9参照）。

 ### 3 栄養ケアの計画と実施

 3-1 栄養ケアの目標設定と計画作成

❖(1) 栄養ケアプロセス（nutrition care process：NCP）

栄養ケアプロセスは，①栄養アセスメント，②栄養診断（判定），③栄養介入，④栄養モニタリングと評価の4つの過程で構成されている。

栄養ケアの目標設定と計画の作成については，現在まで広く使われてきた方法である栄養ケア・マネジメントの過程のうち，「栄養ケア計画」と「実施・チェック」が栄養ケアプロセスでは「③栄養介入（計画と実施）」にあたる。栄養ケアプロセスでは栄養診断（判定）をもとに栄養介入が行われる。栄養診断（判定）の結果から，具体的な栄養管理上の問題点と関連する要因を明らかにし，優先順位をつけて，いつ，誰が，どこで，何を，どのように行うことで解決していくのかを具体的に示した栄養ケアプランを作成する。そして「モニタリング」と「サービスの評価と継続的な品質改善活動」が「④栄養モニタリングと評価」となる。栄養ケアプロセスの手順はp.24参照。

介護保険制度では，介護サービスが適正に受けられるよう，その種類や内容についてのサービス計画書が作成される。

栄養ケアプランを作成する際は，生活状況，社会的状況なども含めた，在宅での目標を達成するためのサービス計画書に基づき，栄養ケアプランを作成しなければならない。栄養ケアプランに

は，①栄養補給，②栄養教育，③栄養カウンセリング，④多職種による栄養ケアが含まれる。

医療保険制度では，入院時に患者の栄養状態を医師，看護師，管理栄養士が共同して確認し，栄養管理計画を作成する（図4-7）。

栄養管理計画には，栄養補給に関する事項，その他栄養管理上の課題に関する事項等を記載する。さらに，患者の栄養状態を定期的に評価し，必要に応じて栄養管理計画の見直しを行う。

❖(2) 栄養補給法の決定―補給の方法

栄養補給の目標・計画は5W1Hで考える。

5W1Hは，「When：いつ」「Where：どこで」「Who：誰が」「What：何を」「Why：なぜ」「How：どのように」といった頭文字をとったもので，これに沿って構成すると必要な情報を整理できる。（図4-8）。

① いつ：食事時間，食事回数，経腸栄養剤などの投与時間，配食サービスの配達時間など
② 誰が：医療従事者，介護従事者，家族，療養者など
③ どこで：病室，食堂，デイサービス，自宅
④ 何を：適切な栄養補給物
⑤ どのように：投与方法，経腸栄養法の場合は投与方法など
⑥ なぜ：補給内容の根拠

目標の構造（p.53栄養補給法を参照）

適正なエネルギーおよび各栄養素の補給量を決定したら，次に栄養状態，咀嚼・嚥下機能の状態，消化管機能，日常生活動作，対象者および家族の同意，嗜好，食環境などを考慮しながら総合的に評価判定し，どのような方法で栄養補給をするのか検討する。

❖(3) 短期目標・長期目標

栄養ケアプランの作成にあたっては，栄養ケアにおける目標を設定する。

栄養管理の目標は，栄養診断（判定）に対する目標が明確であること，できるだけ具体的であることが大切である。短期間に結果を出さなければならないものは短期目標とする。

目標を決定する際には，すぐに対応しなければならないものから順位を決めて対応する。たとえば，入院期間の決められている消化器疾患手術予定の患者などの場合は，1日1日の変化を追う必要があり，栄養補給量と状態の目標を短期で決定しなければならない。この場合には，できるだけ数値目標をあげ，抽象的な目標は避ける。さらに長期目標として，退院後の栄養療法を見すえ，適正な食事と標準体重に近づけることを目標とする。

また，高度肥満の患者では，短期目標は，「夕食後は何も食べない」など，すぐに実行可能であり，最終目標（減量）につながる目標をたてる。このような例では，体重を最終目標に近づけるために，1年以上の長期におよぶ場合がある。目標値が現状とかけ離れている場合には，より実現できる可能性のある計画を立案する。

このように，短期目標は，長期目標を実現するためのものであり，栄養アセスメントで評価・判定された原因もしくは徴候・症状を改善することが目標となる。

表4-22に目標設定する際の留意点を示す。

短期，長期にかかわらず，これらの目標達成に向けて計画を実施し，栄養状態の改善について栄養モニタリングと評価を行う。これら一連の流れを繰り返すことで目標を達成する。このように栄

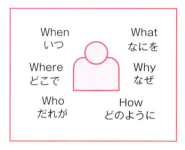

図4-8 5W1H

表4-22 目標設定する際の留意点

1．実行が可能でより具体的な内容で計画をたてる。
2．課題が複数になる場合は優先項目順に記載する。
3．いつまでに目標を達成するのかの期間の設定を行う。
4．数値的評価ができるものは具体的な数値目標をたてる。
5．対象者の価値観や嗜好を考慮すること。
6．対象者自身が病気の知識と理解を深められ，納得した栄養管理をすすめる。

氏名　○○　○○　殿（男・⊛女）　　　　　　　　計画作成日　××××.×.×

××××年×月×日生（80代）　　　　　　　病棟　○○病棟

入院日　××××.×.×　　　　　　　　　　担当医師名　○○　○○

担当管理栄養士名　○○　○○

基本情報

身長 155.0 cm（測定日××××.×.×）　体重 43.0 kg（測定日××××.×.×）

標準体重 52.9 kg　BMI 17.9 kg/m²　1か月前の体重 45 kg

BT 38.0 ℃

食物アレルギーなし　特記すべき既往：高血圧，脳梗塞（ラクナ梗塞），左上肢軽度マヒ

服薬歴　カンデサルタン，アムロジン，バイアスピリン

血液生化学検査値：TP 5.6 g/dL　Alb 3.0 g/dL　AST 17 U/L　ALT 19 U/L　γ-GTP 28 U/L

BUN 16 mg/dL　Cr 0.80 mg/dL　CRP 3.0 mg/dL

身体計測値：AC 19.1 cm　AMC 10.4 mm　TSF 15.9 cm

総エネルギー消費量（TEE）①HB式　TEE 1,527 kcal（BEE 978.5 kcal×AF 1.3×SF 1.2）

②簡易式　TEE 1,587 kcal（IBW×30 kcal）

患者の現状から①，②の中間をとり1,500 kcal

入院時疾患名　誤嚥性肺炎（嚥下障害）

入院時栄養状態に関するリスク

○なし　●あり

□肥満　■るいそう　□褥瘡　□感染症　□悪心　□嘔吐　□便秘　□下痢　□腹痛　□脱水

■発熱　■嚥下機能障害　□イレウス　□食物アレルギー　□手術　□血糖コントロール不良

その他　義歯不適合，食欲不振，食事中のむせ

栄養状態の評価と課題

特別な栄養管理の必要性　○なし　●あり

■低栄養　■食欲不振　■体重減少　■摂取困難　□過体重

その他　低アルブミン血症

栄養管理計画

目標　○現状維持　○経過観察　●栄養状態改善

安全な食形態と姿勢の調整

その他

食欲　●なし　○あり　○不明

食事摂取可能状況　○0 %　○10%　○20%　○30%　○40%　●50%

○60%　○70%　○80%　○90%　○100%

栄養食事相談に関する事項

入院時栄養食事指導　□なし　■あり　実施予定日　××××.×.×

入院時栄養食事相談　□なし　■あり　実施予定日　××××.×.×

退院時栄養食事指導　□なし　■あり　実施予定日　××××.×.×

その他栄養管理上解決すべき課題に関する事項

その他栄養管理上の課題　■なし　□あり

NST介入の必要性　□なし　■あり

栄養補給に関する事項

目標量（最終）　E：1,500 kcal，P：60 g，F：35 g

栄養投与ルート　■経口　□経腸栄養　□静脈栄養

食事内容　嚥下調整食　学会分類コード3　水分は中間のとろみ　栄養補助食品 300 kcal

栄養状態の再評価の時期

●2週間後（××××.×.×）　○1週間後　○3日後

図4-7　栄養管理計画書

養ケアプロセス全体を評価することで栄養ケアの質を高めることができる。また，栄養ケアプランを作成するうえで最も重要なことは，対象者の特性を理解して計画することである。一方的な栄養ケアプランは受け入れられなかったり，長続きしにくかったりする。

さらに，対象者や家族などの問題（疾患に対する理解，心理的問題，社会的問題，食事担当者の協力の有無，喫食上の問題，家族の健康状態，介護力など）や経済状況，住環境，地域社会との関係など個々に課題分析を行い，ニーズを把握したうえで実施・評価を進めなければ栄養ケアプランは目標に到達しない。

3-2 栄養介入（計画と実施）

❖(1) 栄養・食物の提供

① 栄養ルートの決定

基本的な投与ルートには，経口栄養法，経腸栄養法，静脈栄養法の3つがある。

a 経口栄養法：口から食物を摂取する。総合栄養食品，機能性食品などを組み合わせることもある。

b 経腸栄養法：経鼻経管法，胃ろう，空腸ろうなど体内にチューブを留置して投与する。

c 静脈栄養法：病態によって腸管機能が廃絶され，腸管の使用が困難なとき，補助的または，すべての栄養素を静脈から注射する。

② 補給内容の決定

・経口栄養法

経口栄養の内容は，嗜好に合わせて必要な栄養素が摂取できるものとする。咀嚼・嚥下機能に問題がある場合には，嚥下評価を行い，日本摂食・嚥下リハビリテーション学会嚥下調整食分類2021（日本摂食嚥下リハビリテーション学会）の食事（嚥下調整食）およびとろみについての段階分類に基づいて適切な食形態に調整する（第28章参照）。また，リハビリテーションによって機能が回復するか否かを判断し，必要な栄養や水分が食事のみで摂取できない場合には，少量高栄養の栄養補助食品を用いる。それでも補給できない場合には，末梢静脈栄養法および中心静脈栄養法

で補給する。

・経腸栄養法

経腸栄養の種類は，次のような手順で選択する。

a 対象者の消化・吸収能を評価し，不十分であれば成分栄養剤あるいは消化態栄養剤を選択する。消化・吸収能に問題がなければ半消化態栄養剤を選択する。

b 特殊な病態別経腸栄養剤（肝機能障害用，腎機能障害用，糖尿病用，呼吸不全用，免疫賦活用など）を使用すべき病態か否かを判断する。

c 水分制限の必要性の有無の確認（1 kcal/mL）。水分制限が必要か注入量を増やしたくない場合は，1.5〜2.0 kcal/mLに調節栄養剤を調整する。

d たんぱく質含有量の調整。半消化態栄養剤は，エネルギー比12〜22%（3〜5.5 g/100kcal）のたんぱく質を含有し，個々の栄養状態・代謝亢進の程度にあわせたものを選択する。

e 「日本人の食事摂取基準」から微量元素・ビタミン等の充足率を考える。さらに強化すべき栄養素があれば，それを多く含有した栄養剤を選択する。

f 誤嚥性肺炎防止や褥瘡の発症・悪化防止には，半固形栄養剤を用いる場合がある。

・静脈栄養法

経口・経腸栄養法だけでは，エネルギー必要量を摂取することができなかったり，消化管が使えなかったりした場合，静脈栄養法が選択される。

・栄養補助食品の内容

保健機能食品と特別用途食品の活用。

❖(2) 栄養教育

栄養教育の最終目標は，その人にとっての質の高い生活の実現（QOLの向上）であり，そのための食生活の充実にある。

適切な知識やスキルを得て，これまでの個々の食習慣を尊重したうえで，具体的な食行動として実践することが重要である。疾病のある場合には，治療に重点をおいた栄養教育を行う（表4-23）。

❖(3) 栄養カウンセリング

現在の状態を見直し，健康を増進させるために，セルフケアの責務を認識し，食行動の変容や

表4-23　栄養教育を行う場合の指導資料

1. 対象者自身が現状の栄養状態および疾病の基礎知識などを深めることができる資料
2. 目標を達成するための具体的な指導資料
3. 目標が達成できているかどうかの記録シート（セルフモニタリングシート）

維持に対する支援を行う（p.72参照）。

❖(4)　栄養ケアの調整

　先に述べたように，対象者の栄養障害の原因には，身体的要因，精神的要因，社会的要因，経済的要因が複雑に絡み合っていることが多いことから，栄養ケアプランを実施するためには，総合的な判断によって計画・実施をしなければならない。そのためには，医師，管理栄養士，看護師，薬剤師，臨床検査技師，理学療法士，言語聴覚士，ソーシャルワーカーなどの専門職が連携して行うことが必要となる。医療系では，医師，看護師，薬剤師，理学療法士，言語聴覚士，歯科医師，歯科衛生士，臨床検査技師等，介護福祉系では，ケアマネジャー，介護福祉士，ホームヘルパー等の専門職との栄養ケアカンファレンスなどを実施することにより，対象者に対してよりよい計画ができる。

❖(5)　栄養投与量

　個々の必要栄養量は，疾病の状況，侵襲度，身体活動量，精神状態などによって影響され変動する。そのため，個々の栄養状態のアセスメント（評価）に基づき栄養投与量を算定する（p.38「栄養必要量の算定」を参照）。

❹　栄養モニタリングと評価

4-1　臨床経過のモニタリングと再評価

　栄養モニタリングとは再評価（再アセスメント）であり，栄養ケアプランが適切に実施され，目標が達成されているかどうかを確認することである。栄養ケアプロセスの一連の流れの最終確認により，初めの目標設定どおりに改善・達成され，成果（アウトカム），総合的な評価をもとに栄養ケアプランの継続・終了を判断する（図4-1参照）。

　栄養ケア計画が達成され成果が上がらなかった場合には，対象者個別のニーズに合わせて再度検討し，栄養ケアプランを変更する。変更した計画でも問題が改善されなければ，原因が違っていたかもしれないので，再度アセスメントを行う。

　栄養モニタリングと評価の重要な考え方として「適切な指標・測定方法を選択する」，「対象者が期待されるアウトカムに到達する過程のどの段階にいるのかを決定する」，「比較のために適切な基準値を使用する」，「期待されるアウトカムとの相違を説明する」，「進展を助長あるいは妨害する要因を同定する」，「栄養ケアの終了または継続を決める」等がある。このアウトカム評価・判定をするための視点として，①食事摂取・栄養補給の状況，②身体機能・臨床症状，③習慣・周辺環境3つがあげられる。

❖(1)　栄養モニタリングとアウトカム評価

　食事摂取，栄養補給状況，消化器症状（便秘，下痢，嘔吐，食欲不振など），脱水，発熱の有無，浮腫，腹水，身体状況，身体機能，服薬状況など各項目において，時系列でチェックできる記載方法がよりわかりやすい（表4-24）。

① 食事摂取・栄養補給の状況

　食事摂取，栄養補給の状況においては，経口，経腸栄養法，静脈栄養法のそれぞれのルートから補給できる摂取量を総合して評価する。

・エネルギー

　エネルギー投与量は，基礎代謝量や身体活動量に影響しやすいため，体重の変動により，エネルギー投与量と体重との相関を確認し増減する。エネルギー投与量に対し，著しい体重増加がある場合には，肝硬変や心不全などの浮腫を伴うような疾患がないか，体重の測定が正しいかを確認する。

・炭水化物（エネルギー比50～60%）

　中心静脈栄養法を行っている場合には，耐糖能異常および肝機能異常がないか確認する。高血糖が生じた場合には，ブドウ糖の投与速度が超過している可能性があるため，投与速度を検討する。通常，侵襲が加わっていない成人に安全に投与できるブドウ糖量は，7g/kg/日とされており，5mg/kg/分に相当する。侵襲が加わると耐糖能が

表4-24 栄養治療実施計画および栄養治療実施報告書（例）

基本情報	氏名			ID		主治医	
	年齢（歳）		84歳	入院日	H26.8.11	褥瘡	なし
	現疾患		上行結腸癌-糖尿病	貧血		嚥下障害	なし
	身長（cm）計測・推定		146.5cm	IBW（kg）	47.2kg	社会的問題	なし
	体重（kg）計測・推定		47.2kg	UBW（kg）		感染症	なし

		月 日	10/8	10/15	10/22	
栄養評価		体重	kg	47.2kg	43kg		42kg
		BMI	kg/m²	22			
		TP	6.7~8.3g/dL	10/3 6.8	10/15 6.5	10/21 6.3	10/28 6.0
		Alb	3.9~4.9g/dL	3.7	3.6	3.1	2.8
		TTR	22~mg・dL	TTR 26.5			
		リンパ球数	/mm³				
		TG	mg/dL		CRP 1.06	CRP 4.84	CRP 2.94
		Tf	200~350mg/dL				
		Zn	70~150μg/dL		Hb 10.0	Hb 10.7	Hb 8.8
		Na					
		K					
		BUN/Cr		B/C 24.6/1.07	B/C 12.8/1.06	B/C 18.7/0.93	B/C 19.2/1.08
		NRI55以下不良					
		O-PNI40以下不良					
必要栄養量		BEE	kcal	977			
		活動係数		1.3			
		ストレス係数		1.0			
		TEE（kcal）	kcal	1270			
		補正TEE（kcal）	kcal	1300（×28）	1300	1300	1300
		たんぱく質（g）	g	40（×0.85）	50（×1.16）	50	50
		脂肪（g）	g	40	35		
		糖質（g）	g	195	195		
		水分（mL/日）	mL/日	1300	1300		
実質栄養供給量	経口	エネルギー（kcal）		1100	10/14~	1200	1300
		たんぱく質（g）		50	NPO	60	50
		脂肪（g）		30		30	35
		糖質（g）		170		170	195
		水分（mL/日）		1200		1400	1300
	経静脈	エネルギー（kcal）			ソルデム3A 84		
		アミノ酸（g）			10/24~OFF		
		脂肪（g）			—		
		糖質（g）			21		
		水分（mL/日）			500		
	経管	エネルギー（kcal）					
		たんぱく質（g）					
		脂肪（g）					
		糖質（g）					
		水分（mL/日）					
	合計	エネルギー（kcal）		1100		1284	1300
		たんぱく質（g）		50		60	50
		脂肪（g）		30		30	35
		糖質（g）		170		191	195
		水分（mL/日）		1200		1900	1300
	評価	エネルギー充足率（%）		85%		100%	100%
		たんぱく質充足率（%）		125%		120%	100%
		NPC/N比（%）					
進捗状況		摂食・嚥下チーム		なし	なし	なし	なし
		褥瘡委員会		なし	なし	なし	なし
		感染委員会		なし	なし	なし	なし

問題点・検討事項等 手術により栄養状態低下のおそれありNST介入とする。	独居	#1．上行結腸癌 #2．糖尿病 #3．貧血 #4．腎機能低下	#1-4．do.	#1-4．do.	#1-4．do.
プランコメント （入院中・転院・退院） オペ後、栄養状態を維持させる。		①血糖値100~150で安定して経過 ②経口摂取 栄養状態良好維持を目標とする。	①10/16手術予定 10/21~ 食事開始予定 ②術前 栄養状態良好	①10/21~3分より 食事開始~摂取良好 ②BS90~100で安定 ③10/22~5分 10/23~7分予定	①10/26~BSチェックなし ②7分菜、全粥まで 食上げ→摂取可 ③排便コントロール 薬の調整にて良好

評価項目		身体的栄養評価		3	3	3
		血液学的栄養評価		3	3	3
		摂食嚥下状態		3	3	3
		褥瘡		3	3	3
		感染・免疫力		3	3	3
		創傷治療		3	3	3
		早期離床		3	3	3
		在院日数		3	3	3

改善度は1.悪化　2.やや悪化　3.不変　4.改善　5.極めて改善

回診者	管理栄養士				
	医師				
	看護師				
	薬剤師				

低下することが多いため，侵襲が大きくなっている場合には，4 mg/kg/分を超えないように調整する。

・たんぱく質（エネルギー比13〜20％）

炎症反応などから，体たんぱく質が崩壊され筋肉量とともに体重減少がないかなどを確認し，目標が達成できているかどうかを判定する。侵襲が大きい場合には，NPC/N比を低く調整するが，改善状態により，NPC/N比を150〜200に近づける。たんぱく質の投与量が1.0〜1.2 g/kg以下で尿素窒素が上昇する場合には腎機能の低下，利尿薬の増加，薬の副作用，消化管出血などの可能性を検討し，投与量を調整する。

・脂　質（エネルギー比20〜30％）

脂肪乳剤の静脈内投与に関しては，投与速度（0.1g/kg/時以下）を確認する。また，中心静脈栄養法のみで栄養補給をしている場合には，必須脂肪酸が欠乏しないように補給が行われているかどうかを確認する。

・水　分

水分量を評価する場合には，水分のイン，アウトを比較し，妥当性を検討する。見落としがちなインの水分量として，経口摂取の場合には食事中の水分量，静脈栄養法の場合には溶解水やキット製品などの薬剤，経腸栄養法の場合には，フラッシングに使用される水分などがある。さらに代謝水も追加する。

見落としがちなアウトの水分量として，不感蒸泄があり，気温や活動量によって変化するので，日々の変化を見ていくことが重要である。

また，透析療法を行っている場合には，透析間の体重増加が，ドライウエイト（p.222参照）の3〜5％以上の場合には，減量する。心不全のある場合には利尿薬を使用することが多いので，排泄尿量が多くなりすぎて脱水傾向になっていないかどうかを評価する。また，投与水分量は変更せずに，薬剤量の調整を行うことがある。

・電解質

ナトリウム，カリウム，クロール，カルシウム，マグネシウム，リンなどの電解質バランスが崩れると意識障害や脱力，痙攣，不整脈などの重篤な症状を呈する。電解質は，嘔吐，下痢等によって排泄されてしまうため，定期的にモニタリングを行い補正していくことが重要である。

・ビタミン，ミネラル

「日本人の食事摂取基準（2025年版）」に基づいた量が投与されるが，免疫力の低下や皮膚炎，代謝異常などのビタミン欠乏症がないか確認する。

②　身体機能・臨床症状

摂食・嚥下等の機能的状態，消化器症状の有無（下痢，便秘，嘔吐等），浮腫や褥瘡の状態等の身体所見に関連している栄養問題やリハビリテーションの有無を，栄養投与量の再評価および血清アルブミン値等の生化学的状態とあわせて評価する。さらに，ADLや活動性の変化を評価し，目標が達成できているかどうかを判定する。

・摂食，嚥下等の機能的状態

食物を認識してから口に運び，取りこんで咀嚼して飲み込むまでのプロセスのうち，どの過程で機能的障害があるのかを評価する。

・消化器症状の有無（下痢，便秘，嘔吐等）

栄養療法を開始する前の消化器症状をチェックし，症状に応じて，栄養補給の方法を検討する。消化器症状（下痢，嘔吐，腹部膨満など）により，電解質異常，高血糖，体液量減少および高浸透圧が生じることがある。

・浮腫や褥瘡の状態

浮腫の状態を確認し，水分の摂取量および排泄量は継続的にチェックする。褥瘡の状態においてはアセスメントツールのDESIGN®（p.403参照）等により，変化を評価する。

・血清アルブミン値等の生化学的状態

栄養状態を評価するための指標として，動的栄養指標と静的栄養指標がある（p.33参照）。動的栄養指標は，短期間，リアルタイムの代謝，栄養状態の評価が可能である。主に術後や急性期のモニタリングに用いられる。これは，血中半減期の短い短半減期たんぱく（rapid turnover protein：RTP）と呼ばれ，レチノール結合たんぱく（RBP），トランスサイレチン（プレアルブミン：TTR），トランスフェリン（Tf）がある。また，炎症は

たんぱく質を消耗するので炎症マーカーとしてC-反応性たんぱく（CRP）を評価する。

静的栄養指標には，血清総たんぱく，血清アルブミン（血中半減期の比較的長い），コレステロール，尿中クレアチニン，血中ビタミン，末梢血総リンパ球数などの血液・生化学的指標やBMI，また，たんぱく代謝動態（窒素平衡，p.40参照），アミノ酸代謝動態などが利用されている。

ほかには安静時エネルギー消費量，呼吸商，糖利用率などの計測値等がある。さらに，免疫機能のモニタリング指標には，総リンパ球数（TLC），免疫グロブリン量などがある。

手術，熱傷，外傷，褥瘡，ドレーン排液などによって，栄養素が失われた場合には，喪失した分の栄養素および電解質量を推定して補充する。

・**身体計測**

皮下脂肪厚，上腕筋囲，体脂肪率などの理学的計測指標が用いられている。非侵襲的で安価・簡便なので定期的・経時的に測定し栄養状態の変化を評価できる。計測の精度を高めることが重要である。

③ **習慣・周辺環境**

食習慣（食事内容・量，食べる速さ，食事のリズム，食嗜好等），食物・栄養に関連した知識不足，食事の準備能力の低下（認知・身体障害），食物の入手困難，食事制限の有無，介護者の問題

等から，現在の身体状況を引き起こす要因となっている食行動および食環境を特定し，改善することによって問題が解決できたかどうか評価する。

❖(2) **栄養ケアの修正**

栄養投与，補給法の臨床症状の成果をモニタリングし，目標が達成されていなければ，原因を再分析し，栄養補給法，補給量などの栄養ケアプランを修正する。対象となった問題が何かを見極め，将来の目標の設定に問題はないかどうか検討する。目標を変更した場合は，計画された内容を再度問題がないかどうか確認し，今後の栄養状態はどのように変化していくのかを予測しながらモニタリングする。

❺ 栄養ケアの記録

5-1 栄養ケア記録の意義

❖(1) **診療録の役割と栄養ケア記録の位置づけ**

診療録の役割は，「正確な記載と責任の明確化」である。診療録記載の基本的な考え方と視点を表4-25に示す。医師，看護師，管理栄養士，薬剤師，理学療法士，作業療法士などのチーム医療を担う各専門職が，診療情報を共有するために記録方法が統一されることで，的確かつ簡潔に必要な所見を要領よく記載できる。さらに，診療におけるさまざまな問題を抽出し，その改善に向けて活

表4-25　診療録記載の基本的な考え方と視点

(1) **チーム医療のために共有される記録・情報であるという視点**
・患者中心の組織的な医療を実現するために，他職種から読まれ，記載内容が理解されるように留意するとともに，円滑に業務が実施できるように記載する。
(2) **患者の個人情報であるという視点**
・患者からの開示請求に堪えられる記載とするとともに，個人情報の守秘とセキュリティを徹底し，情報の利用に当たっては患者の同意が必要であることに十分留意する。
(3) **説明責任を果たし適正な医療を実施していることを示す視点**
・インフォームド・コンセントの記録を規程に基づいて記載するとともに，記載しないことで患者・家族，および医療者の権利や利益が損なわれることを回避する観点から記載する。
(4) **医療の質・安全や効率を評価し，その向上を図るために活用するという視点**
・各種の臨床指標等のアウトカム指標や再入院率，あるいは診断群別在院日数等の分析ができるように，法令や規則，あるいは病院の定める方針やルールに基づいた記載を行う。
(5) **臨床研究と教育・研修に役立てるという視点**
・臨床研究と教育・研修は，必要な倫理的検討を経て患者の同意のもとで実施されていることを記載し，患者の診療情報を利用する場合には個人情報保護に十分に配慮する。

資料：日本診療情報管理学会「診療情報の記録2024指針」

用することができる。

　2012年度診療報酬の改定において，入院診療計画のなかに特別な栄養管理が必要か否かを記載するようになったことから考えても，栄養ケア記録は，医療の質の向上や安全の確保，効率的な医療を実現するために必要なこととして位置づけられている。

5-2 栄養ケアプランの実際

　栄養ケアプランは栄養診断（判定）を行い，栄養ケアの目標を設定し，初期計画をたてる。
栄養食事指導記録（経過記録）例
❖(1) 栄養ケア実施記録（叙述的記録，フローシート，要約）

　管理栄養士・栄養士が行った栄養管理や栄養食事指導については，診療録に添付するなどして記録を残さなければならない。

　初期計画に基づいて実施した栄養ケアの内容を記録する。記録の方法には，叙述的記録（SOAP），フローシート（経過一覧表），退院時要約など計画の経過を記録したものがある。叙述的記録，栄養診断（判定）を統合して記載する。

① 叙述的記録（SOAP）
・subjective：主観的データ

　対象者が訴える主観的な症状や病歴。栄養アセスメントに関連のある内容をそのまま記録する。
・objective：客観的データ

　客観的な診療や検査の結果。栄養アセスメントに関係する医療行為（例：喉頭挿管（intubate）の有無と日付）など。
・assessment：アセスメント

　SとOから出された問題点を，医療スタッフがどう考え，判断したかを記載する。
・栄養診断（判定）

　栄養診断（判定）の項目より問題の根源となっている要因を簡潔に一文で記載する。さらにその内容をPES報告で記載する。
・plan：計画

　モニタリング計画（Mx），栄養治療計画（Rx），栄養教育計画（Ex）にわけて記載する。モニタリング計画は，PES報告のS（根拠）となる項目

を記載する。栄養教育計画はPES報告のE（原因）を改善するための具体的な計画を記載する。

② フローシート（経過一覧表）

　一覧表にして，経過をわかりやすくする。治療経過，栄養管理，指導経過，臨床検査データなどを経時的に記載する。経時的に記載するため，モニタリングを行う際に比較しやすい。

　記載内容として，経口・経腸・静脈栄養の摂取

〈対象者（患者）情報〉

69歳，女性
[主訴] 口渇，体重減少，倦怠感。
[既往歴] 特になし。
[現病歴] ＃1．2型糖尿病。
[生活歴] アルコール（＋）缶ビール350mL 1缶，たばこ（－），間食（＋）。
[家族歴] 母：糖尿病。【生活環境】ひとり暮らし，通勤は車（40分），デスクワーク。
朝食：欠食，昼食：社員食堂，夕食：缶ビール350mLにつまみ（惣菜），その後ご飯茶碗1杯，夕食後に間食が習慣。

〈介入に至るまでの経過（栄養管理開始までの経過）〉

40歳時に健康診断で高血糖を指摘されていたが，仕事が忙しく放置していた。最近，口渇，倦怠感が激しく，体重が減ってきた。受診の結果，空腹時血糖値200mg/dL，HbA1c 10.8％のため，2型糖尿病と診断され，内服薬の処方と外来栄養指導を勧められた。

[初回身体所見] 身長165.0cm，体重90.0 kg（1か月前95kg，1年前80kg），BMI 33.1 kg/m^2，IBW 59.9kg，－5kg／月（最近1か月）。
[初回検査所見] 糖尿病関連項目：空腹時血糖値200mg/dL，HbA1c 10.8％，脂質関連項目：TG 325mg/dL。
[薬剤] (糖尿病)フォシーガ錠5mg 1錠を1日1回。

〈栄養アセスメントの状況〉

医療機関受診により「糖尿病」と診断。食生活のコントロールが不適切と判断。初回面接までの食生活状況から栄養アセスメントではエネルギー摂取量過剰と判定。

により，計算したエネルギー，たんぱく質等を満たしているか。食事摂取・チューブ栄養・TPNが問題なく（摂取率，胃残渣，下痢など）行われているか。体重には問題がないか。生化学的検査値には問題がないか。問題がある場合は，なぜその問題が起きていて，どうすれば改善できるかを記入（表4-26，27）。

③ 監査と修正

監査とは，栄養モニタリングとしてとらえ，栄養ケアを行った結果，どのように変化したかを比較することによって，栄養ケアの達成度や計画の適否を評価する。その結果，計画の修正が必要かどうかを検討する。

④ 要約（栄養サマリー）

これまでの栄養ケア経過を要約して記載したものである。たとえば，他施設へ転院する際などには栄養情報提供書を利用し，積極的に他施設へ情報を提供することが望ましい（表4-28）。

⑤ 退院時要約

入院中の経過をまとめ，評価するとともに，次の療養先に情報を提供し，継続した栄養管理を行う。

⑥ 「他職種とのカルテの共有の仕方」について

カルテは，紙カルテと電子カルテに分けられる。いずれにしても，他職種とカルテを共有するためには，専門用語の理解と記載方法の統一，他職種と共通認識をもった用語を用いて記載する。たとえば，絶対に注意しなければならない禁忌事項がある場合，どんな職種でも分かるように，カルテのどこに，どのように記載するのかをあらかじめ決定することが重要である。

参考文献

日本栄養士会監修，木戸康博，中村丁次，小松龍史編『栄養管理プロセス』第一出版，2018

栄養ケアプロセス研究会監修，木戸康博，中村丁次，寺本房子編『改訂新版第2版　栄養管理プロセス』第一出版，2025

中村富予，高岸和子編著『改訂臨床栄養学実習（第2版）─フローチャートで学ぶ臨床栄養管理』建帛社，2016

表4-26 栄養管理記録票（栄養診断を取り入れた SOAP 記録）

栄養診断コード	栄養診断コードを記載。2つある場合には2つ，3つある場合には3つ
S	subjective data（主観的データ）：患者・対象者の発言や訴え
O	objective data（客観的データ）：各種検査データや徴候/症状，身体計測値，栄養素摂取（補給）量，服薬状況，患者・対象者の背景など
A	assessment（評価）：S（主観的データ）とO（客観的データ）から導き出した問題となる栄養評価項目の具体的評価
	栄養診断の根拠（PES）
	S（sign/symptoms）の根拠に基づき，E（etiology）が原因や関係した，P（problem or nutrition diagnosis label）と栄養診断とできる
	例）エネルギー摂取量が目標量の60％と少なく，体重減少がみられることから（S），不適切な食物選択による（E）エネルギー摂取量不足の状態（P）にあると栄養診断する
P	栄養介入計画（P：Plan）は
	Mx）S（sign/symptoms）のデータはMx（モニタリング計画）とならなければならない
	Rx）E（etiology）の原因を改善するためのRx（栄養治療計画）とならなばならない
	Ex）E（etiology）の原因を改善するためのEx（栄養教育計画）とならなければならない

表4-27 栄養管理（食事指導）報告書

	栄養診断コード NI-1.5 エネルギー摂取量過剰
S	・40歳時に健康診断で高血糖を指摘されていたが，仕事が忙しく放置していた。 ・最近，口渇，倦怠感が激しく，体重が減ってきた。 ・夕食後に菓子類（洋菓子やスナック菓子）や甘いジュース類を飲食してしまう。ストレスがあり，菓子類を食べることで癒される。
O	【身体計測】身長 165.0 cm，体重 90.0 kg（1か月前 95 kg，1年前 80 kg），BMI 33.1 kg/m^2，IBW 59.9 kg，－5 kg／月（最近1か月）。 【生化学データ】空腹時血糖値 200 mg/dL，HbA1c 10.8%，脂質関連項目：TG 325 mg/dL。 【生活背景】ひとり暮らし，通勤は車（40分），デスクワーク。 朝食：欠食，昼食：社員食堂，夕食：ビールにつまみ（惣菜），その後ご飯茶碗1杯，夕食後に間食が習慣。 【栄養指導歴】なし。 【食物・栄養素摂取】 朝食：欠食。 昼食：12時過ぎ 社員食堂（定食形式：米飯大盛 300 g＋主菜＋野菜煮物＋野菜浸し＋汁物）。 夕食：20時頃 缶ビール 350 mL＋主菜（肉類2単位）＋野菜煮物等＋米飯 300 g。 間食：夕食後に菓子類（洋菓子やスナック菓子）や甘いジュース類を飲食計 400 kcal。 推定摂取栄養量：エネルギー 2,240 kcal，炭水化物 360 g。
A	＃1．推定摂取エネルギー 2,240 kcal/日は，指示量（減量目的のため）1,500 kcal/日の150%である。夕食後の間食は推定400 kcalである。 ＃2．BMI 33.1 kg/m^{2}は肥満2度である。 ＃3．身体活動レベルは，普通の労作に相当。消費エネルギー不足。 ＃4．朝食欠食や飲酒の習慣があり，昼夕食の比重が高い。 ＃5．ストレスを間食で癒している(夕食後の間食が習慣になっている)。 ＃6．糖尿病の治療食に対する知識不足。 栄養状態判定の根拠（PES） (S) エネルギー充足率 150%，BMI 33.1 kg/m^2，HbA1c 10.8%，空腹時血糖値 200 mg/dL，TG 325 mg/dL，－5 kg／月（最近1か月），間食によるストレス解消の根拠に基づき，(E) 糖尿病治療に対する食事療法の知識不足とセルフケア不足が原因となった，(P) エネルギー摂取量過剰である。
P	Mx）摂取エネルギー量（食事・果物・和菓子の摂取状況），体重・BMI，HbA1c（血糖値），身体活動量。 Rx）1,500 kcal/日の食事療法，＋（間食 200 kcal/日まで），減量（目標－10 kg/12か月）。まず，1年間で増加した体重を戻す。 Ex）病態の理解と治療の必要性を理解する。

長期目標	間食のとり方のルール作りをする。（200kcal/日を2回に分ける）
短期目標	夕食を軽くし，朝食をとるようにする（主食を300 g⇒200 gへ）。 缶ビールは週3回までにする。 会社内の移動は階段を利用する。

表4‑28 栄養情報提供書

患者氏名	○○ ○○（男性）		
入退院日	入院日： 令和2年 6月 6日		退院（予定）日： 令和2年 6月 30日

（太枠：必須記入）

栄養管理・栄養指導等の経過	食事中のむせが続き，発熱があり誤嚥性肺炎の診断で入院となる。入院時SGAで高度栄養不良と判定する。ビデオレントゲン造影による嚥下機能評価では，咀嚼力の低下と嚥下反射の遅延がみられた。そのため，ソフト食で水分にとろみをつけて対応した。姿勢はベッドアップ45度で全介助とした。食事摂取量は，栄養補助食品を含め1,200 kcal程度摂取できるようになった。退院に際し，介護者の妻への指導を行った。	
栄養管理上の注意点と課題	＃1．誤嚥性肺炎を再発する恐れがある。＃2．食事摂取量，水分摂取量の確保。＃3．食事中の易疲労のため食事時間は30分以内とする。＃4．介護力不足のため，配食サービス，ヘルパーを検討中	

栄養評価

評価日	令和2年 6月 28日		過去（2週間）の体重変化	増加 ・ (変化なし) ・ 減少：(kg %)
身体計測	体重 46 kg 測定日（ 6/25 ）	BMI 18 kg/m²	下腿周囲長 cm・(不明)	握力 kgf・(不明)

身体所見				
食欲低下	無・(有)・不明（ ）	消化器症状	(無)・有（嘔気・嘔吐・下痢・便秘）・不明	
味覚障害	(無)・有・不明（ ）	褥瘡	(無)・有（部位等 ）・不明	
浮腫	(無)・有（胸水・腹水・下肢）・不明	その他		
嚥下障害	無・(有)	特記事項		
咀嚼障害	無・(有)			

検査・その他	過去1か月以内Alb値 （ 2.8 ）g/dL ・ 測定なし	その他			

1日栄養量

	エネルギー	たんぱく質	食塩	水分	その他
必要栄養量	（ 1,700 ）kcal/標準体重kg（ 1,400 ）kcal/現体重kg	（ 56 ）g/標準体重kg（ 46 ）g/現体重kg	7.5 g	1,700 mL	
摂取栄養量	（ 1,200 ）kcal/日	（ 40 ）g/日	5 g	1,000 mL	

栄養補給法	(経口)・ 経腸（経口・経鼻・胃瘻・腸瘻）・ 静脈	食事回数：3回/日 朝・昼・夕・その他（ 間食 ）	

栄養管理に関する情報　退院時食事内容

食種	(一般食)・ 特別食（ ）・その他（ ）		

食事形態			
主食種類	朝　米飯・軟飯・(全粥)・パン・その他（ ）	量	200 g/食
	昼　米飯・軟飯・(全粥)・パン・その他（ ）		200 g/食
	夕　米飯・軟飯・(全粥)・パン・その他（ ）		200 g/食
副食形態	常菜・軟菜・その他（ ソフト食 ） ＊）自由記載：例 ペースト		
嚥下調整食	不要・(必要)　コード（嚥下調整食の場合は必須）　0j・0t・1j・2-1・2-2・(3)・4		
とろみ調整食品の使用	無・有　種類（製品名）　使用量（gまたは包）　とろみの濃度　薄い／(中間)／濃い		

その他影響する問題点	(無)・有（ ）		

禁止食品

食物アレルギー	(無)・有　乳・乳製品・卵・小麦・そば・落花生・えび・かに・青魚・大豆　その他・詳細（ ）		
禁止食品（治療，服薬，宗教上などによる事項）			

退院時栄養設定の詳細

栄養量	補給量	エネルギー	たんぱく質（アミノ酸）	脂質	炭水化物（糖質）	食塩	水分	その他
	経口（食事）	1,400 kcal	45 g	35 g	150 g	7.5 g	1,400 mL	
	経腸	kcal	g	g	g	g	mL	
	静脈	kcal	g	g	g	g	mL	
	経口飲水						mL	
	合計	1,400 kcal	45 g	35 g	150 g	7.5 g	1,400 mL	
	（現体重あたり）	30kcal/kg	1.0g/kg				30mL	

経腸栄養詳細				
種類	朝：	昼：	夕：	
量	朝： mL	昼： mL	夕： mL	
投与経路	経口・経鼻・胃瘻・腸瘻・その他（ ）			
投与速度	朝： mL/h	昼： mL/h	夕： mL/h	
追加水分	朝： mL	昼： mL	夕： mL	

静脈栄養詳細		
種類・量		
投与経路	末梢・中心静脈	

備考	食事摂取量が確保できないため，栄養補助食品を間食（200 kcal）を用いて1,400 kcal確保を目標とする。

（記入者指名）　管理栄養士 △△△

（照会先）　○○病院

第5章 栄養・食事療法，栄養補給法

近年，栄養法の進歩は著しく，高度の栄養失調のため失われる多くの命が助けられている。

栄養法は，大きく経腸（経口も含む）栄養法と静脈栄養法に分かれる。それぞれの病態に応じて選ぶことが重要である。

1 栄養・食事療法と栄養補給法

1-1 栄養・食事療法と栄養補給法の特徴

まず，病態分析，栄養状態，検査データに基づき栄養アセスメントを行う。何らかの手段で栄養補給が必要と判断したら，消化管機能が残存しているかを見極める。消化管機能があるかぎり経腸栄養法を行う。

腸閉塞などで消化管が使用できない場合は経静脈栄養法を用いる。栄養法の使用期間が短い場合には，経鼻栄養法を行い，長期間の場合は胃ろうや腸ろうを用いる（図5-1）。

2 経口栄養補給法

2-1 目 的

病院で提供される，各疾病の回復や治療の一環となる食事を「治療食」と呼ぶ。治療食はさらに，一般治療食と特別治療食に分けられる。従来，それぞれの治療食は，患者を集団として対応することが多かった。現在は患者ごとに，身体状況，病態，栄養状態，嗜好などを評価・考慮した個人対応の栄養管理が求められている。

2-2 一般治療食

一般治療食は特別な制限のない食事で，流動食から易消化の段階食と嚥下食がある。

❖(1) 一般治療食
一般治療食は，主食の形態によって分類される。
① 常食：ごはん，パン，麺類，パスタなど
② 軟食：全粥，分粥（七分，五分，三分）ゼリー状に固めたもの
③ 流動食：重湯

主食形態の変化に沿って，副食の形態も固形，

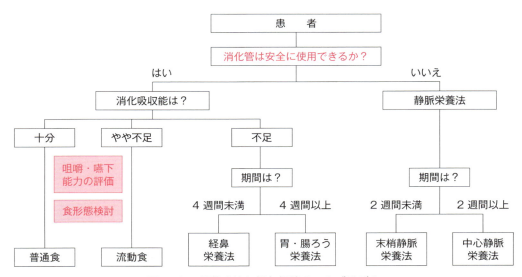

図5-1 栄養療法と投与経路のアルゴリズム
資料：ASPEN，2002 より作成

一口大，きざみ，ペースト状などにする。投与栄養量は，疾病を治療する上で必要となるエネルギー量や栄養素の制限はないが，各入院患者の栄養状態を改善，維持できるものとする。

❖(2) 常食，軟食，非固形食（流動食，ミキサー食，嚥下食）

食事の形態は，多職種による栄養管理の原則に基づき，患者の入院時に行う栄養状態のアセスメントや咀嚼嚥下機能，義歯の有無などをもとに，「きざみ食」「軟菜食（嚥下調整食1J）」「嚥下調整食2-1, 2-2」「嚥下食」「流動食」などの形態で供食される。それぞれの形態の特徴を理解し，身体状況のアセスメントに基づいて選択する。

咀嚼嚥下機能に合った適切な食事形態を選ぶことで，誤嚥やむせの予防が期待できる（図5-2）。

特別治療食（疾病別分類と栄養成分別分類）

医療保険制度で加算の対象となる**特別治療食**は，疾病治療の直接手段として，医師の発行する食事箋に基づいて提供される。患者の年齢，病状等に対応した栄養量および内容を有する治療食，無菌食および特別な場合の検査食をいう。治療乳を除く乳児の人工栄養のための調乳，離乳食，幼児食等ならびに治療のうちで単なる流動食および軟食は除かれる。なお，高血圧症の患者に対する

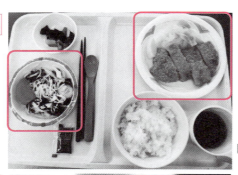

献立A 常食
わかめサラダ
とんかつ

・主菜の豚ロース肉を鶏肉に変更し調理法を揚げ物からみそ付け焼きに変更

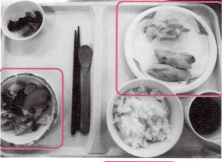

献立B 軟食
ゆで野菜のサラダ
ささみのみそ付け焼き

・白飯から分粥に変更
・副菜の小鉢に用いる食材を加熱し柔らかくする
・必要に応じて，とろみの追加，食材の一口大カット

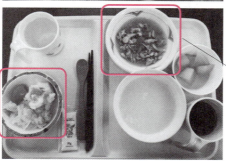

献立C 分粥
ポテトサラダ
ささみの煮付け（とろみつき）

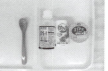

流動食

図5-2 常食から軟食・流動食への展開

塩分制限食（塩分の総量が6g/日未満のものに限る）および16歳未満の小児食物アレルギー食は，入院時食事療法（I）の特別加算食には含まれないが，栄養指導を行う場合は診療報酬の算定が可能な特別治療食に含まれる。

❖(1) 疾病別分類

疾病別分類は，病名と食種名がほぼ統一されているので，指示を出す医師には分かりやすい構成になっている。食種名として，腎臓食，肝臓食，糖尿食，胃（十二指腸）潰瘍食，貧血食，膵臓食，脂質異常症食，痛風食，フェニルケトン尿食，楓糖尿症食，ホモシスチン尿症食，ガラクトース血症食，治療乳，経管栄養，無菌食，特別な検査食がある。しかし，糖尿病性腎症や糖尿病を既往に持つ胃がん手術後など，1つの病名では食事を選べない場合がある。栄養部門のスタッフは多種の組み合わせを想定して，医師からの問い合わせに迅速に対応できる準備をしておく。

❖(2) 栄養成分別分類

種々の疾病の食事療法における原則の共通性や摂食・嚥下・咀嚼能力や消化吸収能力に応じて栄養成分別に分類したものである。疾病別の分類法よりも少ない食種数で構成することができる（表5-1）。

③ 経腸栄養補給法

3-1 目　的

経腸栄養法（enteral nutrition：EN）は消化管を経由する生理的な栄養投与経路である。消化管は，食物を消化し，栄養素を吸収する臓器であると同時に，生体の免疫能を調節する機能も有していることが明らかになってきている。栄養剤や投与ルートの選択，流速，合併症への対応など，経腸栄養法に関しても，幅広い知識が求められる。

3-2 適応疾患

経口摂取は不能であっても，腸管が機能している場合は，消化管を経由する栄養投与を第一選択肢とする。
① 必要栄養量を，経口ルートからは継続的に全量摂取ができず，栄養状態の維持や改善を目的

表5-1　栄養成分別分類と主な適応疾患

	エネルギーコントロール食		脂質コントロール食		たんぱく質コントロール食		備考
	維持	減量	質調整	減量	増量	減量	
糖尿病 肥満 脂質異常症		○	○	○			・塩分制限
腎臓病 （CKD）	○					○	・高K血症，高P血症の場合は，KとPを制限 ・塩分制限
慢性肝炎 肝硬変	○				○		・肝性昏睡の危険性があればたんぱく質制限 ・塩分制限
肝炎 脂肪肝		○		○			
心疾患		○		○			・塩分制限
膵炎 胆嚢疾患				○			・塩分制限
	1日の総エネルギー量を制限した食事。たんぱく質は推奨量を充足させ，脂質，糖質を制限する。		1日10～30gに制限する食事と脂質の給与量はほぼ変わらないが，脂質の質的内容を考慮した食事がある。		たんぱく質を0～60gの間で段階的に減らす食事と80g以上に増やす食事がある。		・塩分コントロール食 0～3g/日，4～5g/日，6g未満に分けられる。 ・易消化食 消化・吸収のしやすさに主点が置かれている。

資料：幣憲一郎「外科治療における患者給食の意義」『外科と代謝』55（2），78-83，2021より作成

として，強制的に投与しなければならない場合。
② 経口摂取は可能であるが，消化管機能の低下により，経口摂取のみでは必要栄養量のすべてを摂取できない場合。

経腸栄養法の適応と禁忌を表 5-2 に示す。

投与ルート（経鼻経管法，ろう管，空腸ろう）

① 経鼻胃管ルート（幽門前ルート）：栄養カテーテルの先端が胃に置かれる。
② 経鼻十二指腸・空腸ルート（幽門後ルート）：栄養カテーテルが十二指腸，空腸に置かれる。
③ 胃ろう：経皮内視鏡的胃ろう造設術（percutaneous endoscopic gastrostomy：PEG）と外科的方法により作成する方法がある。
④ 空腸ろう：胃ろうを介してチューブの先端を空腸上部に位置させる方法（perpecutaneous endoscopic gastro-jejunostomy：PEG-J）および外科的に作成する方法がある。

図 5-3 に栄養の投与ルートをまとめた。

3-4 経腸栄養（食品）と経腸栄養剤（医薬品）

経腸栄養剤はいくつかに分類できる（表 5-3）。

❖(1) 食品（栄養部門）または，医薬品（薬剤部門，健康保険適応）

在宅で使用する場合，食品の経腸栄養剤は全額患者負担となる。経腸栄養剤には食品と医薬品がある。医薬品扱いの経腸栄養剤は，薬剤として登録されている成分でつくられた製品で，臨床試験を受けて認可されている。保険適応となるので，

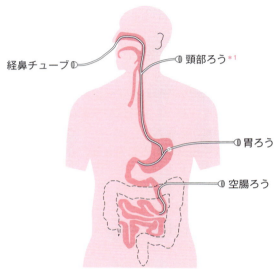

図 5-3 投与ルート（経鼻経管法，ろう管，空腸ろう）
資料：本田佳子編『新臨床栄養学—栄養ケアマネジメント』医歯薬出版，2011，p.77

表 5-2 経腸栄養管理の適応と禁忌

適応	禁忌
1．経口摂取不能または不十分例 　1）上部消化管通過傷害（食道がん，喉頭がんなど） 　2）手術直後 　3）放射線療法，がん化学療法施行例 　4）意識障害 　5）がん末期 　6）神経性食思不振症 2．経口摂取が不適切な場合 　1）上部消化管出血 　2）上部消化管術後縫合不全，消化管外瘻 　3）亜イレウス 3．炎症性腸疾患 　クローン病，潰瘍性大腸炎 4．吸収不良症候群 　短腸症候群，放射線腸炎，慢性膵炎 5．肝障害，腎障害 6．重症熱傷 7．その他 　大腸手術術前管理，たんぱく漏出性胃腸炎	1．食道・気管支瘻 2．下部消化管完全閉塞例 3．下部消化管出血 4．急性膵炎 5．炎症性腸疾患急性増悪期 6．難治性下痢症 7．その他 　ショック，多臓器不全

資料：宮澤靖「高齢者の栄養管理」『静脈経腸栄養』22（4），27-35，2007より作成

患者の負担は軽減され，在宅の場合，医薬品の経腸栄養剤が多く使用される傾向にある。これに対して食品扱いの経腸栄養剤は，天然成分を配合していることが多く，特徴のある配合を選択することができる。ただし，保険適応がないので，入院中は食費，外来では自費扱いとなる。

❖(2) 含まれている窒素源の組成での分類

経腸栄養剤には，天然食品を原料とする天然濃厚流動食と，天然食品を人工的に処理もしくは合成したものからなる人工濃厚流動食がある。人工濃厚流動食は，窒素源の違いから半消化態栄養剤，消化態栄養剤，成分栄養剤に分けられる。

① 天然濃厚流動食（たんぱく質）

通常の食事に近く，経済性にも優れている。家族と同じメニューをミキサーにかけて投与することも可能である。また，患者の嗜好を反映して作成することもできる。

② 半消化態栄養剤（たんぱく質，ポリペプチド）

半消化態栄養剤には食品と医薬品の2種類がある。食品は栄養部門にオーダーし，医薬品は薬剤部に処方する。

③ 消化態栄養剤（アミノ酸ジペプチド，トリペプチド）

窒素源がいろいろな長さのペプチドおよびアミノ酸で配合されている。最小限の消化能力で吸収が可能である。脂肪含有量は用途によって，さまざまなものがある。

④ 成分栄養剤（アミノ酸）（elemental diet：ED）

窒素源がアミノ酸の形で配合されているので消化管からの吸収が容易である。脂肪含有量はごくわずかなので，長期に利用する場合は，必須脂肪酸欠乏に注意が必要である。

❖(3) 疾病別の栄養剤

疾病別経腸栄養剤には，腎不全用，耐糖能異常用，呼吸不全用，肝不全用，免疫調整栄養剤がある。

毎年，いくつもの新しい経腸栄養剤が開発されている。常に情報を収集し，整理しておくことが大切である。

3-5 投与方法

経腸栄養開始時には，それまでの経過から，消化管を経路とした栄養投与を実施していた時期，中止した時期，中止から投与再開までの期間，などを確認し，投与のプランニングを行う。

3-6 栄養補給に必要な用具・機械

❖(1) 経腸栄養剤を入れる

ボトルやバッグなどに栄養剤を移し変えて投与する場合は，細菌汚染に注意しなくてはならない。近年は栄養剤の移し替えを必要とせず直接，栄養剤の入ったバッグにチューブを接続し投与できるバッグ式の栄養剤が多くなってきている。

表5-3　経腸栄養剤の分類

	成分栄養剤	消化態栄養剤	半消化態栄養剤
窒素源	アミノ酸	アミノ酸 ジペプチドおよびトリペプチド	たんぱく質 ポリペプチド
糖質	デキストリン	デキストリン	デキストリン
脂質	少ない	少ない	比較的多い
食物繊維	含まない	含まない	含む
消化	広い	制限あり	制限あり
栄養チューブ	1～1.5 mm	2～3 mm	1～1.5 mm
取り扱い区分	医薬品	医薬品・食品	医薬品・食品
商品名	エレンタール®（医薬品） エレンタール®P（医薬品） ヘパンED®（医薬品）	エンテミール®（食品） ペプチーノ®（食品） ツインライン®（医薬品）	テルミール®（食品） メイバランス®（食品） エンシュア®（医薬品） ラコール®（医薬品）

資料：田附裕子「経腸栄養剤の種類と特徴，注意点」『小児科診療』85（8），1046-1053，2022

❖(2) 経鼻栄養チューブ（カテーテル）

チューブ外径（太さ）の単位はフレンチ（Fr）が用いられる。通常用いられているチューブの外径は，乳児用で3〜8Fr，成人用で5〜16Frである。1Fr＝0.33mmである。

❖(3) 経腸栄養専用注入ポンプ

時間あたりに投与する栄養剤の量を微調整でき，安定した持続投与が行える。経腸栄養法開始時や消化器的合併症（下痢など）への対応，また腸管蠕動が低下している場合などに使用する。

3-7 経腸栄養法の合併症と対応

経腸栄養法の主な合併症は次の4つである（表5-4）。

① 機械的合併症：チューブの刺激や感染，チューブの先端の位置のずれ，投与速度が速い場合や体位（仰臥位）が原因で起こる。

② 感染性合併症：経腸栄養剤の食道への逆流あるいは経腸栄養により刺激された唾液分泌により起こる。

③ 消化器系合併症：投与速度が速い，乳糖不耐，感染症や食物繊維の不足により起こる。

④ 代謝性合併症：投与速度が速い，過剰投与，成分栄養剤の投与による必須脂肪酸や微量元素欠乏により起こる。

合併症を起こす原因と対応策を広い視野で把握し，栄養カンファレンスに積極的に参加する。また，栄養剤を投与するための用具（バッグ，チューブ等）の衛生管理を日常的に行う。

3-8 在宅経腸栄養法（home elemental nutrition：HEN）

病状が安定し，入院を継続しての加療が必要ではない場合に，HENの対象となる。

4 静脈栄養補給法

4-1 目　的

静脈栄養法には，末梢静脈栄養法（peripheral parenteral nutrition：PPN）と中心静脈栄養法（完全静脈栄養法，total parenteral nutrition：TPN）がある。静脈栄養法は確実に栄養成分を血管内に注入し，栄養源とすることのできる利点はあるが，絶食状態が長期にわたる場合に起こる腸管粘膜の萎縮（バクテリアル・トランスロケーション）は，最も懸念される。なるべく早い時期に腸管を回復させ，経腸栄養法に置き換える必要があるといえよう。

4-2 適応疾患

栄養補給ルートとしての静脈栄養法は，基本的には，経腸栄養法が不可能なときに選択される。たとえば，腸閉塞や腸管切除後で腸管機能が制限されているときなどで，経腸栄養法の禁忌がある場合，または経鼻経管栄養のカテーテルによって呼吸困難が出現するときなどに適応される。しかし，病状の改善に伴って少しでも早く経腸栄養法に移行するべきである。

表5-4　経腸栄養法の合併症と対応

	合併症	対策および処置
機械的	胃食道逆流症，食道びらん チューブ位置異常，チューブ閉塞，抜去	チューブ先端の空腸内留置。注入時半坐位。 清潔なチューブの使用。やわらかい素材への変更。チューブの確実な固定。挿入時位置確認。
感染性	誤嚥性肺炎	注入時半坐位。 量が多い場合は注入量を減らす。
消化器系	嘔吐，下痢，腹部膨満，腹痛 急性消化管拡張症	注入速度を徐々にアップする。合併症発生時は，速度，濃度，量の順に下げる。 急速注入を避ける。大量投与を行わない。
代謝性	高血圧 脱水，電解質異常，微量元素欠乏	投与速度・濃度の是正。インスリン投与。補正用電解質の投与。

資料：本田佳子編『新臨床栄養学─栄養ケアマネジメント第5版』医歯薬出版，2023，p.79

❖(1) 経口摂取が不可能な場合

① 腸閉塞，腸管出血，消化管ろう，縫合不全などの消化管重篤疾患

② 短腸症候群

③ 消化管通過障害，強度の食欲不振（拒食症），嘔吐など

❖(2) 経口摂取が好ましくないと思われる場合

① 炎症性腸疾患（クローン病，潰瘍性大腸炎など）の急性期

② 急性膵炎，膵壊死

③ 重症下痢（食中毒など）

④ 広範囲熱傷，多発外傷急性期

⑤ 代謝異常（糖尿病ケトアシドーシス，腎不全，肝性脳症など）

4-3 末梢静脈栄養剤と中心静脈栄養剤

輸液栄養剤には，①水電解質輸液剤（水分と電解質を補正），②栄養輸液剤（ブドウ糖，アミノ酸，脂肪，ビタミンを含む製剤）がある（表5-5）。

❖(1) 輸液の種類と成分

① 電解質輸液剤（表5-6）

主な目的は水分・電解質の維持と補給である。開始液（1号液）は，ブドウ糖とナトリウム，クロールを配合したもので，カリウムを含まないため，腎機能や病態が不明の脱水時に開始液として使用される。脱水補水液（2号液）は細胞内液補充液として用いられ，開始液にカリウム，リンが含まれている。維持液（3号液）は，ブドウ糖と乳酸リンゲル液，カリウムが含まれており，体液バランスをとる水分，電解質補給の維持液として用いられる。術後回復液（4号液）は，維持液からカリウムを除いた輸液剤である。電解質の量が少なく，自由水の補給に使用される。

② 栄養輸液剤

栄養補給を目的とし，糖質輸液，アミノ酸製剤，脂肪乳剤，ビタミン製剤，微量元素製剤がある。

❖(2) PPN の適用

栄養状態が比較的良好な症例に対し，2週間以

表5-5 末梢静脈栄養法（PPN）と中心静脈栄養法（TPN）

	末梢静脈栄養法（PPN）	中心静脈栄養法（TPN）
成　分	①7.5〜12.5%糖・電解質液 ②アミノ酸製剤 ③10〜20%脂肪乳剤 ④ビタミン製剤 ①〜④を混合し用いる。 1日あたり700〜1,400 kcalを輸液で投与可能。 静脈炎防止のため，浸透圧比約3までに抑える。	①15〜20%糖・電解質液 ②アミノ酸製剤 ③10〜20%脂肪乳剤 ④高カロリー輸液用総合ビタミン剤 ⑤高カロリー輸液用微量元素製剤 ①〜⑤を混合し用いる。 1日あたり1,500〜2,000 kcalを輸液で投与可能。

表5-6 電解質輸液剤の分類と適応

輸液製剤	製品名	Na (mEq/L)	K (mEq/L)	適応など
細胞外液補充液	生理食塩液	154	–	生理食塩液は0.9%食塩水。リンゲル液は生理食塩液にKとCaが追加。乳酸リンゲル液はリンゲル液に緩衝剤である乳酸が添加。低張性脱水，等張性脱水，腎前性急性腎障害，ショックなどに用いる。
	リンゲル液	147	4	
	乳酸リンゲル液	130	4	
開始液（1号液）	ソリタ-T1 号輸液	90	–	5％ブドウ糖と乳酸リンゲル液を1：1または1：2に配合したもの。Kを含まないため尿の排泄がない場合でも適応となる。
	デノサリン1 輸液	77	–	
	KN1 号輸液	77	–	
脱水補水液（2号液）	ソリタ-T2 号輸液	84	20	1号液にKを加えたもので細胞内補充液といわれる。総電解質濃度は最も高い。
	KN2 号輸液	59	25	
維持液（3号液）	ソリタ-T3 号輸液	35	20	5％ブドウ糖と乳酸リンゲル液を2：1または3：1に配合したものでKを含む。約2,000〜2,500kcalの投与で成人のNaやKの1日必要量を満たす。
	T3 号G輸液	35	30	
	EL3 号輸液	40	35	
術後回復液（4号液）	ソリタ-T4 号輸液	30	–	3号液からKを除いたもので電解質濃度が低い。Kを投与したくない場合に使用。
	KN4 号輸液	30	–	

内をめどに短期間の栄養状態を維持する場合に用いる。

① ある程度の経口摂取ができるが不足している場合の栄養補給
食欲不振, 下痢, 嘔吐など。

② 栄養状態が比較的良好で短期間（2週間以内）の経口摂取不能
軽度・中程度の消化管手術（胆嚢摘出, 胃部分切除など）, 咽頭がん, 喉頭がん, 意識障害など。

③ 中心静脈カテーテルの留置が危険な場合
菌血症, 重症感染症, 出血傾向など。

④ 水分制限がない
うっ血性心不全, 腎不全時などでは困難。

⑤ その他
中心静脈栄養法の導入期・離脱期, 末期がん患者など。

❖(3) TPN の適用

腸管の消化吸収能が著しく低下している疾患や短期間で回復する見込みがない（2週間以上静脈栄養が必要）場合に適応される。

❖(4) TPN の禁忌（してはいけないとき）

① 老人性脳障害, 脳神経疾患による嚥下障害
消化管に異常が認められないことが多く, 経腸栄養法を優先。

② 敗血症
カテーテル留置のため増悪することが考えられるため。

③ 一般状態が極度に不良なとき
換気不全や循環動態不安定なときは, 耐糖能, 水分, 電解質のバランスを崩しやすい。

④ がん終末期など

水分, 電解質, 栄養すべて最低維持量のほうが良い。

4-4 脱水および電解質異常

脱水には血液中の電解質が不足している低張性脱水と, 単に水分が不足している高張性脱水がある。特に, 電解質異常は重要である。電解質は細胞内外に微量に存在する物質である。しかし, それらのわずかな異常は, 病態に大きく変化を及ぼすため, その変動を知り調整することは重要である（表5-7, 図5-4）。

❖(1) ナトリウムの異常

低ナトリウム血症とは血清ナトリウム濃度が135 mEq/L 未満に低下することで, 多くは水分の過剰摂取とナトリウム摂取不足またはナトリウムの排泄の増加が原因である。一方, 高ナトリウム血症とは, 溶質に対して水分が不足した結果,

表5-7 発熱・発汗時の水分・NaCl の喪失量

条　件	水分喪失量 (mL)	NaCl喪失量 (mEq)
平熱 室温　28℃以下 不感蒸泄	900	0
発熱　38℃以上 室温　28～32℃以下 軽度発汗	1,000～1,500	10～20
室温　32℃以上 中程度発汗持続	1,500～3,000	20～40
室温著しく高い 高度発汗	3,000以上	40以上

不感蒸泄は成人では0.5～0.6 mL/kg体重/時, 乳幼児では1.0～1.3 mL/kg体重/時の喪失となる。
・発熱時・5％ブドウ糖液, マルトース
・発汗時・KN-1B, KN-4A

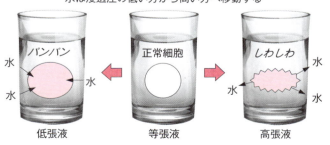

図5-4　水の移動と浸透圧

血清ナトリウム濃度が145mEq/Lを上回ることである。

低ナトリウム血症のその他の主な原因は，SIADH（syndrome of inappropriate antidiuretic hormone，バソプレッシン分泌過剰症），浮腫性疾患，副腎不全，甲状腺機能低下症，心因性多飲，薬剤（利尿薬など）や下痢によるものがある。自覚症状は，悪心，倦怠感，頭痛などがあげられる。

高ナトリウム血症の原因には，大量発汗や尿崩症などがあり，自覚症状は口渇や脱力感である。身体学所見は脱水症状，傾眠傾向，意識レベルの低下などがみられる。

❖(2) 低ナトリウム値はどのように補正するか

ナトリウム喪失が短時間で進行したのか，徐々に起こったのかで対応は異なる。

① 短時間で進行した場合には，脳細胞と体液の浸透圧差が発生するため，脳容量が増大し，意識レベルの低下，痙攣などの重篤な神経症状を引き起こす可能性がある。短時間で進行した低ナトリウム血症を補正する場合は，急速な補正でも脳は正常化する。

② 徐々に進行した場合には急速補正は避けるべきである。急速に補正を行うと脳容量の減少を招き，浸透圧性脱髄症候群の発症の恐れがある。治療開始後24時間で血清ナトリウム濃度の補正速度の上限は10mEq/L，その後は130mEq/Lに達するまで24時間ごとに8mEq/L超えないように補正する。ナトリウム120mEq/Lの強度の低ナトリウムの場合は，脳浮腫による中枢神経症状が出現し非可逆的障害を残す恐れがあるため，緊急の補正を行う。処方例として，3％食塩水2

ナトリウム（Na）欠乏量の求め方

・臨床症状

[軽　度]（NaCl　0.5g/kg体重の欠乏，生食4L相当）

　倦怠感，頭痛，脱力感，立ちくらみ，尿中Na濃度低下

[中等度]（NaCl　0.5～0.75g/kg体重の欠乏，生食4～6L相当）

　上記症状の増強，血圧低下，嘔吐

[高　度]（NaCl　0.75～1.25g/kg体重の欠乏，生食6～10L相当）

　無欲状，昏迷，末梢循環不全，昏睡

・バランスシートからの計算

・体重変化（細胞外液からの喪失時）
　体重減少量（kg）× 140mEq

・血清Na濃度からの計算
　Na欠乏量（mEq）＝（140－現在のNa値）× 0.6 ×体重（kg）

---

mL/kgを20分かけて静注し，血清ナトリウム濃度が5mEq/L上昇あるいは症状が消失するまで繰り返す。欠乏量の推定は血清ナトリウム基準値である140mEq/Lからどれくらい低下しているかで決める（表5-8）。

❖(3) カリウムの異常

カリウムは細胞内浸透圧を決定する主要因子であり，最も重要な細胞内陽イオンである。総カリウムのわずか2％が細胞外に存在する。細胞内外のカリウムは細胞膜の分離に強く影響し，神経インパルス，および心筋を含む筋収縮に影響を及ぼす。血清カリウム濃度の比較的わずかな変化が心電図異常などの重篤な臨床症状を起こす。

血清カリウム値が3.5mEq/L以下を低カリウム血症という。低カリウム血症の主な原因は，摂取不足，嘔吐・下痢，原発性アルドステロン症，周期性四肢麻痺，腎尿細管性アシドーシス，利尿薬などの薬剤によるものがある。自覚症状としては，倦怠感，脱力感，四肢麻痺などがある。身体学所見では不整脈，筋力低下などがみられる。

一方，血清カリウム値が5.5mEq/L以上を高カリウム血症という。高カリウム血症の主な原因は腎不全，アシドーシス，インスリン欠乏，薬剤によるものがあり，①摂取過剰，②組織の崩壊など

表5-8　Na欠乏量の推定と補正

Na欠乏量（mEq）の推定式
目標Na濃度を140mEq/Lとした場合 　　（140－現在のNa値）×0.6×体重（kg）
実際の投与Na量（mEq）の補正式
（C－C_0）×0.6×体重（kg）×1／3

＊補正速度は9mEq/L/日以内
資料：伊藤雄伍「ナトリウム異常症とその補正」診断と治療，2021，109，p.297-301

体内での生成，③細胞内液から外液のシフト，④腎機能障害による腎からの排出低下があげられる。②の原因には溶血，横紋筋融解，腫瘍細胞破壊などがあり，原因を確定することが大切である。自覚症状は脱力，口唇のしびれなどがあげられ，検査所見では，心電図におけるT波高値，伝導障害，不整脈，心停止などがみられる。

❖(4) カリウム値はどのように補正するか

通常，低カリウム血症の場合はカリウムの経口投与が選択される。しかし，急速にカリウム低下が起こったときは静脈投与を検討する。しかし，容易に高カリウム血症になりやすく，心停止の原因となることから注意深い治療が必要である。比較的安全と思われる，低濃度，低速度の末梢投与でも血管炎を起こすことがあるので注意する。末梢から投与する場合は，カリウム濃度は40mEq/L以下とし，最大投与速度は20mEq/時以内にとどめ，カリウム投与量は1日100mEq以下とする。それ以上の濃度や速度が必要な場合は，中心静脈からモニタリングできる体制で補正を行う。経口投与は塩化カリウムまたはアスパラギン酸カリウムを用いて血清カリウム値4〜4.5mEq/Lを目標にし，必ず血清カリウム値と心電図をモニタリングすることが肝心である。

治療としては，カリウム値が7.0mEq/L以下で心電図異常がない場合は，①食事によるカリウム摂取制限，生野菜や果物の過剰摂取を制限する。②薬剤の中止。高カリウム血症を起こしうるACE阻害薬，ARB，β−ブロッカー，アルドステロン拮抗薬などの降圧薬や利尿薬を中止する。③イグザレルト®あるいはカリメート®などの投与があげられるがいずれも血清カリウム値と心電図の経過を追う必要がある。

4-5 栄養補給法の概算（輸液の調整）

❖(1) エネルギー必要量の算出
① ハリス・ベネディクトの式（p.38参照）
② 簡易式（p.39参照）
③ 傷害因子，活動因子による

❖(2) たんぱく質量の算出
投与アミノ酸（たんぱく質）量（g）＝エネルギー投与量÷（NPC/N比）×6.25

❖(3) 投与水分量の算出（表5−9）

4-6 栄養補給に必要な用具・機械

栄養を確保するために，確実に輸液できるルートを確保することが必要である。

❖(1) カテーテル
用途に応じて末梢静脈カテーテル，中心静脈カテーテルを用いる。末梢静脈カテーテルはウイング（翼）のついた翼状針が用いられることが多く，体動でも安定させることができる。中心静脈カテーテルは長期間の輸液に対応できるものが選ばれる。シリコン製やポリウレタン製がある。

❖(2) 輸液ライン
輸液バッグとカテーテルをつなぐライン。末梢静脈，中心静脈ラインで，それぞれ挿入針，点滴筒，連結管，クランプからなる。連結管と輸液針

表5-9　必要水分量の算出

a. 尿量による算出法

必要水分量（mL/日）＝尿量（mL/日）＋不感蒸泄量（mL/日）－代謝水
・不感蒸泄量＝体重（kg）×15 mL/kg
　※体温1℃上昇で15%増加する
・代謝水＝300 mL

b. 体重による算出法

体重（kg）	必要水分量（mL/kg）	必要水分量（mL）
0〜10	100 mL	100×kg体重
11〜20	50 mL	1,000＋50×（kg体重－10 kg）
21〜	20 mL	1,500＋20×（kg体重－20 kg）

c. もしくは，必要水分量＝30 mL/kg体重/日とする。

資料：Holliday MA, Segar WE：The maintenance need for water in parenteral fluid theraphy. Pediatrics 19, pp.823-832, 1957

の間にあるタコ管や通気針も必要となる。

(3) 輸液フィルター
細菌，真菌などの侵入を予防するため，輸液ラインに組み込まれる。

(4) 輸液容器
ガラス瓶とソフトバッグが用いられている。

(5) ドレッシング
カテーテル挿入部分を覆うもの。パッド型とフィルム型がある。

4-7 静脈栄養法の合併症と対応

(1) カテーテルに基づくもの
① カテーテル関連血流感染（catheter-related blood stream infection：CRBSI）
突然38℃以上の発熱が続く。カテーテル抜去が一番の方法，抗菌薬投与。

② 血栓
上肢の腫脹，発熱，疼痛。抗血栓性にすぐれたカテーテルに変更。血栓溶解薬の使用。

③ 穿刺部皮膚壊死・感染
針刺入部の皮膚損傷，疼痛，発熱。穿刺部位を変える。局所消毒，抗菌薬投与。

(2) 代謝に基づくもの
① リフィーディングシンドローム
飢餓状態や高度な低栄養状態になると，外からのエネルギー源が不足するため，体たんぱく質の異化や脂肪分解が起こる。また，摂取不足によりミネラルやビタミンなどの不足も併発する。このような状態で急激に糖質やアミノ酸が体内に流入すると，膵臓でインスリン分泌が刺激され，摂取された糖質は細胞内に取り込まれATP産生に利用されたり，たんぱく質合成が励起されたりする。このような合成が亢進する際にはリン，カリウム，マグネシウムが必要となり，血中から細胞内にこれらが移動する。これによって，血中電解質のバランスが崩れ，低リン血症，低カリウム血症，低マグネシウム血症を引き起こし，痙攣や眼振，筋力低下などの症状や水分貯留による，心機能障害や呼吸障害を起こすことがある。このような状態をリフィーディングシンドローム（refeeding syndrome）という（図5-5）。脱水の補正の際に

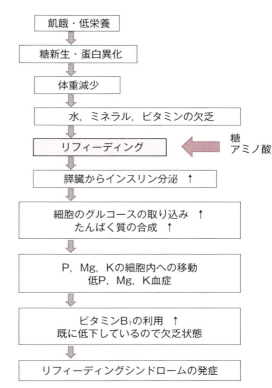

図5-5 リフィーディングシンドロームの発症メカニズム

資料：中屋豊・阪上浩・原田永勝，徳島大学大学院ヘルスバイオサイエンス研究部代謝栄養学「特集：メンタルヘルスと栄養　リフィーディング症候群」『四国医学雑誌』68（1,2），2012，p.24

は，低速度のブドウ糖の投与を行う。

② バクテリアルトランスロケーション
腸にはバクテリア（細菌）が存在しているが，通常は腸にバリア機能があるため，血中に入り込むことはない。しかし，静脈栄養法のみの栄養補給などにより腸管を使用しない状態が続くと，腸のバリア機能が減弱し，細菌や毒素が血中に侵入する。これを，バクテリアルトランスロケーション（bacterial translocation）という（図5-6）。腸管を利用しない静脈栄養法の重要な問題である。

③ 糖代謝異常
● 高血糖，高浸透圧性利尿，高浸透圧性非ケトン体脱水：糖代謝異常は中心静脈栄養法を実施するときには十分意識しておかなければならない問題である。通常使用される中心静脈栄養剤は組成上20%程度の糖を含んでいるた

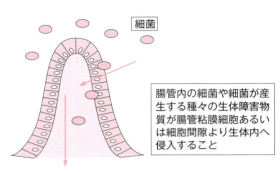

図5-6 バクテリアルトランスロケーション

め，静脈内に直接かつ継続的に投与されることによりいわゆる高血糖状態が維持されることになる。定期的な血糖値，尿糖，尿中ケトン体の測定が必要である。

- TPN 中止後の低血糖：中心静脈栄養法実施時は，高血糖により高インスリン分泌状態となるため，急に中止すると低血糖を起こすことがある。TPN を中断・中止する場合は，輸液速度は中止直前の30分・1時間の間，これまでの半分ほどにするか，5〜10％ブドウ糖液に変更した後，中止することで低血糖を防止できる。
- 乳酸アシドーシス：ビタミンB_1は体内貯蔵量が少ない水溶性ビタミンであり，消化器外科の領域では胃がんによる手術後など経口摂取が乏しいときに欠乏しやすい。中心静脈栄養法実施時にビタミンB_1投与を行わないと，アセチル CoA への代謝が抑制されてピルビン酸が乳酸に代謝され乳酸アシドーシスを起こす。

④ アミノ酸代謝異常
- 高尿素血症，高アンモニア血症：アミノ酸の過剰投与により生じることがある。
- 高クロール性アシドーシス：アミノ酸製剤由来のクロールの過剰投与により生じることがある。

⑤ 脂質代謝異常
- 脂肪肝：糖質の過剰投与，投与を控える。
- 必須脂肪酸の欠乏：脂肪乳剤の投与を長期間行わない場合に発症。症状として，手足，顔などの肌の乾燥がみられる。咽頭がんでNST介入時，1か月以上脂肪乳剤が投与されていない症例で，前述の症状がみられ，中性脂肪をモニタリングしながら，10％脂肪乳剤を週2本投与したところ2週目に改善がみられた。

4-8 在宅静脈栄養管理

安全なカテーテル管理が自宅で行えるようになるには，まず，患者や家族が中心静脈栄養法に対して正しい知識を持ち，取り扱えるようにトレーニングを受ける必要がある。

在宅（中心）静脈栄養法（home parenteral nutrition：HPN）ガイドラインでは前提条件として主に下記の項目をあげている。

① 病態が安定しており，入院して治療する必要がなく，HPN により QOL が向上すると判断されるとき。
② 医療担当者の HPN 指導能力が十分で，院内外の管理体制が整備されているとき。
③ 訪問看護や往診を含む在宅管理を良いチーム医療で行えるとき。
④ 患者と家族が TPN の理論や HPN の必要性をよく認識し，両者が HPN を希望し，家庭で，輸液調整や注入管理が問題なくでき，合併症の危険性が少ないと判断されるとき。

必要器材としては，QOL や安全性の面から長期留置用中心静脈カテーテル（central venous catheter：CVC）が推奨されている。対外式カテーテルや完全埋め込み式カテーテルが用いられている。

第6章 経腸栄養補給法と静脈栄養補給法の実践

I 総論

● 疾患治療において栄養療法は必須であり，経口摂取が生理的で望ましい栄養補給法である。しかしながら，疾患や治療に伴い，摂食・嚥下機能障害や消化吸収機能の低下がみられることがあり，経口摂取のみでは十分な栄養補給量が見込めないことがある。このような場合，経口摂取以外の栄養補給方法を検討する必要がある。

● 経口摂取が十分でない場合の栄養補給法には経腸栄養補給法と静脈栄養補給法があり，静脈栄養補給法には末梢静脈栄養法（PPN：peripheral parenteral nutrition）と中心静脈栄養法（TPN：total parenteral nutrition）がある。摂食，消化，吸収，代謝機能の状態をふまえて栄養補給法を決める（表6-1）。

● 経口摂取のみで必要栄養量を補給できない場合には，これら経腸栄養補給法や静脈栄養補給法を併用することが望ましい。

● 疾患治療においては，治療の経過で栄養補給量が変化することがあり，定期的に栄養補給量が適切であるか，アセスメントを繰り返すことが求められる。

II 各論

1 経腸栄養補給法

適応

● 胃内あるいは腸管内に経腸栄養用チューブを挿入して，流動食を投与して栄養を補給する方法である。

● 経口摂取が不可能な場合や経口摂取だけでは必要栄養量が充足できない場合に経腸栄養補給法が適応となる。

● 静脈栄養補給法に比べて生理的な栄養補給法であり，感染症などの重篤な合併症が少ないことが利点である。

● 経腸栄養補給法が適応となる疾患や病態は多岐にわたる（表5-2参照）。

禁忌

● 経腸栄養補給法が絶対的な禁忌となる詳細を表6-2に示す。

投与ルート

● 第5章参照。

投与方法

● 第5章参照。

経腸栄養剤の分類と選択

● 経腸栄養剤は，原料から天然濃厚流動食と人工濃厚流動食に分けられる。人工濃厚流動食はその組成から，成分栄養剤，消化態栄養剤，半消化態栄養剤に分類される（表6-3）。

● 詳細は第5章参照。

病態別経腸栄養剤の種類と特徴

● 第5章参照。

2 静脈栄養補給法

適応

● 静脈内に直接栄養成分を投与して栄養を補給する方法である。

● 栄養療法では，「腸が機能しているなら，腸を

表6-1 消化管の機能と栄養補給法

	摂食機能	消化機能	吸収機能	代謝機能
経口栄養法	○	○	○	○
経腸栄養法（流動食，半消化態栄養剤）	×	○	○	○
経腸栄養法（消化態栄養剤）	×	×	○	○
経静脈栄養法	×	×	×	○

×：消化管の機能が低下もしくは消失している状態
資料：幣憲一朗：経腸栄養，病態栄養専門栄養士のための病態栄養ガイドブック（日本病態栄養学会編），改訂第7版，p.99，2022，南江堂 より許諾を得て転載

使うこと」が大原則である。したがって，静脈栄養補給法は，腸管が使用できない場合や，腸管の安静が必要な場合に適応となる。

● 経腸栄養補給法と比べて生理的ではないため，代謝障害をはじめとした合併症の可能性がある。また，小腸粘膜（絨毛）の萎縮によるバクテリアルトランスロケーション（p.63 参照）などが起こることが知られており，経腸栄養補給法への変更，あるいは併用が望ましい。

● ただし，経口摂取あるいは経腸栄養補給法では必要栄養量が充足確保できない場合に静脈栄養補給法を併用する場合もある。

● 適応疾患については第 5 章を参照。

禁 忌
● 第 5 章参照。

合併症
● 静脈栄養補給法の合併症には機械的合併症と代謝性合併症がある（表 6-4）。

3 症 例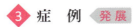

3-1 経腸栄養補給法の症例

❖(1) 症例の背景

> **症例 1（経腸栄養補給法）**
> 60 歳，男性。
> [主訴] 舌痛，経口摂取不良。
> [既往歴] 糖尿病，高血圧症，腹部大動脈瘤。
> [現病歴] 54 歳時，舌がんに対して放射線治療施行，5 年間経過観察し，再発はみられていない。
> 5 月初旬：舌痛を自覚した。疼痛が悪化して経口摂取不良となったため，近医を受診し，舌腫瘍を疑われ，当院へ紹介となった。
> 5 月 28 日：検査加療目的で歯科口腔外科に入院し，舌がん，両頸部リンパ節転移と診断され，手術の方針となった。
> [入院後の経過] 6 月 16 日：内視鏡的胃ろう増設術を行ったのち，気管切開術・両側頸部郭清術・舌全摘・下顎骨区域切除術・腹直筋腓骨皮弁による即再建術を施行した。

● 周術期栄養管理として，入院前からの栄養介入について記載する。

❖(2) 入院前栄養評価
● 5 月 27 日実施
● 【身体所見】
身長 166.0 cm，体重 56.6 kg
標準体重（IBW）60.6 kg
食事摂取：ほとんどできない
食事形態：ゼリー状，ムース状
消化器症状：便秘
日常生活：家事や趣味を通常通りに行うことができる

表 6-2　経腸栄養補給法の禁忌

- 消化管の完全閉塞（機械的・機能的），特に下部消化管
- 腹部膨満感を伴う重篤な小腸閉塞
- 消化管で吸収がまったくできない高度の吸収障害
- 短腸症候群
    残存小腸が≦50 cm で，結腸が保たれている場合，あるいは
    残存小腸が≦100 cm で，右半結腸がない場合
- 消化管－皮膚瘻
    ≧500 mL/日など大量の排液，しかも瘻孔遠位に栄養補給が不可能な場合
- 難治性，重症下痢（10 回/日以上，あるいは＞1,500 mL/day）
- 難治性嘔吐
- 高度の消化管出血，特に下部消化管
- 投与アクセス不能
- ショック（出血性・敗血症性）
- 血行動態が不安定な状態（カテコラミン高容量使用中など）
- 重症膵炎の極期（最近はより早期の EN も）

資料：日本病態栄養学会編『認定 NST ガイドブック 2023（改訂第 6 版）』南江堂，2023，p.46

表 6-3　消化吸収障害機序からみた経腸栄養剤の選択

	実効吸収面積の減少による吸収不良	膵外分泌機能の低下による消化障害	胆汁分泌障害による消化障害	食塊と消化液分泌のタイミング不調
成分栄養剤	○	○	○	○
消化態栄養剤	△	○	○	△
半消化態栄養剤	×	△〜○	△〜○	×

○：重症例でも適応，△：軽症〜中等症に適応，×：不適
資料：佐々木雅也：経腸栄養，病態栄養専門栄養士のための病態栄養ガイドブック（日本病態栄養学会編），改訂第 7 版，p.99，2022，南江堂 より許諾を得て転載

表6-4 静脈栄養補給法の合併症

機械的合併症	①気胸 ②動脈穿刺 ③空気塞栓 ④カテーテル位置異常 ⑤カテーテル敗血症
代謝性合併症	①高血糖および低血糖 ②肝機能障害 ③消化管粘膜萎縮 ④電解質・酸塩基平衡異常 ⑤リフィーディングシンドローム

資料：日本病態栄養学会編『病態栄養専門管理栄養士のための病態栄養ガイドブック（改訂第7版）』南江堂，2022, pp.110-111を参考に作成

●【問題点の把握】

食事摂取不良状態であり，入院後早期の栄養介入が必要であると考えられる。入院病棟主治医に申し送る。

❖(3)　入院時栄養評価

●5月28日実施

●【身体所見】

身長166.0 cm，体重56.6 kg

標準体重（IBW）60.6 kg

BMI 20.54 kg/m²，％IBW 93.4％

●【検査所見】（血液データ基準値参照）

血圧118/61 mmHg

尿たんぱく定性（－），尿糖定性（3＋）

HbA1c 7.0％，　　　　　血糖262 mg/dL

TP 7.1 g/dL，　　　　　Alb 3.7 g/dL

BUN 14 mg/dL，　　　　Cr 0.98 mg/dL

AST 20 U/L，　　　　　ALT 20 U/L

γ-GTP 68 U/L，　　　　Na 143 mEq/L

K 4.9 mEq/L，　　　　　CL 102 mEq/L

Ca 9.5 mg/dL

❖(4)　入院時栄養介入

●【栄養アセスメント】

身体所見および検査データからは栄養障害の存在はうかがえないが，入院前に食事摂取不良であったこと，食事形態がゼリー状およびムース状のものしか摂取できないことから，必要栄養量が確保できるか確認する必要がある。

●【栄養計画】

必要栄養量の設定

エネルギー1,900 kcal

基礎エネルギー消費量1,217 kcal（簡易式：基礎代謝基準値21.5 kcal/kg/日×現体重56.6 kg）×活動係数1.3（ベッド以外での活動あり）×ストレス係数1.2（がん）

●【食事提供内容】

食事：主食はペースト粥，副食はすべてペースト状

栄養補助食品：テルミール®2.0 α 1本

合計栄養量

エネルギー1,974 kcal

たんぱく質68.7 g（1.2 g/kg）

❖(5)　再評価1回目栄養評価

●6月10日実施

●【身体所見】6月10日

身長166.0 cm，体重55.4 kg

標準体重（IBW）60.6 kg

BMI 20.1 kg/m²，％IBW 91.4％

●【検査所見】（血液データ基準値参照）

TP 7.0 g/dL，　　　　　Alb 3.6 g/dL

BUN 12 mg/dL，　　　　Cr 0.84 mg/dL

AST 16 U/L，　　　　　ALT 15 U/L

γ-GTP 63 U/L，　　　　Na 142 mEq/L

K 4.9 mEq/L，　　　　　CL 102 mEq/L

Ca 9.4 mg/dL

レチノール結合たんぱく質2.1 mg/dL

トランスサイレチン16.2 mg/dL

トランスフェリン214 mg/dL

●【摂取栄養量】

※前回プランの内容で全量摂取

エネルギー1,974 kcal

たんぱく質68.7 g（1.2 g/kg）

❖(6)　再評価1回目栄養介入

●【栄養アセスメント】

半減期の短いたんぱく質の検査結果が低値であり，2週間で2％の体重減少が認められる。必要栄養量の見直しが必要と考えられる。

また，1週間以内に手術の予定があり，手術の侵襲も考慮しての栄養量の設定が必要。

●【必要栄養量の再設定（手術後）】

エネルギー2,148 kcal（体重：IBW）

BEE（ハリス・ベネディクトの式）1,271 kcal×活動係数1.3（ベッド以外での活動）×ストレ

ス係数 1.3（手術）

たんぱく質：IBW × 1.2 g/kg = 72.7 g

水分量：IBW × 30 mL = 1,819 mL

NPC/N 比 159.6

●【投与経路の選択】

手術後しばらくは経口摂取不可能と考えられる。術前に胃ろう造設予定であり，胃ろうからの経腸栄養が主な栄養投与経路となる。

●【投与内容プラン】

① ハイネイーゲル®3パック＋テルミール®2.0α 3パック＋中間水 400 mL

栄養量

エネルギー2,100 kcal，たんぱく質 79.5 g，水分量 1,410 mL，食塩量 5.3 g

② 血糖コントロール考慮

ハイネイーゲル®3パック＋グルセルナ®‐REX 3パック（水分量多め）

栄養量

エネルギー2,100 kcal，たんぱく質 86.1 g，水分量 2,010 mL，食塩量 6.7 g

❖(7) 再評価2回目栄養評価

●6月17日

●【身体所見】

身長 166.0 cm，体重 55.5 kg

標準体重（IBW）60.6 kg

BMI 20.1 kg/m², ％IBW 91.4％

●【検査所見】

TP 5.7 g/dL,	Alb 3.0 g/dL
BUN 7 m g/dL,	Cr 0.67 mg/dL
AST 14 U/L,	ALT 13 U/L
γ-GTP 37 U/L,	Na 144 mEq/L
K 4.0 mEq/L,	CL 108 mEq/L

レチノール結合たんぱく質 1.9 mg/dL

トランスサイレチン 16.2 mg/dL

トランスフェリン 211 mg/dL

●【投与栄養量】（胃ろう）

ハイネイーゲル®3パック＋グルセルナ®‐REX 3パック（水分量多め）

栄養量

エネルギー2,100 kcal，たんぱく質 86.1 g，水分量 2,010 mL，食塩量 6.7 g

❖(8) 再評価2回目栄養介入

●【栄養アセスメント】

6月16日，手術施行。

主治医より，予定より低侵襲の手術となり，経口摂取開始可能とのこと。

現在はプラン②を胃ろうから投与している。術後早期であり，現状の栄養管理を継続する。

❖(9) 再評価3回目栄養評価

●6月23日実施

●【身体所見】

身長 166.0 cm，体重 55.7 kg

標準体重（IBW）60.6 kg

BMI 20.2 kg/m², ％IBW 91.9％

●【検査所見】

TP 6.9 g/dL,	Alb 3.6 g/dL
BUN 14 mg/dL,	Cr 0.71 mg/dL
AST 19 U/L,	ALT 29 U/L
γ-GTP 47 U/L,	Na 142 mEq/L
K 4.4 mEq/L,	CL 104 mEq/L

レチノール結合たんぱく質 2.5 mg/dL

トランスサイレチン 16.3 mg/dL

トランスフェリン 213 mg/dL

●【投与栄養量】（胃ろう）

ハイネイーゲル®3パック＋グルセルナ®‐REX 3パック（水分量多め）

栄養量

エネルギー2,100 kcal，たんぱく質 86.1 g，水分量 2,010 mL，食塩量 6.7 g

❖(10) 再評価3回目栄養介入

●【栄養アセスメント】

6月16日，手術施行。

主治医より，予定より低侵襲の手術となり，経口摂取開始可能とのこと。

現状はプラン②を胃ろうから投与している。検査データより栄養状態の改善がみられる。栄養療法について再評価を実施。

口腔内手術後であり，嚥下評価をふまえた嚥下チームの介入が必要である。

●【必要栄養量の再評価】

必要栄養量

エネルギー1,800 kcal

BEE（ハリス・ベネディクトの式）1,271 kcal
×活動係数 1.3（ベッド以外での活動）×ストレス係数 1.1
たんぱく質：IBW × 1.2 g/kg = 72.7 g
水分量：IBW × 30 mL = 1,819 mL

● 【投与経路の選択】

嚥下チームの介入により，経口摂取が可能であれば，手術前と同様の内容で食事を開始する。栄養量の不足があれば，栄養補助食品を胃ろうから投与して補う。

● 【投与内容プラン】

食事：主食はペースト粥，副食はすべてペースト状
エネルギー 1,600 kcal，たんぱく質 65 g
栄養補助食品：テルミール®2.0 α 1 本
エネルギー 400 kcal，たんぱく質 14.5 g
合計栄養量
エネルギー 2,000 kcal，たんぱく質 79.5 g
※必要栄養量に対し投与栄養量がやや多めであるが，経口からの摂取量を確認し，調整する。

❖⑾　再評価4回目栄養評価

● 6 月 30 日実施

● 【身体所見】

身長 166.0 cm，体重 54.0 kg
標準体重（IBW）60.6 kg
BMI 19.6 kg/m²，% IBW 89.1%

● 【検査所見】

TP 6.3 g/dL,	Alb 3.4 g/dL
BUN 15 mg/dL,	Cr 0.77 mg/dL
AST 12 U/L,	ALT 15 U/L
γ-GTP 35 U/L,	Na 142 mEq/L
K 4.3 mEq/L,	CL 107 mEq/L

レチノール結合たんぱく質 2.2 mg/dL
トランスサイレチン 16.7 mg/dL
トランスフェリン 205 mg/dL

● 【摂取栄養量】

食事（経口）：2～10 割程度の摂取
栄養補助食品（胃ろう）：
テルミール®2.0 α 1 本
エネルギー 400 kcal，たんぱく質 14.5 g
摂取栄養量
エネルギー 1,360 kcal，たんぱく質 54 g

❖⑿　再評価4回目栄養介入

● 【栄養アセスメント】

6 月 16 日，手術施行。
嚥下チーム介入し，嚥下造影検査（VF）施行。摂食・嚥下状況に問題なく，食事開始となっている。食事摂取量にはムラがあるため，栄養補助食品については胃ろうから投与としている。経口摂取量が改善しなければ，栄養補助食品の投与量を増やして補う必要がある。

❖⒀　その後の経過

7 月 1 日より栄養補助食品を 1 パック追加し，経口摂取を継続した。経口摂取量は徐々に増加し，1 週間程度で全量摂取可能となった。

3-2 静脈栄養補給法の症例

❖⑴　症例の背景

症例2（静脈栄養補給法）

60 歳，男性。

［主訴］腹部膨満感，体重減少。

［既往歴］高血圧症，脂質異常症，高尿酸血症。

［現病歴］前医からの紹介で当院を受診した。診察時に著明な腹水貯留を認め，腹水穿刺で血性腹水 1,200 mL を回収した。血液検査で，末梢血に異常リンパ球が出現していた。症状と検査所見から悪性リンパ腫を疑われてリンパ節生検を施行し，マントル細胞リンパ腫 Stage 4 BS と診断された。

1 月 8 日：入院し，R-BAC 療法（リツキシマブ，ベンダムスチン，シタラビン併用療法）を 4 コース行い，CMR（complete metabolic response：分子遺伝学的完全奏功）が得られた。しかし，2 月中旬頃に乳び胸を発症，多量の乳び胸水が出現し，胸腔ドレーン留置となり，連日 1,000～1,500 mL/ 日の排液が続いた。

3 月 12 日：栄養状態改善目的に NST 介入依頼があり，17 日から介入を開始した。

❖⑵　入院時栄養評価

● 1 月 4 日実施

● 【身体所見】

身長 163.1 cm，体重 69.5 kg（浮腫あり）
標準体重 58.5 kg
BMI 26.12 kg/m²，% IBW 118.8%

●【検査データ】

血圧 131/78 mmHg

尿たんぱく定性（－），尿糖定性（－）

HbA1c 4.3%,　　　　血糖 124 mg/dL

CRP 3.27 mg/dL

TP 6.8 g/dL,　　　　Alb 3.5 g/dL

BUN 24 mg/dL,　　　Cr 0.92 mg/dLAST 16 U/L,　　　　　ALT 8 U/L

γ-GTP 18 U/L,　　　Na 135 mEq/L

K 5.0 mEq/L,　　　　CL 100 mEq/L

Ca 9.1 mg/dL,

eGFR 64 mL/min/1.73 m²

●【生活歴】飲酒：ビール 350 mL/ 日，喫煙：なし，アレルギー：薬物（－）食物（－）

❖⑶　入院時栄養介入

●【栄養アセスメント】

血液検査データより血清 Alb 値 3.5 g/dL であり，軽度栄養障害ありと考える。

●【栄養計画】

必要栄養量 1,800 kcal

基礎エネルギー消費量 1,258 kcal（簡易式：基礎代謝基準値 21.5 kcal/kg/ 日 × 標準体重 58.5 kg（浮腫ありのため）

× 活動係数 1.3（ベッド以外での活動あり）

× ストレス係数 1.1（がん）

●【食事提供内容】

食事：基本食 B　1,600 kcal　全量摂取

食事摂取状況：全量摂取

必要栄養量に対し不足している。定期的に検査データ等確認していく。

❖⑷　NST 介入目的

●左乳び胸水，右胸水貯留による栄養状態悪化状況の改善。

❖⑸　NST 介入時栄養評価

●3 月 18 日実施

●【身体所見】

身長 163.1 cm，体重 62.0 kg（浮腫あり）

標準体重 58.5 kg

BMI 23.3 kg/m²，% IBW 106.0%

●【検査所見】

血圧 100/71 mmHg

血糖 116 mg/dL

CRP 0.23 mg/dL,　　　Alb 2.3 g/dL

BUN 20 mg/dL,　　　　Cr 1.05 mg/dL

AST 21 U/L,　　　　　ALT 14 U/L

γ-GTP 13 U/L,　　　　Na 127 mEq/L

K 4.8 mEq/L,　　　　　CL 96 mEq/L

Ca 8.4 mg/dL

eGFR 55 mL/min/1.73 m²

●【栄養投与内容】

3 月 6 日～3 月 12 日：経口摂取，脂肪制限食

3 月 13 日～3 月 16 日：食止

3 月 17 日～脂肪制限食

エネルギー 1,700 kcal，たんぱく質 75 g，脂質 30 g

●【摂取量】5～6 割程度

エネルギー 900 kcal，たんぱく質 33 g，脂質 11 g

●【治療方針】

乳び胸水のドレナージに加え，2 月 28 日から食事内容を脂肪制限食に変更，翌 29 日から絶食にするも排液量減少せず，3 月 6 日からサンドスタチン投与開始し，食事は脂肪制限食を再開としている。

❖⑹　NST 介入時栄養介入

●【栄養アセスメント】

血液検査データより血清 Alb 値 2.3 g/dL であり，高度栄養障害の状態。体重減少もある。

●【栄養計画】

必要栄養量

① 　エネルギー 2,100 kcal

BEE（ハリス・ベネディクトの式）1,241 kcal

浮腫あり標準体重（58.5kg）にて算出 × 活動係数 1.3（ベッド以外での活動あり）× ストレス係数 1.3（がん）

② 　たんぱく質 59g～

標準体重（58.5kg）× 1.0～g/kg/ 日

③ 　脂質 30 g

●【栄養投与ルートの決定】

食事摂取可能。補助として経腸栄養剤の経口摂取。また，胸水コントロールのため，水分量減少が必要であれば静脈栄養法の利用も検討する。

●【栄養投与プラン】

食事：脂肪制限食

エネルギー1,700kcal，たんぱく質75g，脂質30g

※摂取可能量は現状の900 kcal程度と考え，1,200 kcal程度の栄養補助が必要であり，脂質を含まない内容とする。

●【栄養補助プラン】

① 静脈栄養補給法（PPN）

水分量減少を考えPPNを選択

エルネオパ2号

エネルギー820kcal，アミノ酸30g，脂質0 g

② 経口摂取エレンタール®3パック

エネルギー900kcal，アミノ酸42.3g，脂質0.5g

③ ①，②に加え，乳びになりにくい脂質であるMCT（中鎖脂肪酸）の補給

❖⑺ NST再評価時栄養評価

● 3月31日実施

●【身体所見】

身長163.1cm，体重61.0kg（浮腫あり）

標準体重58.5kg

BMI 23.31kg/m²，％IBW106.0％

●【検査所見】

血圧101/69 mmHg

血糖69 mg/dL

CRP 0.23mg/dL，Alb 1.9g/dL

BUN 30mg/dL，Cr 0.86mg/dL

AST 25U/L，ALT 24U/L

γ-GTP 25U/L，Na 136mEq/L

K 4.9mEq/L，CL 108mEq/L

eGFR 69mL/min/1.73 m²

●【治療方針】

サンドスタチン効果みられず，3月16日で投与終了とした。3月25日リンパ管シンチグラフィ検査施行するも，漏出部分の特定には至らなかった。結索術や胸膜癒着などの胸管にアプローチする方法は排液が多すぎるため困難と判断した。今後，シャント術について検討していく。

●【栄養摂取状況】

脂肪制限食摂取量

エネルギー 1,000〜1,500kcal，たんぱく質45〜68g，脂質12〜27g

栄養補助食品

エレンタール®3パック摂取

エネルギー900kcal，たんぱく質42.3g，脂質0.2g

摂取栄養量

エネルギー1,900〜2,400kcal，たんぱく質87g，脂質12〜27g

❖⑻ NST再評価時栄養介入

●【栄養アセスメント】

血液検査データより血清Alb値2.3g/dLであり，高度栄養障害の状態は継続しているが，必要栄養量は投与できており経過の確認を継続していく。

❖⑼ その後の経過

4月25日：Alb 2.0g/dL

乳び胸に対するシャント術施行のため，他院に転院となった。

参考文献

日本病態栄養学会編『病態栄養専門管理栄養士のための病態栄養ガイドブック（改訂第7版）』南江堂，2022

日本病態栄養学会編『認定NSTガイドブック2023（改訂第6版）』南江堂，2023

第7章 傷病者・要介護者への栄養教育

1 傷病者の栄養教育

栄養教育は，栄養食事指導（相談）などを通して，傷病者の疾病治癒，再発防止および重症化予防のために管理栄養士が積極的かつ適切に行うものである。

1-1 栄養教育の意義と目的

傷病者の栄養教育は，疾病治療，再発防止やコントロールおよび重症化予防，または栄養状態の改善，維持のために，入院中や退院後の生活で，適切で自立した食生活や栄養管理を行うための実践力を身につけてもらうよう支援することが目的である。そのためには個人または集団に対してあるいは家族に対して，管理栄養士が単独または他の医療職種と連携して行う栄養教育活動が重要となる。特に生活習慣病や特別な食事療法を必要とする傷病者には傷病者自らがその食生活をはじめとする日常の生活行動を変容することが重要となり，栄養教育の成否が傷病者の予後に影響する。

かつての栄養食事指導は管理栄養士からの「こうしたらよいですよ」「このようにしてはどうですか」といったようなアドバイスや提案が中心であった。しかし，近年，管理栄養士は相談者として「傾聴」をキーワードとした，個々にあわせた生活・行動様式に寄り添った栄養食事指導（相談）がなされている。

1-2 行動変容を可能とする栄養教育に必要な技法

行動変容を可能とする栄養教育に必要な技法には，栄養カウンセリングやコーチング，行動科学的技法がある。

❖(1) 栄養カウンセリング

カウンセリングはラテン語の「相談する」という意味の語に由来する。相談する人，援助を必要とする人をクライエントといい，相談を受ける専門家をカウンセラーという。

カウンセリングはクライエントとカウンセラーが作り上げる人間関係のなかで，クライエントが，ある問題に対処する別の（新しい）やり方を発見することである。この人間関係を築くためには，ふれあいのある人間関係，相互に構えのない感情の交流が大切であり，これが，カウンセリングを行ううえでの前提条件となる。カウンセリングは，クライエントとカウンセラーが双方向的にコミュニケーションをとり，クライエントを中心とした支援を行うことが大きな特徴である。

ここでは栄養教育におけるカウンセリング（栄養カウンセリング：nutrition counseling）について説明する。したがって，カウンセリングを行う人は管理栄養士とする。一方，栄養カウンセリングを受ける人は，傷病者だけでなく健康な人も対象になる場合もあることからここではクライエントとする。栄養カウンセリングの技術だけを身につけても栄養カウンセリングには進めない。

① 管理栄養士の姿勢

栄養カウンセリングでは，クライエントが自分の問題は何か，解決するためには何が必要かを自ら考えられるようになることが求められる。クライエント中心ではあるがクライエントの目標に向かって行うものである。そのため，管理栄養士は，クライエントに情意的に働きかけ，心の交流を十分に行って，ラポール（信頼関係）を作り上げることが望まれる。ラポールの形成には，クライエントの言ったことを受け入れ「無条件の受容」，話を十分に「傾聴」し，ときには「沈黙」も大切に扱い，クライエントの気持ちを理解「共感的理解」するなど，クライエントの感情体験を共有するように心がけることが必要である。また，クライエントが伝えたいことをうまく言葉にできないときには，「要約」して伝え返し，理解を示すことも必要である。これらはラポールが形成されていないと単なる説教や押しつけで終わってしまうため，まずは「この管理栄養士さんなら話せる」と思ってもらえる話しやすさを作り出すことが大切である。

② 栄養カウンセリングの基本的考え方

a．クライエントの自律性の尊重（管理栄養士の方が上の立場ではない。クライエントを一

人の人間として対等な立場で進める）

b．クライエント中心（クライエントが決定権をもっている）

c．信頼関係（ラポール）の確立（押しつけで進めない。信頼関係をベースに進める）

d．目的の明確化（目的なしに行うものではない）

③ 栄養カウンセリングの技法

・傾 聴

クライエントがある事実をどのような価値観で感情を背景にしてとらえているのかを理解するために，ありのままの話を聴く姿勢を傾聴という。したがって，相手の話に漫然と耳を傾ける受け身の姿勢（受動的）ではなく，そのときの表情，視線，しぐさや雰囲気などの非言語的コミュニケーションを含めて，相手がどのように感じているのか，何を考えているのか，どんなことを望んでいるのかを能動的に理解しようとする必要がある。「あなたの話をちゃんと聞いていますよ」と"相手にわかるように聞くこと"が大切である。

・受 容

受容とは許容的，非審判的な態度でクライエントの考え，感情，行為を無条件に聞き入れることである。話を聞く際には，評価をしたり，自分の価値観，偏見，先入観，独断で相手の気持ちや考えを推測したり，裁いたり，とがめたり，抑制し

たり，直そうとしないことが大切である。

・共感的理解

共感的理解とは聞き手が傾聴し，相手の言葉やしぐさなどから，相手の気持ちをあたかも自分のことのように感じとる（共感する）ことである。「私はこのように聞き，こう受けとめ理解した」などと管理栄養士が受容し理解したことをクライエントに伝え返すことが必要となる。これにより，クライエントは聞き手が真剣に誠意をもって自分の話に耳を傾け，自分を受けとめ理解し存在を認めてもらっていることを知る。ただし，必要以上の共感は客観的判断を誤る場合があるので留意する。

④ 栄養カウンセリングの特徴

行動変容が必要な行動は，健康を維持・増進するうえで問題となる行動である。当事者にとっては快適な食習慣であることが多いことから（腹いっぱい食事をする，濃い味が好き，アルコールは減らせないなど），管理栄養士の一方的な指導によって，すぐに改善できる行動ではない。

これまでの栄養指導はコンプライアンス（学習者が指導者の助言や指示に素直に応諾し行動に移すこと）を重視しがちであったことから，管理栄養士とクライエントの関係は「指導する（話をする人）→ 指導される人（話を聞く人）」であった。指導されるクライエントは受け身の状態に陥りやすく，主体性や積極性，つまりやる気につなげていくことが難しいとされることもあった。

栄養カウンセリングは，アドヒアランス（治療に対してクライエントが積極的にかかわり，その決定に沿った治療を受けること）の強化に着目し，クライエント自ら問題を探り，掘り下げて，問題解決方法を見つけ出すために，管理栄養士がカウンセラーとして寄り添っていくものである。管理栄養士にはクライエントとともに考え（並んで進むイメージ），ともに予防や治療を進めていく姿勢が必要である。クライエントの行動や考え方が実行できない背後の気持ちに着目した栄養カウンセリングが必要で，そのためには1回だけの栄養情報の提供で終わらずクライエントから，「またあの先生と話がしたい」「聞きたいことが聞

よい聞き手になるためのポイント

① 相手の話を最後まで聞く。

② 相手の話を途中で横取りしない，遮らない。

③ うなずきや相づちを入れながら，積極的に聞く姿勢を見せる。

④ 話がそれた場合は無理に引き戻そうとしない。発言のなかからテーマに戻すきっかけとなる言葉を見つける（何度も繰り返す言葉や思いや気持ちの言葉など）。

⑤ 話がまとまらない場合は，話題がかわるとき，話した内容をいったん整理する。また，十分に話せているか確認しながら進める。

⑥ 沈黙をも扱う。沈黙は思考の時間と理解し，相手が話し出すまで待つ。⑦ 非言語的コミュニケーションの変化も観察しながら話を聞く。

第7章　傷病者・要介護者への栄養教育

けて納得できた」と言ってもらえるように継続的にかかわれるよう，カウンセリングのスキルを身につける必要がある。

⑤ 栄養カウンセリングと心理カウンセリングの違い

カウンセリングというとクライエントの感情について尋ねたり心の深層を探ったりすることと考えられがちであるが，目的が違うため内容も異なる。心理カウンセリングは心理カウンセラーが行い，心の問題を解決するための援助を目的としている。一方，栄養カウンセリングは管理栄養士が行うカウンセリングで栄養教育の一環である。栄養カウンセリングでは食行動の変容の援助が目的のため，健康に影響する食行動を変容することがカウンセリングのテーマとなる。クライエントの自律的決断を尊重しクライエントの持っている能力を伸ばすことで，クライエントは食行動を変容させ維持する自己管理能力を修得していく。

⑥ 家族と行うカウンセリングの注意点

家族といっしょに栄養カウンセリングを行う場合に，問題を抱えた本人ではなく，周りの家族がそのクライエントの行動を変えようと一生懸命になったりする。家族はあくまでもクライエントのサポートであり，動機を高めていくのは問題を抱えたクライエント自身であるということを管理栄養士は常に意識しなければならない。

❖(2) コーチング

コーチ（coach：馬車）という言葉には「大切な人をその人の望むところまで送り届ける」という意味がある。コーチングはそのコーチが使うコミュニケーションスキルのことをいい，その人の望むところ，つまり今いるところから行きたい場所に人を運ぶ，すなわち目標（ゴール）を達成することがコーチングの目的である。コーチはクライエントに指示や命令するのではなくクライエントとの対話のなかで気づきを促して自発的な行動を生み出す。

「コーチング」はそのような「対話的コミュニケーション」のモデルである。栄養指導にコーチングを活用する場合にはここでいうコーチは管理栄養士であり，クライエントは患者である。

その概要を図7-1に示す。コーチはクライエントを観察し，質問を投げかけて，それに対するクライエントの答える言葉や事柄を承認し，さらに傾聴をしていく。クライエントは，コーチの質問に答えて話していく過程で気づきを得る。この

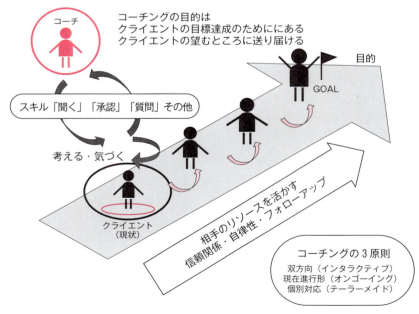

図7-1　コーチングの構造

自身で考えて気づくことがクライエント自身の持つリソース（資源）を引き出し，活用されることで力となり行動変容へとつながっていく。

コーチングの基本的な考え方は，人には無限の可能性があり，その人が必要とする答えはその人のなかにあるということである。コーチの価値観や思い込みからクライエントを評価したり誘導したりするのではなく，クライエントの思いや感情をありのままに受けとめて，クライエントが本当に望むことは何なのか，どうすればそれを達成できるかをクライエントとともに見つける。主体はクライエントにある。

① コーチングスキル（技法）

数あるコミュニケーションスキルのなかから栄養教育に役立つ重要なスキルを5つ紹介する。

・ペーシング

信頼関係をいち早く築くためのスキルにペーシングがある。ペーシングは英語の "pacing"（歩調合わせ）に由来する。ペーシングとは話し方や身振り手振りなどを相手にあわせることである。ペーシングを活用することで，相手との一体感や安心感，信頼感を生み出す効果がある。安心感なしでは相手との信頼関係は築けない。

ペーシングは「バーバル」と「ノンバーバル」

表7-1　ペーシング

言葉によるペーシング（バーバル）
・共通の話題
・話す速さ
・言葉づかい
・リフレイン（相手が発した言葉をそのまま繰り返す

言葉によらないペーシング（ノンバーバル）	
・服装	・目線
・座り方	・声の大きさ
・ジェスチャー	・声のトーン
・表情	・話すリズム

表7-2　承認

① 成果承認・成長承認	② 存在承認・行動承認
相手の長所や行動の結果（パフォーマンス）を褒める。 例） ・体重を1か月で1kgも減量できましたね。 ・先月より歩数が○歩増えましたね。がんばりましたね。	相手の存在や態度を認める 例） ・おはようございます。 ・髪型が変わりましたね。 ・今日はうれしそうですね。 ・やってきたいですね。

の2種類に分けられる（表7-1）。

ペーシングには「相手を受けとめる」といった意味もある。クライエントが話した言葉に相づちを打ったり（「うん，うん」「なるほど」「そうなんですね」など），次の話を促すのに接続詞（「それで？」「もう少し教えてください」など）を活用したりすると，「この人に自分のことを話しても大丈夫だ」「関心を持ってもらっている」といった感情をいだき，さらなる信頼感，安心感につながりやすい。

特に初めて栄養指導を受けるクライエントは緊張していることが多いので，そういった場面で効果を発揮する。

一方，相づちやうなずきなどを入れなかったり目線をあわせずに話を聞いたりしている（反ペーシング的態度）と，相手はどういった思いになるかというと「自分の話は重要ではないのではないか」「この管理栄養士さんは自分の話には関心がなさそうだ」「もう話さなくてもいい」という気持ちになっていくのである。栄養指導や病棟訪問の際の聞き取りなどの場面では気をつけたい態度である。

・傾聴

カウンセリングと同様，コーチングのすべての基本は傾聴にある。クライエントに意識を向け，クライエントの言葉に耳を傾け，目に見えない雰囲気や場の空気からクライエントの本当のメッセージを読み取る。

例）やれそうですか？→「はい，やってみます……（うつむきかげんで声は小さめ）」なのか「はい！やってみます！（顔をあげて声も大きい）」とでは言葉は同じでも，まったくクライエントの思いは違う。クライエントが何を考えて思っているのかに耳を傾けて聴いてみる。

聞き方のポイントは前述の通りである（p.73参照）。

・承認

相手を褒めることや相手の存在を認めることを承認という。このスキルを用いることで相手の成長を認知させることができる。これにより，相手の自己効力感（心理用語で自分には目標を達成す

る能力があると認知すること）やモチベーションの向上が期待できる。承認には次の2種類がある（表7-2）。

a．成果承認・成長承認

一般に褒め言葉といわれるものは「成果承認」に該当する。「体重が○kgも減ってがんばりましたね。どうやって○kgも減ったんですか，教えてください」など相手に成功体験を尋ねることや，相手が成長したポイントを言語化させることも成果承認に含まれる。

もし成果を出せなくてもどこまでやれたのかの「成長」を承認することもできる。たとえば「○○さんは体重を3kg減らすと話していましたね。3kgには達しなかったですが1.5kgも減ってきましたね。なかなか難しいとは思っていましたがよくがんばりましたね」と前よりも進んでいること，できていることを承認する。

b．存在承認・行動承認

存在承認は自分が相手をみていることのメッセージになる。仕事の成果や相手の努力に関係なく誰に対しても使うことができる。あいさつや相手の変化，状態について伝えるだけではなく，メールで返信する，相手の目を見るなども存在承認に含まれる。

栄養指導において「言ったことをやってこない」「減量もできていない」「褒めるところがまったくないから褒められない」そういったクライエントをどう褒めたらいいかということがあるが，そのような場合には，栄養指導をキャンセルもせず，指導室に来室したことの行動を承認したり，成果がなくても，前回の指導後にやってみたことなどを聞き取ったりして，その行動に対して承認をする。

存在承認の効果は「私はここにいてよいのだ」という安心を憶えさせることである。人は安心して初めて落ち着き，考え，行動を起こすことができる。承認を伝えるポイントを表7-3に示す。

・質　問

効果的な質問は十分な傾聴から始まる。コーチはクライエントの気づきを促し，クライエント自らが新しい視点を見つけて，その可能性を広げ，

「クライエントのなかにある答えを引き出す」ために質問する。コーチングにおける質問は，以下の目的がある。

　　a．クライエントの思考を整理する
　　b．クライエントの思考を具体化する
　　c．クライエントの気づきを促す
　質問の種類を表7-4に示す。

・提　案

クライエントからアイディアが出てこないときや相手の視点が狭くなっているときに，コーチは提案のスキルを活用して相手の思考をサポートする。提案によりクライエントに新しい視点を提供し目標達成に向けて行動の選択肢を増やすことができる。

コーチ自身が理想とする姿に相手をはめ込もう

表7-3　承認を伝えるポイント

Youメッセージ：（客観的メッセージ）主語が相手になっている。
　例：○○さんはがんばっていましたね。○○さんは一生懸命でしたね。

Iメッセージ：相手が自分に与えた影響を伝える。（主観的メッセージ）主語が自分になっている。
　例：私は感動しました。私はとてもうれしくなりました。

YouメッセージとIメッセージをセットで伝える方法。
　例：○○さんはウォーキングで毎日記録をつけたり体重を意識されていました。結果，体重が減ってきましたね。がんばっていましたね。私はそれを見てとてもうれしくなりました。

表7-4　質問の種類

	オープンクエスチョン（開かれた質問）	クローズドクエスチョン（閉ざされた質問）
定義	自由に答えさせる質問	はい/いいえ，A/Bなど択一で答えさせる質問
目的	・相手に考えさえる ・相手の意見を聞く ・情報収集する 例) ・○○さんがやれそうな方法は何ですか ・やってみてどうでしたか ・他にはどんな方法が考えられますか	・確認する ・意思決定させる 例) ・やってみましたか ・やるのですか，やらないのですか ・他にやる方法はありますか
利点（＋）欠点（－）	・自由な発想や意見を聞くことができる（＋） ・気づきや主体性を引きだしやすい（＋） ・回答に時間がかかる（－）	・相手が回答しやすい（＋） ・回答に時間がかからない（＋） ・気持ちや感情を表現しにくくなる（－） ・詰問や誘導になりやすい（－）

とすることは誘導にあたり，コーチングではない。コーチングにおける提案は，行動を起こすかどうかの選択権がクライエント側にある点で，指示や命令とは明確に区別される。

提案をするときのポイントを表7-5に示す。

② コーチングに向かない人（アンコーチャブル）

コーチングが機能せず向かないクライエントがいる。コーチングが向かない人のことをアンコーチャブルな人という（表7-6）。

③ コーチングの基本的ステップ（話の流れ）

クライエントにコーチングを活用して行動変容を起こしてもらうためには，話の流れとしてコーチングフローがある。コーチングフローは6つのステップで構成される（図7-2）。

a. アイスブレイク

クライエントが話しやすい環境を整える。ペーシングなどを活用して相手のペースに合わせる。

例）
・仕事の調子はどうですか
・最近は忙しいですか

b. 目標の明確化

クライエントが話したいテーマや実現したいと思っていることを明確にする。

例）
・今日は○○の栄養指導ですが，○○さんはどんな目標をもっていますか。

（クライエント：体重を減らしたい）
・この時間でどのような話ができるといいですか。
（クライエント：いろいろやっているのだけど，体重を減らす方法が知りたい）
・どのような状態が理想ですか。
（去年まで着ていた服が着られたらいいな）

c. 現状確認

b. であげた目標や理想の状態に対して，現状を確認する。

例）
・目標に対して，今はどのような状況ですか。
（クライエント：がんばっているのに体重はな

表7-5 提案のポイント

・提案の許可を取る　例）「提案してもよいですか？」
・提案は1度に1つ　例）「このやり方をやってみませんか」
・提案は押し付けず，提案に対する相手の意見を聞く　例）「今の提案について，どう感じましたか？」

表7-6 アンコーチャブルな人

・話を聞けない人
・約束（時間・行動）を守らない人
・信頼関係が築けない人
・常に否定的に考える人
・思考や感情をコントロールできない人
・過度に依存性が高い人
・攻撃的な人
・治療が必要な精神疾患がある人

資料：出江紳一編著『リハスタッフのためのコーチング活用ガイド（第2版）』医歯薬出版，2018，p.97

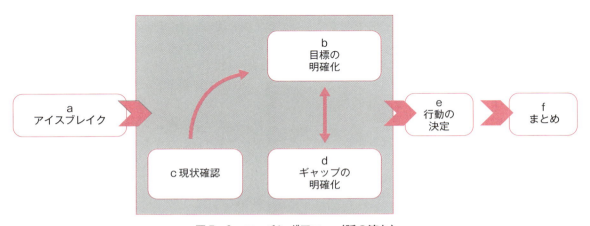

図7-2 コーチングフロー（話の流れ）

資料：日本摂食嚥下リハビリテーション学会教育委員会編『医療コーチングワークブック―対話的コミュニケーションのプラットフォーム』中外医学社，2019，p.111

かなか減らないんだよ）

・目標に対して今は何パーセントくらい到達していますか。

（クライエント：本当は10kg減らしたほうがいいと医師には言われているけどまだ3kg。30%だな～）

・目標に近づくために今回までにどんな取り組みをしてきましたか。

（クライエント：腹いっぱい食べるのをやめたよ）

d. ギャップの明確化

b.の目標や理想に対して何が足りていないのかを明確にする。

例）

・目標と現状にギャップ（へだたり）がある理由は何だと思いますか。

（クライエント：そうだな．腹いっぱい食べるのはやめたけど，ちょっとならいいかなとつまんでいるかも）

・目標に近づけない理由が○○さんにあるとしたら何ですか。

（クライエント：そうか，体重が減らないのはもしかしたら"ちょっとというけど"食べているんだ）

・まだやろうと思っていてやっていないことはありますか。

（クライエント：野菜を食べる量を増やそうと思っているけどまだやっていないな）

e. 行動の決定

b.の目標達成するために必要な行動を明確にする。

・ここまで話をしてやってみたいと思ったことは何ですか。

（クライエント：そうだな．野菜を食べる量を増やそうと思う）

・この1～2週間でできそうなことはありますか。

（クライエント：体重を風呂あがりに必ずはかろうかな。朝だと忘れてしまうから）

f. まとめ（ふりかえり）

話してみて明確になったのか，コーチングの時間がクライエントにとってどのような時間だったのかを確認する。また，クライエントに対するサポートの姿勢も伝える。

・今日のお話で整理できたことはありますか。

・話したかったことは話せましたか。

・今日のお話について進捗を次回聞かせてください。

特定保健指導においても相談・支援技術にカウンセリング・コーチングがとり入れられている。

なお，カウンセリングとコーチングの大きな違いは，カウンセリングがおもに過去に遡って，その感情や根本的な原因に寄り添いながら問題解決を図ろうとするのに対し，コーチングは現在から未来に焦点をあてて，目標達成を目指すところにある。どちらもクライエントと信頼関係（ラポール）を形成し，傾聴，共感して，対象者の内なる気づきを促す技術は同じである。

❷ 要支援者・要介護者の栄養教育

今後，超高齢化社会を迎えるにあたり，介護や社会的支援が必要な人びとの尊厳を保持し，その能力に応じて自立した日常生活を営むことができるように傷病者だけではなく，高齢者や障害者へのアプローチもまた重要である。特に要支援者（要介護状態の軽減や悪化の防止が必要と見込まれる状態，または継続して日常生活を営むのに支障がある状態の人），要介護者（日常生活の基本的動作の全部または一部が継続して常時介護を要すると見込まれる状態の人）への栄養教育は要支援，要介護の状態の軽減や悪化防止，要介護状態への予防のため，医療保険同様，介護保険にも位置づけられている。できるだけ自宅で能力に応じた，自立した日常生活が営めるよう配慮されている。

摂食・嚥下機能障害や消化管機能，精神，心理状態などを評価したうえで，人格を尊重しつつ，食べる楽しみを見いだせる食環境づくりにも努める。

通所介護（デイサービス）は通所時や日常の食事状況を観察し，その嗜好や咀嚼・嚥下状態を把握して，栄養ケア計画の作成など栄養教育（相談）を行う。

居宅では，主治医が栄養管理の必要性を認めた場合に，管理栄養士が自宅を訪問して，居宅サービスを利用する人の栄養状態，食事摂取量，生活状況などを把握し，食事や調理に関する助言などの栄養教育（相談）を行い，栄養や食事の改善を図る。必要に応じて介護者やヘルパーへの栄養教育（相談）も行う。

参考文献

中村丁次・川島由起子・外山健二編『臨床栄養学（改訂第 3 版)』南江堂，2019

中山玲子・宮崎由子編『栄養教育論（第 5 版)』化学同人，2016

笠原賀子・川野因編『栄養教育論（第 3 版)』講談社サイエンティフィク，2012

日本摂食嚥下リハビリテーション学会教育委員会編『医療コーチングワークブック―対話的コミュニケーションのプラットフォーム』中外医学社，2019

出江紳一編著『リハスタッフのためのコーチング活用ガイド（第 2 版)』医歯薬出版，2018

第8章 薬と栄養・食事の相互作用

1 薬と栄養・食事が相互に及ぼす影響

1-1 薬と栄養・食事の相互作用の重要性

　近年医療が高度化し，さまざまな薬剤が使用されており，薬をまったく投与されていない患者を探すほうが難しいくらいである。薬剤は単独で投与することもあるが，複数の薬剤を併用することも多い。複数の薬剤を投与した場合は，薬剤同士で相互作用が生じる。

　相互作用は，薬同士だけで生じるものではなく，栄養や食事と薬とが相互作用を起こすこともある。薬同士の相互作用には，薬剤師などが中心となって注意を払っていることが多いが，栄養や食事と薬との相互作用は管理栄養士・栄養士が中心となって注意を払うべきである。そのためにはまず薬の基礎を知っておくことが必要である。

　栄養や食事と薬との相互作用には，栄養・食物が医薬品に及ぼす影響と，医薬品が栄養・食事に及ぼす影響との双方向があり，両者ともに理解しておく必要がある。

1-2 医薬品の種類

　正式な医療用の薬は「日本薬局方」という医薬品の規格基準書に収載されている。医薬品はその効力や安全性などにより，医師・歯科医師の処方が必要な医療用医薬品と不要な一般医薬品とに分けられる。医薬品以外にも，医薬部外品や食品に分類されるものもあり，これらのなかにも医薬品と同等もしくは類似の成分を含むものもある。サプリメントや「いわゆる健康食品」の摂取時にも医薬品と類似の相互作用を示すことがあり，注意が必要である。

　薬物とは化学物質のことを指し，薬物を医療用に使用できるような形状に加工したものを「薬剤」という。薬剤はその投与方法により，注射薬，経口薬，坐薬，貼付薬，点眼薬，点鼻薬，吸入薬などがある。さらに経口薬には，粉末の散剤，顆粒剤，錠剤，カプセル剤，液剤などがある。非医薬品のサプリメントなどにも錠剤やカプセル剤の形態のものもあり，形状だけで医薬品であると判断してはいけない。

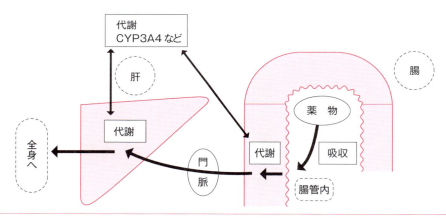

薬物の代謝に影響を及ぼす食物の組み合わせの例を示す。
一般的に薬物は腸から吸収され，腸と肝臓で代謝を受けた後，全身に拡がる。

図8-1　薬物代謝

薬の名称にはいろいろな種類がある。たとえば，降圧薬であるアムロジピンは薬の一般名である。そしてこれは製薬会社ごとに独自の商品名（アムロジン®やノルバスク®など）をつけて販売される。商品名には®（登録商標）をつけて示す。

1-3 薬物の体内動態

(1) 消化管からの薬物の吸収

通常の経口薬の場合は，胃もしくは腸で消化液や腸内細菌にさらされたのち吸収され，門脈を経由して肝臓を通過し，その後，全身に拡がっていく。このように経口薬は，消化管内でまず消化液や細菌や同時に摂取した食品と直接接触するため，ここで代謝（化学構造の変化）を受ける機会があり，吸収率も変化することがある。さらに消化管の細胞や肝臓で代謝を受け，場合によっては量の変化や化学構造の変化を起こす。このように，経口薬は摂取してから全身に拡がるまでに，いくつかの段階を踏む（図8-1）。

直腸への坐薬の場合は，門脈を経由せず直接大循環の静脈へと吸収され全身に拡がる。そのため経口薬とは違って初回の肝臓通過がなく，その効果がより直接的に現われる。なお，注射薬はそのままいきなり体内に吸収されたとみなしてよい。

(2) 薬物の血中濃度

経口薬は，その薬の有効成分が血液中に移動して効果が現われる。そのためには，薬物の血中濃度が適切な範囲にある必要がある。その濃度を有効濃度という。血中濃度が高すぎると副作用が強

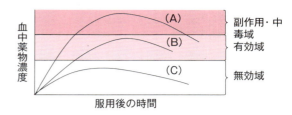

(A) 副作用・中毒域とは，治療目的以外に有害な作用が現れやすい濃度範囲
(B) 有効域とは，十分な薬効を発揮するために必要な濃度範囲
(C) 無効域とは，血中濃度が低すぎて薬効が期待できない濃度範囲

図8-2　薬物の有効血中濃度域，中毒域，無効域

資料：福井富穂他『イラスト症例からみた臨床栄養学』東京教学社，2008，p.84

く出てしまうし，低すぎると薬の効果が期待できない（図8-2）。

一般に経口薬の血中有効濃度持続時間，すなわち効果持続時間は数時間のものが多い。したがって，薬の効果を1日中必要としている場合は，1日に数回服用する必要がある。最近は持続時間を長くした1日1回の服用ですむ薬剤も使用されている。また，薬剤の形状を工夫して，薬の吸収を遅延させることにより，効果持続時間を延長させている薬もある。これを徐放製剤という（図8-3）。

(3) 薬物の分解と排泄

通常の薬物は，肝臓もしくは他の組織で代謝を受け，その効力が低下もしくは消失する。このことは，肝機能が低下した患者では，同じ量でもそ

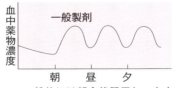
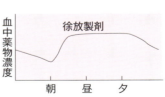

一般的には朝食後服用し，血中の薬物濃度が低下しはじめる昼食後に，さらに夕食後に服用することが多い。しかし，徐々に薬が薬剤から放出されるように工夫された徐放製剤の場合は，1日1回の服用で血中薬物濃度を長時間維持できる。

図8-3　血中薬物濃度の推移と服用回数

資料：福井富穂他『イラスト症例からみた臨床栄養学』東京教学社，2008，p.85

の薬物の効果が強くなることを示している。同様に小児や高齢者では，肝臓の機能が成人に比べて弱いので，投与量を減量する。

　通常の薬物は，腎臓から尿中に，もしくは肝臓から胆汁中に排泄される。投与時の化学構造のまま排泄される場合と，体内で代謝を受けて化学構造が変化した形で排泄される場合とがある。腎機能が低下した患者では，排泄能が低下しているため，その薬物の効果は強く現われる。

❷ 栄養・食物が医薬品に及ぼす影響

2-1 薬理効果に対する栄養・食物の作用

　経口摂取された薬物は，消化管から吸収され，体内で代謝を受け，目的の細胞まで運搬され，最終的には分解もしくは体外に排出される。したがって，薬物の吸収を変化させる栄養や食物は，薬理効果を変化させる。同様に薬物代謝や運搬，さらには薬物の排泄を変化させる栄養や食物は，薬理効果を変化させる。

❖(1)　薬の服用時間

　薬の効果持続時間には限度があるため，薬の服用時間には決まりがある。食事との関連としては，食前，食後，食間などの服用方法がある。これは消化・吸収との関連もあるが，飲み忘れが少なくなるといった利点も考えてのことである。また，就寝前の服用や頓服，さらに食事時間とはまったく関係なく，6時間おきとか8時間おきなどの場合もある。

　食前服用とは，食事開始約30分前に飲む薬である。制吐薬（吐き気止め）のような消化器系の薬剤や，経口糖尿病薬などが相当する。漢方薬には食前服用のものが多いが，これは漢方薬が煎じ薬のものが多かったことのなごりでもある。大量のお湯は食後には飲めないからである。現在の漢方薬は，煎じた液体を凍結乾燥させ顆粒状にしたものが多く，特に食前にこだわらない場合も多い。

　食後服用とは，食事終了約30分以内に飲む薬である。通常の経口薬のほとんどはこの食後服用タイプである。胃の中に食物が残っているので，薬による胃への刺激などの影響が少なくてすむか

らである。また，飲み忘れも少なくなる。

　食間服用とは，食事終了約2時間後に飲む薬である。食物との相互作用がある薬は，胃での消化がほぼ終了した2時間後に服用する。完全な空腹の必要がある薬は，起床時に服用する。このような薬に骨粗鬆症薬（ビスホスホネート系薬）などがある。なお，空腹時と満腹時の薬の吸収率は，空腹時が高いもの，満腹時の方が高いもの，変わらないものなど，薬剤の種類によってさまざまである。

　就寝前服用とは，文字通り眠る前に服用する薬で，睡眠薬や便秘薬などがある。便秘薬は翌朝に便意をもよおさせるためである。また，1日4回服用が必要な薬は，毎食後および就寝前といった飲み方をする場合が多い。

　頓服とは，痛いときや発作時などに服用する薬で，痛み止めや狭心症の薬などがある。なお，鎮痛解熱薬はたとえ頓服で処方されていても，なるべく食後に服用した方が胃への影響が少なくてすむ。

❖(2)　低栄養時の薬物動態

　吸収された薬物は血液中を運ばれる。血液中では，薬物は一定の割合で血漿たんぱく質と結合し，残りが結合しないフリーの状態で存在する。薬物が結合しているたんぱく質は主に血清アルブミンである（その他の血漿たんぱく質と結合することもある）。つまり，血清アルブミン量が多いとフリーの状態の薬物の量は減少し，逆に血清アルブミン量が少ないとフリーの状態の薬物の量は増加することになる。

　実際に薬としての効力を発揮するのは，たんぱく質とは結合していないフリーの薬物である。したがって，血中たんぱく質と結合する性質のある薬物は，血清アルブミン量が少ないとフリーの状態の薬物量が増え，その薬物の効果は強くなる。つまり，このような薬は栄養不良時にはその効果が強く現われるのである。

❖(3)　栄養・食物が薬理効果に及ぼす影響

① グレープフルーツ

　一部の薬物は，小腸や肝臓の細胞によって代謝される。この薬物代謝を行っている酵素の一例に，CYP3A4と呼ばれる酵素がある。たとえば，

降圧薬であるニフェジピンはCYP3A4で代謝される。一方，グレープフルーツはこのCYP3A4活性を抑制する物質を含んでいる。したがって，ニフェジピン服用患者がグレープフルーツを食べると，ニフェジピンの代謝速度が遅くなる。その結果，ニフェジピンの効果が増強され，最終的には血圧が下がり過ぎることがある。すなわち，ニフェジピン服用患者はグレープフルーツ摂取には注意が必要なのである。

ニフェジピンとは，ジヒドロピリジン系と呼ばれるカルシウム拮抗薬の一種で，血管拡張作用があるため，高血圧や狭心症などの患者に対して用いられている。降圧薬にはさまざまな種類の薬物が存在するが，そのなかにカルシウム拮抗薬という種類があり，さらにカルシウム拮抗薬のなかにジヒドロピリジン系の薬物がある。ジヒドロピリジン系薬物の代表がニフェジピン（商品名：アダラート®）とアムロジピン（商品名：アムロジン®，ノルバスク®）である。CYP3A4で主に代謝を受けるのは，カルシウム拮抗薬のなかでもジヒドロピリジン系の薬物だけである。したがって，ほかのカルシウム拮抗薬，さらにはほかの降圧薬に対しては，グレープフルーツはほとんど影響を及ぼさない。

また，グレープフルーツがジヒドロピリジン系薬物代謝に影響を及ぼすには，グレープフルーツ量がそれなりに必要なようである。1〜2切れ程度ではその影響は無視できることが多く，実際に影響が現われるのは数個レベルのグレープフルーツを食べた場合が多い。現実的に生のグレープフルーツをそのまま数個食べることはあまりないが，ジュースにすると数個分の量をたやすく摂取できる。すなわち，ニフェジピンやアムロジピンを服用している患者がグレープフルーツジュースを飲用するときは，血圧低下に対する十分な注意が必要である。

また，ニフェジピンには歯肉増殖の副作用もある。よってニフェジピン服用患者に対しては口腔衛生にも気を配る必要がある。グレープフルーツはこの歯肉増殖の副作用も増強することがある。

なお，このCYP3A4活性を抑制する物質が含まれているのは柑橘類のなかではグレープフルーツが有名であるが，文旦（ザボン）やダイダイにも含まれている。しかし，温州みかん，夏みかん，レモンなどにはこの物質は含まれていない。

② 納豆

血液が凝固する際には複数の血液凝固因子が必要で，第Ⅱ因子，第Ⅶ因子，第Ⅸ因子，第Ⅹ因子などの血液凝固因子は，肝臓でビタミンK依存性に合成されている。したがってビタミンK不足のときは，凝固能が低下してしまう。ワルファリンという薬物は，ビタミンKと拮抗することにより，これらの凝固因子の産生を抑制するので，経口抗凝固薬として心筋梗塞症の予防などに用いられている。

納豆はビタミンKを多く含むため，ワルファリン服用患者が納豆を摂取すると，せっかくのワルファリンの効果が減少してしまう。そのため，ワルファリン服用患者の納豆摂取は原則禁止である。また，クロレラも多量のビタミンKを含んでいるので，ワルファリン服用患者はクロレラ摂取も原則禁止である。

さらに，ブロッコリーやほうれんそうなどもその含有量は納豆ほど多くないもののビタミンKを含んでいる。したがって，ワルファリン服用患者はブロッコリーやほうれんそうなどの大量摂取も避けるべきである。なお，たとえば干しのりは100gあたりのビタミンK含有量は多いが，通常は干しのりの常用量は少ないので，現実には干しのりに関してはほとんど気にしなくてよい。

③ セントジョーンズワート（セイヨウオトギリソウ）

グレープフルーツとは逆に，CYP3A4を活性化する物質を含んだ食品もある。セントジョーンズワートがその代表である。セントジョーンズワートはCYP3A4の活性化のみならず，薬物の代謝や排泄を促進する物質を含んでいる。そのため，インジナビルなどの抗HIV薬，血液凝固阻害薬であるワルファリン，エチニルエルトラジオールなどの経口避妊薬，ジソピラミドなどの抗不整脈薬，テオフィリンなどの気管支拡張薬，さらにシクロスポリンなどの免疫抑制薬などを使用し

第8章　薬と栄養・食事の相互作用

ている患者がセントジョーンズワートを摂取すると，これらの薬剤の血中濃度が低下してその作用が弱まることがある。

なお，セントジョーンズワートはセイヨウオトギリソウとも呼ばれ，脳におけるセロトニンやノルアドレナリンの効果を増強する働きがある。そのため，抗うつ作用を期待して，いわゆるサプリメントとしてよく用いられている。

④　緑茶

鉄は緑茶などに含まれるタンニンと結合して，非吸収性の不溶性化合物を作る性質がある。したがって，かつては鉄剤を服用している患者はお茶を飲んではいけない，といわれていた時期もあった。しかし，現実にはお茶を飲んでもほとんど問題にならない。

その大きな理由は，実際に臨床で治療に利用されている鉄剤は，鉄の含有量が多く，かつ徐放製剤として調剤されているからである。つまり，たとえ鉄の一部がタンニンと結合したとしても，それはその鉄剤の効果を減じるほどのものではないからである。

ちなみに，健康な成人女性の鉄の1日の推定平均必要量は，おおよそ7.5mg程度であるが，鉄欠乏性貧血患者に投与する経口鉄剤の量は1日に通常約100～200mgである。

⑤　牛乳

薬物のなかには金属イオンと結合するものがある。これらの例に，骨粗鬆症薬（ビスホスホネート系薬），抗リウマチ薬（D-ペニシラミン），抗菌薬（テトラサイクリン系薬），甲状腺ホルモン薬などがある。これらの薬物を牛乳などと一緒に服用すると，牛乳中のカルシウムと結合して不溶性のキレートを形成し，その結果，消化管からの吸収が低下し，薬の効果が減弱する。特に，ビスホスホネート系薬は微量の金属と容易にキレートを形成するので，その服用には水道水を用い，服用前後2時間は絶食が望ましい。

⑥　高たんぱく質食

肉類などに豊富に含まれているたんぱく質は，消化管でアミノ酸に加水分解され小腸から吸収される。パーキンソン病治療薬のレボドパはチロシンとよく似た化学構造のアミノ酸の一種であり，同様に小腸から吸収される。したがって，レボドパを使用している患者が高たんぱく質食を摂取すると，アミノ酸の吸収とレボドパの吸収が競合するためレボドパの吸収が遅延する。そのため，これによりレボドパの薬効の低下や発現遅延などが生じることがあるので，患者の食事中のたんぱく質量を軽減するなどの工夫をすることがある。

⑦　アルコール

お酒の主成分であるエチルアルコールは肝臓で代謝される。薬にも肝臓で代謝されるものが多い。したがって，薬と酒を一緒に飲むと，肝臓はアルコールの代謝と薬の代謝とを同時並行して遂行しなければならず，薬の代謝速度が低下して，薬の効果が強く出ることがある。たとえば，睡眠薬を酒と一緒に飲むと，肝臓ではアルコールの代謝に手を取られ，睡眠薬の代謝が遅れ大量の睡眠薬を飲んだのと同じ状況となり，昏睡状態に陥ることがある。薬と酒とは一緒に飲んではいけない。

また，アルコール依存症のような飲酒行為を繰り返している患者では，肝臓での代謝酵素活性が増強され，薬の代謝能も促進することがある。このような患者では薬の効果が減弱してしまい，標準的投与量では効かないことがある。

3　医薬品が栄養・食事に及ぼす影響

3-1　味覚，食欲，栄養素の消化・吸収・代謝・排泄に及ぼす薬物の作用

❖(1)　味覚異常をきたす薬物

亜鉛欠乏のときは味蕾が萎縮し味覚異常をきた

> **コラム**
>
> **アブラナ科植物と甲状腺腫**
>
> キャベツなどのアブラナ科の植物には，甲状腺ホルモンの合成を阻害する物質が含まれている。したがって，ヨウ素不足ぎみの人がアブラナ科植物を長期間大量に摂取すると甲状腺ホルモン合成阻害による甲状腺腫を発生させることがある。しかし日本人では，通常ヨウ素摂取量が十分にあるので，この甲状腺腫はほとんど心配不要である。

す。亜鉛をキレートするような薬物の長期連用は亜鉛の吸収を障害し亜鉛欠乏を招き，味覚異常を引き起こす。このような薬物に抗リウマチ薬であるD-ペニシラミンなどがある。さらに味覚障害は亜鉛と関係がなくても生じ，抗悪性腫瘍薬であるメトトレキサート（関節リウマチにも用いる）や抗菌薬や降圧薬などでみられることがある。

❖(2)　食欲低下をきたす薬物

主作用として食欲低下をきたす薬物に，マジンドールのような抗肥満薬がある。マジンドールは脳の食欲中枢に直接作用して食欲低下をきたす。

副作用として食欲低下をきたす薬物は非常に多く，ほとんどの薬は食欲低下をきたすと考えてよい。そのなかでも，シスプラチンのような抗悪性腫瘍薬は非常に強い悪心（吐き気のこと）や嘔吐を引き起こし，食欲を減退させる。

さらに，消化器に副作用を引き起こす薬物も，消化機能異常により食欲を減退させる。この代表例に消炎鎮痛薬があり，その副作用に胃炎や胃潰瘍がある。ただし，発熱や痛みなどにより食欲が減退している場合，消炎鎮痛薬でその症状が緩和され，結果的に食欲が亢進することはある。

また，一部の抗菌薬やジギタリスなどの強心薬も悪心・嘔吐を起こす。なお，悪心を起こさないまでも，向精神薬や抗菌薬や降圧薬などには，一般的に食欲を減退させるものが多い。

❖(3)　食欲亢進をきたす薬物

何かの原疾患，特に消化器系の原疾患があり，そのせいで食欲不振があった場合は，その原疾患の治療薬が原疾患を軽快させると，結果的に食欲亢進をきたすことになる。消化器疾患への薬物としては，制吐薬（吐き気を抑える薬），健胃消化薬，止瀉薬，整腸薬などがある。特に，抗悪性腫瘍薬による強い悪心・嘔吐に対しては，オンダンセトロンやパロノセトロンなどの5-HT₃受容体遮断薬のような強力な制吐薬を用いる。

抗炎症や免疫抑制などの目的で使われるステロイド薬には食欲増進作用などもあり，肥満（躯幹部に強い）を引き起こす。長期大量のステロイド薬使用時には，3度の食事と間食の適切なとりかたなど，過食予防を考慮した栄養食事指導が必要

である。

❖(4)　栄養素の消化・吸収・代謝・排泄に影響を及ぼす薬物

胃潰瘍に使用される薬物は，その大きな目的が胃酸分泌の抑制にある。胃酸は鉄の吸収を助けている。したがって，抗潰瘍薬により鉄欠乏が生じることが考えられる。しかし抗潰瘍薬を使用しても，なぜか現実には鉄欠乏症はあまり起こらないようである。

糖尿病に使用されるボグリボースのような食後過血糖改善薬は，糖質の消化を阻害することにより食後の急激な血糖上昇を抑制している。その副作用として，腹部膨満感や放屁増加などが生じる。

抗凝固薬として使用されるワルファリンは前項で述べたように，ビタミンKの合成を阻害する。

抗悪性腫瘍薬であるメトトレキサートは，葉酸合成を阻害することによりその作用を発揮している。したがって，メトトレキサート使用時には葉酸不足が生じており，貧血や免疫力低下などの副作用が生じる。

チーズにはチラミンという生理活性物質が含まれているが，通常はすぐに分解されてあまり効果を示さない。パーキンソン病治療薬などのなかにはこの分解を抑制する（モノアミン酸化酵素阻害作用）ものがあり，この薬物を服用中にチーズを食べると，チラミンの作用により結果的に血圧上昇や動悸が出現することがある。

アルコールは体内でアセトアルデヒドを経て酢酸に酸化される。頭痛などの二日酔いの原因はアセトアルデヒドだと考えられている。シアナミドは，アルデヒドの酸化酵素を阻害することにより故意に強い二日酔いを起こさせるため，嫌酒薬として使用される。

3-2　水・電解質に及ぼす薬物の作用

❖(1)　利尿薬

腎臓の尿細管では水と電解質の再吸収が行われている。健常人ではこの再吸収量を正しく調節することにより，体液量や体液中の電解質量は適正レベルに保たれている。

利尿薬は尿量を故意に増加させることにより，体内の水分量を減少させる薬である。腎尿細管における水の再吸収を減少させることにより尿量を増加させている。そのとき電解質の変動も伴うことが多い。心不全・高血圧・浮腫などの治療に用いる。腎疾患の根本的治療薬ではない。代表的な利尿薬にスピロノラクトン，フロセミド，チアジド系利尿薬（サイアザイド系利尿薬）がある。

水の再吸収を促進しているホルモンの1つにアルドステロンがある。アルドステロンは副腎皮質から分泌されるステロイドホルモンの一種で，主に遠位尿細管に作用してナトリウムと水の再吸収，およびカリウムと酸の排泄を促進している。スピロノラクトンはこのアルドステロンの拮抗薬であり，アルドステロンの作用を阻害，すなわちナトリウムと水の再吸収およびカリウムと酸の排泄を阻害することにより，尿量を増やし体液を減少させている。その結果，高カリウム血症，低ナトリウム血症，アシドーシスをきたすことがある。

フロセミドは主にヘンレのループに作用して，ナトリウムと水の再吸収を阻害することにより尿量を増やしている。この薬物の作用はきわめて強力であり，当然体液量は減少するが，同時にしばしば電解質異常（通常は低カリウム血症および低ナトリウム血症）をきたす。チアジド系利尿薬も尿細管に作用してナトリウムと水の再吸収を阻害する。効果はそれほど強くなく，高血圧等に使用されるが，高尿酸血症や糖代謝異常を悪化させやすいので，痛風や糖尿病の患者には使いにくい。やはり電解質異常（通常は低カリウム血症，さらには低ナトリウム血症や高カルシウム血症）をきたしやすい。

薬物や食品中にはアルドステロンと類似の作用を示すものがある。たとえば，プレドニゾロンのようなステロイド薬や甘草（食品でもあり薬草でもある）である。これらを大量に摂取すると体液量が増え，心不全の悪化や高血圧などを引き起こすことがある。

❖(2) 利尿薬以外の薬物

消化性潰瘍などのときに，制酸作用の目的で炭酸カルシウムを投与することがある。当然副作用として高カルシウム血症を起こす可能性がある。また，慢性腎不全の患者などに対して，高リン血症の治療として炭酸カルシウムなどを投与することもある。この場合は炭酸カルシウムはリンの吸着剤として使用しており，主作用はリン濃度の低下，副作用は同様に高カルシウム血症となる。

高カリウム血症の治療には，カリウム濃度の低下の目的でカリウムの吸着剤であるポリスチレンスルホン酸カルシウム（イオン交換樹脂の一種）などを使用する。また，躁病の治療薬に炭酸リチウムがある。この薬を使用するとリチウムの血中濃度は当然上昇する。

2型糖尿病の治療薬であるSGLT 2阻害薬は，ブドウ糖の尿細管での再吸収を抑制し尿中排泄量を増加させる。その結果，血糖値は低下するが，同時に尿量も増えるので，体重は低下し，脱水を起こすことがある。

第9章 栄養障害

Ⅰ　総　論

1 栄養障害とは

● 栄養障害とは，栄養素が体内で適切に消化・吸収されず，代謝が阻害される状態のことである。体が必要とする栄養素と摂取する栄養素のバランスが崩れた状態のことであり，栄養障害には，低栄養だけでなく栄養過多（過剰なエネルギー摂取，またはたんぱく質，脂肪，ビタミン，ミネラルなどの特定の栄養素をサプリメントや栄養補助食品によって過剰摂取すること）も含まれる。

2 栄養ケアプロセスの考え方

● 生体にとっての栄養補給法は腸を利用する経口・経腸栄養が望ましいが，やむを得ない場合は静脈栄養法が行われる。軽快したらできるだけ早期の経口・経腸栄養が望ましい。最も生理的（自然）な方法が経口栄養法であり，口から食べ物を摂取することである。

● 経口摂取の利点としては知覚や感覚機能に刺激を与え，脳の活性化につながる。口腔内で起こる咀嚼や唾液の分泌といった動作・現象によって自然に生じる清浄力（口腔自浄作用）も働き，免疫力向上も期待できる。また，精神的，社会的な側面を持ち，口から食べることで季節感を感じたり，経験から懐かしい味を記憶から呼び戻したりする。満足感や充実感を得ることでQOL（生活の質）も向上する。口から食べる楽しみは何よりも生きることの源になる。

● 摂食行動を促すホルモンであるグレリンは消化系の内容物によって制御され，空腹信号を胃から脳へ伝達している（胃脳相関）。静脈栄養法により栄養を投与してもグレリンは分泌されず，食欲に関する満腹信号は作動しないことも明らかになっており，経口摂取が優れている理由の一つである。

● 食事は単に生命維持に必要な栄養を補給するためだけのものではなく，生きる喜びや楽しみにつながる大事な行為である。できるだけ経口摂取を目指すのは，喜びや楽しみが闘病意欲を高め，さらに日常生活のリズムを取り戻すことにもつながるからである。闘病中の患者にとって食事を食べられたことは"生きる希望"につながる。闘病意欲を持続させるためにも食べ物を食べるという行為は重要な意味を持つ。状態が悪化し，食事量が減ったとしても，生きる望みを断ち切るような禁食にはせず，患者や家族と相談しながら食事内容，食事量，食形態などを決めていく必要がある。静脈栄養法は補助的手段とし，患者の病状を理解し，患者の尊厳を保ちながら，適切な栄養療法を行う。

● 絶食により，長期間消化管を使用しないと，腸管粘膜が萎縮し，腸管が菲薄化し細菌・毒素がリンパ組織中に侵入し，感染を引き起こす。このことをバクテリアルトランスロケーション（bacterial translocation）という。

● 腸には腸管粘膜特有の免疫システムが存在す

コラム

グレリン

　わが国の研究者により新たな成長ホルモン分泌促進物質としてヒトとラットの胃から発見された。グレリンの分泌は空腹時に刺激され，摂食やグルコース負荷で抑制される。グレリンは主として胃内分泌細胞で産生され，摂食亢進や体重増加，消化管機能調節などエネルギー代謝調節に重要な作用を持つ。また，インスリン，ソマトスタチン，コレシストキニンなどのホルモンによっても分泌が抑制される。胃での産生は絶食やインスリン，レプチンの投与により増加する。血漿グレリン濃度は肥満モデル動物やヒトの肥満者において低値で，体格指数（肥満指数：BMI）と負の相関を示す。一方，神経性食思不振症やカヘキシアを伴う重症心不全患者では高値を示す。グレリンの発見により，胃が消化機能だけでなく，エネルギー代謝や成長ホルモンの分泌調節，食欲中枢刺激，消化管運動，抗炎症作用など多彩な生理活性を有することが明らかになっている。

るといわれ，免疫細胞の約70％は腸内に存在しているといわれている。

● 経口摂取を継続可能にするうえで加齢という問題が生じてくる。日本は世界でもトップクラスの長寿の国となっており，寿命は自立して日常生活を送れる期間の「健康寿命（男性72.57年・女性75.45年，厚生労働省・2022年）」と生命機能が持続している期間の「生物的寿命」に分けられる。健康寿命をいかに延ばすかがわが国の課題となっている。

③ 解剖・生理と病態

● 栄養障害は下記の5種に区分すると理解しやすい。

① たんぱく質・エネルギー低栄養状態（protein energy malnutriton：PEM）や飢餓など，栄養素の欠乏状態。

② 骨粗鬆症，鉄欠乏性貧血や骨軟化症，脚気，壊血病などの栄養素（ビタミン・ミネラル）の欠乏状態。

③ 脂質異常症や肥満症に代表される生活習慣病やメタボリックシンドロームなどのエネルギー等の過剰状態。

④ ビタミンAの過剰症や高カリウム血症，鉄過剰によるヘモクロマトーシスなど，疾患による影響や薬剤やサプリメントなど特定の栄養成分（ビタミン・ミネラル）の過剰状態。

⑤ 疾患，炎症，加齢に関連した栄養障害：
　・代謝障害（糖尿病，肝硬変，COPDなど）
　・疾患による悪液質（カヘキシア）
　・加齢によるサルコペニア，フレイル

● 表9-1に栄養素の欠乏状態にかかわる要因を一覧にした。

● 私たちは食物から栄養を得ることで，健康を維持している。栄養をとれない飢餓状態では，まず肝臓や筋肉に蓄えられているグリコーゲンをエネルギー源として利用する。しかし，その貯蔵量は少なく，わずか1日で使い切ってしまい，次に，体内の脂質やたんぱく質を分解してエネルギー源として利用する。その結果，1週間で約2kgの筋肉が喪失すると考えられている。このように食事ができない状態が続くと脂質や筋肉の分解が進み，脂肪を除いた体重が健常時の70％となると，生体適応障害を引き起こし，たんぱく質減少の最終像であるnitrogen death（窒素死）と呼ばれる生命の危機を生じるといわれている。

コラム

8020運動

　1989年より厚生省（当時）と日本歯科医師会が推進している「80歳になっても20本以上自分の歯を保とう」という運動のことである。運動が始まった当初の8020達成者率は10％にも満たなかったが，2016年の調査で，当初の到達目標である50％を達成し，2023年の8020達成者率は51.6％と増加傾向である。残存歯数が約20本あれば食品の咀嚼が容易であるとされており，日本歯科医師会では，高齢になっても豊かに楽しく過ごすために，いつまでも自分の歯で，自分の口から食事をとることが最も大切なことであると考えて，診療所や地域における口の健康を保持・増進する活動によって8020運動を推進している。

表9-1　低栄養をきたしやすい病態と原因疾患

摂取不足	食欲不振，摂食障害，消化管疾患による通過障害など
消化・吸収障害	消化管・肝・胆・膵疾患，消化管手術後後遺症など
栄養素の喪失	下痢，たんぱく漏出性胃腸症，消化管出血，糖尿病，ネフローゼ症候群，尿崩症，透析，広範な熱傷，消化管ろう
栄養素の消費の増大	甲状腺機能亢進症，炎症性疾患，発熱，悪性新生物，広範な熱傷外傷，手術など
肝障害	たんぱく質合成能の低下，糖・脂質代謝障害
薬物	食欲抑制薬，糖質コルチコイド，免疫抑制薬，抗癌薬など

II 各論

 たんぱく質・エネルギー栄養障害（栄養失調症，PEM）

 病態

定義
- 摂取する栄養素の不足により，低栄養の状態が持続した病態を栄養失調症という。栄養失調症は低たんぱく質または低エネルギー状態をいいPEM ともいう。
- 開発途上国における食料不足による飢餓状態を含め，食事から十分な主要栄養素を得られず，不足している状態をいい，死亡の原因になりやすい。ほかには各種疾病が原因の長期にわたる食欲不振，神経性やせ症（anorexia nervosa）でも起こる。

病態生理
- PEM は，たんぱく質とエネルギーの両方が欠乏しているマラスムス（marasmus）と，エネルギーは足りているがたんぱく質が欠乏しているクワシオルコル（kwashiorkor）があり，さらに臨床において最もよくみられる両者が混在したマラスムス・クワシオルコルタイプ（マラスミック・クワシオルコル）の3種がある（表9-2）。

症状・診断
(1) マラスムス
- たんぱく質とエネルギーの両方の欠乏により，骨格筋や脂肪組織が減少し顕著な体重低下を示す。
- 臓器は糖質枯渇の状態では体たんぱく質を崩壊（異化）させ糖新生を行うため体脂肪を動員燃焼させることで，大量のケトン体が発生し，これをエネルギー源とするため体脂肪の顕著な減少を伴う。
- 基礎代謝の低下を防ぐための副腎皮質ホルモンの増加は結果的にインスリン作用の低下を招き，筋肉の異化が亢進・消耗するが，血清アルブミン値や総リンパ球数に急激な低下はみられず，血清アルブミンによる膠質浸透圧が保たれるため浮腫は出現しない。
- 血液検査値では判断しにくい低栄養であるため，特徴である顕著な体脂肪の減少，筋萎縮，老人様顔貌，全身衰弱などの症候を確認しなければならない。

(2) クワシオルコル
- エネルギーは足りているため，体重の変動は

表9-2　マラスムスとクワシオルコルの違い

	マラスムス	クワシオルコル
欠乏する栄養素	たんぱく質・エネルギー	たんぱく質
体脂肪量・筋肉量	減少	変化なし
血清アルブミン値	正常	低下
体重	減少	変化なし
浮腫・腹水貯留	なし	あり
脂肪肝	時にあり	小児などであり
発症時期	1歳未満に多い	2～3歳以降に多い
予後	クワシオルコルより良好	不良
外観		

少ない。たんぱく質栄養不良からくる代謝亢進ストレス状態で尿素窒素の排出の増加がみられる。

●低アルブミン血症により膠質浸透圧が低下し浮腫が現れる。

●血清アルブミン・総たんぱくなどが減少し，身体機能や免疫機能が低下し，貧血，浮腫，脂肪肝などを合併する。

●長期のクワシオルコルによるアルブミンの低下からくる浮腫では，皮膚がセロファン様になり，足の甲や下肢，踵，膝などがピカピカ光ったようになる。

❖(3) マラスムスとクワシオルコルの混合型（マラスミック・クワシオルコル）

●体重と内臓たんぱくの減少の両方が起こるタイプがほとんどである。

●血清アルブミンの低下，体重減少が同時にみられる。

●悪性腫瘍，甲状腺機能亢進症，結核などの消耗性疾患の遷延がみられる。

●免疫低下により感染症にかかりやすく，褥瘡などの創傷治癒の遅延をきたしやすい。

治　療

❖(1) 非薬物治療法

① 食事の工夫

●現在の食事に高栄養の補食を付加し，補食の完食を指導する。

●付加食は喫食しやすい形態と本人の嗜好を考慮したものとする。

② ハーフ食

●食事量を半分に減らし，高栄養の補食を付けることで必要栄養量を補う食事。

●単純に通常量の半分を提供する場合もあるが，患者の日々変動する食事の好みを優先し，悪心（嘔気）を誘発する匂いの料理を除去し，品数を減らして提供する場合もある。

●少ない食事量は，完食できたという満足感が得られ，摂食障害の人にも適している。

③ 栄養補助食品の使用

●プロテインパウダー・MCT（中鎖脂肪酸）・鉄・カルシウム・食物繊維等の補助食品を利用し，食事量を変えずに，栄養素の補給を行う。

●エネルギー：適切なエネルギー量の確保。必要エネルギーの摂取不足には中心静脈栄養法を併用する。ただし，リフィーディングシンドロームに注意が必要である。漸増していき35kcal/kg標準体重くらいを目安とする。

●たんぱく質：マラスムスタイプでは，「日本人の食事摂取基準（2025年版）」の推奨量を目標値とする（1.0～1.2g/kg標準体重）。クワシオルコルあるいは混合タイプでは，たんぱく質補給のため（1.5～2.0g/kg標準体重）くらいを目安とする。ただし，腎疾患・肝疾患などのたんぱく質制限が必要な疾患については配慮しなければならない。

●ビタミン・ミネラルは「日本人の食事摂取基準（2025年版）」の推奨量・目安量を確保する。

●経口摂取量の低下により水分の不足も考えられるので十分な観察，対応が必要である。

❖(2) 薬物治療法

●低アルブミン血症に対する，アルブミン製剤の投与。

●効率的なたんぱく質補給のためのアミノ酸製剤の投与。

●著しい貧血や低たんぱく血症時の血漿成分による輸血の対応。

●貧血に対する，鉄補給剤，葉酸製剤など。

●ビタミン・ミネラルの補給のための総合ビタミン製剤の投与。

●基礎疾患に対する薬剤の配慮など。

予　後

●外科的疾患に対しては，1回に食べる量を減らす「少量頻回食」が効果的である。内科的疾患では，基礎疾患により各種の配慮が必要になることが多い。偏食を避け，バランスのとれた，食べやすい形態の食事を3食の決められた食事時間に限定せず，食べられるタイミングで摂取するとよい。

●貧困，独居，老老介護，認知症や精神・神経性疾患，保護責任者遺棄などの原因により再度低栄養に陥るケースもあることから，主治医，MSW（medical social worker），ケアワーカーなどとの連携が必要である。

1-2 栄養食事療法（栄養ケアプロセス）

- PEM に陥ると免疫力の低下による感染症などから、余命の短縮にもつながりかねない。口腔内を良好に保ち、調理の工夫で多品目の食品の組み合わせ、QOL を低下させないよう、密度の高い食事の提供と欠食などを避けた規則正しい食習慣の指導が必要である。重症では経腸栄養などの補助手段が必要である。さらに（末梢・中心）静脈栄養が必要になる場合もある（p.65 参照）。
- 慢性的な飢餓状態にある低栄養患者に対して、急速に過剰な栄養補給を行った際に生じる水・電解質分布の異常をひき起こす病態の総称をリフィーディングシンドローム（refeeding syndrome）という（図5−6参照）。急速にブドウ糖やアミノ酸が体内に流入することによって、大量のリンが消費され、同時にリン、カリウム、マグネシウムが細胞内に移動し、血中濃度が低下する。低リン血症、低カリウム血症、低マグネシウム血症状態となり、心不全、不整脈、呼吸不全、意識障害、四肢麻痺などの症状が出現する。また、糖代謝によりビタミン B_1 が消費され、枯渇状態となり、ビタミン B_1 欠乏症に陥り、心不全やウェルニッケ（Wernicke）脳症、乳酸アシドーシスなどの症状が出現する。インスリンの分泌に異常が起こり、高血糖や低血糖を起こすこともある。また、水分の貯留によって心機能障害や呼吸障害を起こすこともある。リフィーディングシンドロームの高リスク患者は「NICE ガイドライン」参照（表9−3）。
- リフィーディングシンドロームは栄養補給再開後から2週間以内に発症することがほとんどであることから、初期の投与エネルギーと増量の計画が非常に重要である。
- 4章も参照されたい。

コラム

ピックウィック症候群（Pickwickian syndrome）

高度肥満、昼間の居眠り、夜間の呼吸中断が主な症状で、肥満のために上気道が狭くなるために、肺に出入りする酸素の量が少なくなることが原因であるとされている。睡眠時無呼吸症候群の代表的なものであり、肥満低換気症候群のことである。長時間続くと、筋肉のけいれん、全身の皮膚のチアノーゼ、多血症、右心肥大、心不全などがみられる。この症候群の病名の由来は、チャールズ・ディケンズの「ピックウィック・クラブ」という小説のなかの登場人物であるジョー少年が肥満で、いつもうとうとして、大きなイビキをかいていると描かれていることから、このような症状の患者を小説にちなんでピックウィック症候群といわれている。

2 ビタミン欠乏症・過剰症

2-1 病態

定義

- ビタミンには水溶性ビタミンと脂溶性ビタミンがある。
- 水溶性ビタミン（ビタミンB群：B_1, B_2, ナイアシン、B_6, 葉酸、B_{12}, ビオチン、パントテン酸およびビタミンC）は各種代謝の補酵素として重要である。水溶性ビタミンは排泄されやすく体内蓄積量が少ないため欠乏症が生じやすく、過

表9−3　リフィーディングシンドロームの高リスク患者

以下の基準が1つ以上	以下の基準が2つ以上
BMIが16 kg/m² 未満	BMIが18.5 kg/m² 未満
過去3〜6か月で15%以上の意図しない体重減少	過去3〜6か月で10%以上の意図しない体重減少
10日以上の絶食	5日以上の絶食
再摂食前の低カリウム，低リン，低マグネシウム血症	アルコール依存症の既往，薬剤の使用歴（インスリン，化学療法，制酸薬，利尿薬）

資料：「NICEガイドライン」より作成

剰症はまれである。
- 脂溶性ビタミン（ビタミン A, D, E, K）はそれぞれ独自の生理作用が認められており，脂肪組織や肝臓に蓄積されるため，過剰症の報告がある脂肪の吸収障害があるときは脂溶性ビタミン欠乏症の可能性も考えられる。
- ビタミン欠乏症および過剰症は，長期にわたりビタミンが欠乏または過剰の状態が続くことにより，臨床症状が出現した病態である。

病態生理

- ビタミン欠乏症の原因として，絶対的食物摂取量不足，成長期や妊娠，過重な肉体労働などにより体内での需要量が増大したとき，胃腸の切除や消化管の炎症などにより吸収障害のあるとき，肝障害・腎障害によるビタミン活性化の障害，アルコール中毒やたんぱく質摂取過剰などの摂取食品の偏りによる必要量の不均衡，抗菌薬の長期使用による腸内細菌合成ビタミンの不足などが考えられる。
- ビタミン過剰症としては近年，美容・健康志向，アンチエイジングの目的などから，ビタミンサプリメントの常用者が増え，脂溶性ビタミンの過剰摂取が問題となっている。脂溶性ビタミンは肝臓や脂肪組織に蓄積され，体外に排出されにくいため，問題となることが多い。

症状・診断・治療

- ビタミンの欠乏症および過剰症と治療投与量を示す（表 9-4）。

予後

- ビタミンのはたらきは多様であり，一般的に水溶性ビタミンは代謝における補酵素としてはたらき，炭水化物のとりすぎによるビタミン B_1，たんぱく質のとりすぎによるビタミン B_6，脂質のとりすぎによるビタミン B_2 の相対的不均衡による不足などもある。
- 胃の切除や萎縮性胃炎による内因子の減少，回腸末端部を切除し，吸収部位が不足した場合はビタミン B_{12} 欠乏症から，悪性貧血を発症し，運動失調などの神経障害を起こす。
- 透析患者は透析によるビタミン B_1，B_2，B_6，葉酸，ビタミン C などの水溶性ビタミンの喪失が顕著であり，さらにカリウムの低減を目的として野菜類の水さらし，ゆでこぼしの調理作業を行うことで，水溶性ビタミンが流出し，ビタミン不足が懸念される。
- また，CKD 患者では活性型ビタミン D_3 が不足するため，低カルシウム血症の是正，二次性副甲状腺機能亢進症の治療目的で，活性型ビタミン D_3 製剤による補充を行う必要がある。
- ビタミン C が欠乏することで，コラーゲン形成が障害され，出血傾向となる。皮下出血，歯ぐきからの出血が起こる（壊血病）。また，喫煙者や過剰な運動，ストレス負荷によりビタミン C の需要が高まるため，補給が必要となる。
- ビタミン D は骨形成，筋肉合成，免疫機能の調節にも関与し注目されているが，成人が 1 日に必要とする量は 15 μg とされ，その 9.0 μg（日本人の食事摂取基準 2025 年版）を食事から摂取し，残りは日光紫外線照射による皮膚から生成される分を想定している。近年，若年層では魚の摂取頻度が減る傾向にあり，また，若い女性や妊婦の UV カットの日焼け止めクリームの常用から，乳児のくる病，新生児の頭蓋ろうなどの骨病変の発症頻度が高まり，ビタミン D 欠乏が深刻化している。
- 妊娠中のビタミン A 過剰摂取は水頭症や口蓋裂，胎児奇形発生のリスクが高まる。
- 活性型ビタミン D の過剰投与で，腸管からのカルシウムやリン吸収が高まり，高カルシウム血症となり，嘔吐，食欲不振，体重減少などの症状を呈する。

 ミネラル欠乏症・過剰症

 病態

定義

- 生体内において陰イオンと陽イオンに解離するミネラルは，生体の構成成分，生体機能の調節，酵素反応の補助因子，生理活性成分として重要な働きをしている。ミネラルは体内では生成されないので，経口から摂取しなければならない。
- 絶対的な食事摂取不足や極端な偏食は，ミネラ

表9-4　ビタミンの欠乏症および過剰症と治療投与量

成人（18〜29歳）の推奨量もしくは目安量	欠乏症による主症状もしくは病態（疾患）	欠乏症状改善に用いるビタミン投与量（参考：通常の耐容上限量）	過剰症による主症状もしくは病態（疾患）	補酵素と関与する反応
ビタミンA 男性：850 µgRAE 女性：650 µgRAE	夜間視力減退（暗順応不良，夜盲症），結膜および角膜乾燥（ビトーBitot斑），眼球乾燥症および角膜軟化，発育期の成長停止，感染症に対する抵抗力の低下，角化性皮膚疾患，甲状腺機能亢進症，生殖機能低下，味覚異常，肝硬変	1,000〜3,000 µgRAE/日 耐容上限量 　小児：1,000〜2,000 µgRAE 　成人：3,000 µgRAE	妊娠初期流産リスク増，頭蓋内圧亢進，脱毛，関節痛，筋肉痛，乳児の大泉門膨隆，皮膚剥落，眠気，不機嫌，頭痛，嘔吐，終末期腎障害	
ビタミンD 9.0 µg	くる病・骨化不全（小児），骨軟化症（成人），骨粗鬆症，副甲状腺機能低下症，慢性腎不全，ビタミンD代謝異常に伴う諸症状（低カルシウム血症，しびれ，テタニー，骨痛，骨病変），肝硬変，透析，筋力低下，サルコペニア，不妊	10〜40 µg/日，1か月間 耐容上限量 　乳幼児：25 µg 　小児・成人：30〜100 µg	食欲不振，悪心，嘔吐，腎障害（多尿，多飲，たんぱく尿），尿路結石，高Ca血症，軟組織の石灰化障害	
ビタミンE 男性：6.5 mg 女性：5.0 mg	赤血球の溶血亢進に伴った貧血，小脳運動失調症，無βリポたんぱく血症による神経症状，過酸化脂質増加，肝硬変	未熟児，脂肪吸収不全，無βリポたんぱく血症，神経症状の有無により投与量を考える 耐容上限量 　小児：150〜650 mg 　成人：900 mg	出血傾向	
ビタミンK 150 µg	プロトロンビン減少による出血傾向（鼻出血，消化管出血，歯肉出血，月経過剰，血尿，斑状出血，血液凝固能減退，新生児の頭蓋内出血，新生児メレナ，肝硬変	新生児出血の予防に，K製剤（フィトナジオン）を5〜15 mg/日，欠乏症状の治療に〜40 mg/日	溶血性貧血，溶血性黄疸，ワルファリン作用障害（抗凝固薬）	
ビタミンB₁ 男性：1.1 mg 女性：0.8 mg	脚気の諸症状（神経系の障害，循環器症状，浮腫，消化器症状），ウェルニッケ脳症，神経炎，乳酸アシドーシス，透析	10〜100 mg/日（経口，点滴），数週間：TPN時の乳酸アシドーシスの予防には＞3 mg/日投与，発症があれば100〜400 mg投与する		チアミンニリン酸（アルデヒド転移）
ビタミンB₂ 男性：1.6 mg 女性：1.2 mg	口角炎，口唇炎，舌炎，脂漏性湿疹，結膜炎，角膜炎，皮膚炎，創傷治癒遅延，成長不良，透析	リボフラビンを5〜45 mg/日，数日		フラビン補酵素（酸化還元）リポ酸（アシル転移）
ナイアシン 男性：15 mgNE 女性：11 mgNE	ペラグラの諸症状（紅斑，水疱，膿疱，カザール(Casal)の首飾りにみられる皮膚病変，下痢・口内炎，食欲不振などの消化器症状，頭痛・不安・痙攣・知覚麻痺・運動麻痺などの神経系障害）ビタミンB欠乏に似た口唇・口角炎および皮膚炎，認知症，透析	ニコチン酸を25〜200 mg/日 耐容上限量 　ニコチン酸アミド：350 mg 　ニコチン酸：85 mg	皮膚発赤（ニコチン酸アミドでの発赤は少ない），肝機能障害	ニコチンアミド補酵素（酸化還元）
ビタミンB₆ 男性：1.5 mg 女性：1.2 mg	乳幼児では痙攣，嘔吐，成人では低色素性小球性貧血，多発性末梢神経炎，ビタミンB ナイアシン欠乏に似た口唇・口角炎・舌炎および皮膚炎，透析	塩酸ピリドキシンまたはリン酸ピリドキサールを10〜100 mg/日 耐容上限量 　男性：60 mg 　女性：45 mg	末梢神経障害，感覚失調症	ピリドキサールリン酸（アミノ転移）
葉酸 240 µg	巨赤芽球性貧血，神経管閉鎖障害（二分脊椎，無脳症，脳室ヘルニア），腸機能不全，透析	葉酸を5〜20 mg/日，数日（成人），5〜10 mg/日，数日（小児） 耐容上限量　1,000 µg	発熱，蕁麻疹，紅斑，かゆみ，呼吸障害，神経障害，消化管障害，腎症	テトラヒドロ葉酸（一炭素基転移）
ビタミンB₁₂ 4.0 µg	悪性貧血の諸症状（巨赤芽球性貧血，出血性素質，消化器症状，スプルー，末梢性神経障害），透析	メコバラミンまたはコバマミドを，500〜1,500 µg/日，数日		コバラミン補酵素（アルキル化）
ビオチン 50 µg	脂漏性皮膚炎，萎縮性舌鱗，脱毛，筋肉痛，悪心，食欲不振，嘔吐，神経障害，知覚障害，透析	150〜300 µg/日（卵白障害），500〜2,000 µg/日，数日（ビオチン欠乏が考えられる皮膚疾患）		ビオシチン（カルボキシ化）
パントテン酸 男性：6 mg 女性：5 mg	副腎皮質障害，末梢神経障害（足の灼熱感，四肢のしびれ感），心拍数増加，起立性低血圧，透析	術後腸管麻痺や，食事からの摂取が不十分な際に，また，抗結核薬使用時の解毒にパントテン酸を，10〜200 mg/日，数日		補酵素A（アシル転移）
ビタミンC 100 mg	壊血病（毛嚢周囲に角化性疹と出血，点状皮下出血，斑状出血，紫斑症，粘膜出血，筋肉痛，関節痛，歯齦歯間，歯肉部の発赤膨張と出血），毛嚢角化症，メルレル・バロウ病（骨病変を伴った小児壊血病），貧血，創傷治癒遅延，成長不良，透析	50〜2,000 mg/日，数日		アスコルビン酸塩（ヒドロキシ化）

資料：足立香代子『実践栄養管理パーフェクトマスター』学研メディカル秀潤社，2010，p.65
　　　ドナルド・ヴォート他，田宮信雄他訳『ヴォート基礎生化学（第3版）』東京化学同人，2010，p.272
　　　厚生労働省「日本人の食事摂取基準（2025年版）」より作成

ルだけでなく，エネルギー，たんぱく質，ビタミン，水分などの検討が必要である。ミネラル不足あるいは過剰については，特有の症状と血液検査による特徴的な所見の確認が決め手となる。基本的には偏食を是正し，バランスのとれた食事をとるようにする。

●ミネラルは体重1gあたりの含量がmg単位のミネラルを常量元素（カルシウム，リン，カリウム，ナトリウム，クロール，マグネシウム），μg単位のミネラルを微量元素（鉄，フッ素，ケイ素，亜鉛，マンガン，銅），ng単位のミネラルを超微量元素（アルミニウム，セレン，ヨウ素，モリブデン，ニッケル，ホウ素，クロム，ヒ素，コバルト，バナジウム）という。

●ミネラル欠乏症および過剰症は，長期にわたりミネラルが欠乏または過剰の状態が続くことにより，臨床症状が出現した病態である。

病態生理

●ミネラル欠乏症の原因として，絶対的食事摂取量不足，新生児期および妊娠などにより体内での需要量が増大したとき，小腸のミネラル吸収部位の切除や消化管の広範な炎症などにより吸収障害のあるとき，あるいは継続的な下痢，頻回の嘔吐の持続によるもの，土壌や食物中に特定のミネラルが極端に少ないために起きるもの，アルコール中毒や極端な偏食による必要量不足，極端な制限食あるいは誤った健康食に依存した必要量不足，透析による喪失，長期中心静脈栄養継続による必要量不足，利尿薬による排泄過多などがあげられる。

●ミネラル過剰症としては，腎機能・肝機能障害による体内蓄積の増加，欠乏症治療時の過剰投与，飲料水中のフッ化物の蓄積による慢性中毒，鉱山作業や工業被曝によるもの，継続的な金属汚染物質の摂取などがある。

症状・診断・治療

●ミネラルの欠乏症および過剰症と治療投与量を示す（表9-5）。

予後

●ミネラルのなかで最もポピュラーな成分であるナトリウムは陽イオン，クロールは陰イオンとして体液の電解質平衡に大きな役割を果たしている。通常の経腸栄養剤に含まれる塩化ナトリウムは1日の必要量よりも少ない組成となっている。そのため経腸栄養剤の長期間投与患者では，低ナトリウム血症をきたすことがある。その場合は経腸栄養剤に含まれる塩化ナトリウム量を計算し，不足分は食塩などを追加する。ナトリウムは浮腫の程度，血圧の管理，心臓の負担，胃がんの発生などに大きく関与している。

●C型慢性肝炎においては，鉄の調整機構がうまく働かないため，鉄が肝臓に蓄積し，鉄依存性の酸化ストレスが高まり，線維症や肝硬変になりやすい（ヘモクロマトーシス）。

●亜鉛は300種類以上の酵素の活性化に必要であり，細胞分裂や核酸の代謝など重要な役割を果たしている。亜鉛欠乏の原因として，鉄分やカルシウムの大量摂取，また食物繊維やフィチン酸塩によって吸収が抑制されることもある。また，ダイエットや抗がん剤治療の食欲不振による食事量の減少から亜鉛欠乏状態となる。亜鉛は舌の上皮細胞に豊富に分布しており，亜鉛欠乏で，味細胞の消失，味蕾細胞の周期の延長から，味覚障害を起こし，さらなる低栄養状態を招くため，亜鉛強化食品の利用も検討する。食事療法だけでは不十分と医師が判断した場合は，亜鉛製剤（ヒスチジン亜鉛，酢酸亜鉛）で亜鉛を補充する。また，慢性肝障害，糖尿病，慢性腎臓病，炎症性腸疾患では，しばしば血清亜鉛値が低値となる。鉄剤が無効の貧血では亜鉛欠乏性貧血の可能性もある。亜鉛欠乏により赤血球膜が脆弱になり，強度の機械的刺激（激しい運動，透析など）で溶血する。スポーツ競技者や透析患者では亜鉛欠乏性貧血になりやすい。

●セレンは必須微量元素の一つである。セレン欠乏症には心筋障害や心不全として発症するタイプと四肢の筋力低下や爪の白色化など多彩な症状を呈するタイプの2種類が存在するが，通常の食生活では欠乏症をきたすことはない。経腸栄養剤の長期投与ではセレン欠乏が起こると言われていたが，近年の食品経腸栄養剤はセレンを含む微量元素が適切に含有されるようになった。しかし，

表9-5 ミネラルの欠乏症および過剰症と治療投与量

種類 （体重1gあたり含量）	成人（18〜29歳）の推奨量もしくは目安量・目標量	基準範囲 （血清中濃度）	欠乏症による主症状もしくは病態（疾患）	過剰症による主症状もしくは病態（疾患）
カルシウム （15 mg）	男性：800 mg 女性：650 mg	8.4〜 10.4 mg/dL	骨量減少，精神・神経・筋症状（テタニー，痙攣）	泌尿器系結石，ミルク・アルカリ症候群
リン （10 mg）	男性：1,000 mg 女性：800 mg	2.5〜4.5 mg/dL	骨格・呼吸・心筋の衰え，低酸素症，貧血，痙攣，くる病	低カルシウム性のテタニー，痙攣，低血圧
カリウム （2.0 mg）	男性：3,000 mg以上 女性：2,600 mg以上	3.5〜 5.0 mmol/L	低カリウム血症	高カリウム血症
ナトリウム （1.5 mg）	男性：<7.5 g 女性：<6.5 g 食塩として	135〜 149 mmol/L	低ナトリウム血症	高ナトリウム血症
クロール （1.5 mg）		96〜 108 mmol/L	低クロール血症	高クロール血症
マグネシウム （1.5 mg）	男性：340 mg 女性：280 mg	1.9〜2.5 mg/dL	神経・筋症状（過剰激性，テタニー，痙攣，循環器症状）	下痢，脱水，循環器症状
鉄 （85.7 µg）	男性：7.0 mg 女性：10.0 mg	男性：50〜200 µg/dL 女性：40〜180 µg/dL	鉄欠乏性貧血	ヘモクロマトーシス，鉄治療
フッ素 （42.8 µg）		1〜20 µg/dL	骨・歯形成への影響	斑状歯（飲料水中のフッ化物による慢性中毒）
ケイ素 （28.5 µg）		0.04〜 1.0 mg/dL	アテローム性動脈硬化症，骨関節炎，高血圧症に関係すると考えられる	珪肺症
亜鉛 （28.5 µg）	男性：9.0 mg 女性：7.5 mg	64〜111 µg/dL	成長障害(低身長)，味覚障害，食欲不振，貧血，皮疹，創傷治癒障害，炎症性腸疾患，脱毛，精神障害，免疫能低下，生殖異常	亜鉛汚染物質の摂取（嘔吐，下痢，神経障害，銅代謝への影響）
マンガン （1.43 µg）	男性：3.5 mg 女性：3.0 mg	0.7 µg/dL以下	皮膚炎,低コレステロール血症,血清アルカリホスファターゼの上昇	鉱山労務者，原石加工者にみられるパーキンソン病，ウィルソン病に似た神経症状
銅 （1.14 µg）	男性：0.8 mg 女性：0.7 mg	70〜132 µg/dL	TPN，クワシオルコル，吸収不全，下痢症	錆びた青銅製食器の使用ウィルソン病（銅代謝異常）
アルミニウム （858 ng）		0.9 µg/dL以下	アルツハイマー病との関連	アルミニウム中毒
セレン （171 ng）	男性：30 µg 女性：25 µg	10.6〜 17.4 µg/dL	克山病（急性・慢性の心臓衰弱），心筋障害，心不全，四肢の筋力低下，爪の白色化，長期TPN，長期経管栄養	顔面蒼白，舌苔，皮膚炎，脱毛，爪の脱落，胃腸障害，末梢神経障害
ヨウ素 （157 ng）	140 µg	1 µg/dL以下	甲状腺機能低下症（クレチン病，粘液水腫）	甲状腺腫，バセドウ病
モリブデン （143 ng）	男性：30 µg 女性：25 µg	0.01〜 0.3 µg/dL	モリブデン依存酵素の非活性による障害	キサンチン酸化酵素の活性化による高尿酸血症・痛風
ニッケル （143 ng）		0.06〜 0.75 µg/dL	鉄代謝への関与が考えられる	発がん・アレルギー性であり，工業被曝による
ホウ素 （143 ng）		<0.2 mg/dL	必須元素であるが，働きは不明（常量元素の代謝に影響する）	
クロム （28.5 ng）	10 µg	0.012〜 0.21 µg/dL	TPN時のクロム欠乏によるインスリン不反応性の耐糖能の低下，昏迷	職業ないし事故性のクロム曝露（皮膚，肺，消化管に作用して，鼻中隔の穿孔や肺がんを起こす）
ヒ素 （28.5 ng）		0.17〜 1.54 µg/dL	ヒトの欠乏症は知られていない	黒皮症，黒足症，爪の白線条，嘔吐，下痢
コバルト （21.4 ng）		0.011〜 0.045 µg/dL	ビタミンB$_{12}$の成分として必要	コバルト中毒
バナジウム （21.4 ng）		0.002〜 0.13 µg/dL	ヒトの欠乏症は知られていない	鉄工業者に起こる，眼，鼻，喉，舌の痛み

資料：香川靖雄他編『人体の構造と機能及び疾病の成り立ち』南江堂，2008，pp.94-95
　　　厚生労働省「日本人の食事摂取基準（2025年版）」より作成

医療品の栄養剤はセレンが含まれていない製品が多く，注意が必要である。また，完全静脈栄養に使用する高カロリー輸液にはセレンが含まれておらず，静脈栄養を行う際に使用する高カロリー輸液用微量元素製剤にもセレンは含有されていない。中心静脈栄養患者に適切にセレンが補充されない場合は，セレン欠乏状態になる。非経口的栄養投与を行っている場合は，定期的に血清セレン値を測定し，適切な量のセレンを補充することを推奨している。また，食品中のセレン含有量は作物の栽培地により異なる。土壌のセレンが少ない中国の克山地域では心筋症の発症者が多く，血漿中のセレン濃度が低下することで虚血性心臓病の発生率が増加することが判明している（克山病，ケシャン病）。

●腎臓は副甲状腺ホルモン（parathyroid hormone：PTH）などのホルモンの調節を受けてカルシウムやリンを尿中に排泄している。また，活性型ビタミンD〔1,25(OH)$_2$D〕の産生臓器として働き，腸管でのカルシウム吸収や骨代謝の維持にも密接に関与している。CKD患者では，活性型ビタミンDの低下やリンの蓄積とともに，さまざまな骨病変，ミネラル代謝異常が出現する。

●加工食品に含まれる食品添加物としてのリン（無機リン）の過剰摂取が問題視され，栄養指導によるリンコントロールは重要である。

参考文献

厚生労働省「健康寿命の令和4年度値について」
厚生労働省「令和4年歯科疾患実態調査」
厚生労働省「日本人の食事摂取基準（2025年版）」
「セレン欠乏症の診療指針2024」日本臨床栄養学会
「亜鉛欠乏症の診療指針2024」日本臨床栄養学会

コラム

ツルゴール反応

手の甲をつまんで皮膚の引き締まった状態を触診で確認する。元に戻るのに2秒以上かかる場合，脱水を疑い，「ツルゴールの低下」と表現する。高齢者の場合，鎖骨部で行うことが多い。測定時には皮膚の様子と合わせて，喉の渇き，尿量，水分摂取量や摂取頻度などの確認も行う。

ミュルケ線

通常，爪床に現れ，爪板を圧迫すると消失する。ネフローゼ症候群，肝疾患，低栄養状態の患者にみられ，血清アルブミンが2.0g/dL以下の患者に多くみられる。

第10章 肥満と代謝疾患

I 総論

肥満と肥満症

- 肥満とは，単純な過剰体重ということではなく，脂肪組織に脂肪が過剰に蓄積した状態をいう。
- 肥満症は，肥満に起因または関連する健康障害を合併するか，その合併が予測され医学的に減量を必要とする疾患である。
- 日本においても，肥満者の割合は年々増加している。厚生労働省の国民健康・栄養調査（2019年）では，成人男性の33.0％，成人女性の22.3％が肥満（BMI 25kg/m² 以上と定義）と報告されている。
- 肥満治療の目的は，他の疾患と同様に，寿命や健康寿命を延ばすこと，そして肥満症が引き起こす生活の質（QOL）の低下を防ぐことである。肥満や肥満症の人びとのQOLを保つためには，医学的な治療だけでなく，社会的な側面からの支援も必要である。これらの観点から，肥満治療は多角的アプローチが求められる。

2 解剖・生理と病態

- 体脂肪はエネルギー貯蔵の役割を果たし，飢餓状態や経口摂取が不可能または不足しているときに生命を維持するためのエネルギー源となる。体脂肪は通常，体重の約18％を占めているが，この比率が過剰になると肥満となる。
- 体脂肪は皮下脂肪組織と内臓脂肪組織の2つの部位に蓄積され，食欲を抑制するアディポネクチンや生活習慣病の発症を促進する腫瘍壊死因子（TNF-α）やプラスミノーゲン活性阻止因子（PAI-1）などのアディポサイトカイン（アディポカイン）を分泌する。特に内臓脂肪組織はアディポサイトカインを強く分泌する。
- エネルギー摂取が過剰な状態では，脂肪だけでなく，炭水化物，たんぱく質もアセチルCoAを介して脂肪酸合成を亢進し，グリセロールと結合し，中性脂肪として脂肪細胞の中に蓄積する。
- 肥満は2型糖尿病や脂質異常症のリスクを高め，

これらの病態にはインスリン抵抗性や高インスリン血症が関与している（II各論　2メタボリックシンドロームを参照）。肥満における脂質異常症の特徴は，高トリグリセリド血症，低HDLコレステロール血症である。

栄養ケアプロセスの考え方

3-1 肥満・肥満症の栄養ケアプロセスの原則

- 肥満は，糖尿病や脂質異常症などの生活習慣病をはじめとして数多くの疾患のもととなる。これらは，食事や運動などの生活習慣が病気の原因や進行に大きく影響する病気である。そのため，栄養ケアでは，病態を改善するための栄養介入だけでなく，生活習慣の改善を目指す生活指導の役割も重要である。
- 肥満・肥満症の栄養ケアでは，体脂肪を減らすことが最も重要である。体脂肪を減らすには，エネルギーの消費量を摂取量よりも多くする必要がある。そのため，エネルギー摂取を制限する食事療法と，エネルギー消費を増やす運動療法を組み合わせる。運動療法は，減量の効果を高めるだけでなく，減量後の体重のリバウンドを防ぐ効果もある。食事療法では，エネルギー摂取の制限は適度にし，食事の回数や時間は規則正しくし，間食や甘いものは控える。

3-2 糖尿病を合併している場合の原則

- 糖尿病を伴う場合には，食事療法と運動療法で体重を減らすことで，血糖のコントロールを改善させる。血糖の上昇を抑えるには，糖質の種類や量に注意する。特に，血糖の上昇を早く引き起こす単純糖質（ショ糖，果糖など）は摂りすぎないようにする。糖質制限食は，短期間では減量や代謝の改善に効果があるという報告があるが，長期間の効果や安全性については十分なエビデンスがない。そのため，極端な糖質制限食（1日100g以下）は推奨されない。薬物療法（経口血糖降下薬やインスリン注射）を行っている場合には，

低血糖を起こさないように，エネルギー摂取は3食均等にする。

3-3 脂質異常症を合併している場合の原則

●脂質異常症を伴う場合には，食事療法と運動療法で体重を減らすことで，血中脂質の値を改善させる。血中トリグリセリドが高い場合には，炭水化物やアルコールの摂取を控えることが効果的である。血中コレステロールが高い場合には，コレステロールを多く含む動物性脂肪の摂取を控える。運動療法は，血中トリグリセリドを低下させる効果がある。

3-4 高尿酸血症を合併している場合の原則

●高尿酸血症を伴う場合には，食事療法と運動療法で体重を減らすことで，血中尿酸値を下げることができる。食事療法では，尿酸の生成に関係するプリン体や果糖の摂取を適度に制限する。また，アルコールの摂取は控える。十分な水分摂取は，尿酸の排泄を促す効果がある。

II 各 論

肥満・肥満症

病 態

定 義

●肥満とは脂肪組織が過剰に蓄積した状態のことを指し，判定は体格指数（BMI）［体重（kg）／身長（m）^{2}］25kg/m^2 以上を基準とする。BMI 35 kg/m^2 以上を高度肥満と定義している。

●肥満症は BMI 25kg/m^2 以上で，肥満と関連が深く減量により改善する証拠が十分な「11 の健康障害」（表10-1）のうち1つ以上を有しているか，あるいは将来の合併が予測される場合で減量を要するもの，または腹部CT検査によって確定診断された内臓脂肪型肥満の条件を満たすものである。

病態生理

●肥満には肥満をもたらす原因疾患や病態が認められない原発性（単純性）肥満と，肥満をもたらす原因が明らかなものを二次性（症候性）肥満とし，90%以上の肥満は前者である。

表10-1 肥満に起因ないし関連する健康障害

1．肥満症の診断に必要な健康障害
1）耐糖能障害（2型糖尿病・耐糖能異常など）
2）脂質異常症
3）高血圧
4）高尿酸血症・痛風
5）冠動脈疾患
6）脳梗塞・一過性脳虚血発作
7）非アルコール性脂肪性肝疾患
8）月経異常・女性不妊
9）閉塞性睡眠時無呼吸症候群・肥満低換気症候群
10）運動器疾患（変形性関節症：膝関節・股関節・手指関節，変形性脊椎症）
11）肥満関連腎臓病
2．肥満症の診断には含めないが，肥満に関連する健康障害
1）悪性疾患：大腸がん・食道がん（腺がん）・子宮体がん・膵臓がん・腎臓がん・乳がん・肝臓がん
2）胆石症
3）静脈血栓症・肺塞栓症
4）気管支喘息
5）皮膚疾患：黒色表皮腫や摩擦疹など
6）男性不妊
7）胃食道逆流症
8）精神疾患

資料：日本肥満学会，2022[1]

表10-2 二次性肥満（症候性肥満）についての考え方

日常診療では，肥満と判定した場合，下記の二次性肥満について考慮する必要がある。これについて，原発性肥満（単純性肥満）と同様に，肥満に起因ないし関連する健康障害の判定を行うが，その治療は主として原因疾患の要因に対して行う必要がある。
二次性肥満
1）内分泌性肥満
① Cushing症候群
② 甲状腺機能低下症
③ 偽性副甲状腺機能低下症
④ インスリノーマ
⑤ 性腺機能低下症
⑥ 多囊胞性卵巣症候群
2）遺伝性肥満（先天異常症候群）
① Bardet-Biedl症候群
② Prader-Willi症候群
3）視床下部性肥満
① 間脳腫瘍
② Fröhlich症候群
③ empty sella症候群
4）薬物による肥満
① 向精神薬
② 副腎皮質ホルモン

資料：日本肥満学会，2022[2]

- 日常診療では，肥満と判定した場合，二次性肥満について考慮する（表10-2）。これについて，原発性肥満と同様に，肥満に起因ないし関連する健康被害の判定を行うが，その治療は主として原因疾患の要因に対して行う。
- 原発性肥満の原因は多岐にわたるが，主に過食（食べ過ぎ）や運動不足である。ストレスや脳内ホルモンの乱れ，不規則な食生活や間食，遺伝的要因やエネルギー産生能の低下なども関係している。
- 肥満妊婦は妊娠高血圧症候群，妊娠糖尿病，帝王切開分娩，死産，巨大児，および児の神経管閉鎖障害などのリスクが高い傾向にある。

症 状

- 肥満自体では特に症状はないが高度肥満になると息切れ，頭痛，肩こりなどを訴えることがある。肥満に伴う健康障害（合併症）を発症すると，それぞれの合併症による症状を呈する。

診 断

- 「肥満症診断のフローチャート」（図10-1）と「肥満度分類」（表10-3）を示す。
- 肥満の判定基準はBMIが用いられ，$25kg/m^2$以上の人を肥満と定義し，$22kg/m^2$を標準体重としている。肥満の診断には体脂肪量の測定が必要であり，生体電気インピーダンス法やDXA法が用いられる。
- 肥満症の診断基準は，BMIが$25kg/m^2$以上で肥満と判定されたうち，以下の条件を満たすものである。①肥満に起因または関連し，減量により改善するまたは進行が抑制される健康障害を有するもの，または②健康障害を伴いやすい高リスク肥満（ウエスト周囲長によるスクリーニングで内臓脂肪蓄積が疑われ，腹部CT検査によって確定診断された内臓脂肪型肥満）のいずれかである。
- 高度肥満とは，BMIが$35kg/m^2$以上の肥満者を指し，遺伝やホルモンなどの原因による二次性肥満を除外したものである。高度肥満と判定されたうち，肥満関連健康障害を有するか，あるいは

表10-3 肥満度分類

BMI（kg/m^2）	判定	WHO基準
BMI＜18.5	低体重	Underweight
18.5≦BMI＜25	普通体重	Normal range
25≦BMI＜30	肥満（1度）	Pre-obese
30≦BMI＜35	肥満（2度）	Obese class I
35≦BMI＜40	肥満（3度）高度肥満	Obese class II
40≦BMI	肥満（4度）	Obese class III

資料：日本肥満学会，2022[4]

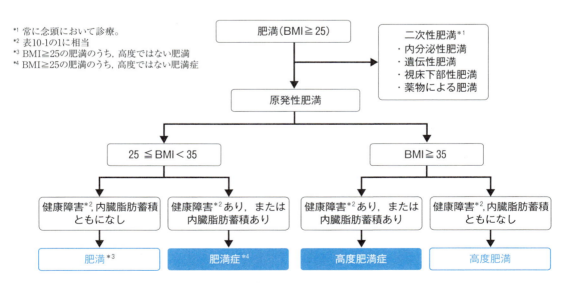

図10-1 肥満症診断のフローチャート
資料：日本肥満学会，2022[3]

内臓脂肪蓄積を認める場合を高度肥満症と定義する。高度肥満症では，社会的・精神的問題を伴っていることが多く，治療が困難であり，食事や運動などの内科的治療のみで効果が出ない場合は，減量・代謝改善手術が有効な選択肢となる。

治療

「肥満症治療指針」（図10-2）を示す。

●肥満症の治療における減量の目標は，現体重の3％以上とし，現実的な目標設定が重要である。肥満症治療の主な目的である内臓脂肪の減少は，数％の体重減少によって達成可能であることを患者と共有する。

●一方，高度肥満症では，脂肪蓄積に伴う健康障害の合併が高いため，減量目標は5〜10％に設定する。高度肥満の原因は生活習慣だけでなく，心理的・社会的な問題もある。減量目標は個々の症例や健康障害の程度などに合わせて変える必要がある。

❖(1) 非薬物治療法

① 食事療法

●食事療法は，摂取エネルギー制限を基本とし，体重の減少を目指すことで，脂肪細胞の質的異常・量的異常に起因する健康障害の改善を目指す。

●減量を目指す一方で，筋肉量を維持し，代謝活性を落とさないように注意する。そのため，指示エネルギー量の内訳は，炭水化物50〜65％，たんぱく質13〜20％，脂肪20〜30％とし，必須アミノ酸を含むたんぱく質やビタミン，ミネラルを十分に摂取する。

② 運動療法

●運動療法は，エネルギー消費量を増加させることで，体重の減少と維持，さらには代謝指標や血圧の改善に寄与する。この治療法では，有酸素運動とレジスタンス運動（筋力トレーニング）を組み合わせる。レジスタンス運動は，減量中の筋肉量の減少を抑制する。

●「運動療法プログラムの原則」（表10-4）を参考に，適切な指導を行う。

●運動療法を開始する前には，心血管イベントの発症リスクを評価するためのメディカルチェックが必要である。運動は負担の少ないレベルから始め，徐々に運動時間や強度を上げていく。

③ 行動療法

●行動療法とは，自分の行動や思考のパターンを分析し，目標に向かって計画的に変えていく方法である。日本肥満学会では，7つの留意点（①セルフモニタリング，②ストレス管理，③先行刺激のコントロール，④問題点の抽出と解決，⑤修復行動の報酬による強化，⑥認知の再構築，⑦社会的サポート）を示している。

表10-4 運動療法プログラムの原則

	原則	実践のヒント
種類	・肥満症ではエネルギー消費量を増やすことが重要であるため，「有酸素運動」を中心に実施する。	・レジスタンス運動（筋力トレーニング）を併用すると，サルコペニア肥満の予防・改善に効果的である。 ・座位行動（座りすぎ）を減らすことも運動療法のひとつと考える。
強度	・低〜中強度（最大酸素摂取量の40〜60％程度），ボルグスケールの11〜13（「楽である〜ややきつい」）以上を推奨する。	・導入段階では，あまり強度を強調しない。 ・運動に慣れてきたら強度を上げることも考慮する。
時間・頻度	・1日30分以上（短時間の運動を数回に分け，合計30分でもよい）。 ・毎日（週5日以上）あるいは週150分以上。 ・運動に慣れてきたら1日60分以上，週300分以上としてもよい。	・運動の急性効果を期待しなくてもよい場合，運動量が十分であれば，週5日未満でまとめて運動してもよい。
その他	・運動の強度や時間を強調せず，「座位行動（座りすぎ）を減らすこと」「細切れでもいいので今より1日10分（1,000歩）歩行を増やすこと」を呼びかける。 ・近年，仕事上の高強度身体活動は心血管イベントを増加させるとの報告もあり，仕事上の身体活動が多いのにもかかわらず健康障害を有する人々には，余暇時間のリラックスした状態での運動（散歩など）を呼びかける。	

資料：日本肥満学会，2022[6]

(2) 薬物治療法

- 薬物療法は，食事，運動，行動療法を行っても有効な減量が得られない，または合併症の改善がみられない場合に考慮される。
- わが国で肥満症に対する使用可能な薬剤は，マジンドールとセマグルチドがある（「Ⅲ 薬物治療の解説」を参照）。

(3) 外科療法（減量・代謝改善手術）

- 食事や運動などの内科的治療が効かない高度肥満症に対して，腹腔鏡下スリーブ状胃切除術という手術が保険適応となっている。この手術はBMIが35kg/m^{2}以上で，糖尿病，高血圧，脂質異常症，または睡眠時無呼吸症候群のうち1つ以上を合併した人に適応される。
- 手術前後には栄養食事指導が必要で，手術前には5％程度の減量を行う。手術後には体脂肪の減少を促し，除脂肪体重の減少を抑えるために，十分なたんぱく質の摂取が望ましい。手術後はさまざまな栄養素が不足しやすいため，フォーミュラ食を利用することが有効である。

予 後

- 肥満は，QOLを低下させるだけでなく，心血管疾患や糖尿病などの重篤な合併症を引き起こし，死亡リスクを高める。肥満の程度が高いほど，死亡リスクは高くなる。また，肥満は，がんや認知症などの発症リスクも上昇させる。このように，肥満はさまざまな疾患の原因となり，健康寿命を縮める可能性がある。

1-2 栄養食事療法

- 「肥満症診断のフローチャート」（図10−1）と「肥満症治療指針」（図10−2）を参照。

栄養スクリーニング

- BMIを基準に，非肥満，肥満症，高度肥満症とする。

栄養アセスメント

- 原発性肥満，二次性肥満の判別（図10−1）。
- 身体計測，ウエスト周囲長，体組成，生化学検査，合併症の有無などにより原発性肥満を肥満と高度肥満，健康障害と内臓脂肪型肥満（内臓脂肪面積≧100cm^2）を有する肥満症と高度肥満症に分類する。
- 食習慣・生活習慣。

①職業（仕事内容から生活活動強度を確認），②調理担当者（調理に携わっていない場合，調味料や具材など認識していない場合が多い），③家族

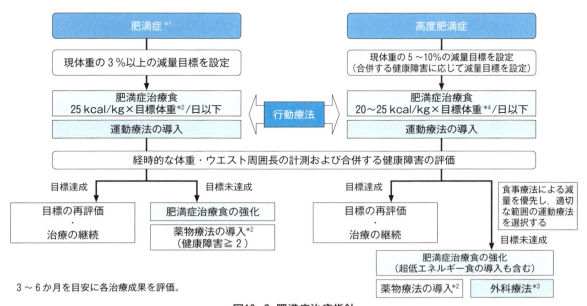

図10-2 肥満症治療指針

*1 高度肥満症でない場合
*2 薬物療法の実施にあたっては，添付文書上の用法をふまえ，作用機構や有効性，安全性などを総合的に判断したうえで決定される必要がある。
*3 BMI<35であっても，合併する健康障害の種類や程度によっては外科療法が適切な場合がある。
*4 BMI 22×（身長[m]^2）となる体重を標準体重とし，年齢などを考慮して目標体重を設定する。

資料：日本肥満学会，2022[5]

（子どもの食事など対象以外の食事の影響があるか），④栄養指導歴（過去に栄養指導を受けた経験があれば，その指導内容や理解状況，実践状況の確認），⑤アレルギー（アレルギーの有無，その対応状況），⑥嗜好（極端な偏食はないか），⑦食事時間帯（欠食がないか，規則正しいか，食事時間帯の確認），⑧間食・夜食（習慣があるか，その内容），⑨外食（どのような飲食店を利用するか，頻度），⑩中食（市販総菜やコンビニ弁当，頻度），⑪嗜好飲料（飲酒の習慣，清涼飲料水などの飲料の種類と量），⑫運動習慣（運動の種類，頻度）。

栄養診断

● 肥満の状況とリスク評価。
● 肥満に起因ないし関連した減量を要する健康障害の評価。
● 食行動異常の有無。
①食欲の認知性調節異常（間食・ストレス誘発性食行動），②食欲の代謝性調節異常（過食，夜間大食），③偏食・早食い・朝食の欠食
● 合併症に対する薬物療法の有無。
● 食習慣・生活習慣の問題点の抽出。

栄養介入（計画と実施）

● 肥満症（BMI 25kg/m² 以上 35kg/m² 未満）。
・内臓脂肪の減少により脂肪細胞の質的異常に伴う種々の代謝異常を改善させる。
・摂取エネルギーの算定基準は 25kcal/kg ×標準体重／日以下。
● 高度肥満症（BMI 35kg/m² 以上）。・摂取エネルギーの算定基準は 20～25kcal/kg ×標準体重／日以下の低エネルギー食（LCD）。減量が得られない場合は，600kcal/ 日以下の超低エネルギー食（VLCD）が選択肢となる。
● 肥満症，高度肥満症ともに栄養素の配分は，前述の「【治療】①食事療法」を参照。
● 必須アミノ酸を含むたんぱく質，ビタミン，ミネラルの十分な摂取を勧める。特に 1,000 kcal/日未満の食事ではビタミン・ミネラルが不足するため補充も考える。
● 食物繊維を十分に摂取する。日本人の食事摂取基準（2025 年版）の目標量（表10-5）を満た

表 10-5 食物繊維の目標量（g/ 日）

年齢等	男性	女性
18～29（歳）	20 以上	18 以上
30～49（歳）	22 以上	18 以上
50～64（歳）	22 以上	18 以上
65～74（歳）	21 以上	18 以上
75 以上（歳）	20 以上	17 以上

すようにする。
● フォーミュラ食を 1 日 1 食だけ食事と交換することで有効な肥満関連病態の改善を期待できる。
● 積極的な人工甘味料の摂取は推奨されない。
● 行動療法，運動療法を併用する。

栄養モニタリングと評価

● 体重，ウエスト周囲長，体組成および血液検査データの経時的評価。
● 栄養診断での問題点に対する変化，目標達成度を評価。
・目標達成：現治療方法の継続
・目標の未達成：肥満症治療食の強化，高度肥満症では超低エネルギー食の導入を検討。薬物療法や外科療法も検討する。

1-3 栄養治療の実際（症例）

症例3（肥満・肥満症，糖尿病）

41 歳，男性。

【診断名】糖尿病，高血圧，高度肥満症。

［現病歴］20 歳時体重 75kg，6 か月前の体重 85kg，40 歳時の検診では糖尿病，高血圧の指摘はなかった。2 か月前より頭痛と口渇感を訴え，近医受診。糖尿病，高血圧，高度肥満症を指摘され，当院紹介受診。

［身体所見］腹部肥満が著明。

［身体検査所見］身長 172.7cm，体重 114.4kg，BMI 38.3kg/m²，ウエスト周囲長 117cm，血圧 155/88mmHg。

［血液・生化学検査所見］空腹時血糖 241mg/dL，HbA1c 12.0%，血清インスリン 12.0 μU/mL，HOMA-R 7.14（参考値），LDL コレステロール 92mg/dL，中性脂肪 158mg/dL，HDL コレステロール 41mg/dL，血清アルブミン 4.9g/dL，AST 55U/mL，ALT 43U/L，血清クレアチニン 0.9mg/dL，血清尿酸値 7.5mg/dL。

[腹部 CT 検査所見] 内臓脂肪面積 306.2cm²。
[服薬状況] なし。
[生活歴・食事歴]
家族：妻と子ども（2人）の4人暮らし
職業：会社員
飲酒：あり（最近，同期の昇進に関するストレスにより，缶ビール500mLを4本/日飲むようになった）
喫煙：なし
運動習慣：あり（以前とさほど変わらない。1か月1〜2回，30分ウォーキング）
推定摂取栄養量：エネルギー2,800kcal/日（食事2,000kcal/日，アルコール800kcal/日）
・食事量は以前と変わらない。
・野菜はほとんど摂取していない。
[指示栄養摂取量] エネルギー1,500〜1,600 kcal/日，食塩6g/日未満。

コラム

HOMA-R

HOMA-R（Homeostatic Model Assessment for Insulin Resistance）（別名 HOMA-IR）とは、インスリン抵抗性の指標の一つ。空腹時の血糖値とインスリン濃度から求められ、インスリン分泌が比較的良好な患者のインスリン抵抗性を把握する指標として用いられる。この数値が大きいほどインスリン抵抗性が強いと考えられ、1.6以下を正常、2.5以上を抵抗性ありと判断する。
HOMA-R = 空腹時血糖値 (mg/dL) × 空腹時インスリン値 (μU/mL) / 405。

HOMA-β

HOMA-β（Homeostatic Model Assessment of beta cell function）とは、インスリン分泌能の指標の一つ。30%以下で分泌能低下と判断する。
HOMA-β = 空腹時インスリン値 (μU/ml) × 360 / 〔空腹時血糖値 (mg/dL) − 63〕

栄養管理計画とその解説

❖(1) 管理栄養士からみた症例のまとめ

● BMI ≧ 35kg/m² で健康障害（耐糖能障害，脂質異常症，高血圧，高尿酸血症）があるので肥満症。

● 食生活の問題は嗜好飲料（多量の飲酒）の摂取と野菜の摂取不足。特に，仕事のストレスにより飲酒量が増加していた。

❖(2) 栄養管理計画

・食事指示量の検討

● 今回の指示栄養摂取量は，1,500〜1,600 kcal（23〜24kcal/kg ×目標体重）/ 日と設定された。「肥満症診療ガイドライン2022」では，20〜25 kcal / ×目標体重 / 日以下の低エネルギー食を開始し，3〜6か月を目安に5〜10%の減量を目指すとされている。また「糖尿病治療ガイド 2022-2023」では，肥満で減量を図る場合には，身体活動レベルより小さい係数を設定できるとしている。

● 推定栄養摂取量は 2,800kcal であり，2,800kcal −1,600kcal = 1,200kcal で，脂肪1kg減少するのに，7,000kcal が負になればよいので，7,000kcal ÷ 1,200kcal = 5.8 となり，5.8日で1kgの脂肪量が減少する。したがって，現体重 114.4 kg の 10%（11kg）を減量するには，2〜3か月かかると予測できる。

❖(3) 栄養食事指導

● 3か月後に現体重の10%減の103kgにするために，食事バランスの改善とともに，患者自身に具体的な方法や根拠を呈示する。

● 食事バランスについて指導し，患者自身の生活習慣を考慮してできることから改善していくように目標をたてる。

● 過食や過飲を起こす原因について明らかにし，原因を取り除くか，その矛先を食べること以外に向けるかなど，患者の心理面も考慮する。

● アルコールの飲みすぎは体重増加や中性脂肪および血圧，血糖値，尿酸値を上昇させ，肝臓にも悪影響を与えるので，原則として禁止する。

● 3か月後に目標が達成できているか，できていない場合，再度問題点を見直し，現状の治療を変更する必要があるかを検討する。

献立の例（表10−6）

● 1日の指示エネルギー量である 1,500〜1,600 kcal を 3 食（朝食：552kcal，昼食：547kcal，夕食：511kcal）に分割し，40〜60%を炭水化物から摂取し，たんぱく質は20%まで，残りは脂質

表10-6 1600kcal 献立の例（肥満・メタボリックシンドローム、糖尿病）

1,610kcal，たんぱく質 70.9g，脂質 42.8g，（たんぱく質 18%，脂質 24%，炭水化物 58%），食塩 5.9g，食物繊維 26.4g，飽和脂肪酸 6.1%，コレステロール 188㎎

なお，栄養計算は八訂食品成分表で算出した。たんぱく質は「アミノ酸組成によるたんぱく質」を，脂質は「脂肪酸のトリアシルグリセロール当量」を活用し，これらの成分値が欠損している食品については従来の「たんぱく質」，「脂質」の項目の成分値を利用した。

	献立	材料	使用量(g)	表1(単位)	表2(単位)	表3(単位)	表4(単位)	表5(単位)	表6(単位)	調味料(単位)
朝食	麦ごはん	米飯	100	2						
		押し麦	50	1						
	納豆	納豆	45			1				
		和からし	適量							
		減塩しょうゆ	2.5							
	サラダ	まぐろ缶詰（水煮）	45			0.6				
		切り干し大根（乾）	10						*	
		アスパラガス	20						*	
		キャベツ	20						*	
	和風ドレッシング	オリーブ油	5					0.5		
		ぽん酢しょうゆ	10							
	フルーツヨーグルト	キウイフルーツ	50		0.3					
		ヨーグルト	140				1.2			
		小計		3	0.3	1.6	1.2	0.5	–	0
昼食	玄米ご飯	米飯	80	1.6						
		玄米ごはん	40	0.8						
	かぶの味噌汁	かぶ	10						*	
		かぶの葉	10						*	
		減塩みそ	12							0.4
		だし	適量							
	和風チキンソテー	若どり もも（皮なし）	120			2				
		なたね油	8					0.8		
		大根	50						*	
		ぽん酢しょうゆ	5							
	筑前煮	ごぼう	30						*	
		にんじん	20						*	
		さやえんどう	5						*	
		こんにゃく	20						*	
		減塩しょうゆ	4							
		だし	適量							
		砂糖	2							0.1
		酒	2							
		なたね油	3					0.3		
	ほうれん草のお浸し	ほうれん草	70						*	
		かつお節	1			0.1				
		減塩しょうゆ	2.5							
	フルーツ	オレンジ	80		0.5					
		小計		2.4	0.5	2.1	0	1.1	–	0.5
夕食	ごはん	米飯	150	3						
	さばの味噌煮	さば	80			2				
		減塩みそ	12							
		長ねぎ	10						*	
		しょうが	5						*	
		砂糖	1							0.1
	じゃがいもの煮物	じゃがいも	60	0.5						
		にんじん	20						*	
		さやえんどう	5						*	
		たまねぎ	20						*	
		減塩醤油	4							
		砂糖	2							0.2
		酒	2							
	きゅうりとわかめの酢の物	きゅうり	50						*	
		わかめ（生）	20						*	
		酢	5							
		減塩しょうゆ	2							
		小計		3.5	0	2	0	0	–	0.3
	合計（20単位）			8.9	0.8	5.7	1.2	1.6	1.4	0.8

で摂取するようにした。
- たんぱく質は，大豆たんぱくと n-3 系多価不飽和脂肪酸を強化するために青魚を採り入れ，飽和脂肪酸を減らすために，とり肉は皮を取り除いた。
- 食物繊維を多く摂取するように，食物繊維の多い野菜（ごぼう，切り干し大根）や海藻類，こんにゃくを利用し，主食は麦ごはんや玄米ごはんにした。
- 減塩調味料を使用することで，食塩 6 g/ 日未満に収まるようにした。

メタボリックシンドローム

病 態

定 義

- メタボリックシンドロームとは，内臓脂肪が多く蓄積され，高血圧，高血糖，脂質異常などの生活習慣病の危険因子が複数重なった状態である。この状態は，心筋梗塞や脳卒中などの動脈硬化性疾患の発症リスクを高めると考えられている。

病態生理

❖(1) メタボリックシンドロームの発症メカニズム

- 過食や運動不足などの生活習慣の乱れにより，消費されないエネルギーがトリグリセリドとして脂肪組織に蓄積される。特に，内臓に蓄積された脂肪は内臓脂肪と呼ばれ，肥満の指標となる。
- 脂肪組織は，アディポサイトカインと呼ばれるさまざまな生理活性物質を分泌する。これらは免疫や炎症，血糖や血圧，血液凝固などの生体の恒常性を維持する役割を果たす。しかし，内臓脂肪が過剰に蓄積されると，アディポサイトカインの生成・分泌の異常が生じ，図 10-3 のような変化が起こる。

❖(2) 動脈硬化性疾患との関係

- メタボリックシンドロームは，動脈硬化性疾患の発症リスクを高めることが知られている。動脈硬化性疾患とは，動脈の壁が硬化し，血管の内径が狭くなる病態であり，心臓や脳などの重要な臓器への血液供給が不足することで，心筋梗塞や脳卒中などの重篤な合併症を引き起こす。このリスクは，単一の危険因子よりも，複数の危険因子が同時に存在する場合に高まる。これをマルチプルリスクファクターシンドロームと呼ぶ。特に，糖尿病，高血圧症，脂質異常症の 3 つの危険因子が一緒になると，リスクはさらに高まる。これをクラスターリスクファクターシンドロームと呼

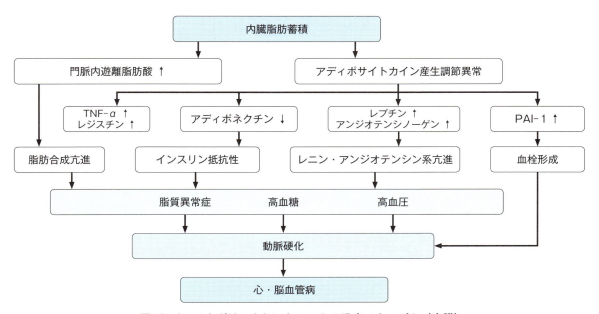

図 10-3 メタボリックシンドロームの発症メカニズム（病態）
資料：日本病態栄養学会，2022[7]

ぶ。メタボリックシンドロームは，このクラスターリスクファクターシンドロームに内臓脂肪の蓄積を加えた，より広範な病態を表す概念である。

症　状

● この段階で特別な症状はない。

診　断

● わが国のメタボリックシンドロームの診断基準を表10-7に示す。

● メタボリックシンドロームの予防や改善のためには，特定健診・保健指導が行われる。表10-8に示すように，内臓脂肪蓄積（ウエスト周囲長），肥満（BMI）の程度とリスク要因数による階層化を行い，リスクの程度に応じて，特定保健指導の内容や頻度を決める。

治　療

❖(1)　非薬物治療法

● 食事や運動だけでなく，仕事や睡眠，休息などの生活習慣の改善を目指す。エネルギー制限による体重減少が必須で，摂取エネルギーを消費エネルギーより少なくすることで，体重減少を目指す。具体的には，減量目標は前述の「1 肥満・肥満症」の【治療】を参照。

● 体重減少量がすべて脂肪と仮定すると，脂肪組織1kgは約7,000kcalである。したがって，減量に要するエネルギー量は7,000kcalに減量必要量（kg）を掛けた値となる。これを目標達成日数で割ると，1日当たりのエネルギー減少量が求められる。

● このエネルギー減少量は，食事による摂取エネルギーの減少と運動による消費エネルギーの増加の合計で達成することが目指される。

❖(2)　薬物治療法

● 内臓脂肪を減少させ，メタボリックシンドロームの病態を改善する薬物は現在ない。

● 糖尿病に対してはインスリン抵抗性を改善するチアゾリジン誘導薬，ビグアナイド薬，DPP-4阻害薬，SGLT2阻害薬，GLP-1受容体作動薬が用いられる。高血圧に対してはアンジオテンシンⅡ受容体拮抗薬，アンジオテンシン変換酵素阻害薬，カルシウム拮抗薬などが有効である。また，脂質異常症にはフィブラート系薬剤やエイコ

表10-7　わが国のメタボリックシンドローム診断基準

内臓脂肪蓄積	
ウエスト周囲径	男性≧85cm 女性≧90cm
（内臓脂肪量　男女とも≧100cm^{2}に相当）	
上記に加えて以下の2項目以上（男女とも）	
高トリグリセリド血症	≧150mg/dL
かつ／または	
低HDLコレステロール血症	<40mg/dL
収縮期血圧	≧130mmHg
かつ／または	
拡張期血圧	≧85mmHg
空腹時高血糖	≧110mg/dL

＊可能な限りCTスキャンなどで内臓脂肪量測定を行うことが望ましい。
＊メタボリックシンドロームと診断された場合，糖負荷試験が薦められるが診断には必須ではない。
＊高トリグリセリド血症，低HDLコレステロール血症，高血圧，糖尿病に対する薬剤治療をうけている場合は，それぞれの項目に含める。
資料：「メタボリックシンドロームの定義と診断基準」『日本内科学会雑誌』94(4)，2005を一部改変

表10-8　特定保健指導の対象者（階層化）

腹囲	追加リスト			④喫煙歴	対象	
	①血糖　②脂質　③血圧				40〜64歳	65歳〜74歳
≧85cm（男性） ≧90cm（女性）	2つ以上該当				積極的支援	動機付け支援
	1つ該当			あり		
				なし		
上記以外でBMI≧25	3つ該当				積極的支援	動機付け支援
	2つ該当			あり		
				なし		
	1つ該当					

（注）喫煙歴の斜線欄は，階層化の判定が喫煙歴の有無に関係ないことを意味する。
資料：厚生労働省．特定健康診査（いわゆるメタボ健診）・特定保健指導．https://www.mhlw.go.jp/seisaku/2009/09/02.html（2023年12月閲覧）

サペンタエン酸（EPA）などが用いられる。

予後
- メタボリックシンドロームを放置すると，減量指導を行った場合と比較して虚血性心疾患発症率が高いことが国際的に報告されている。

2-2 栄養食事療法

- メタボリックシンドロームの診断基準を表10−7に示す。

栄養スクリーニング
- 必須項目：内臓脂肪蓄積の有無。ウエスト周囲長 男性≧85cm，女性≧90cm。
- 選択項目：糖代謝異常，高血圧，脂質代謝異常の3項目のうち，2項目以上が該当する。

栄養アセスメント
- 食習慣・生活習慣の状況（「肥満」の項を参照）。
- 脂質代謝異常（高トリグリセリド血症，低HDLコレステロール血症），高血圧，糖尿病の状況把握。
- 合併症の治療薬の有無。

栄養診断
- 食習慣・生活習慣の問題点の抽出。

栄養介入（計画と実施）
- 食事療法と運動療法により生活習慣を改善し，体重および内臓脂肪を減少させる。
- 減量目標は肥満症治療と同様。
- 生活習慣は日常生活全般にわたっており，食事や食習慣以外にも，運動，労働，休息，睡眠などがあるため，管理栄養士だからといって食についてのみ扱うのではなく，他の生活習慣にも配慮した指導を行う。
- 健康を維持，増進させるため，食習慣を変えていく行動変容を引き出す指導を行う。
- 目標は段階的に作成していくことが望ましい。

栄養モニタリングと評価
- 身体的および血液検査データの経時的な評価。
- 栄養診断での問題点に対する変化，目標達成度を評価。
- 第一段階の目標が達成できた場合，次の目標へ進める。達成できない場合は再度問題点を検討し計画を立てる。

- 薬物療法から生じる栄養治療上の変更点（薬物相互作用からの禁忌食材）。

献立の例
- 前述の「1 肥満・肥満症」「1−3 栄養治療の実際（症例）」の「献立例」を参照（表10−6）。

 ## 3 糖尿病

 ## 3-1 病態

定義
- 糖尿病とは，インスリン作用の不足によって慢性的に高血糖が起こり，さまざまな代謝異常を引き起こす疾患群のことである。

病態生理
- 糖尿病の成因は表10−9のように分類され，図10−4はその成因（発生機序）と病態（病期）の関係を示している。

❖(1) 糖尿病の成因
- 1型糖尿病はインスリンを合成・分泌する膵β細胞の破壊・消失により発症する。1型糖尿病の成因と特徴は，表10−9と表10−10を参照。
- 2型糖尿病は，日本人の糖尿病患者の90〜95％を占めるとされる。2型糖尿病はインスリンの分泌低下やインスリン抵抗性をきたす素因を含む複数の遺伝因子に，高脂肪食や運動不足などの環境因子および加齢が加わり，発症する。成因と特徴は，表10−9と表10−10を参照。
- その他の特定の機序や疾患による糖尿病は，糖尿病の発症原因が特定できるものである（表10−9）。また，妊娠中に発症するか，あるいは発見される糖代謝異常を妊娠糖尿病という。妊娠糖尿病は，流産・早産や胎児奇形のリスクが高まるため，非妊娠時とは異なる治療方針が必要であり，独立した分類となっている。

❖(2) 糖尿病の成因（発生機序）と病態（病期）の関係
- 1型，2型いずれの糖尿病でもインスリン作用不足の程度はさまざまであり，経過によって病態は変化する。インスリン作用不足を正常領域からインスリン依存状態までの5段階に分けることができる（図10−4）。1型糖尿病であっても緩

徐進行1型糖尿病のように発症初期には食事・運動療法で良好な血糖コントロールが得られることもあれば，2型糖尿病であっても，長期の罹病期間があり，インスリン分泌が枯渇している例や糖入り飲料の多量摂取により高血糖，ケトアシドーシスに至った例はインスリン治療が必要なインスリン依存状態にある。

❖(3) 合併症

● インスリン作用不足によって血糖コントロールが長期的に不良になると，網膜や腎臓，神経などの細い血管に損傷が生じる（細小血管症）ことや，動脈硬化が進んで心臓や脳，下肢などの太い血管に障害が生じる（大血管症）ことなどの合併症が起こる。これらの合併症は，糖尿病患者の生

表10-9 糖尿病と糖代謝異常[注1]の成因分類[注2]

I．1型 膵β細胞の破壊，通常は絶対的インスリン欠乏に至る A．自己免疫性 B．特発性
II．2型 インスリン分泌低下を主体とするものと，インスリン抵抗性が主体で，それにインスリンの相対的不足を伴うものなどがある
III．その他の特定の機序，疾患によるもの A．遺伝因子として遺伝子異常が同定されたもの 　①膵β細胞機能にかかわる遺伝子異常 　②インスリン作用の伝達機構にかかわる遺伝子異常 B．他の疾患，条件に伴うもの 　①膵外分泌疾患　　　⑤感染症 　②内分泌疾患　　　　⑥免疫機序によるまれな病態 　③肝疾患　　　　　　⑦その他の遺伝的症候群で糖尿病を伴うことの多いもの 　④薬剤や化学物質によるもの
IV．妊娠糖尿病

注1）一部には，糖尿病特有の合併症をきたすかどうかが確認されていないものも含まれる。
注2）現時点ではいずれにも分類できないものは，分類不能とする。

資料：日本糖尿病学会，糖尿病診断基準に関する調査検討委員会「糖尿病の分類と診断基準に関する委員会報告」『糖尿病』55：490，2012

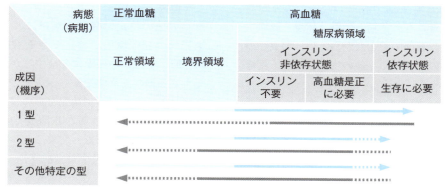

図10-4 糖尿病の成因（発症機序）と病態（病期）

　　資料：日本糖尿病学会，糖尿病診断基準に関する調査検討委員会「糖尿病の分類と診断基準に関する委員会報告」『糖尿病』55：490，2012

活の質の低下や死亡の主な原因となる。細小血管症の代表的な合併症には，糖尿病網膜症，糖尿病性腎症，糖尿病神経障害などがあり，大血管症の代表的な合併症には，脳梗塞，心筋梗塞，下肢壊疽などがある。

症　状

● 糖尿病の自覚症状は，初期段階では無症状であることが多い。しかし，糖尿病の治療を怠ったり中断したりすることで，血糖値が上昇し（血糖値170mg/dL 以上），尿糖が出始めると，多尿，口渇，多飲，体重減少などの症状が現れる。さらに血糖が著しく上昇すると（血糖値600mg/dL 以上），インスリン不足によって脂肪分解が亢進し，ケトン体が過剰に生成されることで，糖尿病性ケトアシドーシスや，ケトン体は増加せずに高血糖と高浸透圧によって脱水症状が起こる高浸透圧高血糖症候群になることがある。これらの状態では，意識障害や昏睡（糖尿病性昏睡）に陥る危険性がある。
● 糖尿病の合併症が進行すると，網膜症による視力障害，神経障害によるしびれや感覚異常，腎症によるたんぱく尿や浮腫，尿毒症など，それぞれの合併症に応じた症状が現れる。

診　断

● 糖尿病の臨床診断フローチャートを図10-5に示す。
● 糖尿病の診断は，慢性的な高血糖状態の確認が必要である。血糖値と HbA1c を使って，糖尿病の診断を進める。血糖値を用いた糖代謝判定区分は，「正常型」「糖尿病型」「境界型」に分け

る。「糖尿病型」は，以下のいずれかを満たす場合に判定される：① 空腹時血糖 ≧ 126mg/dL，② 75g 経口糖負荷試験（OGTT）2 時間値 ≧ 200mg/dL，あるいは ③ 随時血糖値 ≧ 200mg/dL，④ HbA1c ≧ 6.5% 以上。「正常型」は空腹時血糖値 < 100mg/dL かつ 75g OGTT 2 時間値 < 140mg/dL を満たす場合で，「境界型」は糖尿病型でも正常型でもないものを指す。
● 初回検査で「糖尿病型」と判定され，さらに別の日に再検査を行い，再び「糖尿病型」が確認されれば糖尿病と診断する（図10-6）。ただし，HbA1c のみの反復検査による診断は不可とする。同一検査で血糖値と HbA1c が糖尿病型であれば，初回検査だけで糖尿病と診断できる。
● 血糖値が糖尿病型（判定区分①～③）のいずれかを示し，かつ次のいずれかの条件が満たされた場合は，初回だけでも糖尿病と診断できる。
・典型的な糖尿病症状（口渇，多飲，多尿，体重減少）の存在
・確実な糖尿病性網膜症の存在
● 過去において，糖尿病型を満たした検査データがある場合や，上記の典型的な糖尿病症状，または確実な糖尿病網膜症が確認できる場合には，現在の血糖値や HbA1c の検査値が糖尿病型の基準に合致しなくても，糖尿病の疑いをもって対応すべきである。

治　療

❖(1)　糖尿病治療の目標

● 糖尿病の治療の目標は，血糖，血圧，脂質代

表10-10　1型糖尿病と2型糖尿病の臨床像の比較

糖尿病の分類	1 型	2 型
発症機構	主に自己免疫を基礎とした膵β細胞破壊。HLAなどの遺伝因子に何らかの誘因・環境因子が加わって起こる。他の自己免疫疾患（甲状腺疾患など）の合併が少なくない。	インスリン分泌の低下やインスリン抵抗性をきたす複数の遺伝因子に過食（とくに高脂肪食），運動不足などの環境因子が加わってインスリン作用不足を生じて発症する。
家族歴	家系内の糖尿病は2型の場合より少ない。	家系内血縁者にしばしば糖尿病がある。
発症年齢	小児～思春期に多い。中高年でも認められる。	40歳以上に多い。若年発症も増加している。
肥満度	肥満とは関係がない。	肥満または肥満の既往が多い。
自己抗体	GAD抗体，IAA，ICA，IA-2抗体，ZnT8抗体などの陽性率が高い。	陰性。

HLA：human leukocyte antigen
GAD：glutamic acid decarboxylase
IAA：insulin autoantibody
資料：日本糖尿病学会，2024[8]

ICA：islet cell antibody
IA-2：insulinoma-associated antigen-2
ZnT8：zinc transporter 8

謝の良好なコントロール状態と適正体重の維持，および禁煙を遵守することにより，糖尿病の合併症の発症，進展を阻止し，ひいては糖尿病のない人と変わらない寿命とQOLの実現を目指すことである．

❖(2) 血糖コントロール指標
● 細小血管障害の発症予防や進展の抑制にはHbA1c 7.0％未満を目標とするが，治療目標は年齢，罹病期間，臓器障害，低血糖の危険性，サポート体制などを考慮して個別で設定する（図10－7）．特に65歳以上の高齢者については，厳格なコントロールにより重症低血糖の危険性が高い場合には，より緩いコントロール目標とすることが許容されている（図10－8）．

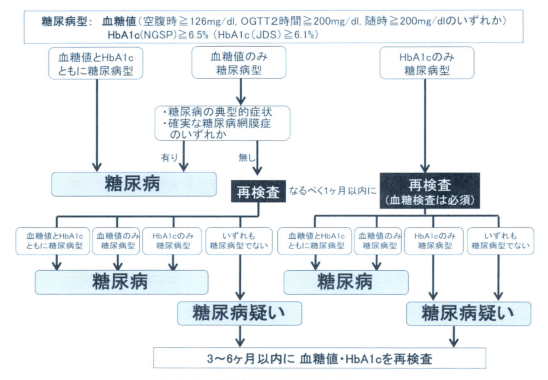

図10-5　糖尿病の臨床診断フローチャート

資料：日本糖尿病学会，糖尿病診断に関する調査検討委員会「糖尿病の分類と診断基準に関する委員会報告」『糖尿病』55：494，2012

	血糖測定時間			判定区分
	空腹時		負荷後2時間	
血糖値（静脈血漿値）	126 mg/dL以上	または	200 mg/dL以上	糖尿病型
	糖尿病型にも正常型にも属さないもの			境界型
	110 mg/dL未満	および	140 mg/dL未満	正常型[注2]

注1）血糖値は，とくに記載のない場合は静脈血漿値を示す．
注2）正常型であっても1時間値が180 mg/dL以上の場合は180 mg/dL未満のものに比べて糖尿病に悪化する危険が高いので，境界型に準じた取り扱い（経過観察など）が必要である．
また，空腹時血糖値が100〜109 mg/dLは正常域ではあるが，「正常高値」とする．この集団は糖尿病への移行やOGTT時の耐糖能障害の程度からみて多様な集団であるため，OGTTを行うことが勧められる．

図10-6　空腹時血糖値[注1]および75gOGTTによる判定区分

資料：日本糖尿病学会，糖尿病診断に関する調査検討委員会「糖尿病の分類と診断基準に関する委員会報告」『糖尿病』55：492，2012

●妊娠中はさらに厳格な血糖コントロールが重要となる。

❖(3) その他のコントロール指標

●血圧：収縮期血圧 130mmHg 未満，拡張期血圧 80mmHg 未満（75 歳以上の高齢者でも忍容性があれば個別に判断して 130/80 mmHg 未満を目指す）。

●血清脂質：LDL コレステロール 120mg/dL 未満（冠動脈疾患がある場合 100mg/dL 未満。より冠動脈疾患の再発リスクが高いと考えられる場合は 70mg/dL 未満を考慮する），HDL コレステロール 40mg/dL 以上，中性脂肪 150mg/dL（早朝空腹時），Non-HDL コレステロール 150mg/dL（冠動脈疾患がある場合 130mg/dL 未満。より冠動脈疾患の再発リスクが高いと考えられる場合は 100mg/dL 未満を考慮する）。なお，Non-HDL コレステロールは，総コレステロール値から HDL コレステロール値を引いたものである。

●体重：目標体重（kg）は［身長（m）]$^2 \times 22 \sim 25$（目標 BMI）で計算される。目標 BMI は年齢や合併症に応じて異なる（図 10-9）。目標 BMI を下回っても必ずしも積極的に体重増加を図らなくてもよい。BMI 25kg/m^2 以上の肥満者は当面は現体重の 3％減を目指すことが推奨されている。達成後は 20 歳時の体重や，個人の体重変化の経過，身体活動量などを参考に目標体重を決めることが推奨されている（図 10-9）。

❖(4) 食事療法

●食事療法は最も基本的かつ重要な治療である。

●適正なエネルギーの設定は，年齢，性別，肥満度，身体活動量，病態，患者のアドヒアランスを考慮し決定する。糖尿病治療開始時の摂取エネルギー量は，目標体重とエネルギー係数の積で算出される（図 10-9）。その後，体重の増減，血糖コントロールを勘案して設定を見直す。

❖(5) 運動療法

●運動に伴うアクシデントとして最も重要なものは，心血管イベントの発生である。心血管疾患リスクの高い患者ではメディカルチェックが必要である。

●運動の種類は有酸素運動とレジスタンス運動に分類される。前者は酸素の配給に見合った強度の運動で，継続して行うことによりインスリン感受性が増大する。後者は筋肉量を増加し，筋力を増強する効果があり，膝にかかる負担が少なく，肥満糖尿病患者に安全かつ有効である。有酸素運

目　標	コントロール目標値 [注4]		
	血糖正常化を目指す際の目標 [注1]	合併症予防のための目標 [注2]	治療強化が困難な際の目標 [注3]
HbA1c（%）	6.0未満	7.0未満	8.0未満

治療目標は年齢，罹病期間，臓器障害，低血糖の危険性，サポート体制などを考慮して個別に設定する。

注1）適切な食事療法や運動療法だけで達成可能な場合，または薬物療法中でも低血糖などの副作用なく達成可能な場合の目標とする。

注2）合併症予防の観点から HbA1c の目標値を 7％未満とする。対応する血糖値としては，空腹時血糖値130 mg/dL 未満，食後 2 時間血糖値 180 mg/dL 未満をおおよその目安とする。

注3）低血糖などの副作用，その他の理由で治療の強化が難しい場合の目標とする。

注4）いずれも成人に対しての目標値であり，また妊娠例は除くものとする。

図 10-7　血糖コントロールの目標

資料：日本糖尿病学会，2024[9]

患者の特徴・健康状態[注1]		カテゴリーⅠ ①認知機能正常 かつ ②ADL自立	カテゴリーⅡ ①軽度認知障害～軽度認知症 または ②手段的ADL低下,基本的ADL自立	カテゴリーⅢ ①中等度以上の認知症 または ②基本的ADL低下 または ③多くの併存疾患や機能障害
重症低血糖が危惧される薬剤(インスリン製剤,SU剤,グリニド薬など)の使用	なし[注2]	7.0%未満	7.0%未満	8.0%未満
	あり[注3]	65歳以上75歳未満 7.5%未満(下限6.5%) / 75歳以上 8.0%未満(下限7.0%)	8.0%未満(下限7.0%)	8.5%未満(下限7.5%)

治療目標は,年齢,罹病期間,低血糖の危険性,サポート体制などに加え,高齢者では認知機能や基本的ADL,手段的ADL,併存疾患なども考慮して個別に設定する。ただし,加齢に伴って重症低血糖の危険性が高くなることに十分注意する。

注1)認知機能や基本的ADL(着衣,移動,入浴,トイレの使用など)手段的ADL(IADL:買い物,食事の準備,服薬管理,金銭管理など)の評価に関しては,日本老年医学会のホームページを参照する。エンドオブライフの状態では,著しい高血糖を防止し,それに伴う脱水や急性合併症を予防する治療を優先する。

注2)高齢者糖尿病においても,合併症予防のための目標は7.0%未満である。ただし,適切な食事療法や運動療法だけで達成可能な場合,または薬物療法の副作用なく達成可能な場合の目標を6.0%未満,治療の強化が難しい場合の目標を8.0%未満とする。下限を設けない。カテゴリーⅢに該当する状態で,多剤併用による有害作用が懸念される場合や,重篤な併存疾患を有し,社会的サポートが乏しい場合などには,8.5%未満を目標とすることも許容される。

注3)糖尿病罹病期間も考慮し,合併症発症・進展阻止が優先される場合には,重症低血糖を予防する対策を講じつつ,個々の高齢者ごとに個別の目標や下限を設定してもよい。65歳未満からこれらの薬剤を用いて治療中であり,かつ血糖コントロール状態が図の目標や下限を下回る場合には,基本的に現状を維持するが,重症低血糖に十分注意する。グリニド薬は,種類・使用量・血糖値等を勘案し,重症低血糖が危惧されない薬剤に分類される場合もある。

図10−8　高齢者の糖尿病の血糖コントロール目標

資料:日本糖尿病学会,2024[10]

目標体重(kg)の目安−総死亡が最も低いBMIは年齢によって異なり,一定の幅があることを考慮し,以下の式から算出する。

65歳未満　　　　　　　　　　　：[身長(m)]^2×22
前期高齢者(65〜74歳)　　：[身長(m)]^2×22〜25
後期高齢者(75歳以上)　　：[身長(m)]^2×22〜25※

※:75歳以上の後期高齢者では現体重に基づき,フレイル,(基本的)ADL低下,合併症,体組成,身長の短縮,摂食状況や代謝状態の評価を踏まえ,適宜判断する。

エネルギー係数は身体活動レベルならびに病態に基づいたエネルギー必要量(kcal/kg目標体重)。
高齢者のフレイル予防では,身体活動レベルより大きい係数を設定できる。また,肥満で減量を図る場合には,身体活動レベルより小さい係数を設定できる。いずれにおいても,目標体重と現体重との間に大きな乖離がある場合は,下記の目安を参考に柔軟に係数を設定する。
肥満者の場合には,まず3%の体重減少を目指す。

【エネルギー係数の目安】
軽い労作(大部分が座位の静的活動)　　　　　　　　　　　　25〜30 kcal/kg目標体重
普通の労作(座位中心だが通勤・家事・軽い運動を含む)　　30〜35 kcal/kg目標体重
重い労作(力仕事,活発な運動習慣がある)　　　　　　　　35〜　 kcal/kg目標体重

図10−9　目標体重の目安と摂取エネルギーの算出

資料:日本糖尿病学会,2024[11]

動とレジスタンス運動は，ともに血糖コントロールに有用であり，併用によりさらに効果がある。

❖(6) 薬物療法

① 経口薬療法および注射薬療法

●「Ⅲ 薬物治療の解説」を参照。

●薬物療法はインスリン分泌能やインスリン抵抗性，あるいは副作用の可能性を考慮して，注射薬（インスリン，GLP-1受容体作動薬）あるいは経口血糖降下薬が選択される。1型糖尿病に対してはインスリン療法が必須であり，インスリン以外の薬物療法は主に2型糖尿病に対して用いられる。

●日本糖尿病学会は2023年11月に「2型糖尿病の薬物療法のアルゴリズム（第2版）」を公開した（図10-10）。

② 薬物療法実施時の注意点

●糖尿病治療中に，血糖降下薬（経口薬やインスリン注射など）の量が多すぎたり，食事の量やタイミングが適切でなかったりすることで，血糖が下がりすぎると，低血糖（血糖値70mg/dL以下）の症状が起こる。低血糖では，発汗，不安，動悸，頻脈，手指振戦，顔面蒼白などの交感神経刺激症状や，頭痛，眼のかすみ，空腹感，眠気などの中枢神経症状が出現する。重症な低血糖（血糖値50mg/dL以下）では，意識レベルの低下，異常行動，けいれんなどが出現し昏睡に陥る。

予　後

●糖尿病は，その合併症や関連疾患によって死亡リスクが高まり，平均寿命が短くなる病気である。糖尿病性神経障害や糖尿病網膜症などの進行は，手足や視力などの機能障害やQOLの低下につながる。腎不全や心筋梗塞，脳梗塞などの重篤な合併症は，命にかかわることが多い。

3-2 栄養食事療法

栄養スクリーニング

●糖尿病のスクリーニングは病型，肥満，高血圧，脂質異常症，大血管障害，細小血管障害の有無について情報を集める。

①糖尿病1型，2型，その他，②肥満，高血圧，脂質異常症，③大血管障害（冠動脈疾患，脳血管疾患，末梢動脈疾患），④細小血管障害（網膜症，腎症，神経障害）

栄養アセスメント

●身長，体重，体組成，血液・尿検査データ。

●食習慣・生活習慣の状況（「肥満」の項を参照）。

●糖尿病に影響する肥満，高血圧，脂質異常症の状況把握。

●大血管障害や細小血管障害などの糖尿病合併症の状況把握。

●糖尿病治療薬，合併症などの薬物療法についての情報。

栄養診断

●糖尿病の状況とリスク評価。

●食習慣・生活習慣の問題点の抽出。

栄養介入（計画と実施）

❖(1) 栄養処方

●目標体重と総エネルギー摂取量の設定は，「治療」を参照（p.109）。

●体重減量目標は，「治療」を参照（p.109）。

●初診時の食事指導では，これまでの食習慣を聞きだし，個々の人の食事パターンを評価しながら，明らかな問題点がある場合はまずその是正から進める。

①腹八分目とする。②食品の種類はできるだけ多くする。③動物性（飽和脂肪酸）は控えめにする。④食物繊維を多く含む食品（野菜，海藻，きのこなど）を摂る。⑤朝食，昼食，夕食を規則正しく。⑥ゆっくりよくかんで食べる。⑦単純糖質を多く含む食品の間食を避ける。

●患者の病態・治療や嗜好を考慮し，体重，血圧，検査所見などを参考に栄養素の組成を決定する。各栄養素の構成は，摂取エネルギーの40～60％を炭水化物から摂取し，さらに食物繊維の豊富な食物を選択する。糖尿病性腎症のない患者では，たんぱく質は20％までとし，残りを脂質とするが，25％を超えないように配慮する。

●たんぱく質は，動物性たんぱく質を控えめにして，むしろ植物性たんぱく質（大豆製品など）を摂取することが勧められている。

●脂質摂取量は摂取エネルギーの25％以内とし，飽和脂肪酸は7％以内におさめることが推奨されている。コレステロール摂取量は200mg/日以下

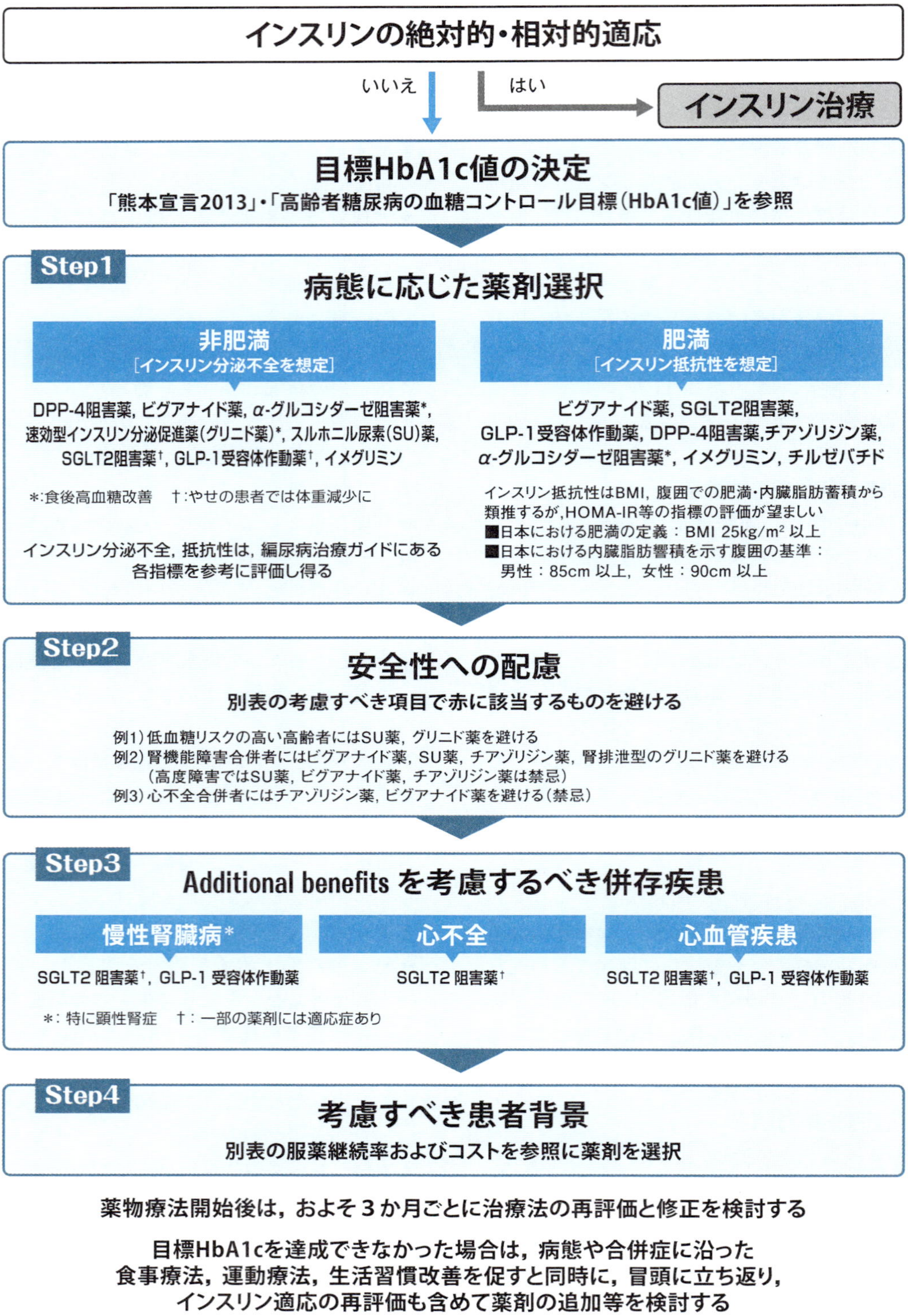

インスリンの絶対的・相対的適応

いいえ ↓　　はい →　**インスリン治療**

目標HbA1c値の決定
「熊本宣言2013」・「高齢者糖尿病の血糖コントロール目標（HbA1c値）」を参照

Step1

病態に応じた薬剤選択

非肥満 [インスリン分泌不全を想定]	肥満 [インスリン抵抗性を想定]
DPP-4阻害薬, ビグアナイド薬, α-グルコシダーゼ阻害薬*, 速効型インスリン分泌促進薬(グリニド薬)*, スルホニル尿素(SU)薬, SGLT2阻害薬†, GLP-1受容体作動薬†, イメグリミン	ビグアナイド薬, SGLT2阻害薬, GLP-1受容体作動薬, DPP-4阻害薬, チアゾリジン薬, α-グルコシダーゼ阻害薬*, イメグリミン, チルゼパチド

*：食後高血糖改善　†：やせの患者では体重減少に

肥満側：インスリン抵抗性はBMI, 腹囲での肥満・内臓脂肪蓄積から
類推するが, HOMA-IR等の指標の評価が望ましい
■日本における肥満の定義：BMI 25kg/m² 以上
■日本における内臓脂肪蓄積を示す腹囲の基準：
　男性：85cm 以上, 女性：90cm 以上

非肥満側：インスリン分泌不全, 抵抗性は, 編尿病治療ガイドにある
各指標を参考に評価し得る

Step2

安全性への配慮
別表の考慮すべき項目で赤に該当するものを避ける

例1) 低血糖リスクの高い高齢者にはSU薬, グリニド薬を避ける
例2) 腎機能障害合併者にはビグアナイド薬, SU薬, チアゾリジン薬, 腎排泄型のグリニド薬を避ける
　　（高度障害ではSU薬, ビグアナイド薬, チアゾリジン薬は禁忌）
例3) 心不全合併者にはチアゾリジン薬, ビグアナイド薬を避ける（禁忌）

Step3

Additional benefits を考慮するべき併存疾患

慢性腎臓病*	心不全	心血管疾患
SGLT2 阻害薬†, GLP-1 受容体作動薬	SGLT2 阻害薬†	SGLT2 阻害薬†, GLP-1 受容体作動薬

＊：特に顕性腎症　†：一部の薬剤には適応症あり

Step4

考慮すべき患者背景
別表の服薬継続率およびコストを参照に薬剤を選択

薬物療法開始後は, およそ3か月ごとに治療法の再評価と修正を検討する

目標HbA1cを達成できなかった場合は, 病態や合併症に沿った
食事療法, 運動療法, 生活習慣改善を促すと同時に, 冒頭に立ち返り,
インスリン適応の再評価も含めて薬剤の追加等を検討する

図10-10　2型糖尿病の薬物療法アルゴリズム
資料：『糖尿病』66（10）：715-733, 2023

に抑え，不飽和脂肪酸に関しては，n-3系多価不飽和脂肪酸の摂取を勧め，トランス脂肪酸については摂取を避ける。飽和脂肪酸とトランス脂肪酸を含む食物を，一価不飽和脂肪酸と多価不飽和脂肪酸を含む食物に替えることが推奨されている。
- 食塩は，合併症の発症・進展予防には血糖値と併せて血圧のコントロールが重要であるため，食塩摂取量は男性7.5g/日未満，女性6.5g/日未満にする。高血圧合併患者では6g/日未満が推奨される。
- 食物繊維は1日20g以上を目標に摂取する。食物繊維摂取のためにも野菜は1日350g以上とすることが望まれる。
- アルコールはエネルギーを有するが栄養素に乏しいので，ほかの食品に代わるものではない。糖尿病合併症や肝疾患などがなく，血糖値が安定している患者では，飲酒の上限を守れば許可することがある。しかし，毎日飲むのは避け，アルコール摂取量は1日25g以下にする。アルコールは肝臓での糖新生を抑制するので，インスリンやSU薬を使用している患者では低血糖に注意する。

❖(2) 食品交換表による糖尿病食事療法
- 糖尿病食事療法の指導・実際は食品交換表を用いて行われる。「食品交換表」は，日常で食べている多くの食品を，主に含まれている栄養素によって6つの食品グループ（4群6表）と調味料に分けている。食べる量をはかる目安として，80kcalに相当する量を1単位とし，それぞれの食品1単位分の重さ（g）が示されている。同じ表の中の食品を交換することで，栄養のバランスを保つことができる。

❖(3) カーボカウントによる食事療法
- 基礎カーボカウントは，毎回の食事の炭水化物（糖質）量を可能な限り一定にすることで血糖コントロールを行う方法である。
- 応用カーボカウントは，食べる炭水化物量と，食前に計測した血糖値に合わせて速攻型ないし超速攻型インスリンをどれだけ投与するかをその都度調整する方法である。1単位の糖質量に対するインスリンの血糖降下能（糖質/インスリン比）をあらかじめ決めておけばインスリン投与量の決定を容易にできる。1カーボ10gまたは15g，糖質/インスリン比は50mg/dLの血糖降下とされることが多いが，単位糖質量，糖質/インスリン比には個人差があるので個別で調整する場合もある。

栄養モニタリングと評価
- 身体組成，血液・尿検査データの経時的な評価。
- 栄養診断での問題点に対する変化，目標達成度を評価。
- 目標が達成できた場合は現在の食事療法の継続。できなかった場合は再度評価，検討し実施。
- 薬物治療の変更の有無。

3-3 栄養治療の実際（症例）
- 肥満のページを参照（p.101 症例3）。

4 脂質異常症

4-1 病　態

定　義
- 脂質異常症とは，脂質の代謝障害のため，血液中の脂質濃度に異常が生じ，血管壁や臓器の機能や構造に影響を与える疾患群の総称である。
- 原発性脂質異常症と他疾患に合併する二次性脂質異常症とがある。原発性脂質異常症に分類される遺伝性の家族性高脂血症は，動脈硬化性心疾患を起こしやすい。

病　態
- 血中の脂質に影響を与える因子には，食事からの脂質の摂取量，消化管での吸収，便中排泄量，肝臓での合成，末梢組織への移行，エネルギーとしての消費などがある。
- 食事からの脂質は，95％以上がトリグリセリド（TG）であり，残りはリン脂質，遊離脂肪酸，コレステロールからなる。
- 食事から吸収，肝臓で合成されたコレステロールは全身に送られ利用されるが，一部は胆汁中に排泄され，その多くが腸管より再吸収される（腸肝循環）。
- 総コレステロール（TC）は，LDLコレステロール（LDL-C）とHDLコレステロール（HDL-C）に分けて考える。

● TG は主として脂肪細胞などにエネルギーを供給する。取り込まれた TG は脂肪細胞では貯蔵エネルギーに，筋肉細胞では消費エネルギーとなる。

● コレステロールは細胞膜を構成し，ステロイドの合成原料であり，胆汁酸にも含有されており，生命維持に必須の成分である。

● 脂質は水に溶けないため，血中でたんぱく質（アポたんぱく）と結合したリポたんぱくとして存在する。リポたんぱくは比重により，カイロミクロン，VLDL，LDL，HDL に分けられる（表

10-11）。

● アポたんぱくは，リポたんぱくの構造たんぱくの役割とリポたんぱくの代謝に関与する機能たんぱくの役割を持っている（表10-12）。

❖(1)　リポたんぱくと役割（表10-11，図10-11）

①　カイロミクロン

● カイロミクロンの主な役割は，食物中の脂肪を末梢組織へ転送することである。

● 食物中の TG は，消化管でリパーゼによりグリセロール，脂肪酸およびモノグリセリドに分解

表 10-11　血漿リポたんぱくの種類と特徴

	カイロミクロン	VLDL	LDL	HDL	
直径（Å） 密度 電気泳動	5000～800 <0.96 原点	800～300 0.96～1.006 preβ	250～150 1.006～1.063 β	100～75 1.063～1.210 α	
化学組成（％） 　たんぱく質 　リン脂質 　コレステロール 　トリグリセリド	 2 6 7 85*	 8 18 19 55*	 23 22 46* 10	HDL₂ 42* 29 24 5	HDL₃ 58* 23 15 4
アポリポたんぱくの組成	A	+			+++	
	B	+	++	+++		
	C	+	+		+	
	E	+	+	±	+	

注：＊は主成分を示す。
資料：井上修二編著『新臨床栄養学II』光生館，2004，p.99

表 10-12　アポたんぱくと酵素の役割

項　目	脂　質	機　能
アポたんぱく		
アポA-I	HDL	HDLの主成分
アポA-II	HDL	不明
アポB-100	VLDL，IDL，VLDL，Lp（a）	LDL受容体に結合する
アポC-II	カイロミクロン，VLDL，HDL	LPLを活性化
アポE	カイロミクロン，レムナント，VLDL，HDL	LDL受容体に結合する
アポ（a）	Lp（a）	不明
酵素		
ABCA1	細胞内	細胞内で膜へのコレステロール輸送に寄与
CETP	HDL	HDLからVLDLへのコレステロールエステルの輸送を媒介
LCAT	HDL	HDL内での輸送のために遊離コレステロールをエステル化する

アポ＝アポたんぱく，HDL＝高比重リポたんぱく，VLDL＝超低比重リポたんぱく，IDL＝中間比重リポたんぱく，LDL＝低比重リポたんぱく，LPL＝リポたんぱくリパーゼ，Lp（a）＝リポたんぱく（a）ABCA1＝ATP結合カセットトランスポーターA1，CETP＝コレステロールエステル転送たんぱく，LCAT＝レシチンコレステロール・アシルトランスフェラーゼ

資料：マーク・H.ピアーズ他著，福島雅典総監修『メルクマニュアル（第18版）』日経BP社，2006

され吸収後，消化管壁でTGに再合成される。
- TGはリン脂質，コレステロールとともにリポたんぱくを形成し，リンパ管経由で循環血中に入る。
- 脂肪組織や筋組織の毛細血管では，カイロミクロン上のアポたんぱくC-Ⅱ（アポC-Ⅱ）が血管内皮の組織リポたんぱくリパーゼ（LPL）を活性化してTGの90％を脂肪酸とグリセロールに変換させ，これらはエネルギー源あるいは貯蔵のため筋細胞や脂肪細胞に取り込まれる。
- その後は，TGの多くを失い，コレステロールに富んだカイロミクロンレムナントとなり肝臓に到達し，カイロミクロン中のアポたんぱくE（アポE）と肝臓でのLDL受容体により肝細胞に取り込まれる。

② 超低比重リポたんぱく
（very low density lipoprotein：VLDL）
- VLDLの主な役割は内因性の中性脂肪（トリグリセリドなど）を末梢組織に転送することである。
- VLDLは，肝臓でトリグリセリド，コレステロール，リン脂質がアポたんぱくと結合して生じ，循環血中に放出される。
- VLDL合成は肝臓内遊離脂肪酸の増加で促進される。高脂肪食や肥満，糖尿病などによる脂肪組織からの遊離脂肪酸の放出は肝臓内VLDLを増加させる。
- VLDLは，循環血中のトリグリセリド含量を低下させ，小型のIDLを経てLDLに変化する。

③ 中間比重リポたんぱく
（intermediate density lipoprotein：IDL）
- LPLによりVLDLおよびカイロミクロンからトリグリセリドが分離した後のリポたんぱくで，LDLの前駆リポたんぱくである。コレステロールに富み，アポたんぱくB（アポB）を保持したままLDLへと代謝される。

④ 低比重リポたんぱく
（low density lipoprotein：LDL）
- LDLの主な役割は，コレステロールを末梢組織へ転送することである。LDLコレステロールが多いと動脈へのコレステロール移送が増加し，動脈硬化を促進するので，LDLコレステロールは悪玉コレステロールと通称されている。
- LDLは，VLDLおよびIDLの代謝産物で，リポたんぱくの中で最もコレステロール含量が多い。
- 全LDLの約40〜60％はアポBを有し，肝臓

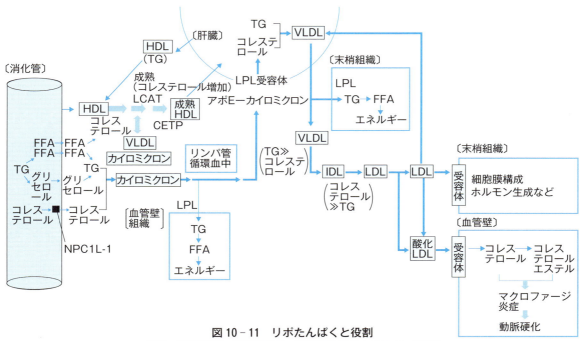

図10-11 リポたんぱくと役割
資料：「肥満研究 臨時増刊号 肥満症治療ガイドライン2006」

や末梢組織のLDL受容体と結合して血中から除去される。

●残りは，酸化LDL（スカベンジャー）受容体で除去される。スカベンジャー受容体はマクロファージに多く，LDLのコレステロールを貪食したマクロファージは炎症反応を引き起こし，血管壁で動脈硬化を促進する。LDLのなかで密度の高いLDLはコレステロールエステルに富み，高トリグリセリド血症やインスリン抵抗性を合併し，アテロームを形成しやすい。

⑤ **高比重リポたんぱく**

（high density lipoprotein：HDL）

●HDLの主な役割は，コレステロールを末梢から肝臓へ転送することである。動脈壁からもコレステロールを除去するので善玉コレステロールと通称されている。

●腸管壁と肝臓で合成されるが，一部はVLDLから産生される。初期にはアポたんぱくと末梢組織からの遊離コレステロールからのみなり，コレステロールエステル転送たんぱく（cholesterol ester transfer protein：CETP）によりカイロミクロンとVLDLから中性脂肪を受け取り，コレステロールはエステル化され，コレステロールエステルが中心核に取り込まれ，大きくなる。

●細胞からの遊離コレステロールの流出はATP結合カセットトランスポーターA1（ABCA1）により，アポA-Iと結合してHDLを新生する。

●HDLが高値を示す原発性の原因は，生産過剰とクリアランス低下（遺伝子変異）である。二次性では，アルコール多飲，原発性胆汁性肝硬変，甲状腺機能亢進症，薬物（コルチコステロイド，インスリン，フェニトイン）がある。

⑥ **リポたんぱく（a）[Lp（a）]**

●アポたんぱく（a）を含むLDLで，プラスミノーゲンと似ていて，線溶系を阻害するため，血栓形成を促進する。

●Lp（a）はアテローム性動脈硬化を促進する可能性がある。糖尿病性腎症では濃度が上昇する。

●non-HDL（非高比重リポたんぱくコレステロール）総コレステロール値からHDL値を引いた値である。動脈硬化を引き起こすリポたんぱくをすべて含むため，冠動脈疾患の発症リスクの指標として使用される。

❖**(2) 分類と病因**

●脂質異常症の病態は，リポたんぱくの増加状態により分類される。リポたんぱくの表現型（Fredricksonの表現型）を示す（表10-13）。I型からV型に分けられる。

●臨床的には，血液中のコレステロールとトリグリセリドの値から判断されるが，その原因となるリポたんぱくの異常から表現型を分類している。

●病因では，他の疾患の関与を否定できる原発性脂質異常症と，他の基礎疾患に合併する二次性脂質異常症がある。

●主な二次性脂質異常症には，甲状腺機能低下症，ネフローゼ症候群，腎不全・尿毒症，原発性胆汁性肝硬変，閉塞性黄疸，糖尿病，クッシング症候群，肥満，アルコール過剰摂取，自己免疫疾患（SLEなど），薬剤（利尿薬，β遮断薬，ステロイド，エストロゲン，サイクロスポリンなど），妊娠などがある。

❖**(3) 症 状**

●黄色腫が，皮膚，眼瞼，角膜輪，アキレス腱や肘などの腱鞘に認められる。ホモ接合体の家族性高コレステロール血症（familialhyper cholesterolaemia：FH）では著明である。

●血管や臓器の障害（冠動脈疾患，脳卒中，腎

表10-13　リポたんぱくのパターン
（Fredricksonの表現型）

表現型	上昇するリポたんぱく	上昇する脂質
I	カイロミクロン	TG
IIa	LDL	コレステロール
IIb	LDL VLDL	TG，コレステロール
III	VLDL カイロミクロンレムナント	TG，コレステロール
IV	VLDL	TG
V	カイロミクロン VLDL	TG，コレステロール

TG=トリグリセリド，LDL=低比重リポたんぱく，VLDL=超低比重リポたんぱく
資料：Fredrickson, D. S., 1967

障害，閉塞性末梢動脈硬化症）。トリグリセリド≧500mg/dL の場合は急性膵炎の発症リスクが高い。

❖(4) 診　断
● 診断基準値はスクリーニングのための基準値で冠動脈疾患発症予防を重視した観点で設定されている。診断のための採血は空腹時とするが，食後採血や TG400 mg/dL 以上のときには総コレステロール値から HDL-C を減じた non-HDL-C が用いられる（表 10-14）。

治　療
● 原発性と続発性を鑑別診断し，後者は原疾患の治療を行う。原発性脂質異常症は病態や遺伝子異常に基づき分類し，治療する。続発性は原因を治療，もしくは取り除くことにより改善する。原発性は個々の患者の危険因子を評価して，危険因子に応じた治療方針を決定する（図 10-12）。
● 脂質異常症のスクリーニングには，まず冠動脈疾患，アテローム血栓性脳梗塞を伴うかどうかの既往を確認し，「あり」の場合には二次予防の対象となる。次いで，臨床的に糖尿病，慢性腎臓病，末梢動脈疾患がある場合には高リスクに分類する。これらの要因がない場合には久山町研究によるスコアを年齢階級ごとに算出し，「低リスク」「中リスク」「高リスク」の各群に分類する。
● 治療の目標値は，LDL-C は個々の患者の危険

因子により設定し，TG は 150mg/dL 未満（空腹時），HDL-C は 40mg/dL 以上とする（表 10-15）。

❖(1) 非薬物治療法
● 食事療法は「動脈硬化性疾患予防ガイドライン 2022 年版」による「第 3 章　動脈硬化性疾患予防のための包括的リスク管理　2.4 食事療法」（表 10-16）を参照。
● 食事療法としては，まず，総エネルギー摂取量を制限して適正な体重を維持する。そして，栄養素のバランスを考える。
● 脂質では，飽和脂肪酸を多く含む肉の脂身，動物脂，加工肉，鶏卵の大量摂取を控え，魚に多く含まれる多価不飽和脂肪酸の摂取を増やし，トランス脂肪酸摂取を控える。
● 炭水化物は，未精製穀類を中心にグライセミックインデックス（GI）の低い食事を摂り，砂糖，ブドウ糖，果糖の過剰摂取を控える。
● 食物繊維を多く摂るために緑黄色野菜を含めた野菜，海藻，大豆および大豆製品，ナッツ類を十分に摂取する。
●「動脈硬化性疾患予防ガイドライン 2022 年版」では「危険因子を改善する食事」として以下を強化することが示されている。
① 高 LDL-C 血症：飽和脂肪酸，コレステロール，トランス脂肪酸の摂取量を減らす。飽和脂

表 10-14　脂質異常症診断基準

LDLコレステロール	140 mg/dL以上	高LDLコレステロール血症
	120〜139 mg/dL	境界域高LDLコレステロール血症＊＊
HDLコレステロール	40 mg/dL未満	低HDLコレステロール血症
トリグリセライド	150 mg/dL以上（空腹時採血＊）	高トリグリセライド血症
	175 mg/dL以上（随時採血＊）	
Non-HDLコレステロール	170 mg/dL以上	高non-HDLコレステロール血症
	150〜169 mg/dL	境界域高non-HDLコレステロール血症＊＊

＊基本的に10時間以上の絶食を「空腹時」とする。ただし水やお茶などカロリーのない水分の摂取は可とする。空腹時であることが確認できない場合を「随時」とする。
＊＊スクリーニングで境界域高LDL-C血症，境界域高non-HDL-C血症を示した場合は，高リスク病態がないか検討し，治療の必要性を考慮する。
● LDL-CはFriedewald式（TC-HDL-C-TG/5）で計算する（ただし空腹時採血の場合のみ）。または直接法で求める。
● TGが400mg/dL以上や随時採血の場合はnon-HDL-C（＝TC-HDL-C）かLDL-C直接法を使用する。ただしスクリーニングでnon-HDL-Cを用いる時は，高TG血症を伴わない場合はLDL-Cとの差が＋30mg/dLより小さくなる可能性を念頭においてリスクを評価する。
● TGの基準値は空腹時採血と随時採血により異なる。
● HDL-Cは単独では薬物介入の対象とはならない。
資料：日本動脈硬化学会，2022[2]

肪酸は一価不飽和脂肪酸もしくは多価不飽和脂肪酸に置換し，飽和脂肪酸は摂取エネルギー比率＜7％未満，コレステロール摂取量＜200 mg/日にする。LDL-C低下作用を有する水溶性食物繊維，植物ステロールの摂取を増やす。

② 高TG血症：炭水化物エネルギー比率を低めにし，アルコールの過剰摂取を制限する。果物や果糖含有加工食品の過剰摂取に注意する。n-3系多価不飽和脂肪酸摂取を増やす。

③ 低HDL-C血症：炭水化物エネルギー比率をやや低めにし，トランス脂肪酸，n-6系多価不飽和脂肪酸の過剰摂取を減らす。

● 食事療法に加えて運動療法の併用は血清脂質の改善に有用である。

● 運動療法としては，中強度以上の有酸素運動を毎日合計30分以上を目標に行うとよい。運動の種類としては，ウォーキング，速歩，水泳，エアロビクスダンス，スロージョギング，サイクリング，ベンチステップ運動などがよいとされる。

● 運動により末梢組織のインスリン抵抗性が改善する。その結果，門脈中の遊離脂肪酸濃度が減少し，肝臓でのVLDL合成が低下する。

● リポたんぱくリパーゼ（LPL）は，骨格筋や脂肪組織の血管内皮にあり，運動により活性化する。その結果，VLDLやトリグリセリドの異化が進み，血清トリグリセリドの低下，HDL-Cの上昇が期待できる。

● 運動療法により，血清脂質以外にも，血圧を

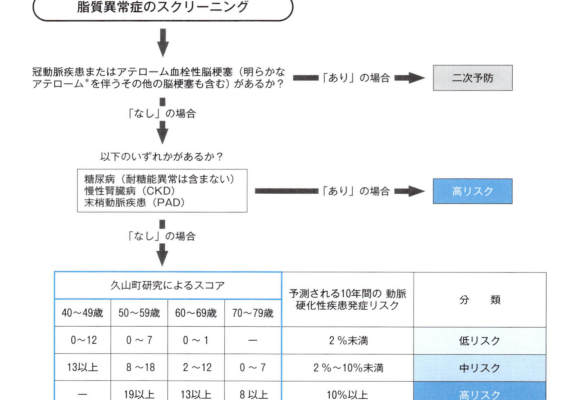

図10-12　動脈硬化性疾患予防から見た脂質管理目標値設定のためのフローチャート
資料：日本動脈硬化学会，2022[3]

はじめとしたほかの循環器病リスク因子にも改善効果がある。一方，運動療法には，筋骨格系障害をきたしうることなどがあるため，運動の種類や持続時間などを個別に計画する必要がある。

❖(2) 薬物治療法

●「Ⅲ　薬物治療の解説」に詳細を記載する。
● 高 LDL-C 血症には，第一選択薬としてスタチンが推奨されている。単独で管理不十分の場合に

は，小腸コレステロールトランスポーター阻害薬，あるいは陰イオン交換樹脂の併用が効果的である。
● LDL-C と TG の両方が高い場合は，高 LDL-C 血症の管理を目標とする。n-3 系多価不飽和脂肪酸の併用も行う。
● 高 TG 血症ではフィブラート系薬，ニコチン酸誘導体，n-3 系多価不飽和脂肪酸（EPA/DHA）などを使用する。

表 10-15　リスク区分別脂質管理目標値

治療方針の原則	管理区分	脂質管理目標値（mg/dL）			
		LDL-C	Non-HDL-C	TG	HDL-C
一次予防 まず生活習慣の改善を行った後薬物療法の適用を考慮する	低リスク	<160	<190	<150（空腹時）＊＊＊ <175（随時）	≧40
	中リスク	<140	<170		
	高リスク	<120 <100＊	<150 <130＊		
二次予防 生活習慣の是正とともに薬物治療を考慮する	冠動脈疾患またはアテローム血栓性脳梗塞（明らかなアテローム＊＊＊＊を伴うその他の脳梗塞を含む）の既往	<100 <70＊＊	<130 <100＊＊		

●＊糖尿病において，PAD，細小血管症（網膜症，腎症，神経障害）合併時，または喫煙ありの場合に考慮する。
●＊＊「急性冠症候群」，「家族性高コレステロール血症」，「糖尿病」，「冠動脈疾患とアテローム血栓性脳梗塞（明らかなアテロームを伴うその他の脳梗塞を含む）」の4病態のいずれかを合併する場合に考慮する。
●一次予防における管理目標達成の手段は非薬物療法が基本であるが，いずれの管理区分においてもLDL-Cが180mg/dL以上の場合は薬物治療を考慮する。家族性高コレステロール血症の可能性も念頭に置いておく。
●まずLDL-Cの管理目標値を達成し，次にnon-HDL-Cの達成を目指す。LDL-Cの管理目標を達成してもnon-HDL-Cが高い場合は高TG血症を伴うことが多く，その管理が重要となる。低HDL-Cについては基本的には生活習慣の改善で対処すべきである。
●これらの値はあくまでも到達努力目標であり，一次予防（低・中リスク）においてはLDL-C低下率20～30％も目標値としてなり得る。
●＊＊＊10時間以上の絶食を「空腹時」とする。ただし水やお茶などカロリーのない水分の摂取は可とする。それ以外の条件を「随時」とする。
●＊＊＊＊頭蓋内外動脈の50％以上の狭窄，または弓部大動脈粥腫（最大肥厚4mm以上）
資料：日本動脈硬化学会，2022[14]

表 10-16　動脈硬化疾患予防のための食事療法

1．過食に注意し，適正な体重を維持する

●総エネルギー摂取量（kcal/日）は，一般に目標とする体重（kg）＊×身体活動量（軽い労作で25～30，普通の労作で30～35，重い労作で35～）を目指す

2．肉の脂身，動物脂，加工肉，鶏卵の大量摂取を控える
3．魚の摂取を増やし，低脂肪乳製品を摂取する

●脂肪エネルギー比率を20～25％，飽和脂肪酸エネルギー比率を7％未満，コレステロール摂取量を200mg/日未満に抑える
●n-3系多価不飽和脂肪酸の摂取を増やす
●トランス脂肪酸の摂取を控える

4．未精製穀類，緑黄色野菜を含めた野菜，海藻，大豆および大豆製品，ナッツ類の摂取量を増やす

●炭水化物エネルギー比率を50～60％とし，食物繊維は25g/日以上の摂取を目標とする

5．糖質含有量の少ない果物を適度に摂取し，果糖を含む加工食品の大量摂取を控える

6．アルコールの過剰摂取を控え，25g/日以下に抑える

7．食塩の摂取は6g/日未満を目標にする

＊18歳から49歳：［身長（m）］^{2}×18.5～24.9 kg/m^2，50歳から64歳：［身長（m）］^{2}×20.0～24.9 kg/m^2，65歳から74歳：［身長（m）］^{2}×21.5～24.9 kg/m^2，75歳以上：［身長（m）］^{2}×21.5～24.9 kg/m^{2}とする
資料：日本動脈硬化学会，2022[15]

● 低 HDL-C 血症は，多くの場合，高 TG 血症を伴うので，その治療に準ずる。

家族性高コレステロール血症（FH）の特殊性と対応法

● FH は，一般人口の 300 人に 1 人程度，冠動脈疾患に 30 人に 1 人程度，早発性冠動脈疾患や重症高 LDL-C 血症の 15 人に 1 人程度である。

● FH 患者の全身性動脈硬化症のなかで主たる合併症として最も重要なものは冠動脈疾患である。

● FH は，動脈硬化性疾患のハイリスク病態であるため，LDL-C 値に応じて早期に治療を開始する。

予 後

● 予後は，血清脂質濃度の異常および危険因子により予測されるが，動脈硬化性血管障害により生じる脳，心，腎臓の機能障害や，閉塞性末梢動脈硬化症などを引き起こす。

4-2 栄養食事療法（栄養ケアプロセス）

● 目標とする体重と日常生活活動量をもとに，総エネルギー摂取量を適正化する。目標とする体重の目安は，総死亡が最も低い BMI が年齢で異なり一定の幅があることを考慮し，総エネルギー摂取量（kcal/kg）＝目標とする体重（kg）×身体活動量（軽い労作で 25～30，普通の労作で 30～35，重い労作で 35～）を目指す（表 10－17）。

表 10-17 目標とする BMI の範囲（18 歳以上）

年齢（歳）	目標とする BMI（kg/m²）
18～49	18.5～24.9
50～64	20.0～24.9
65～74	21.5～24.9
75以上	21.5～24.9

資料：厚生労働省「日本人の食事摂取基準（2025年版）」

高齢者では現体重に基づき，ADL 低下，併発症，体組成，身体計測値，摂取状況や代謝状態の評価を考慮し判断する。

● 脂質異常症はほかの生活習慣病を合併していることが多いため，生活習慣や肥満が大きく影響する。

栄養スクリーニングとアセスメント

● 栄養状態を評価するため，①～⑤の 5 つの項目と指標の情報を収集する（表 10－18）。

① 「食物・栄養関連の履歴」として食生活の内容や服薬状況を確認する。

② 「身体計測」では身長，体重，ウエスト周囲長などを測定し，BMI や体脂肪量，体脂肪率を算出する。体重は現体重のほかに 20 歳時の体重や過去の最大体重，通常体重，変化歴などを把握する。

③ 「生化学データ，臨床検査」として TC，TG をはじめとする血清脂質や血清リポたんぱく質などを測定するほか，続発性脂質異常症の原因となる疾患や肥満と関連する血糖，HbA1c，尿酸，肝機能検査（AST，ALT，コリンエステラーゼ，γ-GT，乳酸脱水素酵素，アルカリフォスファターゼ），腎機能（BUN，Cr，推定糸球体濾過量）などの生化学的検査，内分泌的検査を必要に応じて行う。TC は加齢に伴い上昇し，特に女性では閉経後に上昇するため，閉経の有無についても確認する。

④ 「栄養に焦点を当てた身体所見」として，アキレス腱肥厚などによる靴擦れ，踵部の自発痛の有無の確認を行う。

⑤ 「個人履歴」として既往歴を確認する。

表 10-18 栄養アセスメントデータ（5つの項目と指標）

栄養アセスメント項目	栄養アセスメント指標
食物・栄養関連の履歴	食物・栄養素摂取，食物・栄養の管理，薬剤・補完的代替医療食品の使用，食物・栄養に関する知識・信念・態度，栄養管理に影響を及ぼす行動，食物および栄養関連用品の入手のしやすさ，身体活動と機能，栄養に関連した生活の質
身体計測	身長，体重，体格指数（BMI），成長パターン指標・パーセンタイル値，体重歴
生化学データ，臨床検査	生化学検査値，検査（例：胃内容排泄時間，安静時エネルギー代謝量）
栄養に焦点を当てた身体所見	身体的な外見，筋肉や脂肪の消耗，嚥下機能，消化管の状態，食欲，感情，バイタルサイン
個人履歴	個人の履歴，医療・健康・家族の履歴，治療歴，社会的な履歴

資料：栄養管理プロセス研究会監修『改訂新版第 2 版 栄養管理プロセス』第一出版，2025，p.25

栄養診断

- 主要な栄養診断コードから考えらえる栄養診断コードをあげる。脂質異常症で使用頻度の高いコードは，NI-1.3 エネルギー摂取量過剰 /NI4.3 アルコール摂取量過剰 /NI-5.6.2 脂質摂取量過剰 /NI-5.8.2 炭水化物摂取量過剰 /NC-2.2 栄養関連の検査値異常 /NC-3.4 意図しない体重増加 /NB-1.1 食物・栄養関連の知識不足 /NB-2.1 身体活動不足などがあげられる。
- 栄養アセスメントの内容から，栄養診断の根拠と原因を明確に示すため，「PES報告」を記載する。PES報告の例　NI-5.6.2 脂質摂取量過剰 S 血清脂質値の異常や体重増加がみられることから，E 脂身の多い肉類，乳製品，卵黄やトランス脂肪酸を多く含む洋菓子等の頻回摂取を原因とする，P 脂質摂取量過剰である。

栄養介入

- PES報告と栄養介入計画を必ず連動させ，Mx）栄養モニタリング計画，Rx）栄養治療計画，Ex）栄養教育計画を立案する。
- PES報告のSと栄養介入のMx）は連動させ，問題となっている栄養アセスメントデータや徴候・症状の変化を慎重に経過観察していく。次に，PES報告のEは，栄養状態を悪化させている根本的な原因や要因であるため，その根本的な原因や要因を改善するための栄養介入計画を，Rx）とEx）の視点で考えてPES報告のEと連動するように計画する。

Mx）血清脂質の経時的変化
Rx）総エネルギー摂取量○○○○ kcal/ 日，脂質摂取量○○ g/ 日など
Ex）3食の食事記録，体重記録など

栄養モニタリングと評価

- PES報告で示したSの「栄養アセスメントデータや徴候・症状」を経過観察しながら，患者の栄養状態が改善しているのか，変化がないのか，その変化をモニタリングする。

コラム

家族性高コレステロール血症（FH）

FHは，高LDL-C血症，早発性冠動脈疾患，腱・皮膚黄色腫を3主徴とする常染色体潜性（劣性）高コレステロール血症以外は，顕性遺伝（優性遺伝）形式をとる。FHヘテロ接合体の原因となるのはLDL受容体の病原性遺伝子変異のほか，アポリポたんぱくB-100の病原性遺伝子変異およびPCSK9の病原性機能獲得型遺伝子変異で，いずれの分子もLDL代謝において重要な役割を果たす。

FHは早期診断，厳格な治療に加えて，家族スクリーニングを行い若年死の予防につなげる。

FHは，小児期から動脈硬化の進行を認めるため，小児期における診断と治療も重要である。

5 高尿酸血症・痛風

5-1 病　態

定　義

- 高尿酸血症は尿酸塩沈着症（痛風関節炎，腎障害など）の病因であり，性・年齢を問わず，血清尿酸値が7.0mg/dLを超える（7.1mg/dL以上）ものである。
- 痛風は尿酸-ナトリウム結晶の析出により，関節炎などをきたす疾患である。発作の好発部位は，足・膝・腰・肩・肘・手・胸骨など，全身の関節や骨端部を移動し，痛みを繰り返す。

病　態

❖(1)　高尿酸血症

- 高尿酸血症・痛風は「尿酸産生過剰型」「尿酸排泄低下型」「腎外排泄低下型」「混合型」に大別される（図10-13）。
- 高尿酸血症になると，痛風，腎臓の機能低下（腎結石），動脈硬化による脳出血・脳梗塞などの脳血管障害，心筋梗塞・狭心症などの虚血性心疾患，メタボリックシンドロームなどの合併症を引き起こすことが多い。
- 慢性腎臓病から血液透析などに至る可能性がわかってきた。
- 発症は圧倒的に男性に多く，特に中年期に多

い。女性は女性ホルモンによって尿酸値がコントロールされるため，男性に比べれば少ないが，女性ホルモン分泌が低下する閉経後にやや増加する。
● 若い人ではまれで，30歳未満で発症した場合は比較的重症の場合が多い。

❖(2) 痛 風
● 痛風は，尿酸の血中濃度があがり，尿酸の結晶が関節・足先・耳介等に沈着し蓄積して起こる。尿酸結晶が蓄積し析出（痛風結節）することで，関節や組織に激痛や急性炎症（痛風発作）が断続的に起こる。
● 発作の症状として，発熱，心拍数の上昇（頻脈），全身のけん怠感，悪寒がみられる。
● 関節炎・痛風発作の好発部位は，下肢第一中足趾関節，膝などの関節である。その理由としては以下の2点が考えられる。
① 関節の部位はからだの中心から遠いので，体温が3～4℃低い。体温の低下により尿酸が結晶化しやすい。
② 足親指の関節に体重がかかるため，関節内で結晶ができやすく，また体重がかかることの刺激により沈着した尿酸塩が剥がれやすくなる。
● 腎臓にたまって結石ができると背中に痛みが生じ，尿管や膀胱に移行すると嵌頓部位激痛を生じる。
● 腎実質にあれば腎結石という。一方，腎の排泄路・尿管で生じた場合は尿路結石，膀胱で起こった場合は膀胱結石といい，合わせて腎・尿路結石という。
● 尿細管の変性から通風性腎障害（痛風腎）を

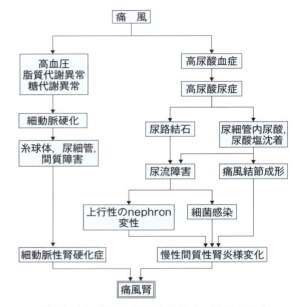

図10-14　痛風の腎障害の発症，進展の機序

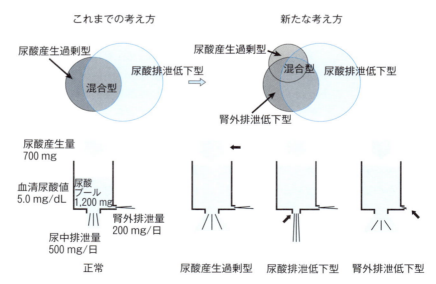

図10-13　高尿酸血症の病型分類
資料：日本痛風・尿酸核酸学会，2022[6]

生じる。

●腎障害，高血圧，脂質代謝異常や糖代謝異常による細動脈効果などが加わると痛風腎となる（図10－14）。

診　断

❖(1)　診断基準
●痛風の診断には，①特徴的症状，②高尿酸血症の既往，③関節液中の尿酸塩結晶の同定が重要。
●特徴的症状の診察は，以下の事象がみられれば，痛風の診断が示唆される。
・足部痛風（ポダグラ）（足の親指に生じる突然の腫れ，痛み，発赤）
・繰り返し起こる足の甲の炎症
・突然出現し，自然に消失した過去の発作
●痛風結節は尿酸塩結晶と肉芽組織からなる。
●多くの痛風患者は血中尿酸値が上昇しているが，痛風発作中は必ずしも血中尿酸値が高値を示さないことがある。また，血中尿酸値が高くても痛風の発作が起こらない人も多くいる。これらに注意する。

❖(2)　診断方法
●恒常的な高尿酸血症の判定には複数回の測定が必要となる。
●痛風結節のサンプルや針（関節穿刺）で採取した関節液を偏光顕微鏡で調べ，針状の尿酸結晶の確認により痛風の診断が確定する。
●X線検査では，関節の損傷や痛風結節の存在が示されることがある。
●尿酸の沈着の有無を確認するために，関節液の顕微鏡検査や，X線検査や超音波検査，MRI（磁気共鳴画像）検査を行う。

治　療

❖(1)　非薬物治療法
●生活習慣の改善が最も重要。
●食事療法：食事指導，飲水指導。
●飲酒制限：アルコールは1日20g程度まで，週2回は飲まない日をつくる。
●運動療法：適度な運動。主に肥満がある人で行われる。ジョギングなどの有酸素運動を行う。
●尿をアルカリ性に保つ。
●ストレスの解消。

●併存する高血圧症，高脂血症，肥満の治療。

❖(2)　薬物治療法

①　痛風発作の前兆．急性発作時
●痛風発作の前兆期には，コルヒチン投与で発作を予防することが可能。
●症状が出現した直後にコルヒチンの経口投与を開始した場合，しばしば劇的な反応（急性発作から12～24時間以内に開始すると最も効果的）が得られる。
●腎機能不全および薬物相互作用（特にクラリスロマイシンとの相互作用）のため，投与量の減少または他の治療法の利用が必要になることがある。
●急性な痛風発作（極期）には，非ステロイド系抗炎症薬（NSAIDs）を短期間に限り比較的多量投与して炎症を鎮静化（NSAIDsパルス療法）する。
●しかしNSAIDsは，消化管障害または消化管出血，高カリウム血症，クレアチニン増加，および体液貯留などの有害作用を起こすことがある。高齢患者および脱水患者はリスクが高い（特に腎疾患の既往がある場合）。
●ときに急性発作の治療のためにコルチコステロイドを用いる。罹患関節の吸引に続いてコルチコステロイドエステル結晶懸濁液を点滴注入すると効果的である。
●NSAIDsまたはコルチコステロイドに加えて，補助鎮痛薬，安静，氷冷，および炎症を起こしている関節の副子固定が有用なことがある。
●コルチコステロイド，コルヒチン，およびNSAIDsが禁忌である場合，IL-1拮抗薬を用いることがある。
●NSAIDsが使用できない場合などには，副腎皮質ステロイドを経口投与する。
●薬物には尿酸合成阻害薬と尿酸排泄促進薬がある。投薬により炎症や痛みを軽減し，発作を予防する。尿酸の血中濃度を低下させ，関節に沈着した尿酸結晶を減らす。

②－1　血清尿酸値の低下
●以下がみられる患者には尿酸値を低下させる治療を行う。
・結節性の沈着
・コルヒチン，NSAIDs，または両方の予防投与

にもかかわらず，頻繁なまたは生活に支障をきたす痛風性関節炎の発作
・尿路結石症
・急性発作の薬剤（NSAIDsまたはコルチコステロイド）に対して相対的禁忌である複数の併存症（消化性潰瘍，慢性腎臓病）の存在
● 尿酸合成を阻害するアロプリノール（尿酸合成阻害薬）が，尿酸値を下げる治療に最もよく処方される。尿酸結石または尿砂は，アロプリノール療法中に溶解することがある。
● 尿酸降下薬を用いた薬物療法では，血清尿酸値を 6.0mg/dL 以下に維持（図 10-15）する。

● 無症候性高尿酸血症への薬物療法の導入は，血清尿酸値 8.0mg/dL 以上を目安とする。
● 痛風発作時に血清尿酸値を変動させると発作を増悪，発作中に尿酸降下薬を開始しない。
● 腎障害を有する高尿酸血症患者に尿酸降下薬を投与すると，腎障害の進行を遅らせることができる。

②-2　尿酸産生の阻止
● 尿酸排泄促進薬により尿酸排泄量増加を促す。
● 尿酸排泄促進薬を用いる治療法は，尿酸排泄が低下しており，正常な腎機能を有し，腎結石の既往がない患者で有用である。通常プロベネシドまたはスルフィンピラゾンを用いる。

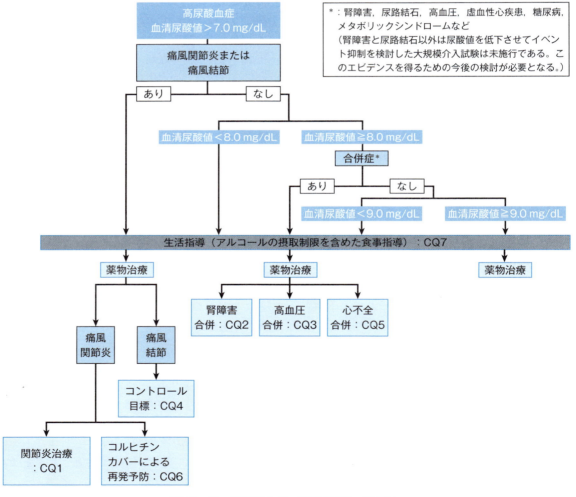

図 10-15　高尿酸血症・痛風のアルゴリズム
資料：日本痛風・尿酸核酸学会，2022[17]

●フェブキソスタットは尿酸合成の強力な阻害薬である。アロプリノールに耐えられない患者，アロプリノールの禁忌がある患者，またはアロプリノールにより十分に尿酸値が下がらない患者で特に有用である。

●尿酸値を下げる治療の目標は血清尿酸値を低下させることである。尿酸値が低いほど痛風結節の消失は早まる。

③　他の治療法

●尿酸値を下げる治療および十分な水分補給にもかかわらず尿酸による尿路結石症が持続する患者に対し尿のアルカリ化（クエン酸カリウム，またはアセタゾラミドを経口投与）も効果的である。食品では野菜，海藻，いも類の積極的な摂取によりアルカリ化が可能である。しかし，尿の過度のアルカリ化は，リン酸カルシウム結晶およびシュウ酸カルシウム結晶の沈着を引き起こすことがある。

●尿中への過剰な尿酸排泄はシュウ酸カルシウム結石形成と密接な関係がある。尿中の尿酸が一定濃度を超えると，シュウ酸カルシウムの溶解度を下げ結晶が析出しやすくなる。

●腎結石を砕くために体外衝撃波結石破砕術が必要になることがある。

5-2 栄養食事療法（栄養ケアプロセス）

栄養スクリーニング

●高尿酸血症は，肥満，高血圧症，脂質異常症，糖尿病，慢性腎臓病，尿路結石症，メタボリックシンドロームと合併することが多い。痛風発作や合併症の有無について情報を集める。

・血圧（高血圧）
・血清脂質（脂質異常症）
・糖尿病（インスリン抵抗性）
・慢性腎臓病・尿酸結石
・シュウ酸カルシウム結石
・発作の有無と頻度
・食事，飲酒習慣，運動

栄養アセスメント

●血清尿酸値と痛風発作の状況。

●プリン体は尿酸のもととなる物質であり，血中尿酸値の上昇の原因になる。プリン体を多く含むものの摂取量を把握する。

●アルコールの摂取状況。

●肥満と高尿酸血症は密接にかかわるため，エネルギーの摂取状況。

●動物性たんぱく質の摂取状況。

●ショ糖・果糖の摂取状況。

●飲水量にかかわる情報。

●合併症に対する薬物治療についての情報。

栄養診断

●血清尿酸値および痛風発作の状況とリスク評価。

●高尿酸血症関連栄養素の過不足の評価。

●肥満，メタボリックシンドローム，合併症の管理状況。

●これらの病態に対する栄養上の問題点を列挙する。

栄養介入（計画と実施）

❖(1)　適正なエネルギー摂取

●血清尿酸値は体重減少とともに改善されるため，血清尿酸値が高く，肥満と判定されている場合，食べ過ぎに注意し，適正体重を目標に減量する。

●ただし，急激な体重減少は，逆に血清尿酸値を上昇させてしまうおそれがあるので注意する。

●必要なエネルギー量と，現在摂取しているエネルギー量を照らし合わせ，減量の計画を立てる。

●減量のペースは，1か月当たり1〜2kg減が望ましい。算出したエネルギー量と現在の食事量に大きな差がある場合，急激に減らさず，現在の食事量から1日200〜300kcal，1食当たりにすると，80〜100kcal削減する。間食の量と内容を見直す。

❖(2)　プリン体の摂取量の制限

●食品に含まれるプリン体が体内で尿酸に代謝されて，血清尿酸値を上昇させるため，プリン体の過剰摂取を控える。

●プリン体の1日の摂取量は400mg程度とし，100g当たり200mg以上含む高プリン食（表10－19）を控える。

●動物性たんぱく質の多い食事は，尿中への尿酸排泄量が多く，尿中のpHも低下しやすく，尿酸結石の危険因子となる。一方で，牛乳やチーズなどの乳製品はプリン体含量が少なく良質なたんぱく質源となる。

表 10 – 19　食品中のプリン体含有量（100g 当たり）

極めて多い （300 mg～）	鶏レバー，干物（マイワシ），白子（イサキ，ふぐ，たら），アンコウ（肝酒蒸し），太刀魚，健康食品（DNA／RNA，ビール酵母，クロレラ，スピルリナ，ロイヤルゼリー）など
多い （200～300 mg）	豚レバー，牛レバー，カツオ，マイワシ，大正エビ，オキアミ，干物（マアジ，サンマ）など
中程度 （100～200 mg）	肉（牛，豚，鶏）類の多くの部位，ほうれん草（芽），ブロッコリースプラウトなど
少ない （50～100 mg）	肉（牛，豚，鶏）類の一部，魚類の一部，加工肉類，ほうれん草（葉），カリフラワー
極めて少ない （～50 mg）	野菜全般，米などの穀類，卵（鶏，うずら），乳製品，豆類，きのこ類，豆腐，加工食品など

資料：日本痛風・核酸代謝学会，2018[18]

❖(3)　ショ糖・果糖摂取量の制限

● ショ糖の構成成分である果糖の摂取は，体内で代謝の際にプリン体の分解が進み，血清尿酸値を上昇する。さらに，ショ糖のとりすぎは，痛風発症のリスクになるため，甘味飲料やジュースは控える。

❖(4)　飲水量の増加

● 尿量の増加は，尿酸の排泄増加につながるため，水分摂取の制限が必要でない場合，尿量が1日 2 L 以上を目標に飲水量を増やす。すべての患者（特に慢性的に尿砂または尿酸結石を排泄する患者）で1日 3 L 以上の水分摂取が望ましい。

❖(5)　アルコール（飲酒習慣）制限

● アルコール摂取は内因性プリン体の分解を亢進し，血中乳酸値上昇による腎臓での尿排泄低下を起こす。

● アルコール飲料中のプリン体により血清尿酸値を上昇させる。

● アルコール飲料の適量は，純アルコール換算で1日 20g 程度まで。たとえば，ビールであれば 500mL（中瓶1本），日本酒 180mL（1合），ワイン 125mL（グラス1杯），ウイスキー60mL（ダブル1杯），焼酎 90mL 程度のいずれかとなる。

❖(6)　その他

● 血清尿酸値を下げる食品（コーヒー，チェリ

ー，乳製品（特に低脂肪のもの））は，痛風のリスクを下げる。ビタミンCや食物繊維が豊富な食品にも同様の効果がある。

栄養モニタリングと評価

● 身体的および血液検査データの経時的な評価。

● 栄養診断での問題点に対する解決状況を評価する。

● 薬物治療から生じる栄養治療上の変更点。

● これらを踏まえた，食事内容変更の必要性の評価と実施。

Ⅲ　薬物治療の解説

❖(1)　食欲抑制薬（マジンドール）

● 摂食を調節する視床下部に作用して食欲を抑制してエネルギー摂取を減少させて減量をはかる薬である。

● BMI ≧ 35kg/m² の高度肥満症に使用できるが，食欲抑制作用は軽度で，治験が3か月間だけであったので，3か月を限度としてしか使用できず，減量効果が不十分な面がある。

● 副作用は吐気，頭痛など。

❖(2)　α−グルコシダーゼ阻害薬

● α−グルコシダーゼ阻害薬は，小腸粘膜で二糖類分解酵素を阻害して単糖類のブドウ糖になるのを遅らせるので，食後の血糖上昇を抑制する。

● そのため，食後に高血糖を示す患者に食後高血糖抑制薬として使用されている。

● 副作用は腹部膨満，鼓腸，放屁，便秘，下痢などである。

❖(3)　SGLT（Sodium-dependent glucose transporter）2阻害薬

● 腎の尿細管には尿中のブドウ糖を再吸収する能力があり，血糖調節の役割を果たしているが，この腎でのブドウ糖の再吸収を阻害し，尿中ブドウ糖排出を促進して血糖を降下させる。

● ほかの糖尿病薬と異なり，インスリン作用を上げて血糖を降下させるのではなく，血糖を下げることにより，インスリン作用の回復を期待する薬である。

●そのため，低血糖，脱水，血圧低下（高齢者では注意），脳梗塞，尿路感染症などの副作用も多く，使用には注意が必要である。

●SGLTには数種類のサブタイプがあり，消化器，心臓，肺，肝臓や腎臓の近位尿細管に発現するSGLT 2が存在する。SGLT 2阻害薬は腎尿細管での糖の再吸収を抑制し，尿に糖を排泄することにより血糖降下作用が期待できる。

●SGLT 2阻害薬は腎臓からブドウ糖を排泄させることで血糖値を下げる作用だけでなく，心不全や慢性腎臓病（CKD）に対する直接の保護作用も期待されている。腎機能をアウトカムとした複数のRCT（非糖尿病患者も含む）で，SGLT 2阻害薬によりeGFR低下，糖尿病による腎障害の進行がプラセボと比較して有意に緩徐になることが示唆されている。

●SGLT 2阻害薬の尿中ブドウ糖排泄促進作用により，浸透圧利尿作用が働き，頻尿・多尿が見られることがある。75歳以上の高齢者，あるいは65〜74歳で老年症候群（サルコペニア，認知機能低下，ADL低下など）がある場合や，利尿薬併用患者など体液量減少を起こしやすい患者に対する投与は慎重に行う。また，適度な水分補給を行うよう指導する。

❖(4) チアゾリジン薬

●チアゾリジン薬は，インスリン分泌促進はなくインスリン抵抗性改善作用で，その機序は組織インスリンによるブドウ糖取り込みを促進することによって血糖を降下させる。

●そのため，インスリン分泌の高い肥満型糖尿病患者によい効果がある。

●副作用は心不全による浮腫やチアゾリジンの脂肪細胞分化促進作用により若い脂肪細胞の数が増えて太ることである。また，欧米ではチアゾリジン薬により膀胱がんの発症率の増加の報告があり使用が少なくなっている。

❖(5) ビグアナイド薬

●ビグアナイド薬の主作用は，肝における糖新生の抑制により肝からのブドウ糖の血中への放出を抑制することと，インスリンレセプターを活性化してインスリン抵抗性を改善し，血糖の組織細胞への取り込みを促進することで血糖を下げる。

●インスリン分泌作用はないが，インスリンの血糖降下力を高める作用のため，肥満型糖尿病患者に単独で投与や，他剤との併用がしやすい。

●副作用はあまりないが，大量に使用して解糖経路を促進して乳酸アシドーシスでの死亡事故があり，使用量には気をつけて使われるようになっている。

❖(6) イメグリミン

●グルコース濃度依存的インスリン分泌促進作用およびインスリン抵抗性改善作用により，血糖降下作用を発揮する。その作用機序はミトコンドリアへの作用を介するものと想定される。

●ビグアナイド薬とは作用機序の一部が共通している可能性があること，また，両剤を併用した場合，消化器症状が多く認められたことから，ビグアナイド薬との併用は慎重に行う。

●特に，インスリン，SU薬，速攻型インスリン分泌促進薬と併用する場合，低血糖のリスクが増加する可能性があり，これらの薬剤の減量を検討する。

●eGFR45 mL/分/1.73 m^{2}未満の腎機能障害患者（透析患者を含む）への投与は推奨されない。

❖(7) ジペプチジルペプチダーゼ-Ⅳ（DPP-4）阻害薬，グルカゴン様ペプチド-1（GLP-1）受容体作動薬

●食物摂取に伴い消化管から分泌される消化管ホルモンのなかにインスリン分泌作用をもつインクレチンと呼ばれるホルモンがあり，その1つのGLP-1の分解を阻害してGLP-1のインスリン分泌促進作用を高める薬がDPP-4阻害薬である。

●DPP-4は内因性のインクレチン濃度を上昇させるのに対し，GLP-1は外因性の高濃度のGLP-1による効果である。

●インスリン分泌作用は，膵β細胞のインクレチン受容体を介してインスリン分泌を促進する。

●摂食による血糖上昇時にインスリン分泌作用を促進するので，SU薬と違って低血糖発作を起こしにくく，SU薬より使いやすいインスリン分泌促進薬である。

●血糖上昇作用があり，膵の細胞から分泌され

るグルカゴンの分泌を抑制する作用もある。
●副作用は消化管の蠕動を抑制するので腹痛，便秘などである。
●GLP-1を補充するためのGLP-1類似薬も使われている。本邦ではDPP-4阻害薬に比較して使用頻度が高くないが，内因性のGLP-1分泌が少ない2型糖尿病患者に使われる。強力な血糖降下作用と体重減少作用が特徴であり，インスリンに比較して低血糖が少ない。また，GLP-1には食欲抑制作用もあるので肥満型2型糖尿病に使われている。2020年経口のGLP-1受容体作動薬が承認された。

　また，2023年肥満症治療薬として，GLP-1受容体作動薬であるセマグルチド（商品名ウゴービ皮下注）が承認された。GLP-1受容体作動薬には経口薬も存在する。経口セマグルチドは空腹時に水とともに服用する。服用後30分間は飲食や他の薬剤の服用を避けるなど，服用に際して多くの留意点がある。
●セマグルチドの投与の要否の判断にあたっては，以下のすべてを満たす肥満症患者であることを確認する。
1) 肥満症（ただし，高血圧，脂質異常症または2型糖尿病のいずれかを有し，食事療法・運動療法を行っても十分な効果が得られない次の①②に該当する場合に限る。① BMI ≧ 27kg/m² であり，2つ以上の肥満に関連する健康障害を有する，② BMI ≧ 35kg/m²）となっている。
2) 高血圧，脂質異常症または2型糖尿病ならびに肥満症に関する最新の診療ガイドラインを参考に，適切な食事療法・運動療法に係る治療計画を作成し，本剤を投与する施設において当該計画に基づく治療を6か月以上実施しても，十分な効果が得られない患者であること。また，食事療法について，この間に2か月に1回以上の頻度で管理栄養士による栄養指導を受けた患者であること。なお，食事療法・運動療法に関しては，患者自身による記録を確認する等により必要な対応が実施できていることを確認し，必要な内容を管理記録等に記録すること。
3) 本剤を投与する施設において合併している高血

圧，脂質異常症または2型糖尿病に対して薬物療法を含む適切な治療が行われている患者であること。本剤で治療を始める前に高血圧，脂質異常症または2型糖尿病のいずれか1つ以上に対して適切に薬物療法が行われている患者であること。

❖(8)　グルコース依存性インスリン分泌刺激ポリペプチド（GIP／グルカゴン様ペプチド1（GLP-1）共受容体作動薬（チルゼパチド）

●チルゼパチドは，GIPとGLP-1の2つの受容体に単一分子として作用する世界初の持続性GIP/GLP-1受容体作動薬である。
●具体的にはGIP受容体およびGLP-1受容体に結合して活性化することで，グルコース濃度依存的にインスリン分泌を促進させ，空腹時および食後グルコース濃度を低下させることにより，血糖コントロールを改善する。
●また，39個のアミノ酸を含む合成ペプチドで，構造はGIPのアミノ酸配列から設計されており，C20脂肪酸側鎖を付加することで内因性アルブミンへの結合性を高めて消失半減期を延長した週1回投与製剤となっている。

❖(9)　スルホニル尿素（SU）薬
●SU骨格の構造をもつ薬で膵β細胞にSU受容体があり，この受容体を介してインスリンの分泌を促進して血糖の降下作用を発揮するので，2型糖尿病に使用する。
●インスリン分泌促進作用時間は6～24時間のものがある。
●副作用は血糖値に関係なくインスリン分泌作用を発揮するので，過剰に投与したり，空腹時に投与すると，低血糖発作を起こす危険がある。

❖(10)　速効型インスリン分泌促進薬（グリニド薬）
●SU薬とは構造が違い，SU骨格はなくアミノ酸やコハク酸の誘導体であるが，SU受容体を介してインスリン分泌を促進して血糖を降下させる。
●インスリン分泌促進作用は30分から3時間と短く，インスリン分泌促進能力もSU薬よりは弱いので，発病初期で軽症の2型糖尿病に使用する。
●極端な糖質制限食をしている患者では，空腹時に低血糖発作を起こすこともある。

● SU 薬と作用機序が同じなので，両者の併用は保険上認められていない。

❖⑾　インスリン注射薬

● 基本的にはインスリンの絶対的不足の 1 型糖尿病患者に使用するが，2 型糖尿病患者で長期に血糖コントロール不良がつづくと膵 β 細胞の数が少なくなってしまうために，このような 2 型糖尿病患者にもインスリン補充の目的で使用する。

● インスリン製剤は，作用発現時間や作用持続時間によって，超速攻型，速攻型，中間型，混合型（超速攻型または速攻型と中間型の混合），配合溶解（超速攻型と持効型溶解の混合），持効型溶解に分けられる。

● 1 型糖尿病では 3 回の食直前の 3 時間有効の超速効型，就寝前 1 回の 24 時間有効の持効型溶解注射併用による強化インスリン療法で治療するが，2 型糖尿病では病状と患者の自己注射能力によって 5 種のインスリン製剤を使いわけることになる。

● 副作用はインスリンの過剰注射や患者の食事時間の不規則による低血糖発作である。高齢者では低血糖発作による昏睡で死亡することもあるので注意が必要である。

❖⑿　脂質異常症薬

● スタチン：スタチンは，コレステロール合成の重要酵素であるヒドロキシメチルグリタリル(HMG)CoA 還元酵素を阻害する。LDL-C の低下，HDL-C の増加作用がある。コレステロールを低下させるメカニズムとしては，LDL 受容体合成亢進も重要である。スタチンには抗炎症作用や血管内皮保護作用などもあり，動脈硬化を抑制する。

● 小腸コレステロールトランスポーター阻害薬：エゼチミブは小腸粘膜に存在する小腸コレステロールトランスポーター（NPC1L1）を阻害して，小腸における食事や胆汁由来のコレステロール吸収を抑制する。スタチンとの併用が理想的である。腸からのビタミン K 吸収が NPC1L1 を介するため，ワルファリン内服中の患者ではエゼチミブ併用により作用が強まることがある。

● 陰イオン交換樹脂（レジン）：腸管での胆汁酸の再吸収を阻害し，肝 LDL 受容体を増加させて LDL-C を低下させる。陰イオン交換樹脂はスタ

チンまたはニコチン酸と併用されることが多い。腹部膨満感，悪心，筋痙攣，便秘などの副作用がある。トリグリセリドを増加させるので，高トリグリセリド血症での使用は禁忌である。

● プロブコール：LDL-C 低下，特に黄色腫に対する退縮効果が特徴である。LDL-C 低下効果は 15〜25％ で，その低下機序は，LDL の異化亢進，特に胆汁へのコレステロール排泄促進が考えられている。プロブコールは，抗酸化物質である BHT が 2 つ結合した構造で，かつ脂溶性であるため，リポたんぱく中に取り込まれて強力な抗酸化作用を有する。ほかに HDL-C 低下作用も示す。

● PCSK 9 阻害薬（ヒト抗 PCSK 9 モノクローナル抗体薬）：LDL 受容体分解促進たんぱくである PCSK 9（プロたんぱく分解酵素サブウェイチリシン／ケキシン 9 型）たんぱくに特異的に結合し，その作用を阻害することで，LDL 受容体のリサイクリングを増加させることにより LDL-C 低下作用を示す。家族性高コレステロール血症やスタチン治療下でも効果不十分な高コレステロール血症に使用される。皮下注射薬である。

● MTP（ミクロゾームトリグリセリド転送たんぱく）阻害薬：アポたんぱく B を含むリポたんぱくの合成・分泌にかかわる MTP を選択的に阻害し，VLDL 産生と LDL 合成を抑制し，LDL-C を低下させたりする。家族性高コレステロール血症ホモ接合体の治療に使用される。

● フィブラート系薬：主にトリグリセリドを低下させる。血管内皮 LPL を刺激してトリグリセリドの取り込みを促進したり，肝臓や筋肉での脂肪酸の酸化を促進し，肝臓での VLDL 合成を低下させたりする。HDL-C の増加作用もある。スタチンとの併用で筋毒性（横紋筋融解）が増す。また，ワルファリンの作用を増強する。

● 選択的 PPAR α モジュレーター：フィブラート系薬と同様，高 TG 血症に対して効果的な薬剤の一つである。選択的 PPAR α モジュレーターは PPAR α が作用する遺伝子のなかで，アポ C-Ⅲ，アポ AV など TG 代謝にかかわる遺伝子，アポ A Ⅰやアポ A-Ⅱ など HDL 代謝にかかわる遺伝子の転写を選択的に調節する薬剤で，約 43％

の TG 低下と 10〜12% の non-HDL-C 低下，16〜21% の HDL-C 上昇効果が認められる。

●ニコチン酸誘導体：高 LDL-C 血症，高 TG 血症やレムナントリポたんぱくが増加する脂質異常症などが適応となる。本薬剤の作用機序はホルモン感受性のリパーゼ活性化を抑制することにより，末梢脂肪組織での脂肪分解を抑制し，遊離脂肪酸の肝臓への流入を減少させる結果，肝臓でのリポたんぱく合成を抑制する。さらに，アポたんぱく A-Ⅰ の異化を抑制することによって，HDL-C 上昇作用を示す。インスリン抵抗性を悪化させる可能性があり，糖尿病患者では注意する必要がある。

●n-3系多価不飽和脂肪酸：EPA や DHA は肝での VLDL 合成を抑制し，TG を低下させる一方，HDL-C 上昇効果もわずかにある。EPA は TXA 3，PGI 3 の前駆体であり，これらのプロスタグランジンには抗血小板凝固作用があるため，抗動脈硬化が期待できる。ドコサヘキサエン酸（DHA）と同様に魚油から抽出される。

注

1) 日本肥満学会編「肥満症診療ガイドライン 2022」ライフサイエンス出版，2022，p. 1
2) 前掲 1)，p.11
3) 前掲 1)，p. 2
4) 前掲 1)，p. 2
5) 前掲 1)，p. 3
6) 前掲 1)，p.62
7) 日本病態栄養学会編「病態栄養専門管理栄養士のための病態栄養ガイドブック（改訂第 7 版）」南江堂，2022，p.281
8) 日本糖尿病学会編著「糖尿病治療ガイド 2024」文光堂，2024，p.7
9) 前掲 8)，p.23
10) 前掲 8)，p.100
11) 前掲 8)，p.38-39
12) 日本動脈硬化学会「動脈硬化性疾患予防ガイドライン 2022 年版」2020，p.22
13) 前掲 12)，p.69
14) 前掲 12)，p.71
15) 前掲 12)，p.101
16) 高尿酸血症・痛風の治療ガイドライン 第 3 版（日本痛風・尿酸核酸学会），96，2018，診断と治療社
17) 前掲 16)，4
18) 前掲 16)，142

参考文献

田中明・宮坂京子・藤岡由夫編『栄養科学イラストレイテッド臨床医学―疾病の成り立ち』羊土社，2011

田村隆明『コア講義生化学』裳華房，2010

高久史麿・尾形悦郎・黒川清・矢崎義雄監修『新臨床内科学（第 8 版）』医学書院，2002

井上修二・上田伸男・岡純『肥満とメタボリックシンドローム・生活習慣病』大修館書店，2011

厚生労働省「日本人の食事摂取基準（2025 年版）」

日本糖尿病学会編・著『糖尿病食事療法のための食品交換表（第 7 版）』南江堂，2016

「肥満症治療ガイドライン 2006」「肥満研究　臨時増刊号」2006

日本動脈硬化学会「動脈硬化性疾患予防のための脂質異常症診療ガイドライン 2022 年版」2022

「脳心血管病予防に関する包括的リスク管理チャート」『日本内科学会雑誌』104（4），2015，pp.824-64

「MSD マニュアル プロフェッショナル版」
　痛風 Lawrence M. Ryan, MD, Medical College of Wisconsin / Last full review/revision 8 2015

第11章 消化器疾患

I 総論

1 消化器系とは

●消化器系は，口腔から肛門まで連続する消化管（口腔．咽頭．食道．胃．小腸．大腸．肛門）と，消化管に導管を開口する消化腺（大唾液腺，肝臓，胆囊，膵臓）からなる。飲食物の消化（表11-1），栄養分の吸収，残渣の排泄を行う。

1-1 消化器系の解剖・生理

❖(1) 口腔
●咀嚼により機械的消化および唾液アミラーゼによる化学的消化を行う。
●舌粘膜には味蕾があり味覚を感受する。

❖(2) 食道
●蠕動運動により飲食物を胃に移送する。食道下端は下部食道括約筋によって閉じており，胃内容物の逆流を防ぐ。

❖(3) 胃
●粘膜は粘液を分泌し胃酸から粘膜を保護する。
●固有胃腺にある主細胞はペプシノゲン，壁細胞は塩酸，およびビタミンB_{12}の吸収に必要な内因子を分泌する。
●胃酸には，たんぱく質の変性（消化作用）および殺菌作用がある。
●ペプシノゲンは塩酸で活性化されペプシンとなり，変性したたんぱく質（ペプチド）をオリゴペプチドに分解する。胃内容物はビ汁となり十二指腸に排出される。

❖(4) 小腸
●小腸は，十二指腸－空腸－回腸からなる。
●胃から流入したビ汁は膵酵素の働きで管腔内消化を受ける。二糖類（マルトースなど）やオリゴペプチドは，さらに小腸粘膜吸収上皮細胞の微絨毛の間隙で膜消化を受け，細胞内に吸収される。

❖(5) 大腸
●大腸は，盲腸－（上行－横行－下行－S状）結腸－直腸からなる。
●結腸では水分を吸収し便を形成する。また腸内細菌により，短鎖脂肪酸やビタミンが生成される。
●S状結腸から直腸に便が入ると便意を催して排便反射が働く。

❖(6) 大唾液腺（耳下腺，顎下腺，舌下腺）
●でんぷんをデキストリンやマルトースに分解する酵素であるアミラーゼ（S型）を含む唾液を口腔内に分泌する。

❖(7) 肝臓，胆囊，胆管（表11-2）
●肝臓には小腸で吸収された栄養（グルコース，アミノ酸など）が門脈を通して運び込まれる。
●肝臓は各種栄養素を代謝する。

表11-1　三大栄養素の消化

	管腔内消化			膜消化	
	基質	酵素	分解産物／基質	酵素	分解産物
糖質	でんぷん	アミラーゼ[1]	マルトース（麦芽糖）	マルターゼ	グルコース
	ラクトース（乳糖）			ラクターゼ	グルコース ガラクトース
	スクロース（ショ糖）			スクラーゼ	グルコース フルクトース
たんぱく質		ペプシン トリプシン キモトリプシン カルボキシペプチダーゼ	オリゴペプチド	オリゴペプチダーゼ アミノペプチダーゼ	アミノ酸 ジペプチド
脂肪（トリグリセリド）		リパーゼ（胆汁酸による脂肪の乳化が必要）	脂肪酸 グリセロール モノグリセリド	※管腔内の分解産物は胆汁酸と混合ミセルを形成する。小腸粘膜に接近したミセルが開裂し分解産物が吸収される ※中鎖脂肪酸は直接吸収される	

1）アミラーゼは，唾液由来のS型と，膵由来のP型がある。

● 肝臓は血中の毒素を取り込み解毒する。

● 肝細胞は胆汁を産生し胆管に分泌する。胆汁は胆汁酸やビリルビンを含む。胆汁はいったん胆嚢に貯留され，食後十二指腸に排出される。

❖(8) 膵　臓

● 膵液を分泌する外分泌部と，ホルモンを分泌する内分泌部（ランゲルハンス島）からなる。ランゲルハンス島Ａ（α）細胞はグルカゴン，Ｂ（β）細胞はインスリン，Ｄ（δ）細胞はソマトスタチン，PP細胞は膵ポリペプチドを分泌する。

● 膵液は消化酵素と重炭酸イオンを含み，胃から十二指腸に流入した酸性のビ汁を中和する。

● 膵酵素には，アミラーゼ（Ｐ型），トリプシン，キモトリプシン，カルボキシペプチダーゼ，膵リパーゼなどがある。たんぱく質分解酵素は，前駆体（プロ酵素）として分泌され，十二指腸内で活性化される。

❖(9) 消化機能の調節（脳相，胃相，腸相）（コラム「消化管ホルモンとは」，表11-3参照）

● 脳相：食前の視覚，嗅覚，味覚などの刺激が迷

表11-2　肝臓の機能

栄養代謝	糖質	グルコースからグリコーゲンを合成し貯蔵する。 グリコーゲンを分解しグルコースを生成し血液に供給する。 アミノ酸などから，糖新生を行う。
	たんぱく質	アミノ酸から種々のたんぱく質（アルブミン，フィブリノゲン，プロトロンビンなど）や別のアミノ酸を合成する。
	脂質	脂肪の合成・分解，リン脂質，コレステロールなどを合成する。
解毒	有害物質の分解	アルコール→酢酸 アンモニア→尿素
胆汁の産生	胆汁酸	コレステロールから胆汁酸を合成する。胆汁酸は，消化管内で脂質の消化・吸収に必要な乳化およびミセル形成を担う。
	ビリルビン （胆汁色素）	脾臓で赤血球ヘムが分解されて生じた間接ビリルビンは脾静脈で肝臓に運ばれる。肝臓でグルクロン酸抱合を受け水溶性の直接ビリルビンとなり胆汁中に排泄される。

表11-3　主な消化管ホルモンの分泌細胞と作用

消化管ホルモン	分泌細胞	分泌刺激／食物成分	主な作用
ガストリン	胃幽門腺G細胞	たんぱく質	主細胞からのペプシノゲン分泌を亢進。 胃壁細胞からの胃酸分泌を亢進。
セクレチン	十二指腸S細胞	（胃からの）酸性内容物	膵臓からの重炭酸塩の分泌を亢進。 G細胞からのガストリン分泌の抑制を介し胃酸分泌を抑制。
コレシストキニン（CCK）	十二指腸～空腸I細胞	ペプチド・アミノ酸・脂肪酸	消化酵素に富む膵液の分泌を促進。 胆嚢の収縮とオッディ括約筋の弛緩を促し，胆汁排出を促進。
GIP（胃抑制ペプチド）	十二指腸～空腸K細胞	糖・脂肪酸	胃液分泌・胃運動を抑制。 食後のインスリン分泌を促進（インクレチン作用）。
GLP-1（グルカゴン様ペプチド-1）	小腸L細胞	糖・n-3系脂肪酸・食物繊維	胃内容物の排出を抑制。 食後のインスリン分泌を促進（インクレチン作用）。 迷走神経を介し視床下部に作用し食欲を抑制。
PYY（ペプチドYY）	小腸L細胞	ペプチド・アミノ酸・脂肪酸	迷走神経を介し視床下部に作用し食欲を抑制。
VIP（血管作動性腸管ペプチド）	消化管VIP細胞		消化管の平滑筋を弛緩。 腸液分泌を促進。 胃酸分泌を抑制。
ソマトスタチン	消化管・膵D細胞		ガストリン，セクレチン等消化管ホルモンの分泌を抑制。 胃酸分泌を抑制。
モチリン	十二指腸Mo細胞	（空腹）	空腹時の胃・小腸の運動を促進。
グレリン	胃X/A様細胞	（空腹）	視床下部に作用し食欲を亢進。 胃酸分泌・消化管運動を促進。 脳下垂体に作用し成長ホルモンの分泌を亢進。

走神経を興奮させ，唾液や胃液の分泌を亢進する。
- 胃相：胃に流入した飲食物による胃壁の伸展刺激およびたんぱく質が，G細胞のガストリン分泌を刺激し，胃液分泌を亢進する。
- 腸相：酸性の胃内容物が十二指腸に入ると，セクレチンが分泌され，アルカリ性の膵液分泌と胃酸分泌の抑制により，胃内容物を中和される。またCCKにより，膵酵素と胆汁の排出が促進される。さらにGIPやGLP-1により，胃内容物の排出が抑制されるとともに，食後のインスリン分泌が刺激される。
- モチリンは空腹時に分泌され，胃・小腸運動が促進し腸内残留物が掃除される。

1-2 消化管疾患の原因・病態による分類（表11-4）

- 消化管疾患は，感染症，外的ストレス，薬剤性など外因性の強いものや機能失調（神経障害）や免疫異常（炎症性腸疾患），遺伝子異常（がん）など内因性の強いものなど多岐にわたる。なお，胃・十二指腸潰瘍や胃がんはピロリ菌（Helicobacter pylori）の関与が大きい。
- 以下，各論で詳述しない疾患を概説する。

(1) 感染性食道炎
- 原因微生物はカンジダ（真菌），サイトメガロウイルス，単純ヘルペスウイルスなど。いずれも免疫能が低下した患者に発症する日和見感染症である。

(2) 薬剤性食道炎・潰瘍
- 内服薬が食道に停滞し粘膜を傷害することがある。たとえば，経口ビスホスホネート薬（骨粗鬆症薬）は粘膜傷害性が強く，服用後30分は横にならない等の注意が必要である。
- 強酸や強アルカリの飲用（誤飲や自殺企図）の場合，粘膜の損傷が激しく腐食性食道炎を起こす。

(3) 感染性胃腸炎
- ウイルス性胃腸炎：病原体は，ノロウイルス，ロタウイルス，アデノウイルスなど。症状は下

コラム　消化管ホルモンとは（表11-3）

消化管粘膜にある種々の内分泌細胞が分泌するペプチドホルモンである。食事摂取に伴い，胃相において，ガストリン，腸相において，セクレチン，CCK，GIP，GLP-1が分泌され消化管機能を調節する。

また，食欲を調節するホルモンとして，グレリンは空腹時に分泌され食欲を亢進する。一方，食後小腸から分泌されるCCK，GLP-1，PYYなどは食欲を抑制する。

食後分泌され，膵β細胞に作用し食後のインスリン分泌を促進するGIPとGLP-1は，インクレチンと総称される。これらは，血中のたんぱく質分解酵素DPP-4によって速やかに分解される。よって，DPP-4阻害薬は血中インクレチン濃度を高め食後のインスリン分泌を促進するため，2型糖尿病の治療薬として開発された（p.128参照）。

表11-4　消化管疾患の病態分類（色文字は各論参照）

	①感染症	②機能失調・神経性・ストレス性	③炎症性腸疾患	④薬剤起因性	⑤腫瘍・その他
口腔	口内炎				
食道	感染性食道炎	胃食道逆流症（GERD）食道アカラシア		薬剤性食道炎・潰瘍	
胃・十二指腸	H. ピロリ起因性疾患（胃炎，胃・十二指腸潰瘍，胃がんなど）／感染性胃腸炎	機能性ディスペプシア 急性胃粘膜病変（AGML）	クローン病	NSAIDs起因性潰瘍	良性腫瘍（ポリープなど）悪性腫瘍（がん）悪性リンパ腫
空腸・回腸					
大腸		過敏性腸症候群	潰瘍性大腸炎	薬剤性腸炎	

痢，嘔吐，腹痛など。
- 細菌性腸炎：病原体は，病原性大腸菌O157，細菌性赤痢，コレラ，腸チフス，パラチフス，MRSA（Methicillin-resistant Staphylococcus aureus，メチシリン耐性黄色ブドウ球菌）など。症状は下痢，腹痛，発熱など。
- 腸結核：回盲部に起きやすく，症状は腹痛，下痢，発熱，体重減少など。
- アメーバ赤痢：原虫感染症でイチゴゼリー状の粘血便が特徴的である。
- 下痢には十分な水分補給を行い，止痢薬は補助的に使用する（7下痢・便秘参照）。

❖(4) 食道アカラシア
- 下部食道括約筋の弛緩不全と食道の蠕動運動障害により通過障害をきたし，食道の拡張や嚥下困難をきたす。筋層間神経叢の神経細胞の傷害を認める。

❖(5) 機能性胃腸症（機能性ディスペプシア）
- 慢性的な上腹部の腹痛，不快感を訴えるも，器質的病変を認めない。消化管の運動機能失調，内臓知覚の過敏性，ストレスなどが重なり発症する。

❖(6) 急性胃粘膜病変（acute gastric mucosal lesion：AGML）
- 薬剤，アルコール，熱いもの，香辛料などの摂取や，手術侵襲，熱傷など強いストレスにより，胃粘膜に急性の炎症，びらん，潰瘍が発生するもの。症状は，急激な心窩部痛，吐血・下血など。

❖(7) 薬剤性腸炎
- 偽膜性大腸炎：セフェム系などの抗菌薬の投与後，菌交代現象が起こり，クロストリジオイデス・ディフィシル菌（Clostridioides difficile）が増殖して発症する。症状は，下痢，腹痛，発熱など。
- 出血性大腸炎：合成ペニシリン系などの抗菌薬の服用後に発症する。症状は，血性下痢，腹痛など。

❖(8) 消化管の新生物
- がんは胃，大腸に多く，空腸，回腸には稀である。胃がんの発症にはピロリ菌の関与が大きい。近年日本人のピロリ感染率は環境衛生の改善により低下傾向である。大腸がんは，食生活における動物性たんぱく質や脂肪の過剰摂取がリスク因子である。
- 胃のMALTリンパ腫の発症には，ピロリ菌が関与する。

 1-3 肝・胆・膵疾患の原因・病態による分類（表11-5）

- 肝炎ウイルスに起因する疾患（急性・慢性肝炎，肝硬変，肝細胞がん）は現在も主要な肝臓疾患である。一方近年は，生活習慣と密接な関連がある非アルコール性脂肪肝炎（NASH）が注目されている。
- 以下，各論で詳述しない疾患を概説する。

❖(1) 肝臓の代謝障害
- ヘモクロマトーシス：遺伝性または頻回の輸血の副作用等により，体内の鉄が過剰になり肝臓に蓄積し肝硬変を起こす。
- ウィルソン病：胆汁への銅排泄障害により体

表11-5 肝・胆・膵疾患の原因・病態による分類（色文字は各論参照）

	①感染症	②代謝障害	③アルコール	④結石	⑤自己免疫性	⑥薬剤性	⑦腫瘍・その他
肝臓	ウイルス性肝炎・肝硬変・肝細胞がん	単純性脂肪肝 非アルコール性脂肪肝炎（NASH） ヘモクロマトーシス ウィルソン病	アルコール性肝障害（脂肪肝・肝炎・肝硬変）	肝内結石	自己免疫性肝炎	薬剤性肝障害	良性腫瘍（血管腫など） 悪性腫瘍（がん）
胆嚢・胆管	胆嚢炎・胆管炎			胆石症			胆嚢がん 胆管がん 胆嚢ポリープ 胆嚢腺筋腫症
膵臓			急性・慢性膵炎		自己免疫性膵炎	薬剤性膵炎	膵臓がん

内に銅が沈着する先天性疾患。肝・腎・精神神経障害をきたす。

❖(2) 肝がん

●原発性肝がんと転移性肝がんに大別される。原発性肝がんには肝細胞がん（90％以上）や胆管細胞がんなどがある。肝細胞がんは肝硬変に合併することが多い（9 肝硬変参照）。

❖(3) 胆嚢がん・胆管がん・胆嚢ポリープ・胆嚢腺筋腫症

●胆嚢がんは進行するまで症状に乏しい。胆管がんは閉塞性黄疸を機に発見されることが多い。
●胆嚢ポリープは大半（90％）がコレステロールポリープである。径 10mm 以上のものは胆嚢がんの可能性が上昇する。
●胆嚢腺筋腫症は，胆嚢壁が肥厚する良性疾患で，壁内部にロキタンスキー・アショフ洞（Rokitansky-Aschoff sinus：RAS）を認める。

❖(4) 膵がん

●近年増加傾向で，死亡数は，肺，大腸，胃に次いで多い。膵臓は十二指腸側から頭・体・尾と区分されるが，頭部がんでは，総胆管への浸潤による閉塞性黄疸，体・尾部がんでは，ランゲルハンス島 β 細胞の破壊により糖尿病を合併しやすい。

② 栄養ケアプロセスの考え方

●消化器疾患では，食物を摂取し消化・吸収する機能が障害されているため，栄養補給の経路（経腸栄養／静脈栄養）と栄養成分の種類・量を適切に選択することが肝要である（表11-6，表11-7，p.53 参照）。
●消化器疾患の急性期や活動期では，器官の安静のために経口摂取は大きく制限を受ける。一方で，傷害組織の再生や消耗エネルギーの補充には十分な栄養を必要とする。
●消化管機能がある限り，中心静脈栄養（TPN）より経腸栄養を選択することが原則である。なぜなら，長期の中心静脈栄養では腸管免疫機能が低下し，腸管内の細菌や毒素が粘膜バリアを越えて血中に移行しやすくなる（バクテリアルトランスロケーション）からである。
●肝硬変など肝臓の疾患では，グリコーゲン貯蔵，たんぱく質合成，胆汁酸合成，アンモニア・ビリルビン代謝など諸機能が低下することを考慮し，栄養療法を実施する。すなわち糖質優位の過不足ないエネルギー，フィッシャー比の高い適量のたんぱく質を病状にあわせ調整する。
●フィッシャー比とは，分枝アミノ酸（branched

表11-6 栄養療法の対象となる消化器疾患

	投与経路	対象となる消化器疾患
静脈栄養（PN）	末梢静脈栄養（PPN）	急性期，短期間の絶食時：胃・十二指腸潰瘍（出血性），クローン病，潰瘍性大腸炎，急性肝炎，急性膵炎，下部消化管の通過障害（イレウス，がん，狭窄など）
	中心静脈栄養（TPN）	上記疾患で，絶食が長期間（2週間～）に及ぶとき
経腸栄養（EN）	経口摂取	胃・十二指腸潰瘍，クローン病，潰瘍性大腸炎，急性肝炎，慢性肝炎，肝硬変，肝不全，急性膵炎，慢性膵炎
	経鼻胃（空腸）チューブ	経口摂取不能時の上記疾患，上部消化管の通過障害（がん，狭窄など），嚥下障害
	経皮胃（空腸）瘻	経鼻胃（空腸）チューブが長期間（6週間～）に及ぶとき

表11-7 経腸栄養剤の対象となる消化器疾患

種　類		対象となる消化器疾患
人工濃厚流動食	成分栄養剤（ED）	クローン病・（活動期～寛解期），急性膵炎（重症～中等症）【肝不全用製剤】肝硬変，肝性脳症
	消化態栄養剤	クローン病（活動期～寛解期），潰瘍性大腸炎，たんぱく漏出性胃腸症
	半消化態栄養剤	クローン病（寛解期），潰瘍性大腸炎，胃・十二指腸潰瘍【肝不全用製剤】肝硬変，肝性脳症
天然濃厚流動食（食品）		経腸栄養の対象疾患（クローン病・急性膵炎などを除く）【高フィッシャー比製品】慢性肝疾患

chain amino acid：BCAA）と芳香族アミノ酸（aromatic amino acid：AAA）の比である。BCAA（バリン，ロイシン，イソロイシン）は肝臓では代謝されず，AAA（フェニルアラニン，チロシン）は肝臓で代謝されるため，肝機能障害において，血中アミノ酸のフィッシャー比は低下する。BCAA は骨格筋細胞でアンモニアの処理を促進する働きもあり，フィッシャー比の低下は高アンモニア血症や肝性脳症の増悪因子とされる（コラム「フィッシャー比」参照）。

- 急性膵炎は，外分泌機能（膵酵素の分泌）が炎症を増悪するので，腸管の安静が重要である。よって重症例では絶飲食でTPNが必要なこともあるが，バクテリアルトランスロケーションを抑制する観点から，可能なかぎり経鼻空腸チューブによる経腸栄養が選択される。
- 慢性膵炎は，外分泌機能が残る代償期は外分泌機能の安静のため脂肪制限食とするが，外分泌機能が廃絶した非代償期では脂肪制限は緩和される。また，内分泌機能の低下に伴う糖尿病の発症に注意を要する。

II 各 論

1 口内炎・舌炎

 病 態

定 義
- 口内炎は口腔内，舌炎は舌の粘膜に起こる炎症である。近縁疾患に歯周囲炎や口角炎がある。疼痛を伴うもの（有痛性）が多い。舌炎では味覚障害を伴う。

病態・症状
(1) カタル性口内炎
- 歯で噛んだ後や火傷などの損傷部に，口腔内細菌が侵入し炎症を起こす。赤色調の腫脹（カタル）を呈する。
- 健常人の口内炎は通常 1〜2週間で治癒する。

(2) 感染性口内炎
- 単純ヘルペスウイルス（口唇ヘルペス）：口唇

コラム
フィッシャー比
血液中アミノ酸組成（フィッシャー比）の目安

	フィッシャー比
正常	3〜4
肝硬変（代償性）	1.5〜2.5
肝硬変（非代償性）	〜1.5
アミノレバン（静注製剤）	37

やその周囲に小水疱をきたす。三叉神経節に潜伏し，宿主の免疫力が低下したときに再発する。
- カンジダ（真菌）：口腔内常在菌であるが，化学療法などで免疫力が低下したときに発症する（日和見感染症）。白苔を伴う偽膜性口内炎や，口角炎を起こす。

(3) 全身疾患に伴う口内炎
- ベーチェット病，潰瘍性大腸炎，クローン病：口腔粘膜にアフタ（円形の白っぽい陥凹局面）を合併する。基礎疾患の活動性に伴い，慢性的に再発を繰り返す。
- 全身性エリテマトーデス（SLE）：無痛性の口内炎を合併する。
- ヘルパンギーナ，手足口病（ともにエンテロウイルス感染症）：口腔内に水疱性発疹をきたす。
- ハンター舌炎：悪性貧血などビタミンB_{12}欠乏症に伴う。舌粘膜の萎縮，疼痛，味覚障害をきたす。
- プランマー・ビンソン症候群：鉄欠乏性貧血，舌炎，口角炎，食道ウェブ（web）による嚥下障害を主徴とする。食道 web とは食道上部の粘膜が内腔に張り出した膜様狭窄である。

診 断
- 問診・視診（詳細な病歴聴取と観察）。
- 起炎微生物の同定。
- 基礎疾患の検索。

治 療
(1) 非薬物治療法
- 疲労，ストレスの蓄積があれば，休養をとり体力を回復させる。
- うがい，歯磨きを励行し口腔内の衛生を保つ。
- 口腔内を傷つけないよう，噛みあわせなど歯科的な環境を整える。

- 口腔内の乾燥を防ぐ。
- ビタミンB群をはじめ十分な栄養を補給する。

❖(2) 薬物治療法
- 起炎菌（ウイルス）に対する抗菌（抗ウイルス）治療。
- 口腔用ステロイド塗布。ただし感染症には原則的に使用しない。

1-2 栄養食事療法（栄養ケアプロセス）

- 成因の個人差も考慮して，基礎疾患や既往，薬物療法の影響等，さらに疼痛度合い，味覚異常や食事摂取量の減少，それによる体重減少，栄養状態について把握する。

栄養スクリーニング
- 口腔内の乾燥，清潔保持状況の有無。
- 熱い食べ物等で火傷による外傷性炎症の有無。
- 食欲不振，味覚の変化および嚥下障害の有無。
- 治療，服薬による副作用の有無。
- 体重減少の有無。

栄養アセスメント
- 咀嚼機能，嚥下障害の状態を把握。
- 体重変動率，食欲不振や栄養状態を把握。
- 生活習慣，食生活を把握。
- 既往や処方薬（抗菌薬の使用等），抗がん薬治療等を把握。

栄養診断
- 栄養素摂取量の過不足の決定。
- 食事の刺激や温度，柔らかさ，流動性，形態を決定。

栄養介入
- 経口摂取の場合，疼痛の誘発や疼痛刺激回避のため，献立作成時に使用する食材や料理（香辛料，わさびやからし，こしょう，七味唐辛子のほか，味の濃いものや酸味，甘味の強いもの等）について十分に配慮する。
- 栄養投与量（初期目標量）の設定と病院の食事基準から該当する食種を決定（食事指示は主治医によるが，指示内容については必要に応じて主治医と相談）。
- 栄養管理計画の"栄養状態"によりNST等，チーム医療介入の有無（初期計画）を決定する。

※栄養食事指導の実施の有無や，指導実施が必要な場合は実施日と実施回数を決定し，栄養管理計画書に記載する（入院中の栄養食事指導で算定対象となるのは2回まで。なお，1回目と2回目の指導期間は1週間以上あける）。
- 栄養管理初期設定内容や栄養目標量についての再評価日を決める。

栄養モニタリングと評価
- 食事摂取状況，栄養状態の再評価。
- 口腔内環境，身体機能（体重や検査値）の変化の評価。
- 食事形態の変化を評価。
- 薬物療法の変化に伴う症状の変化を評価。

※栄養管理計画における初期計画や初期目標を再評価日に評価する。

胃食道逆流症（GERD）

病　態

定　義
- 胃食道逆流症（gastroesophageal reflux disease：GERD）とは，胃内容物の食道への逆流により，食道粘膜傷害など逆流に起因する症状をきたす疾患である。
- 内視鏡的に食道粘膜障害を認めない場合，非びらん性GERD（non-erosive reflux disease：NERD）という。

病態・症状
- 胃食道逆流現象は，下部食道括約筋の機能不全（弛緩），食道の蠕動運動の低下，胃内圧の上昇などによって生じる。
- 逆流した内容物中の胃酸，ペプシンは食道粘膜傷害（発赤，びらん，潰瘍など）をきたす。十二指腸液の逆流を含む場合は，胆汁酸や膵液が傷害因子となる。逆流物が喉頭や気管へ流入すると，嚥下性肺炎をきたす。
- 症状は，胸焼け，呑酸，胸痛，出血（吐血・下血），嚥下困難，咳，嗄声など。
- 胃食道逆流症のリスク因子。
  - 高齢者，肥満者，妊婦
  - 食道裂孔ヘルニア：胃噴門部が横隔膜より胸腔

側に脱出している状態で，容易に胃食道逆流を
きたす。

● バレット食道（バレット上皮）：下部食道粘膜
のびらん，潰瘍の治癒，再発を慢性的に繰り返す
ことで発生する。食道の扁平上皮が脱落したあと
円柱上皮に置き換わった化生病変で，食道腺がん
のリスク因子となる。

診　断

● 内視鏡検査：食道粘膜の傷害（色調変化，び
らん，潰瘍，出血の有無，狭窄など）を判定する。
● pH モニタリング検査：鼻から食道に挿入した
pH メーターで酸性度を測定する。通常の食道内
の pH は 6.5〜6.8 程度であるが，逆流があると
pH が 4 以下となる。

治　療

❖(1)　非薬物治療法

① 　生活習慣の改善

● 食後 2 時間以内の仰臥位を避ける。
● 就寝時の頭位挙上。
● 遅い夕食の回避。
● 喫煙者に対する禁煙。
● 肥満（胃を圧迫する内臓脂肪）があれば解消
する。
● ビスホスホネートなど食道傷害を起こす薬剤
の服用後は注意が必要である（p.282 参照）。

② 　外科治療

● 薬物治療でコントロールできない場合，逆流
防止手術を検討する。

❖(2)　薬物治療法

● 酸分泌抑制薬（表 11 - 8）：第一選択はプロトン
ポンプ阻害薬（proton pump inhibitor：PPI），
または，カリウムイオン競合型アシッドブロッカー

（potassium-competitive acid blocker：P-CAB），
第 二 選 択 は ヒスタミンH$_2$受容体拮抗薬
（histamine H 2 receptor antagonist：H2RA）で
ある。
● ただし長期の胃酸分泌抑制は，鉄やカルシウ
ムの吸収障害をきたすおそれがある
● 薬物治療で症状が軽快しても，胃食道逆流を
きたす解剖生理学的な要因や生活習慣が改善され
なければ，薬物治療をやめた後の再発率は高い。

2-2 栄養食事療法（栄養ケアプロセス）

● 胃食道逆流症では胃酸分泌を促進する食事を
控える，食道への胃内容物の逆流を起こしやすく
する食事を控えるなど食生活上の注意が必要であ
る[1]。

栄養スクリーニング

● 嘔吐，げっぷ，吐血などの消化器症状の有無。
● GERD 既往の有無。
● 咳，喘鳴や肺炎，無呼吸発作などの呼吸器症
状の有無。
● 喫煙の有無（喫煙歴を含む）。
● 嚥下障害の有無。
● 体重の増減，食欲の有無。
● 食直後の仰臥位の有無。
● 高血圧治療薬（ジヒドロピリジ系 Ca 拮抗薬）
服用の有無。

栄養アセスメント

● 身体状況（BMI や体重の変化等）を把握。
● 貧血，出血，食道狭窄の状態を把握。
● 1 回あたりの食事時間，食事摂取量を把握。
● 栄養状態を把握。
● 嗜好（酒，たばこ），脂肪食，甘食，かんきつ

表 11 - 8　酸分泌抑制薬

薬　剤	作用機序	特　徴
プロトンポンプ阻害薬（PPI）	胃酸分泌の最終過程である壁細胞のプロトンポンプを阻害することで，酸分泌を強力に抑制する。	胃・十二指腸潰瘍，胃食道逆流症の第一選択薬である。
カリウムイオン競合型アシッドブロッカー（P-CAB）	カリウムイオン競合的にプロトンポンプを阻害する。	従来のPPIより強力なため，重症例では第一選択となる。ピロリ除菌治療では，抗生物質 2 剤と併用する（p.145参照）。
ヒスタミンH$_2$受容体拮抗薬（H$_2$RA）	酸分泌経路において，壁細胞のヒスタミンH$_2$受容体をブロックする。	上記疾患における第二選択薬である。胃・十二指腸潰瘍の維持療法に用いられる。

系果物の摂取量や頻度等の把握。
- 本疾患以外の既往歴の把握。
- 高血圧治療薬種類及びその他の処方薬の把握。
- 貧血，骨粗鬆症の有無。

栄養診断
- 現状の食事摂取状況を評価し栄養状態を評価。
- 食生活上の問題点を評価。

栄養介入
- 経口摂取の場合は，咀嚼や嚥下状態，消化器症状にあわせて食事内容を検討する。
- その他は「口内炎・舌炎」の項と同じ。

栄養モニタリング
- 「口内炎・舌炎」の項と同じ。

2-3 栄養治療の実際（症例） 発展

症例4（胃食道逆流症）
　60代女性。自営業で夫と義母の3人暮らし。家の仕事と義母の介護で忙しい毎日を送っている。過去に大病を患ったことはない。時間に追われている生活のため，調理時間があまりとれない。
　そこで近所の店で購入した揚げ物やサラダ等，惣菜をよく利用している。食事の時間はそのときどきで違うため，一人で食べることが多い。
　小休止時間に洋菓子の間食も食べることはあった。飲酒，喫煙はなし。
　数か月前ころから，今まで感じたことがなかった食べ物を飲みこむ際の違和感や困難感があり食事の摂取量が減量。げっぷがよく出るようになり，食も細くなり体重が減少してきた。
　そこで消化器内科を受診。上部消化管内視鏡検査を実施。逆流性食道炎と診断。嚥下障害，呼吸器疾患は認められなかった。逆流性食道炎と食道狭窄に対しプロトンポンプ阻害薬（PPI）を使用。
[入院時所見]
身長156.5cm，体重43.1kg，BMI 17.6kg/m^2，Alb 3.6g/dL，AST 26U/L，ALT 16U/L，γ-GTP 20U/L，Cr 0.49mg/dL，Hb 10.1 g/dL，CRP 0.05

栄養管理計画とその解説
❖(1)　管理栄養士からみた症例のまとめ
- 逆流性食道炎による経口摂取量減少で体重減少と軽度の貧血が出現しているやや栄養不良状態の患者。

- 60代の女性。
- 食欲不振による体重減少がある。
- 消化器症状として「げっぷ」「飲み込みの違和感」があるという主訴。嘔気，嘔吐はない。
- 高血圧症及び嚥下障害はない。
- 飲酒，喫煙はない。
- GERDの診断は初めて。基礎疾患や既往歴で特記することはない。
- 栄養管理に影響する処方薬はない。
- 数か月間の体重減少率は不明であるが，現在のBMI値は標準をやや下回っている。
- 血清アルブミン値，ヘモグロビン値はおおむね正常範囲ではあるものの，正常値の下限に近い。
- 生活活動量はやや多い。
- 市販総菜の使用頻度が多い。
- 1回当たりの食事時間は短い。
- 食事直後や就寝時の姿勢は不明。
- 元来BMIは正常範囲でも低い方であった。
- 極度の栄養失調とは考えにくい。現在は飲み込みの違和感によりやや低栄養状態のため，入院時の栄養状態は「リスクあり」（軽度リスク）と評価。
- 栄養管理計画では経過観察対象とする。
- 飲み込みの違和感は嚥下障害によるものではなく経口摂取は可能であるため，栄養投与ルートは「経口摂取」とする。

❖(2)　栄養管理計画書
- 栄養管理計画書は記載例（図11-1）参照。
- エネルギー消費量は簡易式で標準体重（IBW）× 30kcal = 1,617kcal，おおむね1,600kcal。
- 入院時はまだ食欲不振があるため，エネルギー摂取量目標量を1,600 kcal/日としているが，「胃潰瘍食」（1,500 kcal/日）から開始して経過を観察する（献立例は表11-9参照）。
- NSTの介入の必要性はない。
- 入院前の食生活では，多忙な生活時間のなかで問題点が多いため，「栄養食事指導を実施」する。なお入院中は2回の指導を実施。
- 栄養管理計画の「再評価は入院後1週間」とし，食事摂取状況や体重の変動，血液生化学検査値の経時的変化を評価する。

計画作成日　××××.×.×

氏名　○○　○○　殿（男・⊘女）
病棟　○○病棟
××××年×月×日生（60代）
担当医師名　○○　○○
入院日　××××.×.×
担当管理栄養士名　○○　○○

基本情報

身長 156.5 cm（測定日××××.×.×）　体重 43.1 kg（測定日××××.×.×）
標準体重 53.9 kg　BMI 17.6 kg/m²
食物アレルギーなし　特記すべき既往なし　飲酒歴なし　服薬歴なし
血液生化学検査値：Alb 3.6 g/dL AST 26 U/L ALT 16 U/L γ-GTP 20 U/L Cr 0.49 mg/dL
　　　　　　　　　 Hb 10.1 g/dL CRP 0.05 mg/dL
総エネルギー消費量（TEE）簡易式　TEE 1,617 kcal（IBW×30 kcal）おおむね 1,600 kcal

入院時疾患名　逆流性食道炎の診断
入院時栄養状態に関するリスク
○なし　●あり
□肥満　□るいそう　□褥瘡　□感染症　□悪心　□嘔吐　□便秘　□下痢　□腹痛　□脱水
□発熱　□嚥下機能障害　□イレウス　□食物アレルギー　□手術　□血糖コントロール不良
その他　食欲不振。飲み込みに違和感あり。やせ。

栄養状態の評価と課題

特別な栄養管理の必要性　●なし　○あり
■低栄養　□食欲不振　■体重減少　□摂取困難　□過体重
その他　現在のBMI値は標準値の下限に近く入院前の食生活には問題があった。現在，消化器症状
や飲み込みの違和感で食事摂取量低下に伴う低栄養傾向を認めるが，軽度であるため特別な栄養管
理までは必要ない。

栄養管理計画

目標　○現状維持　●経過観察　○栄養状態改善
その他　食事摂取量が向上しない場合は少量頻回食も検討する。入院中に栄養食事指導を受け，入
院前の食事内容と食生活の改善の必要性を把握する。また，咀嚼回数や食事時間の改善，バランス
の良い食事のための市販総菜利用の際は買い方，選び方等を把握する。
　食欲　●なし　○あり　○不明
　食事摂取可能状況　○0 %　○10%　○20%　○30%　○40%　○50%
　　　　　　　　　　○60%　●70%　○80%　○90%　○100%

栄養食事相談に関する事項

　入院時栄養食事指導　□なし　■あり　実施予定日　××××.×.×
　入院時栄養食事相談　□なし　■あり　実施予定日　××××.×.×
　退院時栄養食事指導　□なし　□あり　実施予定日

その他栄養管理上解決すべき課題に関する事項

　その他栄養管理上の課題　■なし　□あり
　NST介入の必要性　■なし　□あり

栄養補給に関する事項

目標量　E：1,600 kcal
（当初は胃潰瘍食1,500 kcal/日で喫食状況を見ながら1,600 kcal/日とする）
　栄養投与ルート　■経口　□経腸栄養　□静脈栄養
　食事内容　胃潰瘍食　E：1,500 kcal　＋　補助食品（100 kcal程度）

栄養状態の再評価の時期

　○2週間後　●1週間後（××××.×.×）　○3日後

図 11-1　栄養管理計画書（胃食道逆流症）

❖(3) 栄養食事指導

● 1週間後の再評価時には食事摂取状況が初期目標の70%を超えたため，投与栄養量を当初の目標栄養量（1,600 kcal/日）とし，胃潰瘍食1,500 kcalに100 kcal程度の補食を追加する（主治医に報告，承認済み）。

● 入院時2回目の指導では，今後の食事に補食が追加となることやその意味について説明。

● 消化器症状や飲み込みの際の違和感について再評価。

● 退院日は未定であるが，退院後も継続指導を実施することとして主治医に報告。

● 次回再評価は1週間後とした。

● 入院中の栄養食事指導では，入院中の食事をもとに入院前の食事の問題点を患者に把握させる。

● 2回目以降の栄養食事指導では，患者の生活背景を考慮した上で，実践可能な食事改善方法を指導する。

● 具体的な指導の考え方は以下の通り。

● 食事時間は患者の1日のタイムスケジュールを把握した上でキーパーソン（本症例では夫）の協力のもと，無理のないプランを一緒に考える。

● 「市販総菜の禁止」ではなく「選び方」を指導。

● 患者に丸呑み傾向がある場合は，「少なくとも

表11-9 献立の例（胃食道逆流症）

	本症例：胃潰瘍食 ※安定期 E：1,500 kcal	参考：胃切除術後食 （6回食） E：1,300 kcal	参考：一般・5分粥食 E：1,100 kcal	参考：一般・全粥食 E：1,700 kcal P：70 g F：45 g 食塩相当量：8 g未満
朝食	全粥 300 g	全粥 200 g	5分粥 250 g	全粥 300 g
	みそ汁 （たまねぎ・じゃがいも）	みそ汁 （たまねぎ・じゃがいも）	みそ汁 （たまねぎ・じゃがいも）	みそ汁 （たまねぎ・じゃがいも）
	車麸含め煮	車麸含め煮 1/2	車麸含め煮	がんも煮
	こまつな煮浸し	こまつな煮浸し	こまつな煮浸し	こまつなごまあえ
	ねりうめ	ねりうめ	ねりうめ	ふりかけ
	お茶	お茶	お茶	お茶
10時		りんご果汁ゼリー		
昼食	全粥 300 g	全粥 200 g	5分粥 250 g	全粥 300 g
	赤魚煮魚 ゆでブロッコリー添	赤魚煮魚 1/2 ゆでブロッコリー添	赤魚煮魚 ゆでブロッコリー添	しいら西京焼き ゆでブロッコリー添
	かぼちゃそぼろあんかけ	かぼちゃそぼろあんかけ	かぼちゃそぼろあんかけ	かぼちゃそぼろあんかけ
	白菜にんじん煮浸し	白菜にんじん煮浸し	白菜にんじん煮浸し	白菜にんじんお浸し
	バナナ	バナナ 1/2	バナナ	バナナ
	牛乳 200 mL		牛乳 200 mL	牛乳 200 mL
	お茶	お茶	お茶	お茶
15時		ビスケット 2枚 牛乳 100 mL		
夕食	全粥 300 g	全粥 200 g	5分粥 250 g	全粥 300 g
	鶏肉旨煮	鶏肉旨煮 1/2	鶏肉旨煮	鶏肉クリーム煮
	チンゲン菜中華風煮	チンゲン菜中華風煮	チンゲン菜中華風煮	チンゲン菜生揚げしょうがしょうゆあえ
	蒸しなす（皮むき） ポン酢あえ	蒸しなす（皮むき） ポン酢あえ	蒸しなす（皮むき） ポン酢あえ	蒸しなすポン酢あえ
	お茶	お茶	お茶	お茶
19時		ヨーグルト		
	※不足エネルギー量の補充は補食を付加			

10回は噛む」のような具体的で実践可能な咀嚼回数を提示する。
- 食後の仰臥位の禁止とその理由の説明。

献立の例
- 本症例では，消化器症状による食欲不振があるため，易消化の胃潰瘍食（主食は全粥）が指示された。嘔気や腹部膨満感が強い場合は，胃術後食のような頻回食や消化管に負担が少ない胃潰瘍食の5～7分食や低残渣食等を選択する方法もある。
- 献立作成は，高脂肪食を避け，易消化とするため表11-9の食種から展開するとよい。なお，これらの食種では水分含有量が多いため，エネルギー投与量が上がりにくく，腹部膨満感にみまわれやすい。料理の組み合わせや補食の内容に注意する。
- 補食を追加する場合は，夕食後ではなく，昼食後あるいは朝食後でも良い。

胃・十二指腸潰瘍

病　態

定　義
- 胃液中の塩酸およびペプシンの自己消化作用による胃・十二指腸の組織欠損である。組織欠損が粘膜にとどまるものを「びらん」，粘膜下層より深く達するものを「潰瘍」という。

病　態
- 胃・十二指腸潰瘍の主因は，ピロリ感染による粘膜の脆弱化である。ピロリ菌は尿素を分解しアンモニアを生成するため酸性環境の胃に生息できる。
- 酸，ペプシン，ガストリンなど潰瘍を促進するものを攻撃因子と呼ぶ。一方，胃粘膜を胃酸から保護する粘液層や，健全な粘膜を維持するための局所循環（血流）などを防御因子という。両者のバランスが崩れたとき（防御因子＜攻撃因子），潰瘍が発生する。
- ピロリ感染に次いで重要な要因は，非ステロイド抗炎症薬（non-steroidal anti-inflammatory drugs：NSAIDs）の使用である。NSAIDsは，シクロオキシゲナーゼ（COX）-1を阻害し，胃の防御因子を低下させる。

- COXは，アラキドン酸から種々のプロスタグランジン（PG）を生成する酵素で，恒常的に発現し胃粘膜防御作用のあるCOX-1および炎症時に誘導されるCOX-2がある。NSAIDsはCOX-2を阻害することで抗炎症作用を発揮するが，従来のNSAIDsは同時にCOX-1も阻害するため胃潰瘍の原因となる。近年COX-1を阻害しないCOX-2選択的阻害薬が開発されている。

症　状
- 心窩部（みぞおち）の痛み，悪心（吐き気），嘔吐，腹部膨満感。さらに十二指腸潰瘍では，空腹時の心窩部痛や背部痛が特徴的である。
- 潰瘍からの出血は吐血や下血をきたす。急性の大量出血はショックを起こす。慢性出血では，鉄欠乏性貧血をきたす。
- 潰瘍が穿孔した場合，胃腸内容物が腹腔に漏れ腹膜炎を起こす。急激な激しい腹痛を発症（急性腹症）し，緊急開腹手術を要する。

診　断
- 内視鏡検査：出血の有無，潰瘍の大きさ，深さ，病期（活動期・治癒期・瘢痕期）の判定を行う。
- X線造影検査：潰瘍による組織欠損部に溜まったバリウムがつくる像を「ニッシェ」というが，この潰瘍に伴う変形や狭窄の評価など，内視鏡では評価しにくい所見が得られる。
- ピロリ感染の検査。

❖(1)　内視鏡による組織採取が必要なもの
- 迅速ウレアーゼ試験：組織片を試薬（尿素＋pH指示薬）に浸す。ピロリ菌陽性の場合，菌が持つウレアーゼが尿素を分解しアンモニアが発生し，pHが上昇し試薬が発色する。採取組織を利用する検査は，ピロリ菌の分布が胃内で一様ではないため，採取部位により偽陰性が生じうる。
- 鏡検法：組織片を染色し，顕微鏡で観察する。
- 培養法：微好気培養で1週間程度要する。薬剤感受性試験が可能である。

❖(2)　組織採取を必要としないもの
- 尿素呼気試験：^{13}C-尿素を服用前後の呼気を採取する。ピロリ菌陽性の場合，ウレアーゼにより分解された^{13}C-二酸化炭素が増加する。
- 血清・尿中抗体検査：感染により産生される

IgG 抗体を測定する。除菌後は抗体価が低下するが 1 年程度残ることもある。

● 便中抗原検査：便中のピロリ抗原の有無で判定する。除菌判定には，尿素呼気試験か便中抗原検査が適している。

治　療

❖(1)　非薬物治療法

● 出血時は，内視鏡的に止血操作（クリップ法，血管収縮薬局注法など）を行う。

● 内視鏡で止血できないものや穿孔したものは期を逃さず外科手術を行う。

❖(2)　薬物治療法

● 酸分泌抑制薬(表 11-8)：急性期治療の第一選択は PPI または P-CAB，第二選択は H$_2$RA である。

● ピロリ除菌治療：ピロリ菌陽性の場合は除菌すると再発を高率に予防できる。P-CAB＋抗生物質 2 剤（アモキシシリン，クラリスロマイシン）の 3 剤を 7 日間服用する。成功率は 90％程度である。

● ピロリ除菌ができない例や失敗例では，H$_2$RA による維持療法が必要となる。

● NSAIDs 潰瘍は，原則的に NSAIDs を中止する。NSAIDs を中止できない場合，PPI または P-CAB を使用する。

3-2 栄養食事療法（栄養ケアプロセス）

● 酸分泌抑制薬やピロリ菌の除菌により潰瘍再発は減少傾向であるが，難治例や除菌後の再発では食事療法が重要。また，臨床症状以外にも食物アレルギーや精神面も影響する。

栄養スクリーニング

● 嘔気，膨満感，疼痛，出血の有無。

● 消化性潰瘍既往の有無。

● 消化性潰瘍以外の疾患の有無。

● 喫煙の有無。

● NSAIDs の服用の有無。

● 貧血の有無。

● 食物アレルギーの有無。

● 食欲や食事摂取量の変化の有無。

● 体重減少の有無。

● ピロリ菌感染検査または除菌治療の有無。

● 酸分泌抑制薬使用の有無。

（注：年齢層によっては入れ歯の有無）

栄養アセスメント

● 酸分泌抑制薬，NSAIDs の使用以外の，処方薬の確認。

● 身体状況，血圧，血液生化学検査値等から，栄養状態を把握。

● 生活習慣上の問題点（過労，睡眠不足等）や食生活習慣，嗜好，咀嚼等について把握。

● 本疾患以外の既往歴を把握。

（食物アレルギーのある場合は原因物質の把握）

栄養診断

● 入院前の食事摂取状況を評価し，特にエネルギー摂取量と塩分（食塩相当量）摂取量を評価。

● 胃酸分泌刺激作用，胃酸分泌亢進作用のある食品，嗜好品の摂取状況を評価。

● その他は「胃食道逆流症」の項と同じ。

栄養介入

● 献立作成では，胃酸分泌を刺激するもの（脂質，酸度，味の強いもの，香辛料，アルコール，炭酸飲料，カフェイン等）や消化の悪い食品（高繊維含有食品，高脂肪含有食品，揚げ物等）を控える。また，調理形態（小さく切る，刻む等）や消化の良い調理法（煮物等）も検討する。

● 出血があると貧血傾向になるため，バランスよく，ビタミン，ミネラルの不足がないように注意する。

● 食物アレルギーのある場合は，抗原除去による食事内容の偏りに留意する。

● その他は「胃食道逆流症」の項と同じ。

注：食事の再開は医師により，止血が確認されてから指示が出る。止血後の食事は流動食から開始して段階的にレベルをあげていく。

栄養モニタリングと評価

●「胃食道逆流症」の項と同じ。

4　たんぱく漏出性胃腸症

4-1 病　態

定　義

● たんぱく漏出性胃腸症とは，消化管粘膜から血漿たんぱく質，特にアルブミンが胃腸管腔へ異

常に漏出する結果，低アルブミン血症をきたす症候群である。

病態

●消化管粘膜からたんぱく質が漏出する主な機序と，対応する疾患。

❖(1) 腸壁リンパ管の異常

●腸リンパ管拡張症：腸壁から静脈に至るまでのリンパ管の形成不全や閉塞により，リンパ管内圧が上昇したんぱく質が腸管に漏出する。

●悪性リンパ腫。

●炎症性腸疾患（クローン病，潰瘍性大腸炎）。

❖(2) 消化管粘膜毛細血管透過性の亢進

●アレルギー性胃腸症。

●アミロイドーシス。

●毛細血管拡張症。

●大腸ポリポーシス。

●心不全。

❖(3) 消化管粘膜上皮の異常

●潰瘍性大腸炎。

●クローン病。

●がん。

●メネトリエ病（胃粘膜の過形成により巨大皺壁をつくる疾患）。

●クロンカイト・カナダ症候群。

症状

●低アルブミン血症，浮腫（むくみ），脂質異常，腹水，胸水，下痢，嘔吐，脂肪便，低カルシウム血症，小児では発育障害など。

診断

●低アルブミン血症を示す他の病態（ネフローゼ症候群，肝硬変，クワシオルコルなど）を除外する。

●α1-アンチトリプシンクリアランス試験：たんぱく質は消化管に漏出した後，腸管で再吸収されず便に排泄されるため，漏出に伴いクリアランスが増加する。

●たんぱく漏出シンチグラフィ：標識ヒト血清アルブミン（99mTc-HSA）を静注した後，経時的に腹部を撮像する。漏出部位の判定が可能である。

治療

❖(1) 非薬物治療法

●食事・栄養療法は，高たんぱく質，低脂肪を基本とする。脂肪はリンパ管に負荷をかけない中鎖脂肪酸（medium chain triglycerides：MCT）を活用する。

●漏出部位が限られている場合は外科的切除を検討する。

❖(2) 薬物治療法

●浮腫に対し，利尿薬で水分を排出する。

●低アルブミン血症に対し，アルブミン製剤を使用する。

4-2 栄養食事療法（栄養ケアプロセス）

●本疾患の主たる症状は顔面や下肢の浮腫である。原発性のものは対処療法が中心となり，続発性のものは原疾患の治療となる。続発性の多くは低アルブミン血症の原因となる。感染の予防が大切である[2]。

栄養スクリーニング

●食物アレルギーの有無および家族歴の有無。

●下痢，悪心・嘔吐，腹部膨満感，食欲不振等の消化器症状や，脂肪便の有無。

●浮腫の状態（局所または全身）の確認。

●食欲の有無。

●体重の変化の有無。

栄養アセスメント

●身体状況，血圧，血液生化学検査値，浮腫の程度の把握。

●生活習慣，食生活習慣や嗜好について把握。

●経腸栄養剤や静脈栄養の使用について把握。

●経口摂取状況（1日のエネルギー摂取状況に対する過不足について）と栄養状態の把握。

●食物アレルギーがある場合は，原因食品の把握とアレルギー症状を把握。

●既往（原因疾患），処方薬（アルブミン製剤や利尿薬）の把握。

●入院前の1日のたんぱく質と脂肪の摂取量および塩分（食塩相当量）摂取量の把握。

栄養診断

●栄養補給ルートの評価。

●経腸栄養剤を使用している場合は種類や投与量を評価。

●その他は「胃食道逆流症」の項と同じ。

栄養介入

- 栄養食事治療の基本は，高たんぱく食（1.5g〜2.0g/kg体重），低脂肪食（10〜30g/日）。エネルギー量を維持しながらの高たんぱく低脂肪食は困難な場合も多い。不足するエネルギー量および栄養素を補うために経腸栄養剤の投与も検討する。

※栄養量算出の際の「体重」は，患者の状態にもよるが，当初は現体重とする。その後，経過観察を行いモニタリングの再評価を行う際に現体重か理想体重（BMI 22）を検討する。

- 脂肪は消化吸収が良い中鎖脂肪（MCT）を用いる。成分栄養剤を用いる場合は必須脂肪酸が不足するため，脂肪乳剤を静脈投与し補充する。
- 薬物療法では，アルブミン製剤や利尿薬の投与が行われるが，アルブミンの漏出は薬では改善ができない。このため継続した栄養素の摂取が必要となる。
- その他は「胃食道逆流症」の項と同じ。

注）本疾患の食事療法において定量化された確固たる基準はないため，治療は一人ひとりの症状を観察し，患者ごとにあった方法で根気よく進めていく。

栄養モニタリングと評価

- 静脈栄養の場合は，投与期間や投与ルート，栄養剤の種類を診療録より再評価。
- 薬物療法から生じる栄養治療法の変化の評価。
- その他は「胃食道逆流症」の項と同じ。

5 炎症性腸疾患（クローン病・潰瘍性大腸炎）

5-1 病態

定義

- 炎症性腸疾患とは，原因不明の腸管の慢性炎症性疾患であり，クローン病と潰瘍性大腸炎があ

表11-10 クローン病と潰瘍性大腸炎の病態，診断，治療，予後

	クローン病	潰瘍性大腸炎
国内患者数[1]	約4.8万人	約13.8万人
男女比	約2：1	約1：1
発症年齢	20歳前後に急峻なピークがある。	20歳前後をピークとし全年齢層に広がる。
病変の部位	全消化管のどの部位にも発生。特に回盲部に好発。	大腸に発生。直腸炎型・左側大腸炎型・全大腸炎型・右側大腸炎型に分類される。
病変の深さ	腸壁全体	粘膜および粘膜下層
病変の拡がり	非連続性	びまん性，連続性
潰瘍の性状	深い（全層に及ぶ），縦走潰瘍	表層性（ほぼ粘膜面）
病理像	非乾酪性肉芽腫病変	陰窩膿瘍
症状	腹痛，下痢，発熱，体重減少，貧血，食欲不振，全身倦怠感	血性下痢，粘血便，発熱，貧血，食欲不振，体重減少，全身倦怠感
消化管合併症	口内アフタ，肛門周囲膿瘍	中毒性巨大結腸症
消化管外合併症	眼病変（虹彩炎，ブドウ膜炎），関節炎，結節性紅斑，強直性脊椎炎，原発性硬化性胆管炎	
内視鏡所見	敷石像，炎症性ポリポーシス	粘膜の細顆粒状変化，びらん，潰瘍
X線造影	腸管の狭窄，瘻孔形成	病変の拡がりを的確に評価
非薬物治療	外科手術，血球成分除去療法。生活指導：過労，ストレスを避ける。禁煙。	
薬物治療	メサラジン（5-ASA製剤），ステロイド，免疫調整薬，抗TNF-α抗体製剤，抗IL-12/23抗体製剤，抗α4β7インテグリン抗体製剤	
	－	カルシニューリン阻害薬，JAK阻害薬，α4インテグリン阻害薬
予後	生命予後は良好。長期経過例では大腸がんのリスク上昇。	

1）国内患者数：2021年難病助成者数による。軽症患者は含まない。

る。なんらかの遺伝性素因を背景とし，食生活やストレスなどの環境要因が複合して作用し，異常な免疫反応が炎症を惹起していると考えられる。

病　態（表 11-10）

● クローン病・潰瘍性大腸炎とも，発症年齢のピークが 20 歳前後にあるが，潰瘍性大腸炎の方が，全年齢に広く分布し，患者数も多い。
● クローン病は大腸以外の消化管にも発症するが，潰瘍性大腸炎は大腸だけに発症する。

診　断（表 11-10）

● 問診および内視鏡検査や X 線造影により，両者が鑑別される。

治　療（表 11-10）

❖(1)　非薬物治療法

● クローン病は，病因の一つに食物内の抗原に対する腸管免疫の異常反応が想定されているため，クローン病の栄養療法は，活動期の腸管安静を図る目的だけではなく，食物抗原を低減するという原因療法的な意味を持つ。よって，寛解維持のために，在宅経腸栄養療法または治療食は継続する。
● 潰瘍性大腸炎では，活動期には，必要に応じ中心静脈栄養や経腸栄養を行うが，寛解期は特に食事制限の必要はない。
● 薬物治療で軽快せず，腸管穿孔を起こした場合や，腸管狭窄をきたした場合は外科手術が必要である。外科手術率は，クローン病の方が高い。

❖(2)　薬物治療法

● 軽症にはメサラジン，中等症から重症例にはステロイド（重症には高用量）を使用する。重症例や難治例には，免疫抑制薬や，抗 TNF-α 抗体製剤など生物学的製剤を使用する。

5-2 栄養食事療法（栄養ケアプロセス）

● 栄養療法は病期や部位によりクローン病・潰瘍性大腸炎で異なることがある。

❖(1)　クローン病

● 栄養療法は栄養状態を改善するための支持的治療であり，寛解導入効果，寛解維持効果が期待されるため内科治療の大きな柱の一つである。
● 栄養管理は病期にあわせて，食事療法，経腸栄養療法，静脈栄養療法をスライドする。

❖(2)　潰瘍性大腸炎

● 病変は大腸のみのため，小腸機能は保たれている。栄養療法そのものに寛解導入効果はない。

栄養スクリーニング

❖クローン病・潰瘍性大腸炎共通

● 消化器症状，腹痛の有無。
● 血便，下痢の有無。
● 発熱の有無。
● 体重減少や食欲低下の有無。
● 精神的ストレスの有無。
● 食物アレルギーの有無。
● 輸液使用の有無。

栄養アセスメント

❖クローン病・潰瘍性大腸炎共通

● 身体状況（BMI，血圧等），血液生化学検査値の確認。
● 輸液（使用がある場合）内容の確認。
● 経口摂取状況や摂取量の確認。
● 便性，排便回数の確認。
● 栄養状態の確認。
● 生活習慣，食生活状況や嗜好の確認。
● 既往，処方歴の確認。
● 食物アレルギーがある場合，原因食品を確認。

❖(1)　クローン病

● 現在の病期（活動期，寛解期）の確認。
● 出血状況の確認。
● たんぱく漏出の確認。
● 電解質，ミネラルの喪失の確認。
● 消化管の狭窄について確認。
● 栄養剤の使用頻度，種類，量の確認。
● 栄養剤投与ルートの確認。

❖(2)　潰瘍性大腸炎

● 現在の消化器症状，便性の確認。
● 食生活状況の確認。

栄養診断

❖クローン病・潰瘍性大腸炎共通

● エネルギー摂取量および 3 大栄養素。特に脂肪，糖質の摂取量の評価。
● 食生活上の問題点やストレスを評価。
● その他は「胃食道逆流症」の項と同じ。

❖(1) クローン病
●経口摂取量と経管栄養からの摂取量の比率，内容を評価。
●経腸栄養剤の種類と摂取状況の評価。
●低脂肪，低残渣食についての評価。
● 1 日の食物繊維摂取量の評価。
●経口摂取の際の咀嚼状況，食べる速度も評価。

❖(2) 潰瘍性大腸炎
●主訴の評価。

栄養介入（計画と実施）
❖(1) (2)クローン病・潰瘍性大腸炎共通
●「胃食道逆流症」の項と同じ。

❖(1) クローン病
●寛解維持期の経口摂取では，エネルギー必要量（30kcal/kg/ 日程度）の半分は成分栄養剤から摂取する。また，食事からの脂肪摂取量は30g/ 日以下程度，n-3 /n-6 =0.5 程度を目安とする。たんぱく質1.2〜1.5 g/kg/ 日程度。
●腸内細菌叢改善のためのシンバイオティクスを考慮した食品を使用する。水溶性食物繊維は制限する必要はない。

栄養モニタリングと評価
❖(1) (2)クローン病・潰瘍性大腸炎共通
※「胃食道逆流症」の項と同じ。

5-3 栄養治療の実際（症例）　発 展

栄養管理計画とその解説
❖(1) 管理栄養士からみた症例のまとめ
●病期が活動期（軽度．中等度）のクローン病患者。軽度栄養不良状態で，栄養補給は経口摂取と成分栄養剤でコントロール。
●下痢，腹痛，血便，発熱あり。
●食事摂取量の減少と体重減少あり。
●飲酒習慣はあるが，喫煙はなし。
●貧血あり。
●精神的ストレスあり。
●食物アレルギーなし。
●体重減少は 1 か月で -3.8kg。
●排便回数は主に泥状便で 7 〜 8 回 / 日。
●腸管の瘻孔，狭窄はなし。本疾患に影響のある基礎疾患もない。

●消化器症状と腹痛のため食欲は低下。
●食生活や食事摂取量は不規則でバランスは不良。エネルギー摂取量も不安定。飲酒量，飲酒回数は多い。

症例 5（クローン病）
　食品メーカーで働く一人暮らしの独身女性，20代。1 年前から原因不明の下痢や腹痛が頻発した。以前は仕事が忙しいなかでも，食事バランスを意識した自炊を行っていた。特に野菜を中心としたヘルシーな食事を心がけていた。昨年，主任に昇進し新人教育も任されるようになり，それ以前よりもかなり仕事が多忙になった。ストレスも多く，飲み会が増え帰宅時間が遅くなり，不摂生な生活に変化してきた。ある時から食事をすると腹痛があり，下痢が続くようになった。そのため食欲も低下したため，飲み会でも飲酒量や料理を控えるようになった。ここ 1 か月で少しやせてきた自覚はあり，便に少々血液のようなものが混ざっていることもあった。ある日，出勤途中に強い腹痛を感じ，我慢ができなかったため病院へ行くと，小腸炎の疑いで緊急入院となった。入院時は禁食。上部・下部消化管内視鏡検査では小腸・大腸に多数のびらんや縦走潰瘍が認められたため，クローン病と診断された。その後，5-ASA製剤，エレンタール® 2 包（300kcal × 2 包）の内服と IBD 食 I （エネルギー1,300 kcal/ 日，脂質 15g/ 日が開始された。

[入院時所見]
身長 157.5cm，体重 51.8kg（1 か月前 55.6kg），食物アレルギーなし。特記すべき既往なし。服薬歴なし。
血液生化学検査値：BMI 20.9kg/m^2, BT 37.5℃, TP 5.6g/dL, Alb 3.2g/dL, AST 15U/L, ALT 18U/L, γ-GTP 27U/L, BUN 15mg/dL, Cr 0.59mg/dL, eGFR 84.1mL/min/1.73m^2, Hb 8.1g/dL, CRP 5.0mg/dL.

❖(2) 栄養管理計画書
●栄養管理計画書は記載例（図 11-2）参照。
●総エネルギー消費量の計算結果に対し，本症例の患者の現状から 1,900kcal/ 日を目標値とした。
●食事開始はエネルギー1,300kcal/ 日，脂質 15g/ 日，＋エレンタール® 配合内服剤 2 包（600kcal/ 2 包）から開始し経過観察。最終目標はエネルギ

氏名　○○　○○　殿（男・⊕女）
×××年×月×日生（20代）
入院日　××××.×.×

計画作成日　××××.×.×
病棟　○○病棟
担当医師名　○○　○○
担当管理栄養士名　○○　○○

基本情報

身長 157.5 cm（測定日××××.×.×）　体重 51.8 kg（測定日××××.×.×）
標準体重 54.6 kg　BMI 20.9 kg/m²
BT 37.5℃
食物アレルギーなし　特記すべき既往なし　服薬歴なし
血液生化学検査値：TP 5.6 g/dL　Alb 3.2 g/dL　AST 15 U/L　ALT 18 U/L　γ-GTP 27 U/L
　　　　　　　　　BUN 15 mg/dL　Cr 0.59 mg/dL　eGFR 84.1 mL/min/1.73 m²
　　　　　　　　　Hb 8.1 g/dL　CRP 5.0 mg/dL
総エネルギー消費量（TEE）①HB式　TEE 2,044 kcal（BEE 1310.6 kcal×AF1.3×SF1.2）
　　　　　　　　　　　　②簡易式　TEE 1,813 kcal（BW×35 kcal）
　　　　　　　　　　　　患者の現状から①,②の中間をとり 1,900 kcal

入院時疾患名　小腸炎疑い（クローン病の診断）
入院時栄養状態に関するリスク
○なし　●あり
□肥満　□るいそう　□褥瘡　□感染症　□悪心　□嘔吐　□便秘　■下痢　■腹痛　□脱水
■発熱　□嚥下機能障害　□イレウス　□食物アレルギー　□手術　□血糖コントロール不良
その他　血便

栄養状態の評価と課題

特別な栄養管理の必要性　○なし　●あり
□低栄養　■食欲不振　■体重減少　□摂取困難　□過体重
その他　低アルブミン血症，貧血

栄養管理計画

目標　○現状維持　○経過観察　●栄養状態改善
その他＿＿＿＿＿＿＿＿＿＿＿＿＿＿＿＿＿＿＿＿＿＿＿＿
　食欲　●なし　○あり　○不明
　食事摂取可能状況　○0 %　○10%　○20%　○30%　○40%　○50%
　　　　　　　　　　○60%　○70%　●80%　○90%　○100%

栄養食事相談に関する事項
　入院時栄養食事指導　□なし　■あり　実施予定日　××××.×.×
　入院時栄養食事相談　□なし　■あり　実施予定日　××××.×.×
　退院時栄養食事指導　□なし　□あり　実施予定日

その他栄養管理上解決すべき課題に関する事項
　その他栄養管理上の課題　■なし　□あり
　NST介入の必要性　□なし　■あり

栄養補給に関する事項
目標量（最終）　E：2,000 kcal，F：25 g
　栄養投与ルート　■経口　□経腸栄養　□静脈栄養
　食事内容　開始時はE：1,300 kcal　F：15 g　＋　エレンタール®配合内服剤 2 包（600 kcal/ 2 包）

栄養状態の再評価の時期
　○2 週間後　○1 週間後　●3 日後（××××.×.×）

図 11 - 2　栄養管理計画書（クローン病）

－2,000kcal/日，脂質30g/日（エレンタール®配合内服剤1包のエネルギー量含む）とする。

- NSTの介入の必要性はあり。
- 経口摂取は可能であると考え，栄養投与ルートは成分栄養剤も含め「経口摂取」とする（主治医の指示）。
- 栄養食事指導を入院中複数回実施する。
- 栄養管理計画書の再評価は3日後とする。
- 入院3日後に栄養食事指導を実施。エレンタール®配合内服薬1日2包の経口摂取はできていたが，腹部膨満感で食事摂取が進まず，食事摂取状況は目標の80%までは至らなかった（50%〜60%程度の摂取）。このため，初期設定の食事量を継続。
- 入院中2回目の指導では食事摂取状況の確認を行い，食事摂取量は微増していたがまだ目標栄養量の摂取はできていなかったためさらに食事摂取状況の変化を経過観察することとした。なお，退院後も継続指導を実施することを主治医に報告。
- 消化器症状や腹痛，排便回数や便性改善状態の変化を再評価。
- 栄養管理の再評価は5日後とし，食事摂取量を確認。栄養投与量について再考する。

❖(3) 栄養食事指導
- 寛解期は炭水化物を中心として，脂肪や刺激物を控えた食事をするよう指導する。なお，高脂肪含有のたんぱく質を摂取してしまう場合もあるのでたんぱく源の種類（食材）には注意するよう指導する。
- 寛解期を少しでも長く保つために，よく咀嚼する，1回に多く食べ過ぎない等の食べ方についても指導する。
- 実際に摂取した食品で問題があったものや，反対に体調に合う食品を日ごろから記録しておく習慣をつけ，極度に制限した偏った食事や栄養不良にならないようする。
- ライフスタイルにあわせて，1食に集中する食事にならないよう時間配分や少量頻回食等を検討する。

献立の例
- 参考献立の「低残渣食」よりもさらに残渣を少なくするため，挽肉や乳製品を除き，これによ

コラム

腸内細菌叢・プロバイオティクス・プレバイオティクス

ヒトの腸内細菌叢（腸内フローラ：intestinal flora）は，1,000種類，100兆個以上の細菌からなり，ヒトの健康にとって有益な善玉菌，有害な悪玉菌，そして腸内細菌の大半を占める日和見（ひよりみ）菌がバランスをとっている。腸内細菌叢の多様性とバランスは，代謝，免疫，脳腸相関などと深くかかわっている。善玉菌（ビフィズス菌や乳酸菌）は，乳酸や酪酸を産生し腸内環境を整えるほか，ビタミンB群やビタミンKなどを産生する。悪玉菌（ウェルシュ菌など）は，たんぱく質を腐敗させる作用や病原性を有する。

善玉菌が減少すると日和見菌が悪玉菌の味方をし，悪玉菌が優勢になる（菌交代現象）。たとえば，抗菌薬の内服後クロストリジオイデス・ディフィシル菌が増殖し，偽膜性大腸炎を起こす。

健康的な腸内細菌叢の維持のため，食物として摂取する善玉菌を「プロバイオティクス（probiotics）」という。ただし，胃酸や胆汁で不活化するため生きて腸に達するものは少ない。たとえ生菌が腸に達しても，腸に定着するのは難しいとされる。また，腸内の善玉菌の増殖を促すオリゴ糖や食物繊維などを「プレバイオティクス（prebiotics）」といい，両者を一緒に摂取すると相乗効果が期待される（シンバイオティクス：synbiotics）。

り脂質も制限する。下がったエネルギー量は，りんごジュースを付加することで調整する。

- クローン病の食事は「炎症性腸疾患（IBD）食」や「低残渣食」，「脂質コントロール食」等の食種あるいは五〜七分粥食の献立の一部からも展開は可能である。
- 食物繊維の量は，狭窄がある場合は特に注意する。ただし，水溶性食物繊維（ペクチンやグアーガム等）では腸内環境を整えるプレバイオティクス効果があるため，狭窄がないことを確認した上で，寛解期の場合は，食材の含有量，食材の切り方，調理法を工夫して適宜用いる。
- n-3系の脂肪酸を多く含む油脂（えごま油，なたね油等）は抗炎症効果が期待できるが，加熱調理には向かないため，使いやすいn-9系の脂肪酸

> **コラム**
>
> **食物繊維（表 11-11）**
>
> 　食物繊維とは，ヒトの消化酵素によって消化されない難消化性成分の総体である。おもに難消化性の炭水化物であるが，ほかにムコ多糖類なども含まれる。腸内細菌叢を改善し腸内環境を整える。
>
> 　食物繊維は数多くの生活習慣病の発症予防に寄与し得ることから，日本人の食事摂取基準（2020年版）にも目標量（男性 18〜64 歳：21 g/日，女性 15〜64 歳：18 g/日など）が設定されている。ただし，腸管に負荷がかかるため，一部の腸疾患においては制限される。

が多い油脂（オリーブ油，キャノーラ油等）を用いる。反対に n-6 系の脂肪酸が多く含まれる油脂（ベニバナ油，大豆油，ピーナッツやごま等の種実類の油）は炎症を亢進する可能性がある。このため油脂は使用量だけでなく種類にも注意する。
- 人工甘味料やオリゴ糖は，個人差はあるが浸透圧性の下痢を誘発することもあるので注意する。

5-4　栄養治療の実際（症例）

栄養管理計画とその解説

❖(1) 管理栄養士からみた症例のまとめ

- 病期活動期（軽症）の潰瘍性大腸炎と診断された患者。うつ病で向精神病薬の使用による過食と肥満がある。
- 下痢，血便あり。
- 腹痛，発熱なし。
- 食事摂取量の減少はなく過食傾向。体重は増加，飲酒は機会飲酒程度，喫煙あり。
- 食物アレルギーなし。
- 精神的ストレスあり。
- 病期は活動期（軽症）。
- 体重は 3 か月で +5.6 kg。向精神薬の影響による過食が考えられる。
- 排便回数は 3〜5 回/日（泥状便．水様便）。
- 喫煙（10 本/日，8 年間）。
- 腸管の瘻孔，狭窄はなし。
- 手軽で食べやすい食品の摂取過多。
- 食生活や食事摂取量は不規則でバランスは不良。生活活動量は低い。
- 入院時の消化器症状と過食による肥満のため，栄養管理計画書の「入院時栄養状態に関するリスクはあり」であるが，入院診療計画書の「特別な栄養管理の必要性はない」とし，経過観察を行う。

❖(2) 栄養管理計画書

- NST 介入の必要性はなし。
- TEE は簡易式（IBW × 30kcal）より 1,986kcal。肥満はあるが入院前のエネルギー摂取量と精神的

表 11-11　食物繊維

分類	種類	食品	効用
不溶性	セルロース	穀類，野菜，豆類	腸管内で消化されず，便のかさを増すことで，腸管を刺激し蠕動運動を促し，便通を改善する。
	ヘミセルロース（マンナン，キシラン，ガラクタン）		
	レジスタントスターチ（難消化性でんぷん）		
	リグニン	ココア	
	キチン・キトサン	カニ（甲羅），エビ（殻）	
水溶性	ペクチン	熟した果実（りんご，かんきつ類）	腸内細菌に発酵分解され，短鎖脂肪酸などを生成し，腸内環境を改善する。腸管内で粘性のある液となり，糖質の吸収を緩やかにする。胆汁酸・脂質ミセルを吸着し，吸収を抑制することで，血中コレステロール・中性脂肪を低下させる。
	難消化性デキストリン・ポリデキストロース	でんぷんを加工した食品素材	
	ムチン	オクラ，やまいも	
	グルコマンナン	こんにゃくいも	
	アルギン酸ナトリウム	褐藻類	
	フコイダン		
	β-グルカン	大麦，きのこ	

症例6（潰瘍性大腸炎）

都内の一軒家に両親と同居している30代男性。22歳で大学を卒業後，大手企業の営業職として働いていたが，上司からのパワーハラスメントにより，5年前にうつ病と診断され，仕事を退職し，精神科に通院している。

3か月前から向精神薬の種類が変わり，その頃より食欲が急増。特に手軽に食べられるアイスクリームやチョコレート，スナック菓子などの摂取量が増加した。その頃より，食後に下痢症状があり，その際，便に血が混じることがあった。

両親に勧められて近くのクリニックを受診したが，痔核を疑われ，軟膏を処方されるに留まった。その後も精神状態が不安定で昼夜逆転の生活が続き，日中の食事は1回で，夜中に菓子類やカップラーメン，スナック菓子などの過食という生活が続いていた。

その後も便性や血便が改善しないため，大学病院を受診し，下部消化管内視鏡検査を実施。肛門近傍の遠位側に軽度のびらんや粘膜粗像が認められ，潰瘍性大腸炎の診断を受けた。

病状としては軽症のため，アサコール錠®，ミヤBM錠®が処方され，入院は数日で，その後は外来で経過をみていくことになった。

［入院時所見］

身長 173.5cm，体重 80.0kg（3か月前74.4kg），食物アレルギーなし。特記すべき既往なし。服薬歴：ジプレキサ錠®，ハルシオン錠®

血液生化学検査値：BMI 26.6 kg/m², BT 36.6℃, TP 7.0g/dL, Alb 4.4g/dL, AST 17U/L, ALT 15U/L, γ-GTP 13U/L, BUN 13.5mg/dL, Cr 0.65mg/dL, eGFR 80.3mL/min/1.73m², Hb 11.8g/dL, CRP 0.64 mg/dL

なストレス軽減を加味し，2,000 kcal/日を目標値とした。

● 過食の原因とも考えられた向精神薬について，処方薬の種類の変更を主治医に相談。

● 過食の調整を家族の協力のもとで実施するため，家族同伴で栄養食事指導を入院中に1回，その後は外来で継続指導とした（在院期間が短く入院中の栄養食事指導2回は難しいため）。なお，入院中に禁煙の実施や昼夜逆転の生活リズムの必要性についても指導する。

● 栄養管理計画の再評価は3日後とする。

● 便性状や排便回数，炎症反応の再評価。

● 入院中の毎日の体重測定と食事摂取量を再評価。

● 睡眠状況，処方薬（向精神薬）の再評価。

● 継続の栄養食事指導で食生活状況および食事性のストレスの有無について再評価する。

❖(3) 栄養食事指導

● 潰瘍性大腸炎では患者自身が自分の体質に合う食品（あるいは合わない食品）を把握すること[3]を指導する。そのための食事内容をメモや写真として残す等の方策も合わせて指導する。

● 病期にあわせて注意する食事の内容（脂肪の摂取量や食物繊維，外食等）を指導する。

献立の例

● 本症例では，胃食道逆流症と同様の対応とした。しかし，全粥食で2,000 kcal/日とするのは難しい。そこで，胃術後食と同様の時間配分で補食を追加した。消化器症状と体調に合わせ，医師と相談の上，一般常食まで食事内容を上げることも可能である。

● 本疾患はクローン病とは異なり，食事療法による寛解導入効果はなく，患者の消化器症状と食事調整内容には個人差がある。本症例では易消化な食事内容と，精神的なストレスを考慮して「全粥食」を用いて調整した。「胃潰瘍食」や「脂質調整食」，「エネルギーコントロール食」を参考に展開も可能である。

● 食事が精神的ストレスの付加にならないよう患者や家族から情報をよく聴取して，食事内容を調整する。

⑥ 過敏性腸症候群

6-1 病 態

定 義

● 過敏性腸症候群（irritable bowel syndrome：IBS）は，腹痛と便通異常（便秘型，下痢型，混合型，分類不能型）を慢性的に繰り返す腸管の機能性疾患である。機能性疾患とは，腸管に器質性異常（炎症，出血，腫瘍など）を認めないことをいう。

第11章 消化器疾患

病　態

●腸管運動および内臓感覚は，自律神経を介し脳と密接に関連している（脳−腸相関）。本症は，身体的あるいは精神的ストレスの影響により，脳腸相関が乱れ，腸管運動が亢進あるいは停滞し，また内臓感覚が過敏になることが発症の要因と考えられる。

診断・症状

●大腸内視鏡，注腸X線等の検査で類似の症状をきたす器質性疾患を除外する。
●診断基準（Rome IV）
●最近3か月の間に，腹痛の起こった日が，1週間当たり平均1日以上あって，その腹痛は次のうち2項目以上の特徴を有すること。
①　排便により増悪または軽快する。
②　排便回数の変化と関連する。
③　便の形状（外観）の変化と関連する。
さらに，一連の症状が始まって，6か月以上経過していること。

治　療

❖(1)　非薬物治療法

●患者の疾患への理解を深め，心理的，社会的な生活環境の重要性を認識させる。
●生活面では，起床，睡眠，食事等生活リズムを整える。日中は適度な運動を含む活動，夜間はリラックスできる環境をつくることで，自律神経機能を整える。
●心理的および身体的ストレス要因を探り，回避あるいは軽減するよう努める。ストレス耐性が低い患者には，カウンセリング，自律訓練法，認知行動療法などを試みる。
●食物繊維（コラム参照）を制限することで腹満や腹痛，下痢や便秘症状が緩和することが多い。その場合は，患者ごとに症状と関連する食品を見出し，症状が許す範囲で食物繊維を摂取する。

❖(2)　薬物治療法

●ポリカルボフィルカルシウム（高吸水性高分子化合物）およびトリメブチンマレイン酸塩（消化管運動調律薬）は，便秘，下痢どちらにも有効である。
●消化管運動の亢進がある場合は，メペンゾラート臭化物（抗コリン薬）を用いる。
●消化管の過敏性を抑制するラモセトロン塩酸塩（5-HT$_3$受容体拮抗薬）は，下痢型に適応がある。
●リナクロチド（グアニル酸シクラーゼC受容体アゴニスト）は，腸管分泌を促進するとともに，大腸痛覚過敏を抑制するため，便秘型において便通を促すとともに腹部不快症状を緩和する。
●メンタル面の関与が大きい場合は，抗不安薬が有効である。

6-2 栄養食事療法（栄養ケアプロセス）

●過敏性腸症候群は食事や食生活に関連していることが多くの研究で示され，食事により腹痛やガス症状は増悪する。IBS患者は消化器症状によりQOLが下がることも多い。

栄養スクリーニング

●発熱の有無。
●腹痛，腹部膨満感の有無。
●栄養障害，体重の減少の有無。
●睡眠障害の有無。
●精神的ストレスの有無。
●食物アレルギーの有無。
●喫煙の有無。

栄養アセスメント

●「クローン病」「潰瘍性大腸炎」の項と同じ。

栄養診断

●「クローン病」「潰瘍性大腸炎」の項と同じ。

栄養介入

●経口摂取の場合，必要に応じて食事形態や刺激，温度，柔らかさ，流動性等について現状に応じた食事調整を検討。
●食物繊維の摂取量や質は，便性により変わるため確認のうえ行う。
●基本的に低炭水化物食あるいは低脂肪食とする。
●コーヒーや香辛料の摂取に注意する。
●最近では“低FODMAP食”，fermentable（発酵性），oligosaccharides（オリゴ糖），disaccharides（二糖類），monosaccharides（単糖類），and polyols（ポリオール）の有用性が示されている。実際の食事療法ではフルクタン，ガラクタン，ポリオール，果糖，乳糖などの糖類を

含む食品摂取を制限するものである[4) 5)]。
● 栄養食事指導では1日の食事回数，食事量，食事時間等を詳しく問診する。
● また，消化器症状の増悪を懸念し，自己判断による偏った食生活や食習慣で，栄養摂取の過不足が考えられるため，栄養食事指導時の聴取は慎重に行う。さらに精神面も考慮した指導を行う。
※ その他は「クローン病」「潰瘍性大腸炎」共通の項と同じ。

栄養モニタリングと評価
● 「クローン病」「潰瘍性大腸炎」の項と同じ。

7 下痢・便秘

7-1 病態

定義
● 下痢とは，水分量の多い液状ないし軟便を頻回に排泄する状態をいう。発症から2週間以内を急性下痢，2～4週間を持続性下痢，4週間以上継続しているものを慢性下痢とする。
● 便秘とは，排便が滞り不快な症状をきたした状態をいう。通常，排便回数の減少（数日以上排便がない），便の硬化，腹痛，腹部膨満感を伴う。

病態
(1) 下痢
● 下痢のメカニズムによる分類

① 浸透圧性下痢
・腸管内で消化吸収されない物質が浸透圧を高め，腸管内に水分を過剰に移行させることで生じる。
・マグネシウムやソルビトール製剤等の副作用，消化吸収不良（乳糖不耐症，胃・腸管切除後）などでみられる。

② 滲出性下痢
・腸管粘膜の炎症による浸出液が腸管内に多量に流入することで生じる。血性下痢を伴うことも多い。
・感染性腸炎（各種ウイルス，細菌，原虫など），薬剤性腸炎，炎症性腸疾患などでみられる。

③ 分泌性下痢
・細菌毒素や消化管ホルモン等が腸管粘膜上皮細胞を刺激し，電解質および水分の分泌を亢進することで生じる。多量の水様性下痢が特徴である。

・感染性腸炎（コレラなど），VIP産生腫瘍（WDHA症候群）などでみられる。

④ 腸管蠕動運動亢進による下痢
・腸管内容物の通過が速いため，水分の吸収が十分できないことで生じる。腹痛を伴うことが多い。
・ストレス，過敏性腸症候群（下痢型），甲状腺機能亢進症などでみられる。

(2) 便秘
● 腸管の腫瘍，癒着などによる通過障害やS状結腸過長症など，器質性病変に起因する便秘を器質性便秘といい，それ以外は機能性便秘である。
● 大腸あるいは他の臓器の疾患の合併症として生じる便秘を症候性便秘という。
● 薬剤性便秘は，薬剤の副作用によるもので，抗コリン薬，制酸剤，オピオイド（モルヒネ製剤，リン酸コデイン）などが原因となる。
● 機能性便秘のメカニズムによる分類。

① 直腸性（習慣性）便秘
・正常の排便反射は，S状結腸から直腸に便塊が降りたときの直腸壁の伸展刺激により起きるが，日常的に便意をがまんするうちに反射が弱まって便が停留・硬化し便秘となる。

② 弛緩性便秘
・大腸全体の蠕動運動が低下し，便の移送が停滞して便秘となる。
・臥床生活の長い患者や高齢者で起きやすい。
・糖尿病性自律神経障害，甲状腺機能低下症に合併する便秘，抗コリン薬の副作用による便秘はこのタイプに属する。

③ 痙攣性便秘
・腸管の緊張が強すぎて，過剰な分節運動が起こり，便が停滞する。腹痛を伴いやすい。
・過敏性腸症候群でも，このタイプの便秘がみられる。

診断
● 急性下痢では感染性胃腸炎が多い。その場合，原因微生物を検索する。
● 便秘では大腸内視鏡，X線造影等の検査で大腸の器質的病変の有無を確かめる。器質性便秘は腸閉塞（イレウス）のリスクが高いので，慎重かつ迅速な診断が必要である。

● 基礎疾患の有無，薬剤の副作用の可能性をチェックする。
● 過敏性腸症候群に該当しないか注意して詳細に問診する。

治　療

❖(1)　非薬物治療法

● 下痢時は脱水を防ぐため，十分な経口あるいは経静脈的な水分補給を行う。
● 機能性便秘に対しては，規則正しい食事，生活習慣が重要である。
● 直腸性便秘には，便意があったら速やかに排便行動をとる習慣をつける。
● 生活習慣による弛緩性便秘には，適度の運動

習慣，腹部を刺激するマッサージを励行する。
● 器質性便秘は手術による病変の切除が必要である。
● ストレスによる痙攣性便秘や下痢には，日常生活におけるストレスマネジメントを心がける。

❖(2)　薬物治療法

① 下痢 （表11-12）

● 下痢の治療は，脱水予防のため補液を優先する。下痢には腸管内毒素の排泄作用があるため，ロペラミド塩酸塩のような強力な止瀉薬は慎重に使用する。

② 便秘 （表11-13）

● 酸化マグネシウム（塩類下剤）は，繁用される

表11-12　止瀉薬

分　類	薬　剤	作用，特徴，〈禁忌〉
オピオイド受容体作動薬	ロペラミド塩酸塩	腸管蠕動，腸管の水分分泌を抑制する。〈禁忌〉抗菌薬投与に伴う偽膜性大腸炎
収れん薬	タンニン酸アルブミン ビスマス製剤	腸粘膜のたんぱく質と結合して被膜をつくり被刺激性を緩和する。
吸着薬	天然ケイ酸アルミニウム	腸内において有害物質を吸着，除去する。
殺菌薬	ベルベリン塩化物水和物	腸内の腐敗を抑制する。
乳酸菌整剤	ラクトミン，ビフィズス菌，酪酸菌，カゼイ菌，耐性乳酸菌	腸内細菌叢の正常化。耐性乳酸菌は抗菌薬存在下でも増殖する。

表11-13　便秘薬

分　類			薬　剤	作用，特徴，〈禁忌〉
機械的下剤	浸透圧性下剤	塩類下剤	酸化マグネシウム	腸管で吸収されず腸液の浸透圧を高め，腸管内の水分を増やし，便を軟化させる。
		糖類下剤	D-ソルビトール	バリウム検査後の便秘予防に用いられる。
			結晶ラクツロースゼリー	ラクツロースは，高アンモニア血症の治療薬である（p.172参照）。結晶ラクツロースは，夾雑物であるガラクトースおよび乳糖が低減され，慢性便秘症に適応がある。〈禁忌〉ガラクトース血症
		ポリエチレングリコール製剤	マクロゴール4000配合	水に溶解して服用する。適宜増減が可能。〈禁忌〉重症炎症性腸疾患
	膨張性下剤		カルメロースナトリウム	腸管内で水分を吸収して膨張し，大腸の蠕動運動を促す。
大腸刺激性下剤			センナ，センノシド	センナ，センノシドは腸内細菌により分解されて有効成分レインアンスロンが，大腸の蠕動運動を促す。〈禁忌〉痙攣性便秘
			ピコスルファートナトリウム水和物	同じく有効成分ジフェノールメタンが，大腸の蠕動運動を促すとともに，水分吸収を阻害し便を軟化する。〈禁忌〉痙攣性便秘
上皮機能変容薬（クロライドチャネル-2（ClC-2）賦活薬）			ルビプロストン	小腸粘膜上皮細胞のCl⁻チャネルを活性化し腸管内へのCl⁻分泌を促進するため，腸液が増し，便が軟化する。〈禁忌〉妊婦
（グアニル酸シクラーゼC受容体アゴニスト）			リナクロチド	結腸粘膜上皮細胞において，細胞内サイクリックGMP濃度を増加させ，腸液分泌を促進するとともに，大腸痛覚過敏を抑制する。
胆汁酸トランスポーター阻害薬			エロビキシバット水和物	回腸の胆汁酸再吸収を阻害することで，大腸に流入する胆汁酸の量を増加させ，腸液分泌と大腸運動を促進する。
オピオイド誘発性便秘症治療薬			ナルデメジントシル酸塩	腸管神経におけるオピオイド受容体拮抗作用により，オピオイドの腸管運動抑制作用を緩和する。

薬剤であるが，腎障害患者や高齢者では，高マグネシウム血症に注意が必要である。

● ポリエチレングリコール製剤は副作用の少ない浸透圧性下剤である。

● 大腸刺激性下剤は蠕動運動を促進し排便を促す。痙攣性便秘，重度の硬結便，器質性狭窄の可能性があるときは，腹痛の増悪や腸管破裂の危険があるため使用しない。連用は排便反射機能を低下させるため避ける。

● 上皮機能変容薬に属するルビプロストン（ClC-2賦活薬）およびリナクロチド（グアニル酸シクラーゼC受容体アゴニスト），胆汁酸トランスポーター阻害薬のエロビキシバット水和物は，いずれも腸液の分泌を促し排便を促進する。慢性便秘症に適応がある。

● がん性疼痛の管理などに用いられるオピオイドで誘発される便秘には，オピオイド受容体拮抗薬が有効である。

7-2 栄養食事療法（栄養ケアプロセス）

● 便秘の治療は，規則正しい食事や睡眠など食生活の改善，確立が基本となる。しかし，生活や食事の改善が実施されても効果が表れるまでには個人差がある。

栄養スクリーニング

❖(1) 急性，慢性下痢共通
● 消化器症状（腹痛，腹部膨満感）の有無。
● 脱水の有無。
● 体重減少の有無。

❖(2) 急性下痢
● 食中毒症状，感染症の有無。
● 発熱の有無。
● 血圧低下の有無。
● 暴飲暴食の有無。
● アレルギーの有無。

❖(3) 慢性下痢
● 乳糖不耐症の有無。
● 炎症性腸疾患，過敏性腸症候群既往の有無。
● 暴飲暴食の有無。
● 精神的ストレスの有無。
● 褥瘡，栄養障害の有無。

❖(4) 便 秘
● 恒常的な食事時間の不規則の有無。
● 便秘薬使用の有無。
● 精神的ストレスの有無。
● 消化器症状（腹痛，腹部膨満感）の有無。
● 体重変化，栄養障害の有無。
● 健康食品等の使用の有無。

栄養アセスメント

❖(1) 下 痢
● 下痢の原因，急性か慢性かの把握。
● 特に乳幼児や高齢者については「脱水」の状態を把握。
● その他は「過敏性腸症候群」の項と同じ。

❖(2) 便 秘
● 食生活や生活習慣上の問題点（過労，睡眠不足等）を把握。
● 生活活動強度の確認。
● 便性（図11-3），排便回数の確認。
● 心理的，身体的ストレスの把握。
● 身体状況，血圧，血液生化学検査値，体重の変化率等から，栄養状態を把握。
● 処方薬の把握。

栄養診断
● 生活習慣や食生活と生活活動量を評価。
● 食事内容（バランス）や食物繊維の摂取量，乳酸菌を含む食品の摂取状況の評価。
● 水分摂取量の評価。
● 本疾患に影響のある既往や処方薬の評価。
● 健康食品の種類や量，使用頻度の評価。
● 栄養状態についての評価。
● その他は「過敏性腸症候群」の項と同じ。

栄養介入

❖(1) 下 痢
● 生活習慣の評価。
● 暴飲暴食や疲労の状態を評価。
● 高脂肪食，辛いもの，アルコール，コーヒーなどの刺激物の摂取量や頻度を評価。
● 脱水状態の評価。
● その他は「過敏性腸症候群」の項と同じ。

❖(2) 便 秘
● 栄養食事指導では，1日の食物繊維摂取量につ

いて，男性22g/日以上，女性18g/日以上（(30〜64歳) 日本人の食事摂取基準2025年版）を参考に評価。また，不溶性食物繊維と水溶性食物繊維，水分摂取量を評価。
- 臨床面だけでなく，精神面やQOL向上にも配慮した具体的な介入計画を立案する。

注）排便回数減少型のなかで，大腸通過正常型便秘は食物繊維の摂取量の適正化で症状が改善する場合が多いが，大腸通過遅延型便秘症や便排出障害では食物繊維摂取量増加では改善せず，かえって増悪する場合があるので注意する。

- その他は「過敏性腸症候群」の項と同じ。

栄養モニタリングと評価
- 「過敏性腸症候群」の項と同じ。

8 肝 炎

定 義
- 肝炎とは炎症性細胞の浸潤により肝細胞が傷害され肝機能が低下する疾患である。
- 原因によって，ウイルス性肝炎（A型，B型，C型，D型，E型等），アルコール性肝炎，非アルコール性脂肪肝炎（NASH），薬剤性肝障害，自己免疫性肝炎などがある。
- ウイルス性肝炎において，感染後一定の潜伏期を経て発症するものを急性肝炎という。急性肝炎の経過中，重篤化し急速に肝不全に至るものを劇症肝炎という。また，肝機能異常が6か月以上続くものを慢性肝炎という。

❖(1) ウイルス性肝炎
- 主要な肝炎ウイルスは，A型（HAV），B型（HBV），C型（HCV）である（表11-14）。ほかにはD型（HDV）およびE型（HEV）がある。
- ウイルス性肝炎では，ウイルスに対する宿主（患者）の免疫反応が炎症の原因である。免疫反応が強いほど炎症が強く，肝障害も重いが，ウイルスを排除する傾向も強い。
- HAVは感染後，急性肝炎を起こすが，その後ウイルスは排除されて慢性化はしない。
- HBVは出生時（母子感染）や乳幼児期に感染した場合は症状が出なくとも（不顕性感染），キャリア化（持続感染）することが多い。成人感染では急性肝炎を起こすが，キャリア化は少ない。
- HCVは感染後，急性期は症状に乏しいが，高率にキャリア化し慢性肝炎に至る。
- ウイルスの一過性感染による急性肝炎は，劇

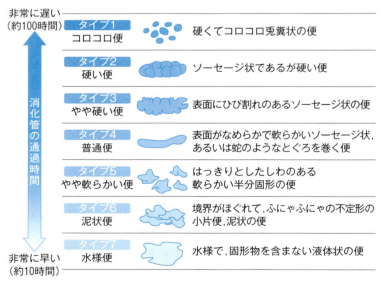

図11-3 ブリストル便性状スケール（Bristol Stool Form Scale）

症肝炎を除き予後は良好である。

● 慢性肝炎は未治療で炎症が持続した場合，肝細胞の破壊，再生を繰り返す結果，肝硬変に至り，肝細胞がんを併発するリスクがある。

❖(2) 薬物性肝障害

● 原因薬剤は，抗菌薬，解熱・鎮痛薬など多岐にわたる。臨床像より，肝細胞障害型，胆汁うっ滞型，混合型の3型に分類される。

❖(3) 自己免疫性肝炎

● 自己免疫機序で発症する肝炎で，血中抗核抗体や抗平滑筋抗体陽性などを認める。中年以後の女性に好発する。副腎皮質ステロイドが高い効果を示す。

症　状

❖(1) 急性肝炎

● 感冒様症状（全身倦怠感，悪心，嘔吐，食欲不振，発熱，頭痛，関節痛）で始まりしだいに増悪する。その後，黄疸（皮膚の黄染），褐色尿，皮膚のかゆみが現れる。

❖(2) 劇症肝炎

● 急性肝炎の経過中に肝不全症状（腹水，出血傾向），肝性脳症（意識障害，羽ばたき振戦）が出現する。劇症肝炎の救命率は30～50％にとどまる。

❖(3) 慢性肝炎

● 易疲労感，全身倦怠感，食欲不振などの症状の消長を経て徐々に増悪する。

❖(4) 門脈圧亢進症

● 肝臓内の血管系も狭小化し，門脈血流が肝臓内に流入できず門脈圧が亢進する。門脈圧亢進症では，行き場のない血流が側副血行路（バイパス）を

つくり食道静脈に流入し，食道静脈瘤を形成する。

❖(5) 栄養障害

● 肝細胞のたんぱく質合成能が低下し，血液中のアルブミンや血液凝固因子が低下する。血液凝固因子の低下は，血小板の減少とあいまって出血傾向をきたす。

● 血液中のアルブミンは，血漿膠質浸透圧の維持機能があるため，低アルブミン血症は，下肢など全身の浮腫の原因となる。また，門脈圧亢進症とあいまって腹水の貯留を促進する。腹水の性状は漏出液である。

❖(6) 高アンモニア血症，肝性脳症

● 肝臓のアンモニア処理能の低下に加え，門脈圧亢進症に伴う側副血行路は，肝臓で解毒処理を受けないシャント血流を生じ，血中アンモニアが増加する。

● 肝硬変では食道静脈瘤，胃粘膜傷害，凝固因子の低下などにより，消化管出血をきたしやすい。消化管出血は腸管へのたんぱく質の負荷を増し，高アンモニア血症を助長する。

● 肝性脳症とは，高アンモニア血症や芳香族アミノ酸の増加，肝臓で処理できない老廃物により脳の機能が低下し意識障害等の精神神経症状をきたしたものである。

❖(7) 黄疸（肝細胞性黄疸）

● 黄疸とは，血液中のビリルビンが増加（高ビリルビン血症）し，皮膚が黄色変化する症候をいう。

● ビリルビンの代謝はコラム，図11-4参照。

● 血清ビリルビン値が2.0～3.0mg/dLを超えると黄疸が顕性化する。初期は眼球の強膜（いわゆる白目）に現れる。

表11-14　主要な肝炎ウイルスの特徴

	肝炎ウイルスA型 （HAV）	肝炎ウイルスB型 （HBV）	肝炎ウイルスC型 （HCV）
潜伏期間	2～7週	1～6か月（成人後感染した場合）	2週～6か月
感染経路	経口感染	非経口（血液や体液など）	非経口（血液など）
劇症化	あり	あり	まれ
持続感染 （キャリア化）	なし	母子感染・乳幼児の感染でキャリア化しやすい 成人感染ではまれ	成人感染でもキャリア化しやすい
慢性肝炎	なし	キャリアの10～15％は発症	キャリアの大半は発症
肝細胞がんの発生	なし	肝硬変から発症 ときに無症状のキャリアから発症	肝硬変から発症

> **コラム**
>
> **ビリルビン代謝（図11-4）**
>
> 　老朽化した赤血球が脾臓で処理されると，ヘモグロビン中のヘムが分解されビリルビン（間接／非抱合型ビリルビン）が生じ，アルブミンと結合し肝臓に運ばれる。肝臓でグルクロン酸抱合を受け水溶性の直接／抱合型ビリルビンとなり胆汁中に分泌され，胆道を通り十二指腸に入る。腸内細菌によりウロビリノーゲン，さらにステルコビリンに代謝され，便中に排泄される。ウロビリノーゲンの一部は腸管から吸収され，肝臓に戻る（腸肝循環）。また，ウロビリノーゲンの一部は腎臓から尿中に排泄される。

> **コラム**
>
> **AST（アスパラギン酸アミノトランスフェラーゼ）**
>
> 　肝臓，筋肉，赤血球などの細胞に存在する酵素。細胞の障害により血液中に逸脱する。よって血清 AST 値は細胞障害の程度を反映する。半減期 10～20 時間。
>
> **ALT（アラニンアミノトランスフェラーゼ）**
>
> 　肝細胞に特異的に存在する酵素。血清 ALT 値の上昇は肝細胞障害の程度を反映する。半減期 40～50 時間。
>
> **血清 AST 値と ALT 値の比**
>
> 　慢性肝炎，脂肪肝（過栄養）　AST < ALT 肝硬変，脂肪肝（アルコール性）　AST > ALT

- 肝細胞におけるグルクロン酸抱合能があるうちは，直接ビリルビンが胆汁中への分泌障害により細胞内にうっ滞し血液に漏出するため，直接ビリルビン優位の高ビリルビン血症を呈する。肝硬変が進行すると，抱合能の障害やシャント血流の増加により間接ビリルビンも上昇してくる。

診　断

❖(1) 急性肝炎

- 肝逸脱酵素（AST, ALT）が上昇する。これは肝細胞の傷害を反映する（コラム「AST, ALT」参照）。
- 総ビリルビン（TB）が上昇する。これとともに黄疸（皮膚の黄染）が現れる。
- ウイルスマーカーにより原因ウイルスを診断する（表11-15，表11-16，表11-17）。
- 画像診断（腹部超音波，CT）：急性肝炎では肝臓の腫大，劇症肝炎では肝臓の急速な萎縮がみられる。

❖(2) 劇症肝炎

- 血液凝固能の低下を示すプロトロンビン時間（PT）延長（活性値［%］の低下）や，血中アンモニア上昇は肝不全の指標である。
- 劇症肝炎の診断基準：初発症状出現から8週以内に PT が 40% 以下に低下し，昏睡 II 度以上の肝性脳症（表11-18）を生じた肝炎。

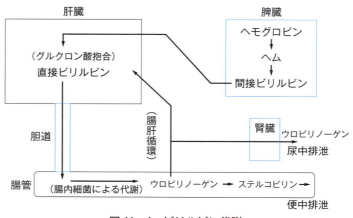

図11-4　ビリルビン代謝

❖(3) 慢性肝炎

●肝逸脱酵素（AST，ALT）は，肝炎の活動性を反映する。

●画像診断（腹部超音波，CT）：慢性肝炎では肝表面の不整，肝辺縁の鈍化がみられる。

●肝生検による病理組織診断：炎症，線維化の程度を判定する。

治　療
❖(1)　非薬物治療法

●急性肝炎はベッド上で安静を保つ。

●慢性肝炎では，疲労をためない範囲の日常生活を送る。

❖(2)　薬物治療法（表11-19，表11-20，表11-21）

●HAV, HBV はワクチンによる予防が可能である。

●急性肝炎には，B 型急性肝不全を除いて抗ウイルス治療は必要ない。

●慢性 B 型肝炎の抗ウイルス治療は，ウイルス量（HBV-DNA 量）の抑制および炎症の鎮静化（ALT 正常化）を目的とする。Peg-IFN は，24～48 週間投与し効果を判定する。一方，核酸ア

ナログは，長期投与が必要である。

●慢性 C 型肝炎は，直接作用型抗ウイルス剤（DAA）により高率にウイルスの排除が可能である。

●肝障害に対する対症療法として，肝庇護薬を用いる。

8-2 栄養食事療法（栄養ケアプロセス）

●肝炎は病期（急性・劇症・慢性）により栄養療法の着目点も異なる。また，原因により経過の予後や治療法が異なる。ウイルス性では A と E 型以外は母子感染や慢性肝炎，肝硬変，肝がん等の発症に至る。

栄養スクリーニング
❖急性，慢性肝炎共通

●全身倦怠感の有無。

●消化器症状，黄疸の有無。

●食欲不振，体重変化の有無。

●飲酒の有無，栄養補助食品使用の有無。

❖(1)　急性肝炎

●浮腫，腹水の有無。

表11-15　A型肝炎ウイルスマーカー

ウイルスマーカー	結　果	解　釈
HA抗体	陽性	HAV感染の既往
IgM-HA抗体	陽性	HAV感染初期（急性A型肝炎）

表11-16　B型肝炎ウイルスマーカー

ウイルスマーカー	結　果	解　釈
HBs抗原	陽性	HBV感染あり（持続感染）
HBs抗体	陽性	HBV感染の既往，またはワクチン接種後
IgG-HBc抗体	高力価	HBV感染あり（持続感染）
	低力価	HBV感染の既往
IgM-HBc抗体	陽性	HBV感染初期（急性B型肝炎）
HBe抗原	陽性	感染中のHBVの増殖力，感染性が強い
HBe抗体	陽性	感染中のHBVの増殖力，感染性が弱い
HBV-DNA	定量	血中HBVの有無，量を判定

表11-17　C型肝炎ウイルスマーカー

ウイルスマーカー	結　果	解　釈
HCV抗体	高力価	HCV感染あり（持続感染）
	低力価	HCV感染の既往
HCVコア抗原	定量	血中HCVウイルス量を判定
HCV-RNA	定量	血中HCVウイルス量を判定

❖(2) 慢性肝炎

● 間食習慣，夜食の有無。

● 肥満症，脂質異常症，糖尿病の有無。

● 栄養食事指導経験の有無。

● 鉄制限の有無（C型あるいはフェリチン低値の場合）。

栄養アセスメント

❖急性，慢性肝炎共通

● 身体状況（上腕周囲：armed muscle circumstance AMC，上腕三頭筋皮下脂肪厚：triceps skinfold thickness TSF）の確認。握力計による経時的測定とその変化の確認。

※上腕は浮腫の影響を受けにくいため筋量を推定するよい指標となるが，検査値等のみで栄養状態を把握する場合が多い。

● 血液生化学検査値と栄養状態の確認。

表11-18　肝性脳症の昏睡度分類

昏睡度	症　状	参　考
I	睡眠・覚醒リズムの逆転。 多幸気分，ときに抑うつ状態。	だらしなく，気にとめない態度。
II	見当識（時・場所）障害。 ときに傾眠傾向。 羽ばたき振戦[1]あり。	物をとり違える。 異常行動（お金をまくなど）。 興奮状態がない。 尿便失禁がない。
III	高度の見当識障害。 しばしば興奮状態，せん妄状態を伴う。 嗜眠傾向。	反抗的態度をみせる。 医師の指示には従わない，または従えない（簡単な命令には応じる）。
IV	昏睡。	痛み刺激に対して払いのける動作，顔をしかめるなどが見られる。
V	深昏睡。	痛み刺激にもまったく反応しない。

1）羽ばたき振戦：上肢を前方に伸ばし，手を背屈し垂直に立てたとき，手が羽ばたくように震える動きをいう。
資料：「犬山シンポジウム」1982を一部改変

表11-19　抗HBV治療薬

分　類	薬　剤	投与法	特　徴
インターフェロン（IFN）製剤	Peg-IFN	皮下注	組替え型IFNに高分子ポリエチレングリコール（Peg）を結合した製剤。生体内で安定化し高い血中濃度を維持し週1回の投与が可能となり，副作用（発熱，全身倦怠感，白血球減少など）が低減した。
核酸アナログ	エンテカビル（ETV）	経口	投与中はHBV-DNAの合成を抑制し，肝炎の鎮静化に優れているが，中止した際，高率に肝炎が再燃するため，長期投与が必要とされる。
	テノホビル アラフェナミドフマル酸塩（TAF）		

表11-20　抗HCV治療薬（繁用される配合錠と適応疾患）

配合錠 ＼ 適応疾患	慢性肝炎・代償性肝硬変	非代償性肝硬変
ソホスブビル・レジパスビル配合錠	○	－
グレカプレビル・ピブレンタスビル配合錠	○	－
ソホスブビル・ベルパタスビル配合錠	○	○

表11-21　肝庇護薬

薬　剤	投与法	適応〈副作用〉
グリチルリチン配合剤	静注	慢性肝疾患の肝機能異常の改善
	経口	湿疹，皮膚炎，口内炎の改善 〈副作用〉偽アルドステロン症（低カリウム血症,血圧上昇など）
ウルソデオキシコール酸	経口	慢性肝疾患の肝機能異常の改善 コレステロール系胆石溶解 肝内胆汁うっ滞改善（利胆）

- 過去の生活習慣や生活活動量，食生活習慣や嗜好について確認。
- 本疾患以外の既往歴の確認。
- 栄養補助食品使用の場合はその内容と摂取量等を確認。

❖(1)　急性肝炎
- 栄養補給ルート（静脈・経管，経口）の確認。
- 経口摂取が開始されている場合は診療録から食事摂取状況を確認。
- 輸液処方の場合はその内容や組成の確認。
- 処方歴（輸液以外）の確認。

❖(2)　慢性肝炎
（B型・C型肝炎，アルコール性肝障害）
- 身体状況の確認。

注）可能であれば，簡易で侵襲の少ない体組成計測機器（生体電気インピーダンス分析 bioelectrical impedance analysis : BIA）を行い，体組成の変化を経時的に把握するとよい。なお，本測定には測定時の身体条件があるためそれらを遵守する。

栄養診断
❖急性，慢性肝炎共通
- 身体状況，血圧，血液生化学検査値等から，栄養状態を評価。
- 発症あるいは再発に影響を与えた生活習慣上の問題点（過労，睡眠不足等）を評価。
- 過去の生活習慣，食生活，嗜好，飲酒を評価。
- 生活活動量の評価。
- 消化器症状についての評価。
- 本疾患に影響のある既往歴や合併症の管理状況，処方薬の評価。
- ビタミン，ミネラルの補給について評価。
※その他は「胃・十二指腸潰瘍」の項と同じ

❖(1)　急性肝炎
- 経口摂取状況と輸液組成の評価。

❖(2)　慢性肝炎
（B型・C型肝炎，アルコール性肝障害）
- エネルギー摂取量，栄養量等の評価。
- 食習慣の評価（1日の食事回数，量，時間，食べる速さ，偏り具合等）。
- 高血糖または糖尿病の評価。

栄養介入
❖急性，慢性肝炎共通
- 「胃・十二指腸潰瘍」の項と同じ。

❖(1)　急性肝炎
・急性期
- 食欲不振時の輸液内容の把握。
- 高度の黄疸や消化器障害時は糖質を中心とした消化吸収の良い食事でエネルギー補給を行う。脂質は制限する。
- 輸液や経腸栄養剤併用の際は，投与栄養量が過剰にならないように注意する。

・回復期
- エネルギー量：30〜35kcal/kg（標準体重），耐糖能異常がある場合は25kcal/kg，たんぱく質：1.0〜1.5g/kg（標準体重）を目安に，「日本人の食事摂取基準」に準拠したバランスの良い食事内容とする。脂質制限食などは不要となる。

❖(2)　慢性肝炎
- エネルギー量：30〜35kcal/kg（標準体重），耐糖能異常がある場合は25kcal/kg，たんぱく質：1.0〜1.5g/kg（標準体重）。3大栄養素配分で，たんぱく質20〜24％，脂肪20〜25％，炭水化物60％程度とする。

栄養モニタリングと評価
❖急性，慢性肝炎共通
- 「胃・十二指腸潰瘍」の項と同じ。

❖(1)　急性肝炎
- 食事摂取量と輸液量の変化を再評価。
- 退院後も外来受診時に栄養食事指導を継続的に実施して，評価する。

⑨　肝硬変

9-1　病　態

定　義
- 肝硬変とは，慢性肝炎に罹患し通常10年以上の長期にわたり，肝細胞の壊死，脱落と再生を繰り返す過程で徐々に線維化が起こり，肝臓全体が硬化した病態である。
- 肝不全症状が進行し，黄疸，腹水，肝性脳症のいずれかが現れたものを非代償性肝硬変，現れ

ていないものを代償性肝硬変という。

病　態

❖(1)　原　因
●肝硬変の原因は，B型肝炎（10〜20％），C型肝炎（60〜70％），アルコール（5〜10％），非アルコール性脂肪肝炎（NASH），自己免疫性肝炎，薬物性肝障害などである。

❖(2)　病　理
●病理組織では，肝臓内に増生した線維が本来の小葉構造を破壊し，新たな線維性隔壁で区分された偽小葉を形成する。
●肝臓表面は再生結節の出現により，正常な肝臓の滑らかさが失われ凹凸不整となる。

❖(3)　肝細胞がん
●肝硬変は経過中に肝細胞がんを高率に合併し，肝硬変患者の死因の大半を占める。定期的な画像診断による早期発見と治療が必須である。

症　状
●全身倦怠，食欲不振，浮腫，腹水，出血傾向，黄疸など。
●クモ状血管腫，手掌紅斑，女性化乳房：肝臓の分解能の低下によって増加したエストロゲンによって起こる。
●肝性脳症：昏睡度分類参照（表11-18）
●食道静脈瘤（破裂による出血は致命的となる）。

診　断

❖(1)　血液検査
●肝逸脱酵素（AST，ALT）軽度上昇（AST＞ALT）。
●コリンエステラーゼ低下（栄養障害を反映）。
●膠質反応（TTT，ZTT）上昇（血液中のγ-グ

ロブリンの増加を反映）。
●アルブミン低下，グロブリン上昇，アルブミン／グロブリン比（A/G比）低下。
●血液凝固能の低下：プロトロンビン時間（PT）の延長（活性値［％］の低下）。
●フィブリノゲン（正常値200〜400mg/dL）低下。
●血中アンモニア（正常値30〜80mg/dL）上昇。

❖(2)　画像診断（腹部超音波，CT）
●肝右葉の萎縮・左葉の腫大，肝表面の凹凸不整，腹水，脾臓の腫大（脾腫）。

❖(3)　肝予備能の評価
●Child-Pugh分類（表11-22）が用いられる。

治　療

❖(1)　非薬物治療法

・生活指導
●代償期は，疲労をためない生活を送る。
●非代償期は，安静を保つ。特に食後は安静にし，門脈血流を十分に保つ。
●便通を良くする。やや軟便傾向で可。便秘は高アンモニア血症を誘発する。

・肝硬変の腹水に対する穿刺排液
●腹部膨満，腸管圧迫などの症状改善のために施行するが，急速な腹水の排液は，循環血漿の腹腔への移動による循環虚脱の危険がある。

・食道静脈瘤の治療
●SB（sengstaken-blakemore）チューブの挿入：破裂時の緊急止血法である。胃内と食道内の2か所のバルーンを膨らませて口側に引きながら食道内腔を圧迫止血する。
●内視鏡的静脈瘤結紮術（EVL）：内視鏡下で静

表11-22　Child-Pugh分類

項目 ＼ ポイント	1点	2点	3点
脳症	ない	軽度（Ⅰ〜Ⅱ）	ときどき昏睡（Ⅲ以上）
腹水	ない	少量（コントロール可）	中等量以上（コントロール不可）
血清ビリルビン値（mg/dL）	2.0未満	2.0〜3.0	3.0超
血清アルブミン値（g/dL）	3.5超	2.8〜3.5	2.8未満
プロトロンビン活性値（％）	70超	40〜70	40未満

合計点数でA〜Cに分類する。点数が高いほど肝予機能は低い。
A：5〜6点　　B：7〜9点　　C：10〜15
（2年累積生存率）A：90％，B：70％，C：38％　（日本消化器病学会ガイドライン2020）

脈瘤に輪ゴムをかけて結紮する。結紮された静脈瘤は壊死し脱落する。

❖(2) 薬物治療法

・肝性脳症

●肝不全用アミノ酸製剤注射液：フィッシャー比（Ⅰ総論（p.136），コラム参照）を高めた製剤で，肝硬変におけるアミノ酸代謝を改善する。肝性脳症急性期に点滴静注する。症状が安定したら肝不全用栄養剤に切り替える。

●ラクツロースまたはラクチトール経口投与：合成二糖類。腸内細菌により分解され，乳酸など有機酸が生成され腸内 pH が低下する。アンモニアの産生・吸収抑制作用，緩下作用を持つ（表 11-13 参照）。

●非吸収性抗菌薬（カナマイシン，硫酸ポリミキシン B など）経口投与：腸内のアンモニア産生菌を殺菌し，腸管からのアンモニアの吸収を抑制する。

・腹水・浮腫

●利尿薬：第一選択は K 保持性利尿薬の抗アルドステロン薬（スピロノラクトン）である。必要に応じフロセミドを併用する。

●重度の低アルブミン血症で腹水コントロールが困難なときは，アルブミン製剤を点滴静注する。

9-2 栄養食事療法（栄養ケアプロセス）

●「肝硬変診療ガイドライン 2020」では，栄養療法におけるスクリーニングに従来の血清アルブミン値 3.5g/dL 以下に加え新たな指標として肝予備能の悪化（Child-Pugh 分類 B または C），サルコペニア判定が加わった。

●代償期：肝炎に同じ。

●非代償期：たんぱく質・エネルギー低栄養は合併症，生存率の低下に寄与することから，患者の栄養状態を正確に把握する。筋肉，体脂肪，水分の何が変化したのか体内成分値の変化を確認する。

栄養スクリーニング

❖肝硬変代償期，非代償期共通

●「肝炎」の項と同じ。

❖(1) 肝硬変（非代償期）

●腹水，浮腫の有無。

●便秘の有無。

●筋けいれんの有無。

●体重変化の有無。

●飲酒の有無。

●就寝前夜食の有無。

●不安や抑うつの有無。

栄養アセスメント

❖肝硬変代償期，非代償期共通

●「肝炎」の項と同じ。

❖(1) 肝硬変（非代償期）

●体重の変化率と浮腫，腹水について確認。

●胃，食道静脈瘤の状態や処置についての確認。

●アミノ酸製剤の種類と使用量の確認。

●肝性脳症の状態の確認。

●フレイル，サルコペニアの状況を確認。

栄養診断

●「肝炎」の項と同じ。

栄養介入

❖肝硬変代償期，非代償期共通

●「肝炎」の項と同じ。

❖(1) 肝硬変（非代償期）

●胃，食道静脈瘤の状態と食形態の評価。

●利尿薬使用による血清カリウム値の評価。

●高血糖または糖尿病の評価。

●アミノ酸製剤と経口摂取由来のたんぱく質摂取量を評価。

●腹水や浮腫を評価しナトリウム摂取量や水分摂取量を評価。低ナトリウム血症の場合は水分量を 1,000mL/ 日程度に制限する。

●栄養基準に基づいた食事摂取量計画。

エネルギー量：25～30kcal/kg（標準体重）

たんぱく質

：制限がない場合は 1.0～1.5g/kg（標準体重）/ 日（BCAA 養剤を含む）

：制限がある場合（肝性脳症あり）は 0.5～0.7g/ kg（標準体重）/ 日（＋肝不全用経腸栄養剤を含む）

脂肪：20～25％，食塩相当量（腹水，浮腫がある場合）：5 ～ 7 g/ 日

鉄制限食の評価（※血清フェリチンが基準値以上のとき）

●食事量の調整と就寝前夜食（late evening

snack：LES）の状況の把握。

栄養モニタリングと評価

❖肝硬変代償期，非代償期共通

●「肝炎」の項と同じ。

❖(1) 肝硬変（非代償期）

●塩分制限やたんぱく質制限がある場合，摂取量を再評価する。栄養量を制限したままに継続すると食事へのストレスから，食欲不振や QOL 低下を招き，低栄養に陥る恐れがあるので注意する。

●BCAA 製剤の内服状況と食事摂取量を確認する（たんぱく質摂取量の過不足の確認）。

9-3 栄養治療の実際（症例） 発展

栄養管理計画とその解説

❖(1) 管理栄養士からみた症例のまとめ

●肝硬変代償期の患者。現在は栄養状態に大きな問題はない。また，著明な浮腫，腹水はない。体脂肪率の高い肥満がみられる。

●体重の急激な変化はなし（肥満状態で長年推移）。

●食欲不振なし。

●消化器症状なし。

●飲酒習慣あり（毎晩，晩酌）。

●間食習慣なし。

●過去に輸血の経験あり。

●入院時の BIA 法による身体計測では，筋肉量は標準範囲であるが，体脂肪率が高い。

●狭心症の既往があり，肝臓がんの疑いがある。

●炎症反応と血糖値が高めであった。

●現在の食生活習慣や嗜好，飲酒量に問題がある。

●C 型肝炎ウイルスによる軽度肝硬変（代償期）であるが，治療法としての瀉血療法は実施していない。

●日常生活における活動量は低い。

❖(2) 栄養管理計画書

●栄養管理計画書は記載例（図11-5）参照。

●NST 介入の必要はなし。

●血糖コントロールに注意が必要。

●狭心症と肥満があるため，入院時栄養管理計画では「栄養状態に関するリスクはあり」。また，入院診療計画書の特別な栄養管理の必要性については「あり」と評価。経過観察とした。

症例7（肝硬変）

　70 代男性。現在は妻と 2 人暮らし。定年前は会社員として激務をこなし接待や仲間との飲酒や会食が多い生活であったため，現在は家で趣味の囲碁を打ち，気ままに好きな酒を飲み，おいしい食べ物を食べることを楽しみとしていた。

　20 代の頃にバイクで交通事故に遭遇し輸血を行ったことはあるが，大病を患った経験はない。会社の健康診断では 30 代の頃より AST や ALT，γ-GTP の値等が高いため再検査の指摘を受けていたが，特に何の症状もないため，「酒の飲みすぎか」と一笑する程度で放置。退職後，60 代で妻と受けた人間ドックで，肝硬変症を指摘され入院。精密検査を受け，C 型ウイルスによる肝硬変症，Child-Pugh 分類 A の診断を受けた。

[入院時所見]

・身長 167.3cm，体重 80.3kg，BMI 28.7kg/m²

・身体計測（BIA 法による）
　筋肉量 52.4kg（正常），骨格筋量 29.6kg（正常），体脂肪量 27.9kg（高），体脂肪率 34.7 %（過多），浮腫率　やや高い
　基礎代謝量（BIA 法による算出）1,540 kcal

・血液生化学検査値
　TP 7.0g/dL，Alb 3.5g/dL，T-Bil 0.9mg/dL，D-Bil 0.2mg/dL，AST 28U/L，ALT 20U/L，γ-GTP 20U/L，Cr 1.37mg/dL，eGFR 40mL/min/1.73m²，Glu 113mg/dL，CRP 0.28mg/dL，WBC 45 × 10²/μL，RBC 4.28 × 106/μL，Hb 13.0g/dL，PT% 80.3%

・既往歴
　肝硬変（C 型），狭心症，肝細胞がん疑い

・処方
　カルスロット® 20mg × 1 / 回 / 日
　オルメテック OD® 10mg × 1 / 回 / 日
　フェブリク® 20mg × 1 / 回 / 日
　ロキソニン® 60mg × 1 / 回 / 日
　ムコスタ® 100mg × 1 / 回 / 日

●入院期間中に栄養食事指導を実施し，食生活改善および飲酒のコントロールを行う。飲酒コントロールは継続指導が必要となるため退院後も外来にて栄養食事指導を行う。

●現状では胃・食道静脈瘤のリスクは認められず，食欲不振もないため栄養補給ルートは経口とする。

●エネルギー量は BMI 28.7kg/m² と肥満が認め

計画作成日　××××.×.×

氏名　〇〇　〇〇　殿　（男）・女 ）
××××年×月×日生（70代）
入院日　××××.×.×

病棟　〇〇病棟
担当医師名　〇〇　〇〇
担当管理栄養士名　〇〇　〇〇

第11章　消化器疾患

基本情報

身長 167.3 cm（測定日××××.×.×）　体重 80.3 kg（測定日××××.×.×）
標準体重 61.6 kg　BMI 28.7 kg/m²
食物アレルギーなし　特記すべき既往なし　飲酒歴なし　服薬歴なし
血液生化学検査値：TP 7.0 g/dL　Alb 3.5 g/dL　T-Bil 0.9 mg/dL　D-Bil 0.2 mg/dL　AST 28 U/L
　　　　　　　　　ALT 20 U/L　γ-GTP 20 U/L　Cr 1.37 mg/dL　eGFR 40 mL/min/1.73 m²
　　　　　　　　　Glu 113 mg/dL　CRP 0.05 mg/dL　WBC 45×10²/μL　RBC 4.28×10⁶/μL
　　　　　　　　　Hb 13.0 g/dL　PT% 80.3%
総エネルギー消費量（TEE）簡易式　TEE 1,847 kcal（IBW×30 kcal）　おおむね 1,850 kcal

入院時疾患名　C型肝炎ウイルスによる肝硬変症（代償期）の診断
入院時栄養状態に関するリスク
〇なし　●あり
■肥満　□るいそう　□褥瘡　□感染症　□悪心　□嘔吐　□便秘　□下痢　□腹痛　□脱水
□発熱　□嚥下機能障害　□イレウス　□食物アレルギー　□手術　■血糖コントロール不良
その他　慢性的な飲酒習慣。狭心症の既往による降圧薬の内服。血糖値はやや高め。

栄養状態の評価と課題

特別な栄養管理の必要性　●なし　〇あり
□低栄養　□食欲不振　□体重減少　□摂取困難　■過体重
その他　体脂肪量と体脂肪率は高く浮腫率もやや高め。eGFRは中等度低下。

栄養管理計画

目標　〇現状維持　●経過観察　〇栄養状態改善
その他　標準体重（70 kg未満）を目指して減量する。筋肉量が減らないように，軽度運動療法も
実施する。血糖コントロールがやや不良のため食事はバランスを意識する。栄養食事指導を継続的
に実施する。
　食欲　〇なし　●あり　〇不明
　食事摂取可能状況　〇0 %　〇10%　〇20%　〇30%　〇40%　〇50%
　　　　　　　　　　〇60%　〇70%　〇80%　〇90%　●100%

栄養食事相談に関する事項

　入院時栄養食事指導　□なし　■あり　実施予定日　××××.×.×
　入院時栄養食事相談　■なし　□あり　実施予定日
　退院時栄養食事指導　□なし　■あり　実施予定日　××××.×.×

その他栄養管理上解決すべき課題に関する事項

　その他栄養管理上の課題　■なし　□あり
　NST介入の必要性　■なし　□あり

栄養補給に関する事項

目標量　E：1,800 kcal
　栄養投与ルート　■経口　□経腸栄養　□静脈栄養
　食事内容　脂質コントロール食　E：1,800 kcal　P：70 g　F：40 g　食塩相当量：8 g未満

栄養状態の再評価の時期

　〇2週間後　●1週間後（××××.×.×）　〇3日後

図 11-5　栄養管理計画書（肝硬変）

られたため，目標量は体重を現体重ではなく，理想体重を用いて $((1.673)^2 \times 22) \times 30\text{kcal}/$ 日 $= 1,847\text{kcal}/$ 日，脂質コントロール食 1,800kcal/日として，経過観察。
- 狭心症はあるが，比較的良好にコントロールされていたため，塩分制限のないエネルギーコントロール食（塩分量 8 g 未満／日）で経過観察とする。
- 栄養管理計画の再評価は 1 週間後とする。
- 体重の変化，浮腫の有無，食事摂取量について血液生化学検査値の変化を診療録から評価。
- 入院中の栄養食事指導時には，身体計測を行い経時的な変化を評価。
- 再評価時も栄養食事指導を実施。その後数日で退院となったため，その後は外来受診時にあわせて栄養食事指導を実施して評価する。

❖ (3) 栄養食事指導
- 本症例のような患者では，特に強い食事制限はないが，入院前に狭心症と肥満・血糖コントロール不良があるため，これらの改善が本疾患進展防止に重要であることを説明する。
- 栄養食事指導では食事内容だけでなく身体計測等を取り入れ，経時的な変化を見ながら食事療法の重要性について指導していく。

献立の例
- 軽度肝硬変患者のため，現在の栄養管理目標は「減量」となる。しかし，食塩 6 g／日未満の減塩食では食欲不振を招くため，理想体重から算出したエネルギー量で，脂質コントロール食 1,800kcal／日とした。献立は一般食の常食や全粥食を基本に脂質コントロール食に展開する。内容によってはエネルギー・たんぱく質コントロール食からの一部展開も可能である（献立例は表 11 - 23 参照）。

 脂肪肝・NAFLD／NASH

10-1 病　態

定　義
- **脂肪肝**とは，肝組織中の**中性脂肪**が重量比で 5 ～ 10％以上貯留したもの。組織診断では，100 個のうち 30 個以上の肝細胞に脂肪滴が含まれていること。
- 脂肪肝は原因によって，アルコール性と非アルコール性に大別される（図 11 - 6）。
- 非アルコール性の脂肪肝は，非アルコール性脂肪性肝疾患（NAFLD）といい，その大半は過栄養性の単純性脂肪肝で，肥満，運動不足，過食，糖尿病，脂質異常症などと密接に関連している。
- NAFLD のうち，肝組織の脂肪蓄積に加え線維化，炎症を認め，肝硬変へ進行するタイプがあり，非アルコール性脂肪肝炎（NASH）と呼ぶ。NAFLD の 10 ～ 20％を占める。

> **コラム**
>
> **MASLD／MASH**
>
> 　2023 年，欧米の関連学会は脂肪性肝疾患（SLD：steatotic liver disease）の新分類において，NAFLD は MASLD（metabolic dysfunction associated steatotic liver disease）へ，NASH は MASH（metabolic dysfunction associated steatohepatitis）への病名変更を発表，これに対し本邦の関連学会も賛同した。変更の理由は，alcoholic，fatty が不適切な用語とみなされたためである。MASLD／MASH の診断には代謝異常（メタボ）の基準の一部を満たす必要がある。代謝異常と中等量の飲酒を伴うものは MetALD，代謝異常を伴わないものは cryptogenic SLD と診断される。ほか SLD の新分類には，アルコール性肝疾患（ALD：alcohol-associated (alcohol-related) liver disease），薬剤性など特定原因によるものを指す specific aetiology SLD が含まれる。

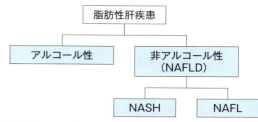

※NAFLD：nonalcoholic fatty liver disease
　　　　　非アルコール性脂肪性肝疾患
　NAFL：nonalcoholic fatty liver
　　　　　非アルコール性脂肪肝
　NASH：nonalcoholic steatohepatitis
　　　　　非アルコール性脂肪肝炎

図 11 - 6　脂肪性肝疾患の分類

図 11 – 23　献立の例（肝硬変）

	本症：肝硬変代償期 脂質コントロール食 E：1,800 kcal P：70 g F：40 g 食塩相当量：8 g未満	参考：肝硬変非代償期 エネルギー・たんぱく質コ ントロール食 E：1,600 kcal P：40 g/日 食塩相当量：6 g未満	参考：一般・常食 E：2,000 kcal P：75 g F：50 g 食塩相当量：8 g未満	参考：一般・全粥食 E：1,700 kcal P：70 g F：45 g 食塩相当量：8 g未満
朝食	米飯 200 g	低たんぱく（1/10） ご飯 180 g	米飯 200 g	全粥 300 g
	みそ汁 （たまねぎ・じゃがいも）	みそ汁 （たまねぎ・じゃがいも） 1/2	みそ汁 （たまねぎ・じゃがいも）	みそ汁 （たまねぎ・じゃがいも）
	がんも煮	がんも煮	がんも煮	がんも煮
	こまつなお浸し	こまつなごまあえ	こまつなごまあえ	こまつなごまあえ
	ふりかけ	ふりかけ	ふりかけ	ふりかけ
	お茶	お茶	お茶	お茶
補食		りんごジュース 200 mL		
昼食	米飯 200 g	低たんぱく（1/10） ご飯 180 g	米飯 200 g	全粥 300 g
	しいら西京焼き ゆでブロッコリー添	しいら西京焼き 1/2 ゆでブロッコリー添	しいら西京焼き ゆでブロッコリー添	しいら西京焼き ゆでブロッコリー添
	かぼちゃ含め煮	かぼちゃ含め煮	かぼちゃそぼろあんかけ	かぼちゃそぼろあんかけ
	白菜にんじんお浸し	白菜にんじんお浸し	白菜にんじんお浸し	白菜にんじんお浸し
	バナナ	バナナ	バナナ	バナナ
	牛乳 200 mL	乳酸菌飲料 65 mL	牛乳 200 mL	牛乳 200 mL
	お茶	お茶	お茶	お茶
夕食	米飯 200 g	低たんぱく（1/10） ご飯 180 g	米飯 200 g	全粥 300 g
	鶏肉クリーム煮	鶏肉クリーム煮	鶏肉クリーム煮	鶏肉クリーム煮
	チンゲン菜しょうがしょう ゆあえ（減塩）	チンゲン菜しょうがしょう ゆあえ（減塩）	チンゲン菜生揚げしょうが しょうゆあえ	チンゲン菜生揚げしょうゆ あえ
	蒸しなすポン酢あえ （減塩）	蒸しなすポン酢あえ （減塩）	揚げなすポン酢あえ	蒸しなすポン酢あえ
	お茶	お茶	お茶	お茶
夜食	常食や全粥食，エネルギー コントロール食でも可。診 療報酬で特別食の算定を得 る場合はエネルギーコント ロール食または脂質コント ロール食とする。	夕食後にLate Evening Snack：LESとしてアミノ レバンEN配合散® 1包を 追加（※LESはおにぎり等 の食品でも可。食べやすい ものを検討）		
献立の特徴	※潰瘍性大腸炎を参照。	たんぱく質は，主に米飯から低たんぱくご飯に切り替えることで調整した。今回は微調整として，しいら西京焼きを半量にし，牛乳を乳酸菌飲料に変える等行ったが，ほかで調整してもよい。塩分制限は，汁物を半量にし，副菜を調味料で減塩に調整した。エネルギー量の調整とたんぱく質を上げないために，りんごジュースを補助食品として追加した。		

病　態

❖(1)　アルコール性脂肪肝・肝炎

● 肝細胞に過剰なアルコールの負荷がかかると，中性脂肪の合成および酸化障害，リポたんぱく質の合成および分泌障害をきたし，細胞内に中性脂肪が蓄積する。さらにアルコール代謝産物のアセトアルデヒドや活性酸素が肝細胞を傷害し肝炎に進行する。

❖(2)　非アルコール性脂肪性肝疾患（NAFLD）

● 過食による余剰カロリーにより，肝細胞における中性脂肪の合成が促進され蓄積する。同時に中性脂肪の酸化障害，リポたんぱく質の合成および分泌障害などの代謝障害を伴う。

● NASH では，さらに酸化ストレスの亢進などの肝細胞傷害因子が加わり炎症および線維化が生じる。NASH の一部は肝硬変に進行し肝がんを併発するリスクがある。

症　状

● 無症状で，健康診断で指摘されることも多い。進行すると，全身倦怠感，右季肋部の圧迫感（肝臓腫大による），食欲不振などをきたす

診　断

❖(1)　血液検査

● AST，ALT 上昇：アルコール性では AST ＞ ALT，過栄養性では AST ＜ ALT。

● γ-GTP 上昇（特にアルコール性で顕著）。

● コリンエステラーゼ上昇（特に過栄養性で顕著）。

❖(2)　画像診断（腹部超音波，CT 等）

● 肝臓の脂肪化の所見は，超音波では輝度上昇（明るくみえる），CT 値は低下する（暗くみえる）。

❖(3)　肝生検による組織病理検査

● NASH の診断には，線維化の評価が重要である。

治　療

❖(1)　非薬物治療法

● 食事・運動療法を行う。肥満者では緩やかな減量を行う（1～1.5kg/ 月程度）。

❖(2)　薬物治療法

● ビタミンE：抗酸化作用により肝組織の炎症を抑制する。

● 脂質異常症，糖尿病など合併症に対する治療を行う。

10-2 栄養食事療法（栄養ケアプロセス）

● 脂肪肝患者が全身倦怠感を主訴とすることは多いが体感的な症状が乏しいため，それが本疾患に起因すると把握してしない患者も多い。しかし，この主訴により活動量の低下や不規則な食生活，栄養補助食品への過度の信奉等につながる場合も多いので注意が必要である。

栄養スクリーニング

● 全身倦怠感の有無。
● 肥満症，脂質異常症，糖尿病の有無。
● 消化器系の外科手術の有無。
● 体重の変化（リバウンド含む）の有無。
● 食欲の有無。
● 飲酒の有無。
● 運動習慣の有無。
● 栄養補助食品等の使用状況の有無。
● 間食習慣，夜食の有無。

栄養アセスメント

● 体重のリバウンド経験がある場合はその状況について生活習慣や生活活動量も含めて確認。

栄養診断

● 生活習慣上の問題点（過労，睡眠不足等），1 日の食事回数，量，時間，食べる速さ，偏り具合を評価。

● 飽和脂肪，コレステロール，精製された糖類（フルクトース）や糖，食物繊維，n-3 系の脂肪酸，魚類の摂取を評価。

● 肥満症，脂質異常症，糖尿病およびメタボリックシンドロームの評価。

● 栄養補助食品等の使用状況の評価。

栄養介入

● エネルギー量等は，標準体重を基本に以下の数値を目安とする。

エネルギー量：30kcal/kg（標準体重）
たんぱく質：1.0～1.5g/kg（標準体重）
3 大栄養素配分で，たんぱく質 20～25%，脂肪 20～25%，炭水化物 50～60% 程度とする。

栄養モニタリングと評価

● 体重変化の評価（リバウンドの有無の確認を含む）。

⑪ 胆石症・胆嚢炎

11-1 病　態

定　義

● 胆石とは，胆汁の成分が析出・凝固して胆嚢内や胆管内に形成される固形物である。胆石の発生する部位により，胆嚢胆石，胆管結石，肝内結石がある。

● 胆嚢炎とは，胆嚢粘膜の細菌感染による炎症で，急性胆嚢炎と炎症性変化が陳旧化した慢性胆嚢炎がある。

● 胆管炎とは，胆管の細菌感染による炎症性急性疾患である。

病態・症状

❖(1)　胆石症

● 胆石の種類：コレステロール胆石（70%），ビリルビンカルシウム石（15%），黒色石（15%）など。

● 胆嚢結石，胆管結石，肝内結石の比率は，それぞれ約80%，20%，2%である。

● コレステロール胆石は，胆汁中のコレステロールが過飽和となり析出して形成される。食生活の洋風化により増加した。中年（40代以後：Forty）女性（Female），肥満（Fatty），多産女性（Fecund）に好発することから胆石リスクの4Fといわれる。

● ビリルビンカルシウム石は胆管内に発生しやすい。黒色石は胆嚢内でビリルビンが重合して形成される。

● 胆石発作

・突然の激しい右季肋部痛である。嘔気，嘔吐を伴う。胆石が胆嚢管を塞いで胆嚢内圧が上昇するために生じる。

・脂肪分の高い食事の後に起こりやすい。

● 閉塞性黄疸

・胆石が総胆管に嵌頓（かんとん）し胆汁うっ滞を起こすと，胆汁中の直接ビリルビンが血中に入り，高ビリルビン血症および黄疸をきたす。

❖(2)　急性胆嚢炎

● 大部分は胆嚢胆石を合併しており，胆石が胆嚢管を塞ぎ胆汁が胆嚢内に停留したところに，腸内細菌が感染し炎症が起こる。

● 炎症が進行し胆嚢壁が穿孔した場合は，胆汁性腹膜炎をきたす。

● 症状：発熱，右季肋部痛，嘔気，嘔吐，黄疸など。

❖(3)　慢性胆嚢炎

● 胆嚢胆石を合併していることが多く，長い間炎症が反復した結果，胆嚢壁が肥厚し胆嚢腔はつぶれて胆嚢機能は失われる。

● 症状：右季肋部の鈍痛など。無症状のことも多い。

❖(4)　胆管炎

● 胆管結石が胆管を塞ぎ，胆汁の流れがうっ滞したところに細菌が感染して炎症を起こす。

● 症状：腹痛，発熱，黄疸（シャルコーの3徴：charcot's triad）を呈する。急性閉塞性化膿性胆管炎になると敗血症や意識障害を併発し，予後不良である。

診　断

❖(1)　血液検査

● 胆道系酵素（ALP，LAP，γ-GTP）が上昇する。

● 急性炎症所見：CRP，白血球が上昇する。

● 黄疸に伴い，直接ビリルビンが上昇する。

❖(2)　画像診断（腹部超音波，CT等）

● 急性胆嚢炎：胆嚢腫大，胆嚢壁の肥厚。

● 慢性胆嚢炎：胆嚢萎縮，胆嚢壁の肥厚。

治　療

❖(1)　非薬物治療法

● 急性胆嚢炎は，抗菌薬と並行して，経皮経肝的に胆嚢を穿刺し感染胆汁を排出（穿刺ドレナージ）する。

● 胆石症は，症状がある場合，腹腔鏡下胆嚢摘出術を施行する。症状がなければ脂肪摂取が過剰にならないよう食生活に注意する。

● 総胆管結石は，内視鏡を使って取り除かれる。すなわち，内視鏡的乳頭括約筋切開術（endoscopic sphincterotomy：EST）や，内視鏡的乳頭バルーン拡張術（endoscopic papillary balloon dilatation：EPBD）で，総胆管の出口（乳頭部）を拡げ，バスケットカテーテルを挿入し採石する。

❖(2)　薬物治療法

● 急性胆嚢炎，胆管炎：抗菌薬を静脈内投与し，

炎症を抑える。
- 胆石発作の疼痛管理：抗コリン薬は，胆道系の平滑筋の鎮痙作用で疼痛を緩和する。
- 胆囊胆石溶解療法：ウルソデオキシコール酸は，石灰化のないコレステロール胆石に対して，胆囊機能が維持されている場合に有効である（表11-21参照）。

11-2 栄養食事療法（栄養ケアプロセス）

- 本疾患では，肥満を防止することを心がける。しかし，胆囊収縮を促すため，減量のための過度のエネルギー制限は行わない。また，肥満解消やコレステロール摂取量を意識し過ぎ，食事内容が偏っている場合も多い。

栄養スクリーニング
- 体重の変動の有無。
- 消化器症状（悪心，嘔吐等）の有無。
- 発熱，腹痛，黄疸の有無。
- 胆石症既往の有無。
- 本疾患の家族歴の有無。
- 運動習慣の有無。
- 食事欠食の有無。
- 間食，夜食の有無。
- 栄養補助食品等の使用状況の有無。
- 肥満症，脂質異常症，糖尿病の有無。

栄養アセスメント
- 減量歴や栄養補助食品使用について把握。

栄養診断
- 胆囊収縮を誘発する動物性脂肪の摂取量の評価。

栄養介入
- 「脂肪肝」「非アルコール性脂肪肝炎（NASH）」の項と同じ。

栄養モニタリングと評価
- 「脂肪肝」「非アルコール性脂肪肝炎（NASH）」の項と同じ。

12-1 病　態

定　義
- 急性膵炎とは，何らかの原因で活性化された膵酵素による膵臓組織の自己消化による激烈な炎症性疾患である。
- 慢性膵炎とは，長年にわたる膵臓の持続性あるいは反復性の炎症の結果，細胞の脱落や線維化により組織が荒廃し，膵外分泌および内分泌機能が低下，廃絶する疾患である。
- 特殊な膵炎として，自己免疫性膵炎がある（病態(3)参照）。

病　態
(1) 急性膵炎
- 急性膵炎の主要な原因はアルコールと胆石であるが，原因不明なものも多い。
- 薬剤の投与後に発症する急性膵炎は，薬剤性膵炎という。原因薬剤は，バルプロ酸，メサラジン，アザチオプリンなど。
- 急性膵炎では，何らかの原因により，膵組織内でたんぱく分解酵素が活性化され，組織の自己消化が起こり，激しい炎症と壊死をきたす。
- 重症膵炎では組織の炎症，壊死が膵臓の周囲に拡大し，腎不全，ショックを併発し致死的である。
- 急性膵炎全体の致死率は約2％，重症膵炎の致死率は約6％（2016年全国調査）である。

(2) 慢性膵炎
- 慢性膵炎の原因は，男性ではアルコール（約70％），次に原因不明のもの，女性では原因不明のもの（約50％），次にアルコールである。ほかに，胆石，脂質異常症，副甲状腺機能亢進症（高カルシウム血症）などがあげられる。
- 持続的な炎症あるいは急性増悪の反復により，膵組織の線維化，石灰化が進行し外分泌（膵液分泌）機能および内分泌（インスリンやグルカゴンの分泌）機能が廃絶していく。
- 内臓脂肪が多いことによる慢性的な炎症により，肥満は，急性・慢性膵炎の原因となる胆石や脂質異常症のリスク因子であるとともに，急性膵炎重症化のリスク因子とされる。

(3) 自己免疫性膵炎
- IgG4関連疾患の一つ。膵臓が炎症によって腫大し，閉塞性黄疸などの症状を呈する。
- IgG4関連疾患とは，血中IgG4高値を特徴とし，膵臓のほか胆管，涙腺，唾液腺など種々の

臓器に単独または重複して発症する自己免疫性の炎症性疾患である。

症状

❖(1) 急性膵炎
● 上腹部痛，背部痛，圧痛（手で腹部を押したときの痛み），嘔気，嘔吐，発熱。

❖(2) 慢性膵炎
● 膵臓機能が残っている慢性膵炎前期（代償期）は，持続的あるいは反復する上腹部痛，背部痛がある。ほかに食欲低下，全身倦怠感，体重減少，下痢，軟便など。
● 膵臓機能が荒廃した慢性膵炎後期（非代償期）は，疼痛は治まり，消化液分泌低下による脂肪便など消化不良症状やインスリン分泌低下による耐糖能異常が現れる。

診断

❖(1) 急性膵炎
● 次の3項のうち2項を満たすこと。
① 上記症状
② 血清膵酵素（アミラーゼ，リパーゼ）上昇，尿中アミラーゼ上昇
③ 画像診断（超音波，CT等）による急性膵炎に合致する所見（組織壊死，浸出液など）

❖(2) 慢性膵炎
● 画像診断（超音波，CT等）：膵臓内石灰化（膵石）など。
● セクレチン試験：膵外分泌能の低下を示す。
● 外分泌機能の廃絶に伴い，血清および尿中アミラーゼは低下する。

治療

❖(1) 非薬物治療法
① **急性膵炎**
● 薬物治療に抗する重症例には，緊急外科手術による壊死組織の除去などが必要である。
② **慢性膵炎**
● 規則正しい生活でストレス，疲労をためない。
● 代償期は，脂肪制限食。
● 膵石に対して体外衝撃波結石破砕療法（ESWL）を行う。

❖(2) 薬物治療法
① **急性膵炎**
● 疼痛管理：非麻薬性鎮痛薬（ペンタゾシン注射など）。コントロール不良であれば麻薬性鎮痛薬を用いる。硫酸アトロピンを併用しオッディ括約筋の収縮を抑制する。
● たんぱく分解酵素阻害薬（静脈投与）：メシル酸ガベキサート，メシル酸ナファモスタット，ウリナスタチンなど。活性化された膵酵素の作用を阻害し，自己消化の進展を抑制する。
● 抗菌薬：抗菌スペクトラムが広く，膵組織への移行の良いものを選択する。
● 選択的消化管除菌：重症例では非吸収性抗菌薬の経口投与でバクテリアルトランスロケーションを抑制する。
● 胃酸分泌抑制薬：十二指腸のpHを上げて膵外分泌を抑制する（表11-8参照）。
② **慢性膵炎**
● 急性増悪時は急性膵炎に準じる。
● 代償期：たんぱく分解酵素阻害薬（内服），および疼痛管理。
● 非代償期：消化酵素薬による消化の補助。糖尿病発症の場合はインスリンによる血糖管理。

12-2 栄養食事療法（栄養ケアプロセス）

● 膵炎は急性と慢性，慢性では代償期，移行期，非代償期の3期に分かれる。急性膵炎の原因の大半はアルコール性あるいは胆石症によるものである。重症急性膵炎では，第一選択は輸液管理となる。

栄養スクリーニング

❖急性，慢性膵炎共通
● 消化器症状の有無。
● 発熱，腹痛，食後疼痛，黄疸の有無。
● 体重の変動の有無。
● 本疾患あるいは胆石症既往の有無。
● 飲酒の有無。
● 栄養状態の良，不良。
● 高血糖または糖尿病の有無。

❖(1) 急性膵炎
● 下痢の有無。
● 経口摂取開始の有無。

- 輸液管理併用の有無。

❖(2) 慢性膵炎
- 脂肪便の有無。
- 喫煙の有無（喫煙歴含む）。

栄養アセスメント

❖急性，慢性膵炎共通
- 「肝炎」の項と同じ。

❖(1) 急性膵炎
- 輸液内容の確認。
- 経口摂取が開始されている場合の摂取状況を確認。

❖(2) 慢性膵炎
- 体重変動率，検査値（前項参照）の確認。
- 食事摂取状況の確認。

栄養診断

❖急性，慢性膵炎共通
- 食事に誘発される疼痛と食事ストレスの評価。
- 食事内容と消化器症状や便性の変化を評価。
- 胆石症，脂質異常症，糖尿病の評価。
- 投与する脂肪の質を評価。

❖(1) 急性膵炎
- エネルギー投与量の輸液と経口の比率，内容について評価。
- 経口摂取が可能になったら，食事の形態，摂取量等，食事内容を評価。

❖(2) 慢性膵炎
- 経腸栄養剤等の併用の有無について評価。
- 食事内容のレベルアップについて評価。

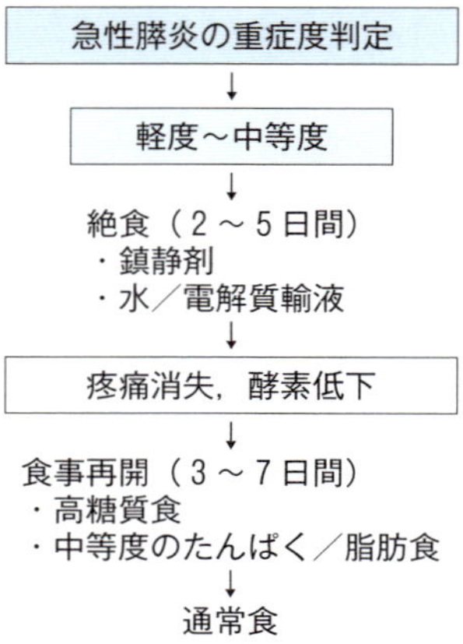

```
┌─────────────────┐
│ 急性膵炎の重症度判定 │
└─────────────────┘
          ↓
     ┌──────────┐
     │ 軽度〜中等度 │
     └──────────┘
          ↓
   絶食（2〜5日間）
    ・鎮静剤
    ・水／電解質輸液
          ↓
  ┌──────────────┐
  │ 疼痛消失，酵素低下 │
  └──────────────┘
          ↓
   食事再開（3〜7日間）
    ・高糖質食
    ・中等度のたんぱく／脂肪食
          ↓
       通常食
```

図 11-7　軽症急性膵炎患者の管理 [6]

栄養介入

❖(1) 急性膵炎
- エネルギー量は経腸，静脈ともに 25〜35kcal/ kg/ 日とし，過剰投与や高血糖を評価。
- 炭水化物の推奨量は 3 〜 6 g/kg/ 日で，血糖値を評価（180mg/dL 以下）。
- 食事は水分から始め，流動食，全粥食まで徐々にあげてゆく。たんぱく質は 1.2〜1.5g/kg/ 日，脂質は 2 g/kg/ 日まで（10g/ 日から食事レベルに応じて 30g/ 日まで）とし，血中中性脂肪値で評価。
- 軽症急性膵炎患者の管理を図 11-7 に示す。

注）急性期初期は輸液管理となり回復状況にあわせて経口摂取が開始され，徐々に食事内容を上げてゆく。このため病状をよく把握した上で現状に合ったケアプロセスを立案する。

❖(2) 慢性膵炎
- エネルギー量は個々の病期，病態，栄養状態に応じて評価（30〜35kcal/kg/ 日を目安とする）。たんぱく質は 1.3g/kg/ 日程度。脂肪は以下の通り。

代償期で疼痛のある場合
　30〜35g/ 日の制限
代償期で疼痛なし，非代償期
　40〜60g/ 日（消化酵素薬と併用）

- 栄養障害を評価し，経腸栄養剤の併用を考慮する際，栄養組成を評価する。
- 必要以上に MCT への置換を行っていないか評価する。
- ビタミン，ミネラルの吸収が減少する場合も考慮し食事計画を立案。

栄養モニタリングと評価
- 疼痛と食事の変化を評価。
- 飲酒状況の経時的変化の有無を確認し，再評価。
- 回復状況に応じて食事内容を再評価。
- ※その他は「肝炎」の項と同じ。

Ⅲ　薬物治療の解説

❖(1) 酸分泌抑制薬（図 11-8，表 11-8）
- 胃酸分泌経路は，迷走神経を介する脳相と，

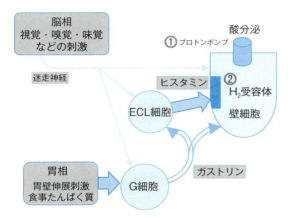

図中に各薬剤の作用点を示す。①PPIP-CAB ②H₂RA

図 11-8　胃酸分泌刺激経路

胃内への飲食物の流入がG細胞を刺激する胃相からなる（p.142 参照）。

● 迷走神経は，壁細胞，ECL細胞およびG細胞を刺激する。G細胞が分泌したガストリンは壁細胞およびECL細胞を刺激する。ECL細胞が分泌したヒスタミンは壁細胞を，ヒスタミンH_2受容体を介し刺激する。胃酸は壁細胞のH^+，K^+-ATPアーゼ（プロトンポンプ）により分泌される。

● プロトンポンプを阻害する薬剤は，従来のPPIよりP-CABのほうが強力である。

❖(2)　**止瀉薬**（表 11-12）

● ロペラミド塩酸塩は，腸管神経のオピオイド受容体に作用し腸管運動および分泌を抑制する。最も止瀉作用が強い。

● 他の止瀉薬は，腸内環境を改善することによって下痢症状を緩和する。

❖(3)　**便秘薬**（表 11-13）

● 便秘薬は，腸内の水分を保持し便を軟化させ量を増やす機械的下剤，大腸の蠕動運動を亢進させる大腸刺激性下剤，および上皮機能変容薬や胆汁酸トランスポーター阻害薬などに分類される。

❖(4)　**抗HBV治療薬**（表 11-19）

● インターフェロンは，生体が産生する抗ウイルス作用をもつサイトカインを製剤化したものである。

● HBV感染細胞内では，ウイルスDNAから転写されたプレゲノムRNAが逆転写されウイルスDNAが生成されるが，核酸アナログは逆転写酵素を阻害しウイルスの増殖を抑制する。ただし，核内DNAは消失しないので，投与終了後，高率に再燃する。

❖(5)　**抗HCV治療薬**（表 11-20）

● グレカプレビルはHCVが産生するNS3/4A（プロテアーゼ）を，レジパスビル，ピブレンタスビル，ベルパタスビルはNS5Aを，またソホスブビルはNS5B（ポリメラーゼ）を阻害する直接作用型抗ウイルス薬（DAA）である。

● 現在，主に用いられている薬剤は，作用点が異なる2種類のDAAの配合剤で，耐性ウイルスが出現しにくい。

❖(6)　**肝庇護薬**（表 11-21）

● 慢性肝疾患の肝機能異常の改善に用いる。

● グリチルリチン酸は，生薬甘草の成分である。

● ウルソデオキシコール酸は，生薬熊胆（ゆうたん）の成分である。

注

1) 古田賢司・足立経一「上部消化管疾患の栄養療法」『日本消化器病学会雑誌』104（12），2007，pp.1698-1706
2) 穂刈量太・好川謙一・白壁和彦「蛋白漏出性胃腸症」『診断と治療』104（8），2016，pp.97-101
3) 令和元年度　厚生労働科学研究費補助金　難治性疾患等政策研究事業　難治性炎症性腸障害に関する調査研究（鈴木班）「炎症性腸疾患患者さんの食事についてQ＆A」2020年3月作成
4) 日本消化器病学会編「機能性消化管疾患診療ガイドライン2014—過敏性腸症候群（IBS）」南江堂，2014
5) 金澤素・福土審「過敏性腸症候群に対する新しい食事療法—低FODMAPダイエットを中心として」『分子消化器病』12（2），2015，pp.152-158
6) 栗山とよ子「ESPEN-LLLに学ぶ（前編）Topic14　膵疾患の栄養管理」『静脈経腸栄養』26（2），2011，pp.713-722

参考文献

日本消化器病学会編「胃食道逆流症診療ガイドライン 2021（改訂第3版）」南江堂，2021

日本消化器病学会編「消化性潰瘍診療ガイドライン 2020（改訂第3版）」南江堂，2020 日本消化器病学会編「炎症性腸疾患（IBD）診療ガイドライン 2020（改訂第2版）」南江堂，2020

日本消化器病学会関連研究会　慢性便秘の診断・治療研究会編「慢性便秘症の診療ガイドライン」南江堂，2019

手島信子・山本憲彦「疾患例検査値の意味と読み方のポイント　肝・胆・膵疾患　肝炎」『臨床栄養（臨時創刊号）』133（4），2018，pp.529-535

金子朋弘・神田達郎・松岡俊一・森山光彦「各種病態における栄養管理・治療の最新展開」『日大医誌』78（4），2019，pp.231-236

渡辺明治・森脇久隆・加藤章信ほか「第7回日本病態栄養学会年次総会コンセンサス（2003）『栄養─評価と治療』20，2003，pp.181-196

日本消化器病学会編「肝硬変診療ガイドライン 2020（改訂第3版）」南江堂，2020

栗野哲史・國府島庸之・加藤正樹「非アルコール性脂肪肝炎（NASH）の治療」『臨床と研究』94（5），2018，pp.552-558

日本消化器病学会編「胆石症診療ガイドライン 2021（改訂第3版）」南江堂，2021 日本消化器病学会編「慢性膵炎診療ガイドライン 2021（改訂第3版）」南江堂，2021

British Society of Gastroenterology「慢性下痢症ガイドライン（第3版）」2018

橋本悦子「NAFLD/NASH の診断と治療─新たな展開」『成人病と生活習慣病』48（5），2018

五十嵐大輔・野本尚子・古川勝規・岩立康男「急性膵炎の栄養管理」『臨床栄養』136（5），2020

穂苅量太・好川謙一・白壁和彦「蛋白漏出性胃腸症」『診断と治療』104（8），2016

第12章 循環器疾患

I 総論

1 循環器系とは

- 循環器系は，心臓と動脈および静脈からなる閉鎖系をさすが，血管外液の静脈への流入系であるリンパ管系も含める（図12-1）。
- 循環器系は体循環と肺循環からなり，心臓から出ていく血管を動脈，心臓にもどる血管を静脈という。動脈血とは肺臓でのガス交換後の酸素含量の高い血液をさし，末梢でのガス交換後の酸素含量の低い血液を静脈血という。
- 循環器系の役割は，臓器に必要な酸素や栄養素を補給することと，末梢で産生された老廃物を運搬して臓器で処理することで，生体を維持することにある。
- そのための血流維持には，心臓でのポンプ力と血管内の圧力が必要であり，血圧は心拍出量（心臓から排出される血液量）と血管抵抗の積に比例する。
- 頸動脈には圧受容体や化学受容体があり，血圧の変動を察知して，脳内にある循環中枢と末梢交感神経系を介して心拍出量や血管抵抗の調節を行い，血圧を一定に保つ働きがある（圧受容体反射）。
- 血圧が高くなると血管内皮細胞を傷つけて動脈硬化症の原因となる。脳卒中，虚血性心臓病，CKD，腸および腎梗塞，大動脈瘤や解離性大動脈瘤，閉塞性動脈硬化症などの臓器障害を引き起こす。

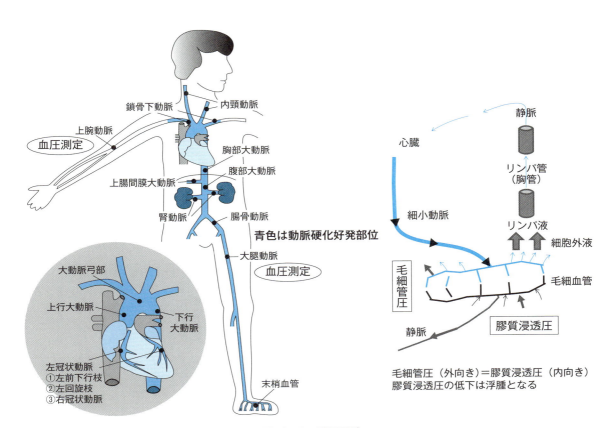

図12-1　循環器系

資料：上原誉志夫・田口理恵『高血圧の病態生理と診断・治療』真興交易医書出版部，2000を一部改変

- また，高血圧は，糖尿病，脂質異常症，肥満などと合併しやすい。発症には遺伝的な共通の素因があると考えられ（メタボリック症候群），これらの合併は指数関数的に血管傷害のリスクを増大する。

② 栄養ケアプロセスの考え方

- 循環器疾患の栄養ケアの基本は，循環動態の維持と併発症や合併症対策から考える。
- 循環動態の維持では，水やNa，Kなどの電解質を管理して適切な体液量の維持を図るとともに，正常血圧を維持することが重要である。
- 併発症や合併症は，心臓機能の低下や高血圧を増強するため，その管理を目指した広範な生活習慣の修正や栄養ケアの実施が必要になる。

II 各論

① 高血圧症

 病態

定義

- 正常血圧と高血圧との境は人為的なもの。血圧は連続的に変化する。疾患としては高血圧症を使用する。健康リスクが高まるか否かで正常血圧と高血圧の診断基準が定まる。
- 高血圧症には遺伝素因による一次性と原因が解明されている二次性とがあるが，一次性が90％を占める。二次性高血圧の主なものを表12-1にまとめた。

病態

❖(1) 血圧調節

- 血圧は，収縮期血圧（systolic blood pressure：SBP）および拡張期血圧（diastolic blood pressure：DBP）がある。その発生メカニズムを図12-2に示す。そのほか，平均血圧（DBP＋（SBP-DBP）／3），脈圧（SBP-DBP），中心動脈圧（大動脈内圧）なども使用する。
- 血圧は，心臓や腎臓が関係する循環血液量（1分間に心臓から拍出される血液量）と血管壁抵抗（血管の内腔面積）の積で決まる（図12-3）。腎からの水・Naの排泄が低下したり（CKDなど）過剰な食塩摂取や心収縮機能の亢進（交感神経の亢進など）は，心拍出量を上昇させて血圧を上げたりする。血管壁の収縮または動脈硬化症などでの血管壁肥厚は血管内腔を狭めて血管抵抗を上昇

表12-1　高血圧症の原因疾患

分　類	疾患名	原　因	特　徴
一次性高血圧（90％）	本態性高血圧	遺伝素因	45歳ごろから発症が増加
二次性高血圧（10％）	腎実質性高血圧	CKD	
	原発性高アルドステロン血症	過形成と腺腫 ミネラルコルチコイドの過剰	低K血症，周期性四肢麻痺
	褐色細胞腫	アドレナリン，ノルアドレナリンの過剰分泌	発作性，発汗，手の震えを伴うことも
	腎血管性高血圧	腎動脈硬化，線維筋性異形成	一腎性と二腎性で機序に違い
	睡眠時無呼吸症候群		いびき，夜間多尿，ナルコレプシア，集中力低下
	肥満高血圧	インスリン感受性低下	体重1kg減で1.1/0.9 mmHgの血圧減
	クッシング症候群，クッシング病	グルココルチコイドの過剰症	肥満・糖尿病の合併
	甲状腺機能亢進症 甲状腺機能低下症	甲状腺ホルモンの過不足が原因	過剰：心拍出量増加 低下：血管抵抗の増加
	薬剤性高血圧	漢方薬（甘草），経口避妊薬	甘草はミネラルコルチコイド過剰症 経口避妊薬はレニン基質の産生増加
	食品	チラミン	チラミン中毒（顔面紅潮，頭痛，急激な血圧上昇）チーズ，ニシン，たらこ，ビール，ワインなど

させ，血圧を上げる。血圧に影響を与える食材や薬物はこれらの要素のいずれかに影響を与えて効果を発揮する。

● 体液量による血圧調節は1～2週間以上の長い周期での血圧調整になるが，自律神経（交感神経，副交感神経）は瞬時の血圧変動（日常生活や精神運動など）に関係する。

● 神経調節ではこれらの変動幅を少なくするホメオスタシス機構がある。大動脈弓および頸動脈洞の圧受容体により血圧上昇（血圧低下）が感受されると，脳中枢（島，扁桃体，視床下部，中脳水道灰白質）などを介してその情報が延髄の心臓血管中枢に伝えられ，延髄から血管運動神経（自律神経）を介して，心臓拍動数を抑え（増加させ）血管を弛緩（収縮）させて血圧を下げる（上げる）方向に働き，血圧変動を和らげる。

● ホルモンでの調節は，レニン・アンジオテンシン・アルドステロン系（renin angiotensin system：RAS），アドレナリン・ノルアドレナリン，抗利尿ホルモン，内皮由来一酸化窒素（nitric oxide：NO），心房・脳利尿ペプチド（atrial natriuretic peptide：ANP，brain natriuretic peptide：BNP）など。

❖(2) 血圧と臓器障害

● 高血圧治療の目的は血管障害を予防し，臓器障害の発症を防ぐことにある。血管内皮細胞からは，一酸化窒素，キニン，プロスタサイクリン，ANPなどの血管弛緩性，血小板凝集抑制因子が分泌され，一方，エンドセリン，トロンボキサン，血小板や白血球の接着因子も産生され，さらに血管壁で作用するRASが存在することが知られている。血管障害時には接着因子も発現され血小板や白血球が集積し，血管を炎症の場と変え動脈硬化が完成されていく。この両因子のバランスで血管障害が予防されたり，促進したりする。

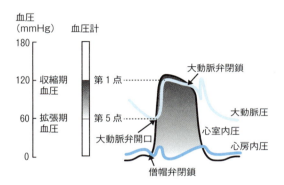

図12-2　心室収縮と血圧

資料：上原誉志夫・田口理恵『高血圧の病態生理と診断・治療』真興交易医書出版部，2000

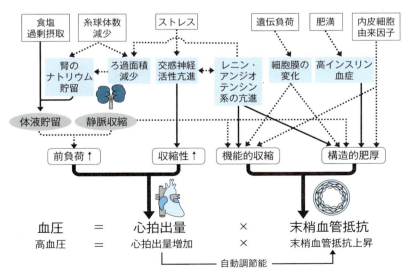

図12-3　血圧の調節機構

資料：上原誉志夫・田口理恵『高血圧の病態生理と診断・治療』真興交易医書出版部，2000を一部改変

コラム

自律神経

自律神経は臓器や器官の機能を無意識的に調節する神経系のことであり，交感神経系と副交感神経系とがある。

交感神経系には中枢交感神経系と末梢性交感神経系とがあり，中枢性交感神経は末梢交感神経を抑制する。末梢交感神経末端はアドレナリンまたはノルアドレナリンを分泌して効果器の機能を調整する。

アドレナリンはβ_1（心拍数の増加，血圧上昇），β_2（血管や気管支平滑筋の弛緩，振戦）およびβ_3（脂肪酸の酸化促進，膀胱の収縮）受容体を刺激し，ノルアドレナリンはα_1（血管平滑筋の収縮，血圧上昇）またはα_2受容体（腎でのNa再吸収促進）を刺激する。

神経分泌物質は，アミノ酸であるチロシンから，ドーパ，ドパミンをえてノルアドレナリン，アドレナリンが産生される。副腎ではアドレナリンまたはノルアドレナリン産生腫瘍ができ，褐色細胞腫と呼ばれ二次性高血圧の原因である。

副交感神経系はアセチルコリンを神経伝達物質とし，①血管壁平滑筋や気管支平滑筋，消化管壁，膀胱での平滑筋を収縮し，②唾液，胃酸，インスリンなどの分泌を促進し，③心拍数を低下，④縮瞳などの作用がある。主に迷走神経内を走るが，他に仙髄に核があり，尿や排便反射にも関与する。なお，血管内皮細胞に働くと一酸化窒素産生を促進して血管拡張に，血管平滑筋自体は収縮であるが，血圧は低下する。異型狭心症では，内皮細胞に障害があるため，アセチルコリンで冠動脈狭窄を起こすのが原因。なお，アセチルコリンは骨格筋の神経伝達物質でもある。

● 血管内皮を傷つける要因には，高血圧（静圧力，ずり応力），糖尿病での糖化や高インスリン血症，脂質異常でのコレステロールの沈着，喫煙，ストレス（交感神経）などがあり，相乗的に血管障害のリスクが増大する。

● 高血圧で特に傷害を受けやすい血管と臓器には内頸動脈と脳卒中，大動脈と動脈瘤や閉塞性動脈硬化症，腎動脈と腎硬化症，冠状動脈と虚血性心臓病，腸管膜動脈と腸管梗塞などがある。

診断

❖(1) 血圧測定と診断基準

● 高血圧治療ガイドライン2019（日本高血圧学会）の血圧分類を示す（表12-2）。高血圧は収縮期血圧≧140mmHgまたは拡張期血圧≧90mmHgで，これまでの分類と同じ。以前のガイドラインで正常高値血圧とされたものが高値血圧とされ，正常血圧から外れている。

❖(2) 血圧測定方法と各種血圧

● 血圧は，水銀血圧計，アネロイド血圧計，自動血圧計（家庭血圧）を用いて測定するが，最近は水銀汚染の問題から水銀血圧計は用いられない。

① 診察室（随時）血圧：診察室で測定されるもの。測定の時間は任意。

② 家庭血圧：家庭でリラックスした状態で測定されるもの。昼間と夜間血圧に分けられる。最近は高血圧治療時の指標として使用される。

③ 日内変動：一般に血圧は昼間活動時に高値を示し，夜間睡眠時には低値を示す（dipper）。夜間血圧が低下しないものはnon-dipperと呼

表12-2　高血圧の診断

成人における血圧値の分類					
分類	診療室血圧（mmHg）			家庭血圧（mmHg）		
	収縮期血圧		拡張期血圧	収縮期血圧		拡張期血圧
正常血圧	<120	かつ	<80	<115	かつ	<75
正常高値血圧	120-129	かつ	<80	115-124	かつ	<75
高値血圧	130-139	かつ/または	80-89	125-134	かつ/または	75-84
Ⅰ度高値血圧	140-159	かつ/または	90-99	135-144	かつ/または	85-89
Ⅱ度高値血圧	160-179	かつ/または	100-109	145-159	かつ/または	90-99
Ⅲ度高値血圧	≧180	かつ/または	≧110	≧160	かつ/または	≧100
（孤立性）収縮期高血圧	≧140	かつ	<90	≧135	かつ	<85

資料：高血圧治療ガイドライン2019[1]

ばれ，血管障害や臓器障害を起こしやすい。

④ 携帯型24時間血圧測定：携帯型の自動血圧計により24時間の血圧測定が可能になった。

⑤ 季節変動：血圧は夏季に低値を，冬季に高値を示す（5〜10mmHg程度）。

⑥ モーニングサージ：起床後，交感神経活性が亢進するのに伴い血圧が急上昇する。脳・心血管事故（脳卒中や心筋梗塞）を起こしやすい。

⑦ 白衣高血圧：診察室血圧が140/90mmHg以上（高血圧）かつ家庭血圧が135/85mmHg未満（図12-4）。医療従事者による血圧測定で，本来の血圧より上昇しやすい。

⑧ 仮面高血圧：診察室血圧が140/90mmHg未満かつ家庭血圧が135/85mmHg以上。

⑨ 睡眠時無呼吸：過呼吸相では血圧が増加し，無呼吸相では低下する。このため，夜間に高血圧となる。

❖(3) 診断方法

● 血圧：高血圧症の診断は，診療室血圧（随時血圧）または家庭血圧で行う。

● そのほかの評価項目（表12-3）。

● 血液生化学検査とホルモン検査：主に，鑑別診断と高血圧に伴う臓器合併症の評価に使用する。Na, K（高アルドステロン症の除外），Ca, BUN・Crおよび尿たんぱく・尿潜血（腎機能障害の有無），血中カテコラミン，アルドステロン，レニン，アンジオテンシンⅡ濃度。空腹時血糖，糖化ヘモグロビン（HbA1c），LDL-C（low density lipoprotein cholesterol），HDL-C（high density lipoprotein cholesterol），中性脂肪。

● 特殊検査（表12-4）。

治　療

❖(1) 非薬物治療法

● 正常血圧および正常高値血圧では栄養治療と運動療法で管理する（生活習慣の修正）（表12-5）。高値血圧および高血圧では一定の期間（1〜3か月）生活習慣を修正して経過を観察。降圧が十分でないときは薬物治療へ。

● 高血圧では高リスクの場合は，ただちに薬物

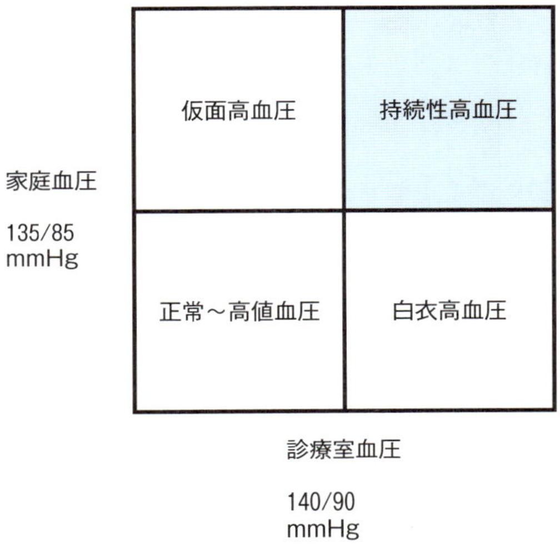

図12-4　日内変動のパターン

表12-3　そのほかの評価項目

年齢と性別	二次性高血圧の除外。一次性高血圧は男性45歳，女性は55歳（閉経後）が多い。20〜30歳台は二次性を疑う。
既往歴	いつから高血圧の指摘がなされているか。臓器障害の存在と関係。
家族歴	1〜2親等内での高血圧の有無。本態性高血圧は家族歴がある。
個人歴	腎臓病や妊娠高血圧腎症の有無。
生活習慣	飲酒量，喫煙，運動習慣，睡眠習慣，食事習慣，性格（A型）など。
身体所見	身長，体重，BMI（肥満高血圧）。

表12-4　特殊検査

胸部X線検査	大動脈瘤，心不全，心肥大など心臓への負荷状況の把握，心不全，腎不全による胸水の有無。
眼底検査	高血圧による眼底変化（Keith Wagener），糖尿病性網膜症など。
心電図（24時間心電図）	高血圧による心臓への負荷（高電位）の判定，心筋虚血の有無，自律神経緊張度。
脈波伝搬速度（CAVI, ABI）	動脈硬化，伝搬速度が速いのは大動脈硬化の存在を示唆する。年齢依存性にCAVIおよびABIは上昇（動脈硬化が進行）。
超音波検査	高血圧による心臓への負荷の有無を判定。Mモード，ドップラー超音波。
造影検査	脳頸動脈，腎動脈，冠状動脈，下肢大動脈を造影することで血管狭窄の有無，大動脈瘤の判定検査。
副腎静脈サンプリング	ホルモンの過剰分泌を評価する。

治療へ。リスクの評価は血圧値と合併症の存在で決定される。

❖(2) 薬物治療法

● 単剤治療と併用治療。

● 単剤治療は，カルシウム拮抗薬，RAS（レニン・アンジオテンシン系）抑制薬，（降圧）利尿薬および中枢性・末梢性交感神経抑制薬を用いる。

● 単剤治療で効果が十分でないときには，併用治療を行う。

● 併用治療では，カルシウム拮抗薬とRAS抑制薬，RAS抑制薬と利尿薬，カルシウム拮抗薬と利尿薬の組み合わせが多い。

● 降圧に3剤以上必要なとき，かつそのうち1剤に利尿薬が投与されている場合は，難治性高血圧という。

● 初めに使用する降圧薬を第一薬という。糖尿病，虚血性心臓病，CKDが合併しているときにはRAS抑制薬が第一薬となる。

● 早朝高血圧（モーニングサージ）には交感神経抑制薬を用いる。

● 降圧目標は75歳未満＜130/80mmHg，後期高齢者では＜140/90mmHg，虚血性心疾患，慢性腎臓病，糖尿病合併では，年齢にかかわらず＜130/80mmHg。

1-2 栄養食事療法（栄養ケアプロセス）

● 高血圧症における非薬物治療（高血圧診療ガイド2019から一部修正）を示す（表12-5）。

栄養スクリーニング

● 高血圧症の栄養スクリーニングは，肥満や糖尿病，脂質異常症および各種臓器障害の有無について情報を集める。

① 身体測定
② 栄養の過不足
③ 嗜好品（酒，たばこ）
④ 食塩摂取量，K摂取量
⑤ 高血圧に関連する肥満，糖尿病，脂質異常症に影響する食習慣の把握

栄養アセスメント

● 食塩摂取量やカリウム摂取，カルシウム，マグネシウム，食物繊維など血圧関連栄養素の過不足に留意する。

● 高血圧に影響を与える，肥満ややせ，糖尿病，脂質異常症の状況把握。

● 合併症に対する薬物治療についての情報。

栄養診断

● 高血圧症の状況とリスク評価。

● 高血圧関連栄養素の過不足。

● 肥満高血圧，合併症の管理状況。

● これらの病態に対する栄養上の問題点を列挙する。

栄養介入（計画と実施）

● 具体的な方法は「1-3 栄養治療の実際（症例）」を参照。

① 血圧低下

・エネルギーの摂取量適切化，BMI正常化，体脂肪の適切化

・電解質

Na：食塩として6g未満

K ：3,000～3,500mg

ただし，CKD合併では，CKDの食事療法基準に従う。

表12-5　高血圧の非薬物治療

エネルギー	BMIは25 kg/m^{2}未満
たんぱく質	CKDの合併がなければ，制限はない
脂質	日本人の食事摂取基準に準ずる
炭水化物	エネルギー制限が必要な場合，果物は1日80 kcal程度
電解質	1）Naは食塩換算で1日6g未満（Na1gは食塩2.5g） 2）Kは通常1日3.0g，症例により3.5g 3）MgとCaは治療法としては確立されていない。不足を避ける 日本人の食事摂取基準に準ずる
食物繊維	日本人の食事摂取基準に準ずる
水分	（心不全，腎不全がなければ）原則制限なし
飲酒	100%エタノール換算で男子20～30 mL/日，女子10～20 mLまで 酒量（mL）＝100×10～30 mL/アルコール度（%）
喫煙	禁煙
運動	心血管病なしの高血圧患者が対象。有酸素運動が中心。定期的に毎日30分以上。心血管病ありでは心臓リハビリや個々の患者に適したより細かな対応

② 高血圧合併症への対策，肥満・糖尿病の食事治療，脂質異常食
③ 腎臓病への対応
④ 病院食では腎臓病食にエネルギー制限が一般的

栄養モニタリングと評価

● 身体的および血圧，血液検査データの経時的な評価。
● 栄養診断での問題点に対する解決状況を評価する。
● 薬物治療から生じる栄養治療上の変更点（投与された薬物相互作用からの禁忌食材など）。
● これらを踏まえた，治療食変更の必要性の評価と実施。

栄養治療の実際（症例）

症例8（高血圧症）

50代男性。

[主訴・既往歴]
数年前から毎年の健康診断で高血圧を指摘されていたが放置。最近動悸，息切れを自覚して来院。高血圧の治療と食事指導を目的に2週間程度の入院となった。

[身体所見]
身長172cm，体重82kg。血圧178/102mmHg，脈拍82/分。

[検査所見]
WBC4.8 × 10^3/μL，RBC5.8 × 10^6/μL，Hb17.5g/dL，Ht55%，Plt 350/μL。TP7.8g/dL，Alb4.5g/dL，AST52U/L，ALT84U/L，γ-GTP152U/L，TC280mg/dL，Na145mEq/L，K4.8mEq/L，Ca9.5mg/dL，BUN48mg/dL，Cr1.16mg/dL，UA7.2mg/dL。尿たんぱく質（−），潜血（−），糖（−）。
喫煙1箱/日 20年，飲酒：ビール 350mL/日 30年。

[主治医からの栄養指示書の内容]
エネルギー：1,600kcal，食塩：6g未満，K：3,500mg

栄養管理計画とその解説

❖(1) 管理栄養士からみた症例のまとめ

● 肥満度1度の高血圧症患者。アルコール性が疑われる脂肪肝。eGFRが53.06mL/min/1.73m^2 であるステージ3aのCKD。高尿酸血症。

❖(2) 栄養管理計画の作成

・栄養補給方法と内容の決定

● 医師からの指示内容とそれに合う病院食の提案。一般食か，特別食か。
● 経口摂取が可能か。どのような食形態の変更が必要か。きざみ食，ミキサー食，軟菜食，嚥下調整食など。経口摂取が不十分な場合は経腸栄養や静脈栄養で補う。
● 本症例では経口摂取が可能で，食形態の変更は必要ない。
● エネルギー量が適切か。ハリス・ベネディクトの式や簡易式等を用いる。活動係数やストレス係数を考慮する（p.40 参照）。
● 本症例の場合，ハリス・ベネディクトの式を用いると BEE = 66.47 + 13.75 × 82 + 5.0 × 172 − 6.76 × 52 = 1,702.45kcal である。活動係数1.3，ストレス係数1.0とするとエネルギー必要量 = 1,702 × 1.3 × 1.0 = 2,212.6kcal である。
● 簡易式を用いて，身体活動量を軽労作とするとエネルギー必要量 = $(1.72 × 1.72)^2$ × 22 × 25 = 1,627kcal である。
● 主病以外の疾病には（本症例では肝障害，CKD，高尿酸血症），指示がなくとも管理栄養士が炭水化物量やたんぱく質量等にも配慮すべきであり，必要と思われる変更は，医師に提案する。
● 高血圧症のみの患者では，塩分6g未満の減塩食（非加算）になるが，より高位にある疾患に対応する特別食を基本とし，塩分制限を行う（腎臓病食，糖尿病食，脂質異常症食等の特別治療食）。
● 本症例では，ステージ3aのCKDを合併していることから，たんぱく質はCKDのガイドラインに沿い 0.8〜1.0g/kgBW/日とし，52〜65g/日までとする。
● カリウム制限が必要な場合を除き，野菜・果物の摂取を促す。また，飽和脂肪酸，コレステロールの摂取を控え，多価不飽和脂肪酸，低脂肪乳製品の摂取を促す。本症例は肥満のため果物は80kcal/日にとどめる。
● 病院の食事基準（約束食事箋）のなかで最も適切なものを選択する。対応しきれない場合は個

別に調整する。

●本症例では腎臓病食（エネルギー・たんぱく質・塩分コントロール食）とした。

・栄養管理計画書の作成

●入院診療計画書（主に医師や看護師が作成する）において，特別な栄養管理の必要性があると判断された場合は，栄養管理計画書を作成する。

●医師や看護師，管理栄養士等が共同してスクリーニングし記載する。

●栄養スクリーニングを踏まえ，栄養状態の評価と課題を記載する。

●関連職種から適宜情報を得て，栄養管理計画を立てる。

●管理栄養士は，経口食の摂取状況や，補助食品，経腸栄養，静脈栄養等の内容を確認し，栄養補給に関する事項を記載する。

●栄養価の合計を踏まえ，食種変更や補助食品の追加等を，医師に提案する。

●栄養管理計画書の全体を勘案し，栄養状態の再評価の時期を決定する。必要に応じて NST 等が介入する。

●その後も定期的に栄養状態の再評価を行っていく。また退院に際し，退院時および終了時の総合的評価を行う。

●対象の患者に適切な栄養管理計画書が作成されないと，患者の不利益となるだけでなく，不備がある場合には入院基本料の返還にもなりかねない。栄養管理計画書は入院後 7 日以内に作成する必要があるため，多職種の理解を得て，迅速に対応する。

・栄養食事指導

●栄養食事指導が必要な場合に，医師からの指示がなければ管理栄養士から提案する。病院食をモデルとし，患者個々の食習慣やライフスタイルに配慮した食事の指導を行う。

献立での展開食の応用

●院内の食事基準（約束食事箋）に沿って，一般治療食から特別治療食までを展開する。

●一般的には平均在院日数等を考慮した期間のサイクルメニューが用いられるが，喫食率や季節等に応じて常に見直し，改善を行っていく。

●各施設の規模や調理機器，調理作業者の人員や時間，衛生管理，予定価格などさまざま考慮する必要がある。なにより，味付け，見た目，季節感等を意識し，患者がおいしく，楽しんでもらえるよう努める。

献立の実際例（表 12-6）

●減塩は，調味料の減量や，減塩タイプの調味料の利用，味付けの工夫，盛付量の変更等で対応する。

●エネルギー量は，調理法，食材の種類や部位，分量で調整する。分量は食品構成表をもとに調整する。

●たんぱく質制限食は，糖質や脂質を増やしエネルギーを補う。必要に応じて低たんぱく食品や補助食品を用いる。

●食種の特性を考慮し，食材，切り方や調理法を変更する。

調理上の問題点

●調理設備上の問題はないか。（例）すべて回転釜（煮物や炒め物），またはスチームコンベクションオーブン（蒸し物や焼き物）に偏っていないか。

●調理作業者の人員や時間に適した献立であるか。人員や時間の不足しがちな朝食に提供できるか。

●複雑な調理工程でないか。（例）塩焼きよりムニエルや揚げ物は工程が多い。

●盛付・配膳上の問題はないか。（例）温配膳ばかりまたは冷配膳ばかりの献立でないか，豆腐など形が崩れやすい盛付でないか。

❷ 動脈硬化症

2-1 病　態

定　義

●動脈硬化症とは，動脈壁が肥厚（再構築）し，弾性を喪失して血管機能に異常を生じる疾患。

病態と症状

❖(1) 病　態

●好発部位は，大動脈主幹（胸部上行大動脈，大動脈弓部，腹部下行大動脈）と主要分岐部（冠状動脈，鎖骨下動脈，頸動脈，上・下腸管膜動脈，腎動脈，総腸骨動脈）。

- 非アテローム性とアテローム性とがある。
- 非アテローム性動脈硬化症は大動脈やその主要分枝に加齢による線維化が生じ血行障害を生じたもの。
- アテローム性動脈硬化は中型および大型動脈の内腔に斑状の内膜プラーク（アテローム）を形成したもの。
- プラーク内では脂質（酸化 LDL など）の沈着, 炎症細胞の浸潤, 平滑筋細胞の増殖, 結合組織の増加がある。
- 血管内皮傷害, 血小板凝集と壁在血栓, 白血球浸潤による血管周囲炎, 血管局所での各種成長因子の放出から内皮・血管平滑筋細胞が増殖し, 血管壁肥厚, プラーク形成, 血栓が生じて動脈硬化巣が形成される。

❖(2) 症 状

- 血管壁肥厚やプラークは, 血管を狭窄し, 血流を減少させてさまざまな臓器に特有の機能障害を引き起こす（高血圧症 p.177, 脂質異常症 p.114, 肥満 p.98 参照）。
- プラークが破裂すると瞬時に血栓が形成され, 血流を遮断して, 脳梗塞（脳出血・脳梗塞 p.238 参照）や心筋梗塞（虚血性心疾患 p.187 参照）の原因となる。
- 梗塞には, ほかに腸梗塞, 腎梗塞などがある。
- 腹部大動脈硬化による循環障害（虚血性腸炎）は, 全層性になると腸管壊死（腸梗塞）を引き起こし, 緊急手術の適応となる。腹痛と下血を特徴と

表 12 - 6 献立の例（高血圧症）

	本症例：腎臓病食（エネルギー・たんぱく質・塩分コントロール食）1,600 kcal, たんぱく質 60 g	参考：腎臓病食（エネルギー・たんぱく質・塩分コントロール, カリウム制限）1,600 kcal, たんぱく質 45 g, K 2,000 mg 以下	参考：常食 1,850 kcal	参考：胃潰瘍食 1,600 kcal
朝食	米飯 170 g	米飯 170 g	米飯 170 g	全粥 300 g 袋みそ付
	みそ汁（ねぎ・えのき）1／2	みそ汁（ねぎ・えのき）1／2	みそ汁（ねぎ・えのき）	みそ汁（豆腐）
	厚焼卵	厚焼卵	厚焼卵	厚焼卵
	切干大根煮	切干大根煮	切干大根煮	白菜コンソメ煮
	牛乳 200 mL	牛乳 100 mL	牛乳 200 mL	牛乳 200 mL
昼食	米飯 170 g	米飯 170 g	米飯 170 g	全粥 300 g 梅肉付
				みそ汁（たまねぎ）
	タンドリーチキン（調味料1／2）60 g 添ブロッコリー	タンドリーチキン（調味料1／2）35 g 添ブロッコリー	タンドリーチキン 90 g 添ブロッコリー	鶏肉ケチャップ煮
	レタスサラダ	レタスサラダ	レタスサラダ	春雨サラダ
	ノンオイル減塩ドレッシング	マヨネーズ	イタリアンドレッシング	
	こまつなのお浸し	こまつなのお浸し	こまつなのお浸し	こまつなの煮浸し
	バナナ1／2本	黄桃缶 50 g		
		MCTクッキー		
夕食	米飯 170 g	米飯 170 g	米飯 170 g	全粥 300 g 袋みそ付
				すまし汁（湯葉）
	さわらみそ焼 70 g 添オクラ	さわらみそ焼 35 g 添オクラ	さわらみそ焼 100 g 添オクラ	あこう鯛煮魚 70 g
	じゃがいも野菜炒め煮1／2	じゃがいも野菜炒め煮	じゃがいも野菜炒め煮	じゃがいも野菜煮
	かぶピリ辛漬	かぶピリ辛漬	かぶピリ辛漬	かぶのスープ煮
	みかん1個	みかん缶 50 g	みかん1個	みかん缶 50 g
	1,600 kcal P 60 g　F 40 g　C 250 g	1,600 kcal P 45 g　F 40 g　C 270 g	1,850 kcal P 75 g　F 55 g　C 265 g	1,600 kcal P 70 g　F 45 g　C 230 g

し，60歳以上に多い。CTや内視鏡で診断される。
- 腎動脈狭窄・閉塞では，側腹部痛，発熱，悪心，嘔吐および血尿などで発症し，腎血管性高血圧や急性腎不全に至る。完全閉塞では腎梗塞。
- 閉塞性動脈硬化症は腹部大動脈・腸骨動脈分岐部から末梢の動脈での閉塞症。症状には，間歇跛行（一定距離の歩行で筋肉痛，休息で改善。閉塞が強度であるほど歩行距離は短縮），閉塞より末梢の自発痛，皮膚温低下，潰瘍など。
- 血管壁自体の虚弱は，動脈瘤（動脈はこぶ状に拡大する）や解離性動脈瘤（動脈の内膜と中膜の間が裂ける）の原因となる。好発部位は胸部上行大動脈（中膜壊死，マルファン症候群，梅毒など），大動脈弓部および腹部大動脈。治療は人工血管で置換またはステント設置。

❖(3) 動脈硬化症の危険因子
- 高血圧症，脂質異常症，肥満・糖尿病，家族歴，喫煙，ストレス，過労，運動不足などがある。
- 危険因子が複数存在すると指数関数的に動脈硬化の危険性が増大する（図12-5）。

診　断
- 動脈硬化のリスク因子を臨床的に評価する（高血圧症 p.177, 脂質異常症 p.144, 肥満 p.98 参照）。
- 動脈硬化指数（AI）＝ non-HDL-C/HDL-C（正常：＜3）。
- 血栓形成の評価：頸動脈エコー，腹部動脈エコー，CT，MRI/MRA，血管造影。
- 線溶系の評価：FDP，D-dimer，フィブリン。
- ABI（上肢下肢血圧比）：心臓から足関節までの血管の硬さを調べる検査。足首と上腕の血圧の比。健常人では足首の血圧は上腕の血圧より10 mmHg程度高いが，下肢血管の動脈に狭窄や閉塞があると，その分血圧は低くなる。正常1.00-1.40，境界0.91〜0.99。ABI＜0.91で閉塞性動脈硬化症が疑われる。
- PWV（脈波伝播速度）：心臓から足関節までの血管の硬さを調べる検査。血管壁が硬くなるほど収縮脈波の伝播速度が速くなることを応用したもの。PWVは年齢別に基準値（基準範囲）がある。中等度の動脈硬化の指標はbaPWVが1,800 cm/s。
- CAVI（心臓足関節血管指数）：心臓から足関節までの血管の硬さを調べる検査。脈波速度を測定し，血圧の影響を取り除いて血管固有の硬さを

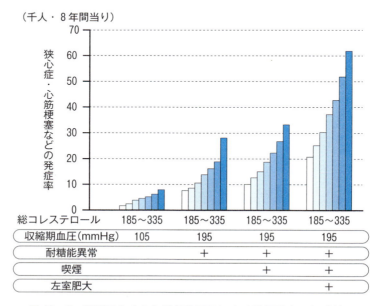

図12-5　動脈硬化症の各種危険因子による臓器障害の相乗効果

資料：上原誉志夫・田口理恵『高血圧の病態生理と診断・治療』真興交易医書出版部，2000

出すことができる。CAVI検査の基準値は，正常＜0.8，境界値0.8～＜0.9，動脈硬化疑い≧0.9。

治療

(1) 非薬物治療法

● リスクとなる各疾患のコントロールを目指す。各疾患の項目を参照。

❖(2) 薬物治療法

● 各疾患の薬物治療を参照。
● 動脈硬化での血栓形成を予防し，動脈硬化の進展を軽減するとともに血栓形成と梗塞防止のために抗凝固療法を実施する。各疾患の項目を参照。抗凝固療法の治療薬についてはp.201を参照。

2-2 栄養食事療法（栄養ケアプロセス）

栄養スクリーニング
● リスク因子の評価。生活習慣や嗜好品，高血圧や代謝異常の有無について調査する。

栄養アセスメント
● 栄養スクリーニングに基づき，基本的なエネルギー量，栄養素の摂食状況を把握し，適正値を算出する。

栄養診断
● 栄養指導および栄養ケアの対象とする事項について箇条書きに整理する。

栄養介入（計画と実施）
● 改善事項について具体的な栄養ケア・マネジメントの計画書を作成する。リスク因子への対応については各疾患の項目を参照。

栄養モニタリングと評価
● 栄養ケア実施後は，対象とした項目の改善度をチェックする。当初の目的を達成していないときは，その原因を調査して計画を作成しなおす。動脈硬化への臨床的な効果には長期間必要とすることから，薬物治療の効果を参照しながら，長期的で繰り返す栄養ケアの修正が必要となる。

3 虚血性心疾患

3-1 病態

定義
● 狭心症とは，冠動脈の粥状硬化により冠動脈内腔が狭窄し，冠血流が低下した状態。特に，心筋の酸素需要が増大する労作で，十分な冠血流が供給できなくなり，発作が生じる。
● 冠攣縮性狭心症は，冠動脈が一時的に攣縮を起こし，冠動脈の血流が低下する。
● 急性冠症候群は，冠動脈粥腫（プラーク）が破綻し血栓が形成され，急激に冠動脈が狭窄・閉塞し，心筋虚血，壊死に陥った状態。
● 急性冠症候群は，心電図所見でST上昇を認めるST上昇型心筋梗塞，非ST上昇型心筋梗塞，不安定狭心症に分類される（p.197参照）。

病態
(1) 狭心症（図12-6）

● 冠動脈疾患を引き起こすリスク因子（冠危険因子）に，年齢，性別（男性），肥満，喫煙歴，高血圧症，脂質異常症，糖尿病，高尿酸血症，腎

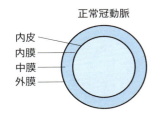
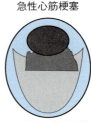

図12-6 冠動脈病変

機能障害，家族歴があげられる。
- 労作時に胸部圧迫感，胸痛，胸部から下顎や上腕にかけての放散痛，息切れなどの胸部症状を認めることが多いが，特に糖尿病患者や高齢者では無症状のこともある。
- 症状はニトログリセリンの使用や安静にすることで数分以内に軽快することが多く，長くても15〜20分程度である。
- 冠動脈疾患を有する場合は，脳梗塞，頸動脈狭窄，腎硬化症，大動脈瘤や閉塞性動脈硬化症など，他の動脈硬化性疾患を合併している可能性があり，注意が必要である。
- 冠攣縮性狭心症（異型狭心症）は，夜間から明け方にかけて，安静時に胸痛発作を認めることが多い。喫煙や過度なストレスにより誘発されることが多い。

❖(2) 心筋梗塞
- 20分以上持続する強い胸部症状を自覚することが多く，冷や汗や吐き気，嘔吐，呼吸困難などの症状を伴うこともある。狭心症とは異なり，ニトログリセリンの使用や安静での症状改善に乏しい。
- 急性冠症候群発症に伴い，心不全や不整脈を合併することがある。特に，持続性心室頻拍や心室細動を生じることが多く，突然死の原因となっている。
- 心筋梗塞を発症した場合，時間の経過とともに，徐々に心筋壊死巣が広がるため，早急に再灌流療法（血栓溶解療法や経皮的冠動脈形成術）を行う必要がある。

診 断
❖(1) 狭心症
- 狭心症発作時，心電図上ST変化を認めるが，非発作時は，心電図上変化を認めないことが多い。また，心筋梗塞とは異なり，心筋バイオマーカーや心筋逸脱酵素の上昇はみられないことが多い。
- 狭心症の検査に，運動負荷心電図，心筋血流SPECT検査，冠動脈CT，MRI検査，冠動脈造影検査がある。各検査の特徴を踏まえ，検査方法を決定する。
- 冠攣縮性狭心症は発作時，心電図上ST上昇を認める。冠攣縮性狭心症を疑う場合には，心臓カテーテル検査による冠攣縮薬物誘発試験（アセチルコリンやエルゴノビンを使用）を行う。

❖(2) 心筋梗塞
- ST上昇型心筋梗塞は，心電図検査でST上昇を認め，血液検査では心筋トロポニンや心筋逸脱酵素（CK，CK-MB，AST，LDH，ミオグロビン）の上昇を認める。
- 心エコー検査で，心筋の収縮能低下を認めることが多い。
- 症状，血液検査や生理検査より心筋梗塞を疑う場合，早急に冠動脈造影検査を行う。冠動脈に高度狭窄や閉塞病変を認めた場合，確定診断に至る。

治 療
❖(1) 狭心症（図12-7）
① 非薬物治療法
- 予防はリスク因子の管理。
- 冠動脈疾患の二次予防について表12-7を参照。

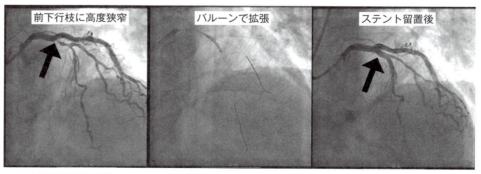

左冠動脈前下行枝に高度狭窄（矢印）　　狭窄部をバルーンで拡張　　冠動脈ステント留置後，狭窄は解除（矢印）

図12-7　経皮的冠動脈形成術治療例

② 薬物治療法

● 冠動脈造影検査を行い，冠動脈高度狭窄病変に対し，カテーテル治療による経皮的冠動脈形成術を行う。

● 左主幹部に高度狭窄を認める症例や冠動脈3枝病変などの重症例では，冠動脈バイパス術が選択されることが多い。

● 冠動脈内血栓予防や，冠動脈ステント留置術後のステント血栓症予防のため，抗血小板薬を内服する。

● 冠動脈拡張作用を有するカルシウム拮抗薬や硝酸薬，β遮断薬による内服治療を行う。その他，冠危険因子に対する薬物治療を行う。特に脂質異常症に対するスタチン投与は，プラークを安定化させる効果がある。

❖(2) 心筋梗塞

① 非薬物治療法

● 二次予防については表12-7を参照。

② 薬物治療法

● 冠動脈造影検査を行い，急性心筋梗塞の責任病変である冠動脈閉塞または高度狭窄部位に対し経皮的冠動脈形成術を行う。解剖学的に経皮的冠動脈形成術が困難な症例や不成功症例においては，冠動脈バイパス術が選択される。

● 心筋梗塞後，内服薬の調節やリスク管理についての教育，食事指導，心臓リハビリテーションを行う。

● 心筋梗塞発症後の内服治療では，抗血小板薬の服用や，冠動脈リスク因子に対する管理を行う。心機能低下を伴う症例では，β遮断薬やレニン・アンジオテンシン・アルドステロン系（RAAS）抑制薬を使用することが多い。

● 冠動脈疾患の既往がある場合は，狭心症や心筋梗塞の再発予防のため，冠動脈リスク因子に対する徹底した管理が重要である。表12-7に，冠動脈疾患の二次予防のためのリスク管理を示す。

3-2 栄養食事療法（栄養ケアプロセス）

栄養スクリーニング

● 虚血性心疾患のリスク因子の把握。

栄養アセスメント

● 虚血性心疾患のリスク因子の評価。

① 生活習慣（家族歴，肥満，喫煙，飲酒，ストレス）。

② 関連疾患（高血圧，糖尿病，脂質異常症，閉塞性動脈硬化症）。

● 虚血性心疾患の病状の把握。

① 狭心症か心筋梗塞か。

② 薬物でのコントロールがなされているか。

● 薬物治療の把握と食品との相互作用の留意事項。

● 心筋梗塞後の心不全。

● 食事摂取の把握。

① 朝，昼，夕食の摂取状況と栄養素配分。

② 栄養素摂取の過不足。

表12-7 冠動脈疾患の二次予防におけるリスク管理

リスク因子	包括的リスク管理
喫煙	・禁煙指導。
高血圧	・冠動脈疾患合併患者の降圧目標：140/90 mmHg未満。 ・但し，心筋梗塞の既往歴，糖尿病，CKDや脂質異常症，喫煙，家族歴などの危険因子を重複している症例では130/80 mmHg未満を目標とする。
糖尿病	・HbA1c7.0%未満を目標とする。
脂質異常症	・LDLコレステロール100 mg/dL未満を目標とする。 ・再発リスクの高い家族性高コレステロール血症，急性冠症候群，高リスク糖尿病症例ではLDLコレステロール70 mg/dLを目標とする。
腎機能障害	・高血圧や糖尿病など，基礎疾患に対する包括的なリスク管理を行う。
高尿酸血症	・尿酸値は冠動脈疾患の独立した危険因子である可能性が高いが，尿酸低下療法が心血管イベント抑制につながるか，エビデンスに乏しい。
閉塞型睡眠時無呼吸	・CPAP療法（持続陽圧呼吸療法）を行う。
飲酒	・アルコール摂取量を25 g/日以下に抑える。飲酒量が過剰にならないよう指導を行う。

資料：日本循環器学会「慢性冠動脈疾患診断ガイドライン（2018年改訂版）」より作成

栄養診断
- 虚血性心疾患のリスク因子と栄養学的対応。
- リスク因子への具体的な対応については、それぞれの項を参照する。
- 薬物治療は主に冠動脈拡張薬と抗血小板薬および抗凝固薬を使用することが多いことから、これら薬剤と食品の相互作用に留意する。
  ① ワルファリンとビタミンK。
  ② 副作用の消化管出血などによる鉄欠乏性貧血への対応。

栄養介入
- 具体的な方法はリスク因子への対応を参照。
- モニタリングと評価。
- リスク因子改善の評価（各項目を参照）。
- 不十分な場合には、栄養介入の見直しへ。
- 薬剤に関しては、日々変更されることが多く、常に内容の把握が必要となるので注意する。
- 入院患者については、退院後の栄養摂取についての指導が必要。

 ## 4 心不全

4-1 病態

定義
- 心臓は血液を送り出すためのポンプ機能を有する臓器である。心機能の低下に伴い、ポンプ機能の代償機転が破綻し、十分量の血液を送り出せなくなり、呼吸苦や浮腫などの症状が出現した状態を心不全という。

疫学
- 本邦では高齢化が進み、心不全患者は増加している。
- 心不全発症後は改善と増悪を繰り返し、徐々に進行し、治療難渋性になることが多い。
- 心不全の主な原因疾患を表12-8に示す。

重症度分類
- 心不全の重症度分類は、身体活動による臨床症状で分類した、NYHA（New York Heart

表12-8 心不全の主な原因疾患

・虚血性心疾患 狭心症、心筋梗塞、虚血性心筋症
・弁膜症 大動脈弁疾患、僧房弁疾患など
・先天性心疾患
・高血圧症
・不整脈 心房細動、心房頻拍、心室頻拍、洞不全症候群、房室ブロックなど
・心筋症 肥大型心筋症、拡張型心筋症、拘束型心筋症、不整脈原性右室心筋症、たこつぼ心筋症など
・感染性 ウイルス性心筋炎、細菌性心筋炎など
・免疫疾患 関節リウマチ、全身性エリテマトーデス、筋炎、強皮症、混合性結合組織病など
・浸潤性疾患 心サルコイドーシス、心アミロイドーシス、ヘモクロマトーシスなど
・代謝内分泌疾患 甲状腺異常、クッシング病、褐色細胞腫、副腎不全、成長ホルモン分泌異常、糖尿病など
・その他の疾患 心ファブリー病、筋ジストロフィー、産褥性心筋症、薬剤性心筋障害など

表12-9 NYHAの心機能分類

クラスⅠ	心疾患はあるが身体活動に制限はない。日常的な身体活動では著しい疲労、動悸、呼吸困難あるいは狭心痛を生じない。
クラスⅡ	軽度ないし中等度の身体活動の制限がある。安静時には無症状。日常的な身体活動で疲労、動悸、呼吸困難あるいは狭心痛を生じる。
クラスⅢ	高度な身体活動の制限がある。安静時には無症状。日常的な身体活動以下の労作で疲労、動悸、呼吸困難あるいは狭心痛を生じる。
クラスⅣ	心疾患のためいかなる身体活動も制限される。心不全症状や狭心痛が安静時にも存在する。わずかな労作でこれらの症状は増悪する。

表12-10 心不全ステージ分類

ステージA	器質的心疾患のないリスクステージ ・危険因子あり ・器質的心疾患なし ・心不全症候なし
ステージB	器質的心疾患のあるリスクステージ ・器質的心疾患あり ・心不全症候なし
ステージC	心不全ステージ ・器質的心疾患あり ・心不全症候あり（既往を含む）
ステージD	治療抵抗性心不全ステージ ・治療抵抗性心不全（難治性・末期）

Association）心機能分類が広く使用されている（表12-9）。心不全の病期の進行については，ACCF/AHA の心不全ステージ分類が用いられる（表12-10）。

病態分類

❖(1) 左心不全と右心不全（図12-8）

① 左心不全
- 左心不全とは，左心機能低下により左室拡張末期圧や左房圧，肺静脈圧が上昇。肺うっ血を認める。呼吸困難や動悸，易疲労感などの症状が特徴。
- 左室収縮能が大きく低下すると，循環不全が生じ，低血圧によるふらつきやめまい，腎血流量低下による乏尿，四肢冷感，チアノーゼ，記銘力低下，意識障害などの所見がみられる。
- 左心不全が進行すると，肺高血圧が生じ，右心不全を合併する（両心不全）。

② 右心不全
- 右心不全とは，右心機能低下により右房圧や右室圧が上昇し，全身の静脈圧が上昇。体静脈のうっ血を認める。全身浮腫，肝腫大や腹水による腹部膨満，腸管浮腫，食欲不振などの症状が特徴。
- 右心不全のみ認める疾患として，先天性心疾患，肺高血圧症，三尖弁逆流症があげられる。
- 腎不全を発症し尿量が低下すると，体液貯留が進行し，右心不全の原因となる。

❖(2) 左室駆出率による分類
- 左室駆出率が低下した心不全（heart failure with reduced ejection fraction：HFrEF）：左室収縮能が低下（左室駆出率40%未満）することにより発症する心不全。
- 左室駆出率が保たれた心不全（heart failure with preserved ejection fraction：HFpEF）：左室収縮能は保たれているが（左室駆出率50%以上），拡張能が低下することにより生じる心不全。高齢者や高血圧，冠動脈疾患，心房細動などの不整脈症例に多い。
- 左室駆出率が40%以上50%未満では，左室駆出率が軽度低下した心不全に分類（heart failure with mid-range ejection fraction：HFmrEF）。
- 収縮不全，拡張不全の両者が混在していることが多い。

診断
- 体重の増減や聴診上で湿性ラ音や心雑音の聴取，血液検査で BNP（brain natriuretic peptide：脳性ナトリウム利尿ペプチド）の上昇，血液ガス所見の異常，心電図異常，胸部X線で肺うっ血

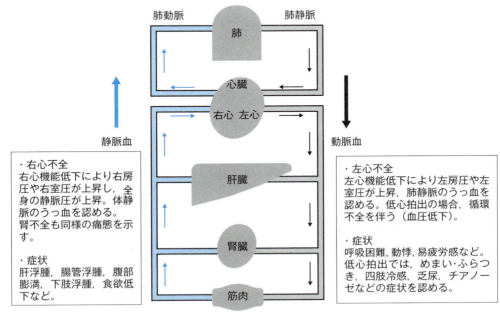

図12-8 心不全の病態

像や胸水貯留，消化管や肝臓などの内臓浮腫を認める（図12-9）。
- 中心静脈圧は上昇する。
- 心エコー法は収縮能や拡張能の評価，血行動態評価，原因疾患の特定に有用な検査である。ベッドサイドで行える簡便な検査であり，病態把握や治療効果判定にも使用される。
- 心エコー法以外の画像診断に，心臓CT，心臓MRI，核医学検査がある。原因疾患の特定，心機能や心筋障害評価，治療効果判定や予後予測に有用である。
- 心不全の病態把握や診断のため，心臓カテーテル法を行う。右心カテーテル法では，肺動脈圧や心拍出量等を計測し，血行動態を把握することができる。左心カテーテル法では，冠動脈造影検査による虚血性心疾患の診断が可能。
- 心内膜心筋生検により，心疾患の診断が可能となるケースもある。特に，心筋炎，心筋症，浸潤性疾患の診断に有用である。
- 運動耐容能とは，運動負荷に耐えるために必要な呼吸や心血管系の能力に関する機能を意味する。運動耐容能は，心不全の重症度を反映する。運動耐容能を評価する方法として，NYHA心機能分類のほかに，身体活動能力指数，6分間歩行試験，心肺運動負荷試験がある。

治療

(1) 非薬物治療法
- 食事摂取の適正化。
- Na摂取制限（利尿薬使用では低Na血症を合併することが多く，この場合は水分制限が主）。
- 水分摂取制限（尿量と同等の摂取量とすると不感蒸泄分の体重は減少する）。
- 低K血症（利尿薬による）への対応。
- 内臓浮腫があると消化管浮腫により栄養素の吸収障害が生じ，低栄養状態となる。
- たんぱく質摂取量を上げる。

(2) 薬物治療法
- 心不全発症時，不整脈を合併していることが多く，心不全治療の一環として不整脈治療を行う。心室頻拍は突然死の原因となる不整脈であり，特に心不全や心機能低下例で発症しやすく，カテーテルアブレーションやデバイス治療（植込み型除細動器）を行う必要がある。
- 重症心不全患者で薬剤による治療のみでは血行動態が保たれない場合，機械的補助が必要となることがある。難治性の重症心不全に対し心臓移植を行うことがあるが，適応症例は限られる。
- 心不全を発症する原因疾患や病態はそれぞれの症例で異なる。心不全を発症した場合，心不全の治療と同時に，原因疾患の特定を行い，その治療を行う。
- 急性心不全の治療では，安静，酸素投与，利尿薬や血管拡張薬を使用する。高度心機能低下症例では，一時的に強心薬によるサポートが必要となる場合もある。
- 心機能が低下した場合には，心筋保護作用のあるβ遮断薬，ACE（アンジオテンシン変換酵素）阻害薬やARB（アンジオテンシンⅡ受容体

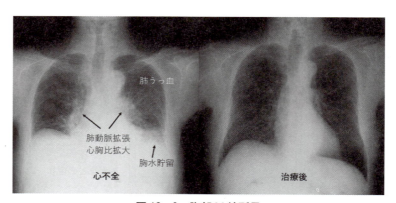

図12-9　胸部X線所見

拮抗薬）の調節を行う。心不全を発症すると，交感神経系やレニン・アンジオテンシン・アルドステロン系（RAAS）が賦活化され，進行性の左室拡大や収縮能低下（リモデリング）が生じる。これらの薬剤は，左室リモデリングを抑制し，心血管イベント抑制効果や心不全の予後を改善させる働きがある。
- 近年，左室駆出率が低下した心不全に対し，SGLT2阻害薬やARNI（アンジオテンシン受容体ネプリライシン阻害薬）の有用性も示されている。
- 心不全再発防止や生活の質（quality of life：QOL）改善のために，多職種連携による心不全管理が重要である。
- 栄養状態は，慢性心不全患者の身体機能や生活の質，予後に影響を与える可能性があり，多職種連携による栄養管理が必要である。特に高齢者の心不全では，フレイルやサルコペニアが心不全悪化の要因となるため，栄養状態や筋力の維持が重要であり，社会的支援，家族や地域のサポートも含めた包括的管理を行う。

4-2 栄養食事療法（栄養ケアプロセス）

- 慢性心不全の経過と栄養状態，栄養管理について図12-10に示す。
- 心不全患者は健常者と比較し，安静時のエネルギー消費量が約18％程度多いとされている。エネルギー必要量は心不全のステージや日常の活動量に応じて，標準体重kg×25～30kcal程度で算出する。重症患者においては急性期初期の1週間はエネルギー必要量より少なく投与する。
- たんぱく質は中等度の腎機能障害がない場合，たんぱく異化の亢進を考慮し，体重kg×1.2～1.5gとする。
- 脂質やコレステロールの摂取量については，冠動脈疾患のリスク管理と同じ（表12-7参照）。
- 食塩相当量は，1日6g未満。重症心不全ではより厳格な3g程度の塩分制限を行う。しかし，心不全患者では利尿薬使用で低Na，K血症を併発していることが多く，状況により定める必要がある。過度な塩分制限で食欲を減退させないよう味付けを工夫する。
- 水分は，重症心不全で希釈性の低ナトリウム血症がある場合は制限が必要となる。一般的な心不全患者では厳しい水分制限は不要である。

栄養スクリーニング

- 身体計測値，血液検査データ，病歴，ADLに

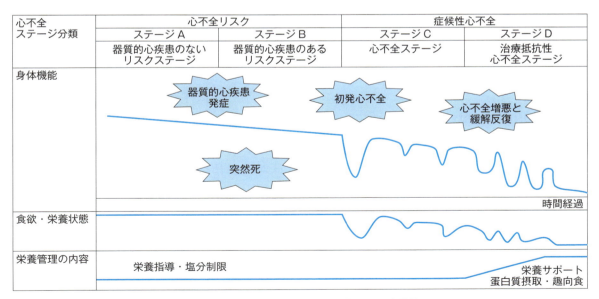

図12-10　慢性心不全の経過と栄養状態，栄養管理

資料：厚生労働省「脳卒中，心臓病その他の循環器疾患に係る診療提供体制の在り方について」2017より一部抜粋・編集

ついて情報を集める。
- 心不全患者ではやせは予後が不良であると報告されているため，入院前の体重の変化も確認する。浮腫や胸水など体液貯留がある場合は，患者本人や家族より問診で体重を聞き取る。
- 呼吸苦や易疲労感等により食欲不振を生じる場合があるため，食事摂取量の変化も確認する。

栄養アセスメント
- 食事摂取量と体重の変動，栄養状態の把握。
- ナトリウム，カリウム，カルシウム，マグネシウムなどの電解質の過不足に留意する。
- 水分の入りと出（in/out）の把握。
- 合併症に対する薬物療法についての情報。

栄養診断
- 栄養摂取状況の評価。
- 利尿薬使用による電解質の過不足の評価。
- 水分の過不足の評価。
- 合併症の管理状況。

栄養介入（計画と実施）
- 具体的な方法は「4-3 栄養治療の実際（症例）」の項目を参照。

栄養モニタリングと評価
- 体重および血液検査データの経時的な評価。
- 各栄養素の摂取状況の評価。
- 薬物治療から生じる栄養治療上の変更点（ワルファリン使用時はビタミンKを多く含む納豆や青汁を避ける等）。
- 栄養状態の変化を見て，計画した目標や食事内容を見直す。

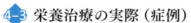 4-3 栄養治療の実際（症例） 発展

栄養管理計画とその解説

❖(1) 管理栄養士からみた症例のまとめ
- 下肢浮腫，呼吸苦，肺うっ血より両心不全が疑われる。左室駆出率が低下したHFrEF。心不全ステージC。BMI 30.1kg/m²，肥満度Ⅱ，Ⅲ度高血圧，脂質異常，耐糖能異常。

❖(2) 栄養管理計画書の作成
・栄養補給方法と内容の決定
- 医師からの指示栄養量を確認し，適切な病院食を提案する。

症例9（心不全）

[主訴] 下肢浮腫，呼吸苦。
[既往歴] 高血圧症，脂質異常症，2型糖尿病。
[現病歴] 60代男性。心疾患の既往なし。1か月前から歩行時息切れや下肢浮腫を自覚。明け方，急激に呼吸苦が増悪し，救急搬送となった。
[身体所見] 身長165cm，体重82kg，BMI30.1kg/m²，来院時血圧200/110mmHg，脈拍120/分，喫煙歴あり（20本/日×40年）。
[検査所見] LDL-C 190mg/dL，HDL-C 35mg/dL，TG 220mg/dL，空腹時血糖250mg/dL，HbA1c 7.2%，BNP 950pg/mL。
[理学所見] 胸部X線では肺うっ血所見，心陰影拡大を指摘。心電図は心拍数120/分，洞調律，V2-V6陰性T波を指摘。
[その後の経過] 来院時血圧200/110mmHg，胸部X線上，肺うっ血を認め，血液検査や心エコー所見より急性うっ血性心不全と診断。人工呼吸器を装着し，利尿薬や降圧薬，硝酸薬の持続投与により徐々に心不全は改善。抜管後に一般病棟へ転床となり内服薬の調節，心臓リハビリテーションを開始した。心臓カテーテル検査を行い，心不全の原因は虚血性心疾患と診断。左室前壁中隔の収縮能は低下し，左室駆出率は39%と低下。心不全や虚血性心疾患の再発予防のため，栄養指導を行う方針となった。

- 経口摂取可能か不可能か。経口摂取の場合は食形態について確認。看護師による入院時の聞き取りより義歯の有無等，食事摂取にかかわる情報を収集する。必要に応じて形態調整食を提供する。経口摂取不能で集中治療が必要な重症患者については経腸栄養や静脈栄養を検討する。
- 本症例では抜管後の栄養管理について示す。
- エネルギー必要量の確認。標準体重あたり25〜30kcal/日として計算する簡易式やハリス・ベネディクトの式よりBEEを算出し，活動係数とストレス係数を乗じてTEEを求める方法がある。心不全患者は入院時浮腫や胸水など体液貯留を認めることが多く，正確な体重把握が難しいため，標準体重を用いて必要栄養量を算出する。
- 本症例の場合は，安静度等を加味し，標準体重59.9kg×27＝1,617.3kcal。
- 肥満は冠動脈疾患，心不全の発症の独立したリ

スク因子の一つとなるため，適正な体重に管理。

● 浮腫の防止と腎臓の負担軽減のため塩分6g未満とする塩分制限。

● たんぱく質については腎機能障害の有無も確認し，算出する。本症例では標準体重59.9kg × 1.2g = 71.9g。

● 腸管浮腫があると蠕動運動が低下し，消化・吸収能が低下するため脂質はエネルギー比率20～25%程度で算出する。

● 利尿薬により低Naおよび K 血症が生じる場合があるため，血液検査データをモニタリングする。電解質異常が認められた場合は，食事の調整が必要か主治医に確認する。

● 病院の食事基準（約束食事箋）のなかで最も適切なものを選択する。対応しきれない場合は個別に調整する。

● 本症例ではエネルギー・塩分コントロール食とした。形態調整は不要。

・栄養管理計画書の作成

● 本症例での栄養管理計画書を図12-11に示す。

● 医師や看護師による栄養スクリーニングや関連職種から得た情報を踏まえて，栄養管理上の問題や課題を確認し，栄養管理計画書を作成する。

● 必要栄養量，提供栄養量，実際の摂取栄養量より充足率を確認する。心不全では呼吸苦や倦怠感等により経口摂取が進まない場合があるため，必要栄養量が確保できない場合は，栄養補助食品の追加を主治医に提案する。しかし，耐糖能異常や脂質異常がある場合は注意が必要である。

● 病状や栄養状態，摂取栄養量などを勘案し，栄養管理計画の再評価時期を決定する。

● 再評価では，必要に応じて計画の見直しを行う。本症例では心臓リハビリテーションの状況を確認し，運動強度により必要栄養量の見直しも必要である。また，低栄養や経口摂取不良等がある場合は NST の介入を主治医に提案する。

● 栄養管理計画書やモニタリング表の作成に当たっては，情報を収集するだけではなく，実際に患者訪問，ミールラウンドを行い，身体状況や摂取状況を直接見て，適切な食事が提供されているか実際に確認することも重要である。

❖(3) 栄養食事指導

● 心不全や虚血性心疾患の再発予防のため，医師からの指示のもと入院中に栄養食事指導をする。

● 病院食をモデルとして栄養食事指導を行う。必要に応じて，病院食の献立表やリーフレットを準備する。

● 心血管イベントの予防や進行抑制のため，合併している疾患についても栄養食事指導が必要である。

● 家族背景や生活背景などについても情報収集し，退院後の環境によっては宅配食等を紹介する。また，外来栄養食事指導につなげ，入院中のみならず退院後も適切な食事療法が行えるよう介入が必要である。

● 患者の適切なセルフケアは心不全増悪の予防に重要な役割を果たし，生命予後やQOLの改善が期待できるといわれている。そのため，心不全患者への療養指導は多職種で介入することが望ましいとされており，2021年度には日本循環器学会が「心不全療養指導士」の制度を創設した。心不全は急性増悪を繰り返すことで徐々に重症化していくため，それぞれの医療専門職が最適な療養指導を行い，再入院を防ぐことが重要である。

献立の実際例

● 献立の例を表12-11に示す。

● 減塩は，調味料の減量や減塩タイプの調味料の利用，盛付量の変更等で対応する。

● エネルギー量は，調理法，食材の種類や部位，分量で調整する。分量は食品構成表をもとに献立を作成する。

● エネルギー・塩分コントロール食は糖尿病患者も喫食することが多いため，いも類等のでんぷん食品は使用しないようにする。

● カリウム制限が必要な場合は，生野菜は分粥食に使われている煮物等を代替えとし提供する(いも類はカリウム量が多いため注意)。生果物は果物缶に変更する（糖尿病や脂質異常症がある場合は砂糖不使用の補助ゼリー等への変更を考慮する）。

● 水分制限については，必要な場合は主治医に食事での水分量を確認し，牛乳をヨーグルト，汁物禁等で対応する。

氏名　○○　○○　殿（男・⊙）
××××年×月×日生（60代）
入院日　××××.×.×

計画書作成日　××××.×.×
病棟　○○病棟
担当医師名　○○　○○
担当管理栄養士名　○○　○○

基本情報

身長 165 cm（測定日××××.×.×）　体重 82 kg（××××.×.×）　標準体重 59.9 kg
BMI 30.1 kg/m^2　基礎エネルギー消費量（H-B）BEE 1,586.33 kcal
ストレス係数 1.0　　　活動係数 1.3
入院時疾患名　急性うっ血性心不全
入院時栄養状態に関するリスク
●なし　○あり
■肥満　□るいそう　□褥瘡　□感染症　□悪心　□嘔吐　□便秘　□下痢　□脱水
□発熱　□嚥下機能障害　□イレウス　□食物アレルギー　□手術　■血糖コントロール不良
その他　高血圧，脂質異常

栄養状態の評価と課題

○なし　●あり
□低栄養　□食欲不振　□体重減少　□摂取困難　☑過体重
その他＿＿＿＿＿＿＿＿＿＿＿＿＿＿＿＿＿＿

> 心不全以外に肥満，高血圧症，脂質異常症，2型糖尿病が併存しているため，これらを含めた栄養管理と食事療法の習得が必要となる。

栄養管理計画

目標　○現状維持　○経過観察　●栄養状態の改善
　　　　その他　血糖コントロール・脂質異常症・血圧コントロール，減量，食事療法の習得
食欲　○なし　●あり　○不明
食事摂取可能状況　○0%　○10%　○20%　○30%　○40%　○50%
　　　　　　　　　○60%　○70%　●80%　○90%　○100%

栄養食事相談に関する事項

入院時栄養食事指導　□なし　■あり　実施予定日　××××.×.×
入院時栄養食事相談　□なし　■あり　実施予定日
退院時栄養食事指導　□なし　■あり　実施予定日　退院前

> 呼吸苦により経口摂取が進まないこともあるため，摂取量を確認し，必要に応じて食事相談を実施する。

その他栄養管理上解決すべき課題に関する事項

その他栄養管理上の課題　■なし　□あり
NSTサポート希望　■なし　□あり

栄養補給に関する事項

栄養補給量　エネルギ・塩分ーコントロール食：
　　　　　　エネルギー：1,600 kcal　たんぱく質：65 g　脂質：45 g　炭水化物：230 g
　　　　　　Na（食塩相当量）：6 g未満
　　　　　　K：3,000 mg
　　　　　　食物繊維：18 g
　　　　　　付加食品：なし
　　　　　　栄養剤：なし
　　　　　　注射：なし
栄養補給法　■経口　□経腸栄養　□静脈栄養
食事内容　EN1600食
留意事項

栄養状態の再評価の時期

●2週間後　○1週間後　○3日後　○　　月　　日

> 低栄養や禁食中，経口摂取量が5割以下等の場合は，再評価の時期を1週間以内に設定してモニタリングを行う。

図 12-11　栄養管理計画書（心不全）

- 患者の高齢化とともに，形態調整が必要なケースも増えている。献立作成の際は，形態加工に不向きな食品（いんげんや生トマト等）を使用しないようにする。形態調整食における塩分調整の一例も合わせて示す。
- たんぱく質制限が必要な際は，主菜量の調整や低たんぱく食品を使用し，不足分のエネルギーをたんぱくフリーの栄養補助食品やMCTオイル等で調整する。

 不整脈

 病　態

定　義

- 洞結節で生じた興奮は，房室結節，ヒス束，脚，プルキンエ線維の順に刺激伝導系を伝わる（図 12-12）。
- 興奮発生の異常や興奮伝播の異常により，異所性心筋収縮や脈の不整，頻脈，徐脈が生じることを総称して，不整脈という。

病態と症状

- 不整脈は主に，徐脈性不整脈（洞不全症候群，房室ブロック），頻脈性上室不整脈（心房細動，心房粗動，発作性上室頻拍），頻脈性心室不整脈（心室期外収縮，非持続性心室頻拍，持続性心室頻拍，心室細動）に分類される。
- 症状は動悸，血圧低下，失神などポンプ力低下による血圧下降からくる循環不全がある。動悸

表 12-11　献立の例（心不全）

	本症例：EN 1600食（エネルギー・塩分コントロール食）1,600 kcal P 65 g　F 45 g　C 230 g 食塩相当量 6 g 未満	参考：常食 1,900 kcal P 70 g　F 45 g　C 290 g 食塩相当量 8 g 未満	参考：分粥食・形態調整食 1,300 kcal P 60 g　F 30 g　C 200 g 食塩相当量 8 g 未満	参考：分粥食・形態調整食（塩分コントロール）1,300 kcal P 60 g　F 30 g　C 200 g 食塩相当量 6 g 未満
朝食	米飯 150 g	米飯 200 g	全粥 300 g	全粥 300 g
	みそ汁（わかめ・麩）1/2	みそ汁（わかめ・麩）	みそ汁（具なし）	
	がんも含め煮（2個）（減塩）	がんも含め煮（2個）	豆腐の煮物しょうゆあん 50 g	豆腐の煮物しょうゆあん 50 g
	付）ボイルいんげん	付）ボイルいんげん		
	かぶのゆかりあえ	かぶのゆかりあえ	白菜の煮浸し	白菜の煮浸し
	焼きのり・減塩しょうゆ	焼きのり・減塩しょうゆ	のり佃煮	のり佃煮
	牛乳 200 mL	牛乳 200 mL	牛乳 200 mL	牛乳 200 mL
昼食	米飯 150 g	米飯 200 g	全粥 300 g	全粥 300 g
	豚肉しょうが焼き 60 g	豚肉しょうが焼き 60 g	豚肉と野菜の煮物	豚肉と野菜の煮物
	付）ボイルキャベツ	付）ボイルキャベツ		
	ノンオイル和風ドレッシング	ノンオイル和風ドレッシング	じゃがいもの含め煮	じゃがいもの含め煮
	ひじき炒り煮	ポテトサラダ	キャベツの煮浸し	キャベツの煮浸し
	アスパラの辛子あえ	アスパラの辛子あえ	たいみそ	
	オレンジ（2/6）		ヨーグルト	ヨーグルト
夕食	米飯 150 g	米飯 200 g	全粥 300 g	全粥 300 g
	焼きかじきのチリソース 70 g	揚げかじきのチリソース 70 g	かじきトマト煮 70 g	かじきトマト煮 70 g
	付）ボイルししとう	付）ボイルししとう	かぶのコンソメ煮	かぶのコンソメ煮
	伴三糸（春雨抜き）	伴三糸		
	ほうれんそうの浸し（減塩）	ほうれんそうの浸し	ほうれんそうの煮浸し	ほうれんそうの煮浸し
			ねりうめ	
	りんご（2/6）	りんご（2/6）	りんご缶	りんご缶
	1,575 kcal P 62.2 g　F 45.9 g C 228.3 g 食塩相当量 5.9 g	1,949 kcal P 68.3 g　F 54.4 g C 296.6 g 食塩相当量 7.0 g	1,346 kcal P 55.4 g　F 23.3 g C 220.5 g 食塩相当量 6.9 g	1,298 kcal P 54.0 g　F 22.4 g C 212.1 g 食塩相当量 5.0 g

は訴えないことも多く，健康診断等で初めて気づかれることもある。心内血栓の梗塞による症状を認めることもある。

診断
- 12誘導心電図により，不整脈の診断がなされる。無症状時の心電図検査では不整脈が検出されないことも多い。
- 12誘導心電図で不整脈が検出されない症例においては，ホルター心電図（24時間持続的）やイベント心電図により不整脈が検出されることがある。
- 侵襲的検査として，心腔内にカテーテルを挿入し，局所電位情報や位置情報を解析する，心臓電気生理学的検査がある。

治療
(1) 非薬物治療法
- 生活習慣を適正に変更する。
- 禁煙，飲酒制限，カフェイン摂取の制限（コーヒー等カフェイン含有飲み物の制限，無カフェイン飲料へ変更）。過労，ストレス，睡眠不足を改善する。
- 高K血症（CKDなど）では刺激伝導障害を起こすので，K制限食とする。

(2) 薬物治療法および観血的治療法
- 不整脈の治療は主に，内服治療，カテーテルアブレーション，植込み型心臓電気デバイス（心臓ペースメーカ，植込み型除細動器，心臓再同期療法など），電気的除細動があげられる。内服治療には，抗不整脈薬による治療と血栓予防のための抗凝固薬による治療がある。
- 心房細動と診断された場合，心原性塞栓症のリスク評価を行ったうえで，抗凝固薬を使用するか決定する（Ⅲ薬物治療の解説を参照）。
- 不整脈を指摘された場合，背景に器質的心疾患がないか確認する。器質的心疾患を有する症例は，その疾患に対する治療も同時に行う必要がある。
- 致死的不整脈（心室頻拍・心室細動）に対し，植込み型除細動器や両心室ペーシング機能付き植込み型除細動器をいれることにより，心臓突然死を予防し生命予後改善が期待できる。

5-2 栄養食事療法（栄養ケアプロセス）

栄養スクリーニング
- 心臓の刺激伝達に影響を与える，一般的な生活習慣や栄養の偏り，嗜好品などについて調査する。

栄養アセスメント
- 栄養スクリーニングに基づき，基本的なエネルギー量，栄養素の摂食状況を把握し，適正値を算出する。

栄養診断
- 栄養指導および栄養ケアの対象とする事項について箇条書きに整理する。電解質の異常にも注意する。抗凝固療法は一般的は必須であるので，

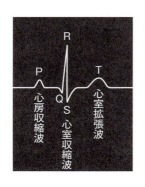
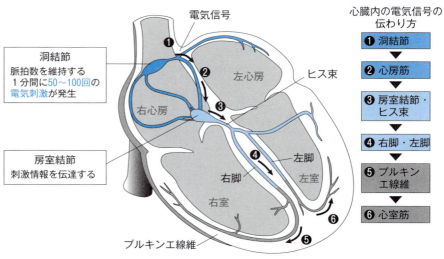

図12-12　心臓内の電気信号の伝わり方

この点も考慮すること。

栄養介入（計画と実施）
- 改善事項について具体的な栄養ケア・マネジメントの計画書を作成する。

栄養モニタリングと評価
- 栄養ケア実施後は，対象とした項目の改善度をチェックする。当初の目的を達成していないときは，その原因を調査して計画を作成しなおす。主力となる"薬物治療および観血的治療"が支障なく実施できるように，栄養面から支援する。

III 薬物治療の解説

❖(1) 利尿薬
- 腎臓から水とNaを排泄することで，循環血液量を減少させて血圧を下げる薬剤。サイアザイド系，非サイアザイド系，ループ利尿薬がある。副作用に，低Na血症，低K血症，高尿酸血症，高コレステロール血症，血糖値上昇などがある。アルドステロン拮抗薬は遠位尿細管で，Na/K交換系（アルドステロン感受性部位）を阻害して血圧を低下させる。RAS抑制薬と併用するが，高K血症に注意が必要である。

❖(2) Ca拮抗薬
- 血管平滑筋でのCa流入を阻害して，血管の収縮を抑制する薬剤。50～60％の患者で使用されている。ジヒドロピリジン系と非ジヒドロピリジン系がある。代謝系には副作用はない。

❖(3) RAS抑制薬（コラムを参照）
- RASを抑制する薬剤。作用部位の違いでいくつかの種類がある（ACE阻害薬，ARB，レニン阻害薬）。いずれもAIIの働きが抑制されることで，血圧を抑制し，直接的に血管壁肥厚や動脈硬化を軽減する働きがある。糖尿病，CKD，虚血性心臓病の合併時には第一薬（初めに使用する降圧薬）として使用される。高K血症，血管浮腫，空咳などの副作用。尿酸は低下する。

❖(4) 中枢性交感神経抑制薬
- 中枢に働き，末梢交感神経系を抑制することで血圧を下げる。CKDや透析患者によく使用される。末梢性の交感神経抑制薬（α1遮断薬）は推奨されない。

❖(5) 配合薬
- ARBと利尿薬，ARBとCa拮抗薬，ARBとCa拮抗薬と利尿薬などの配合薬が使用されている。

❖(6) ジェネリック薬品
- パテントの切れた薬品。価格が5～7割ぐらいで安価。配合薬にはジェネリック薬品との組み合わせが多い。薬剤費を安価にすることができる。

❖(7) 抗血栓療法
- 血管を損傷すると，血小板の粘着・凝集による一次止血，血液凝固因子の活性，フィブリン形成によるによる二次止血が起こる（図12-13）。二次止血では，凝固因子が活性化されると，連鎖して次の凝固因子が活性化され，最終的にフィブリンが形成される（図12-14）。
- 抗血小板薬は血小板の作用を抑えて，血栓形成を抑制。抗凝固薬は各凝固因子の働きを抑え，血栓形成を抑制する。

❖(8) 抗血小板薬
- アスピリンや，チエノピリジン系抗血小板薬

一次止血

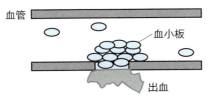

血小板の粘着・凝集

二次止血

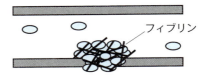

血液中の凝固因子が活性化。
フィブリンを生成し，強固な血栓を形成。

図12-13　血液凝固の仕組み

が使用されることが多い．冠動脈ステント治療術後，ステント血栓症や新規冠動脈病変を予防するために内服を行う．その他，脳梗塞や閉塞性動脈硬化症に対する治療として使用．

❖(9) 抗凝固薬（表12-12）

● ワルファリンや直接経口抗凝固薬（DOAC：direct oral anticoagulants）がある．
● DOACは，非弁膜症性心房細動の血栓予防，肺血栓塞栓症や深部静脈内血栓症に対する治療として使用．ワルファリンと異なり投与量は決められており，また，ビタミンKとの相互作用もないため（食材の影響がない），安定した作用が得られ，出血のリスクは低く安全に使用できる．

❖(10) β遮断薬

● 心拍数，心筋収縮，血圧を低下させ，心筋の酸素需要を抑制し，抗狭心症効果を持つ．心機能が低下した心不全患者の心機能や予後改善効果が示されており，心不全治療の第一選択薬として使用される．

❖(11) 硝酸薬

● 冠動脈拡張作用があり，狭心症発作を抑える効果がある．また，心臓の前負荷，後負荷を軽減させ，心筋の酸素需要を抑制することにより心筋虚血を改善，虚血性心疾患や高血圧症合併の心不全治療にも有用．

❖(12) 強心薬

● 高度心機能低下を認め，血圧低下や末梢循環

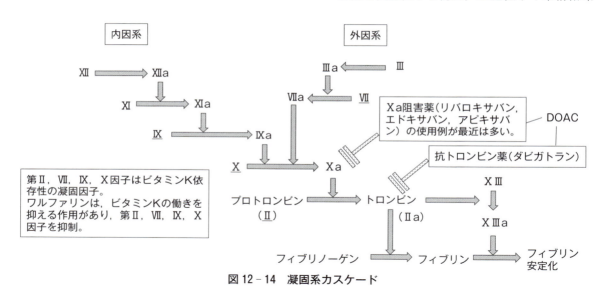

図12-14 凝固系カスケード

表12-12 抗凝固薬

	ワルファリン	DOAC
対象疾患	・弁膜疾患に対する，人工弁置換術後 ・左室内血栓 ・腎機能障害を有し，DOACを使用できない症例	・非弁膜症性心房細動の心内血栓予防 ・肺血栓塞栓症 ・深部静脈内血栓症
作用機序	・ビタミンKを阻害し，凝固因子（第Ⅱ，Ⅶ，Ⅸ，Ⅹ）の生成を抑制	・直接トロンビンを阻害 ・活性化第Ⅹ因子を阻害
投与量	・血液検査でINRを測定し，投与量を決定する	・内服量は固定されている ・低体重，高齢，腎機能障害で投与量を減量
禁忌	・活動性のある出血	・活動性のある出血 ・高度腎機能障害や透析症例
注意点	・ビタミンKとの相互作用により，作用が減弱する ・ワルファリン使用中は，ビタミンKを多く含む食材；納豆，青汁，ブロッコリー，栄養剤などの摂取を控えるよう指導が必要	・腎機能障害の進行がないか，定期的に血液検査で確認が必要 ・食事の影響を受けない

不全が著しい場合，カテコラミン強心薬（持続点滴）を使用する。経口の強心薬に，ジギタリスやカルシウム感受性増強薬（ピモベンダン）がある。強心薬は短期的には血行動態や心不全を改善する効果が望めるが，生命予後を不良にすることが知られており，必要最小限の使用が望まれる。

> **コラム**
>
> **レニン・アンジオテンシン・アルドステロン系の役割（図12-15）**
>
> レニン・アンジオテンシン・アルドステロン系の始まりは，腎でのレニン分泌。血圧および腎血流量の低下（還流圧の低下）は傍糸球体細胞（juxtaglomerular）からレニン分泌を亢進して，体液量の増加と直接的な血管収縮により血圧を上昇させる恒常性維持機構である。それに加え，活性化されたアンジオテンシンⅡおよびⅢは，動脈硬化症を促進して動脈壁再構築や腎糸球体内圧の亢進，耐糖能の低下，活性酸素産生の増加を介して，血管臓器の障害を促進する。したがって，CKDや糖尿病，虚血性心臓病では積極的にRAS抑制薬が使用されている（第一薬）。

注

1) 日本高血圧治療ガイドライン作成員会編：「高血圧治療ガイドライン2019」ライフサイエンス出版, p.18, 表2-5を転載

参考文献

日本循環器学会「急性冠症候群ガイドライン 2018年改訂版」
日本循環器学会「慢性冠動脈疾患診断ガイドライン 2018年改訂版」
日本動脈硬化学会「動脈硬化性疾患予防ガイドライン 2017年版」
日本循環器学会「急性・慢性心不全診療ガイドライン 2017年改訂版」
日本心不全学会「心不全患者における栄養評価・管理に関するステートメント」
日本心不全学会「高齢者心不全患者の治療に関するステートメント」
日本心不全学会ガイドライン委員会編「心不全患者における栄養評価・管理に関するステートメント」
厚生労働省「脳卒中，心臓病その他の循環器疾患に係る診療提供体制の在り方について」2017
日本循環器学会／日本心不全学会合同ガイドライン「2021年JCS/JHFSガイドラインフォーカスアップデート版 急性・慢性心不全診療」

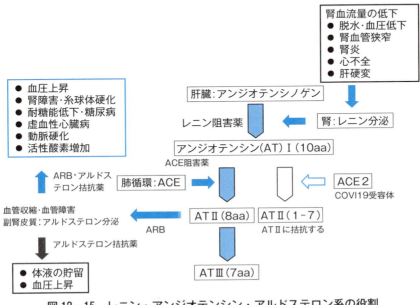

図12-15　レニン・アンジオテンシン・アルドステロン系の役割
aaはペプチド中のアミノ酸の数を表す

第13章 腎・尿路疾患

I 総論

1 腎・泌尿器系とは

●腎臓は腰部の後腹膜に存在する左右各120〜150gのそら豆型の臓器で、大動脈から腎動脈により1.2L/分の腎血流を受け、区域動脈、葉間動脈、弓状動脈、小葉間動脈、輸入細動脈を経て糸球体に入る。輸出細動脈は皮質表層の糸球体では傍尿細管毛細血管となり、傍髄質糸球体では直血管となりヘンレのループに伴走し、弓状静脈、葉間静脈、区域静脈、腎静脈から下大静脈に入り心臓に戻る(図13-1)。コラム「ヒトの腎臓の皮質と髄質:腎錐体、腎柱、腎葉との関係」を参照。

●ネフロンは糸球体と尿細管からなる。各腎臓に約100万個のネフロンが存在する。糸球体で血液を濾過し、糸球体濾過量100mL/分(約150L/日)の原尿を作り、尿細管で約99%を再吸収し、最終的に1.5L/日の尿を作る。尿は腎杯、腎盂、尿管、膀胱、尿道を経て排泄される。

●尿細管は近位尿細管、ヘンレのループ、遠位尿細管、集合管に分けられ、各分節に特異的な輸送体やチャネルにより再吸収や分泌がなされる(図13-1)。

●腎臓は老廃物・尿毒症物質の排泄や水・電解質のバランス、酸塩基平衡のバランスなど体液の内部環境のホメオスターシスを保つのに重要な働きをしている。腎臓の生理機能とその異常でみられる病態を表13-1にまとめた。

●腎臓の働きが障害され、糸球体濾過量が減少し、尿毒症物質が蓄積する病態を腎不全という。急性腎不全と慢性腎不全に分けられる。原因によらず、より早期に腎不全をみつけるために急性腎

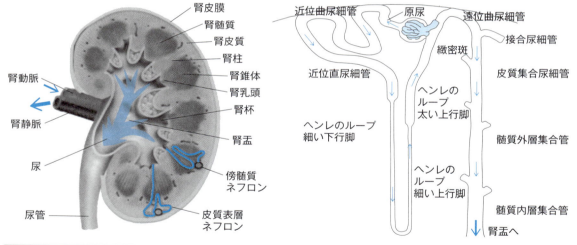

図13-1 腎臓の構造とネフロンおよび尿細管の分節と機能

障害（acute kidney injury：AKI）と慢性腎障害（chronic kidney disease：CKD）が定義された。

●腎機能評価は正確にはイヌリンクリアランスやクレアチニンクリアランスを用いるが，測定が煩雑であり，推算糸球体濾過量 eGFR を用いる。

男性：eGFR（mL/min/1.73m^2）= 194 × Cr$^{-1.094}$ × Age$^{-0.287}$

女性：男性 eGFR × 0.739

18歳以上に適応される。血清クレアチニン値は筋肉量に影響されるため，血清シスタチンC（Cys-C）値による推算式もある。コラム「腎機能評価におけるクレアチニンとシスタチンCの利点と欠点」を参照。

男性：eGFRcys（mL/min/1.73m^2）=（104 × Cys-C$^{-1.019}$ × 0.996^{Age}）− 8

女性：eGFRcys（mL/min/1.73m^2）=（104 × Cys-C$^{-1.019}$ × 0.996^{Age} × 0.929）− 8

●糸球体疾患は進行速度と尿蛋白の程度により5つの症候群に分けられる。①急性糸球体腎炎症候群は日の単位で増悪する。②急速進行性糸球体腎炎症候群は週・月の単位で進行する。③慢性糸球体腎炎症候群は年の単位でゆっくり進行する。④持続性または反復性血尿症候群は浮腫のない無症候性血尿・蛋白尿である。⑤ネフローゼ症候群は尿蛋白が1日3.5 g/gCr 以上持続し，低アルブミン血症 3.0g/dL 以下に低下するものをいう。

●尿細管の再吸収・分泌の異常では，浮腫や脱

コラム

ヒトの腎臓の皮質と髄質：腎錐体，腎柱，腎葉との関係

　ラットの腎臓は単腎葉で外表面に近い部分の皮質と深層部の髄質からなり，1つの腎乳頭から排泄された尿は1つの腎杯から腎盂に集まり，腎門部から尿管となり出て行く。ヒトの腎臓では多腎葉で8〜12個の腎葉が集まって1つの腎臓を作っている。髄質には延長した皮質である腎柱が入り込んで仕切りを作り，8〜12個の円錐形の腎錐体に分けられる。腎門部から出入りする腎動静脈は腎柱と腎錐体の間を通り皮質に血流を送る。腎柱は皮質の一部であり糸球体が存在する。腎錐体の先端は腎乳頭で集合管が開口し，小腎杯に尿を集め，さらに大腎杯から腎盂に尿が集まる。

水，低 Na 血症，高 K 血症，代謝性アシドーシスなどの水・電解質・酸塩基平衡の異常がみられる。急性尿細管壊死，急性尿細管間質性腎炎，慢性尿細管間質性腎炎のほか，輸送体やチャネルの分子異常でファンコーニ（Fanconi）症候群，バーター（Bartter）症候群，ギッテルマン（Gitelman）症候群，リドル（Liddle）症候群，腎性尿崩症，シスチン尿症など遺伝的疾患もある。

●腎臓は内分泌機能としてエリスロポエチンを産生し，低酸素刺激で造血を促進する。腎不全ではエリスロポエチン産生が十分でなく腎性貧血になる。

●緻密斑で Cl$^-$濃度の変化を感知し傍糸球体装置

表 13-1　腎臓の生理機能と病態

腎臓の生理機能	各機能異常でみられる病態
1．糸球体：濾過	
老廃物・尿毒症物質の排泄	腎不全（急性・慢性腎不全）
糸球体基底膜の濾過障壁	ネフローゼ症候群・糸球体腎炎
2．尿細管：再吸収・分泌	
体液量（水）の維持	浮腫，脱水，尿崩症
体液組成（電解質・浸透圧）の維持	電解質異常（低Na血症，高K血症，高P血症など）
酸塩基平衡の維持	代謝性アシドーシス，代謝性アルカローシス
3．内分泌機能	
エリスロポエチン産生	腎性貧血
レニン産生・血圧の維持	高血圧
ビタミンD$_3$活性化	CKD-MBD，腎性骨異栄養症，低Ca血症
4．たんぱく代謝・分解，糖新生	β$_2$ミクログロブリンによる透析アミロイドーシス，空腹時低血糖

> **コラム**
>
> **腎機能評価におけるクレアチニンとシスタチンCの利点と欠点**
>
> クレアチニン（Cr）は筋肉から出る老廃物である。るい痩，長期臥床，筋ジストロフィー患者，下肢切断者など筋肉量が極端に少ないと血清Cr値が低くなり，eGFRcrは実際の腎機能よりも過大評価される。逆に，アスリートや運動習慣があり筋肉量が多い人や食肉量が多いと血清Cr値は高値になる。
>
> 一方，シスタチンC（Cys-C）は全有核細胞から産生される内因性のシステインプロテアーゼ阻害物質である。血中濃度は比較的安定で，筋肉量，食事，運動の影響を受けにくい。筋肉量の減少した患者では血清Cys-C値やeGFRcysがより適切である。血清Cr値はGFR 50mL/分以下になるまで上昇しないが，血清Cys-C値はGFR 70mL/分以下で上昇しはじめるため，早期の腎機能障害を見つけるのに有効である。

からレニンを分泌し，糸球体濾過量を調節するとともに，アンジオテンシンⅡを増加し，血圧維持に働く。腎疾患では腎組織レニン・アンジオテンシン系（RAS）が亢進している。
- ビタミンDの活性化は近位尿細管でなされ，腎不全では活性型ビタミンDが減少し，腎性骨異栄養症，異所性石灰化などを伴うchronic kidney disease related mineral & bone disorder（CKD-MBD）をきたす。
- 腎臓は低分子たんぱくをアミノ酸に分解し，たんぱく代謝機能があり，透析患者ではβ_2ミクログロブリンが蓄積して透析アミドーシスになる。また，腎は糖新生作用があり，腎不全になると低血糖に注意が必要である。

2 栄養ケアプロセスの考え方

- 腎・泌尿器疾患の栄養療法の目的は，①腎・泌尿器疾患による腎機能障害の進行抑制と，②腎・泌尿器疾患に伴う症状の改善にある。
- 栄養ケア・マネジメントからは慢性腎臓病，急性腎臓病，ネフローゼ症候群，糖尿病性腎症，透析療法に分けて理解すると分かりやすい。そのほか，成長期の小児腎疾患や尿路結石の予防など特殊な栄養管理が必要である。
- 慢性腎臓病ではたんぱく質制限食による腎機能悪化の抑制が重要である。eGFR 30 mL/min/1.73m² 以下になると高K血症に注意が必要で，カリウム制限を行う。また浮腫，高血圧に対し塩分制限・水制限が必要である。たんぱく質制限による筋肉の異化を抑制するためにエネルギーは十分にとるが，糖尿病性腎症によるCKDではエネルギー制限とのバランスが問題になる。
- 急性腎障害・急性腎臓病では，水，ナトリウム，カリウムの管理が主体になる。異化亢進があるので十分なエネルギー補給が必要である。
- 透析患者ではたんぱく質制限は軽減されるが，フレイルにより予後が悪くなるので，十分なエネルギーを摂取する。最近では積極的なたんぱく質摂取と腎臓リハビリテーションでの運動療法が推奨されている。
- 塩分摂取量・飲水量が多いと除水量が増加し，透析中の血圧低下，除水困難になるので，塩分・水制限は必要である。CKD-MBDがあると血管石灰化が起こるので，リン制限食は必要である。

Ⅱ 各 論

1 慢性腎臓病（CKD）

1-1 病 態

定 義
- CKDは次のいずれかまたは両方が3か月以上持続することで診断される。
① 尿異常，画像診断，血液，病理で腎障害の存在。特に0.15g/gCr以上の蛋白尿または30mg/gCr以上のアルブミン尿。
② eGFR＜60mL/min/1.73m²
- 原因疾患によらずに早期に腎疾患をみつけ治療し，透析患者を減らすのが目的である。

病 態
- 腎機能 eGFR（G）とアルブミン尿（蛋白尿）量（A）により重症度が決まる（表13-2）。

● 主な CKD の原因疾患は糖尿病，高血圧，慢性糸球体腎炎である。慢性糸球体腎炎では IgA 腎症が最も多く（30〜40%），若い人に多い。尿潜血で発症し，感冒・発熱時に肉眼的血尿を呈し，しだいに蛋白尿も増加し，緩徐に進行し 20 年間で 40% が透析になる。

● 抗好中球細胞質抗体（ANCA）による急速進行性糸球体腎炎は高齢者に多く，週〜月の単位で血清 Cr が上昇し，迅速に治療をしないと透析になる。

● 新規透析導入患者の原因疾患は 2022 年末には 1 位が糖尿病性腎症 38.7%，2 位が腎硬化症 18.7%，3 位が慢性糸球体腎炎 14.0% である。

● ほかにも CKD の原因として尿細管間質性腎炎や膠原病に伴う腎炎，遺伝性疾患の多発性嚢胞腎，腎結石など多彩な疾患が含まれる。

診　断

● 腎機能の異常（eGFR < 60mL/min/1.73m^2）か，腎構造の異常（尿異常，腎画像・病理の異常）が 3 か月以上持続すれば CKD と診断される。

● 尿蛋白・潜血があってもネフローゼ症候群レベルにならないと浮腫などの症状はない。尿沈渣で障害の部位を推定し，腎超音波検査で腎臓の萎縮がなければ，腎生検を施行し，ステロイド治療などの適応を決め，早期に治療する。

● 腎機能障害は CKD ステージ G 5 の末期腎不全になるまで，尿毒症症状は出ない。尿沈渣のろう様円柱や，腎超音波検査で腎臓萎縮（長径 8 〜 9 cm 以下）・皮髄境界のコントラストの低下があれば，末期腎不全であり，腎生検やステロイド治療の適応性も低くなる。

治　療

❖(1)　非薬物治療法

● CKD の治療はステージに応じたたんぱく質制限と塩分制限，カリウム制限が基本になる。

● 高血圧，糖尿病，脂質異常症，高尿酸血症などの基礎疾患への食事療法，運動療法，禁煙，アルコール制限を行う。

❖(2)　薬物治療法

● レニン・アンジオテンシン系抑制薬は糸球体内圧を下げ，尿蛋白を減少し，腎機能の悪化を抑制する。しかし，高 K 血症に注意すべきである。

● 腎炎・ネフローゼ症候群では腎生検の組織所見によりステロイド治療や免疫抑制薬などの治療法の適応を決める。

● CKD ステージ G 4 以降の慢性腎不全では血清

表 13-2　CKD 重症度分類

原疾患	たんぱく尿区分		A 1	A 2	A 3
糖尿病関連腎臓病	尿アルブミン定量（mg/日）尿アルブミン/Cr比（mg/gCr）		正常	微量アルブミン尿	顕性アルブミン尿
			30未満	30〜299	300以上
高血圧性腎硬化症 腎炎 多発性嚢胞腎 移植腎 不明 その他	尿蛋白定量（g/日）尿蛋白/Cr比（g/gCr）		正常	軽度蛋白尿	高度蛋白尿
			0.15未満	0.15〜0.49	0.50以上
GFR区分（mL/分/1.73 m^2）	G 1	正常または高値	≧90		
	G 2	正常または軽度低下	60〜89		
	G 3 a	軽度〜中等度低下	45〜59		
	G 3 b	中等度〜高度低下	30〜44		
	G 4	高度低下	15〜29		
	G 5	高度低下〜末期腎不全	<15		

重症度は原疾患・GFR区分・蛋白尿区分を合わせたステージにより評価する。CKDの重症度は死亡，末期腎不全，心血管死亡発症のリスクを　　のステージを基準に，　　，　　，　　の順にステージが上昇するほどリスクは上昇する。
資料：日本腎臓学会，2024[1]

Cr 値の上昇を抑制するために活性炭（クレメジン®）により尿毒症物質を吸着し便中に排泄する。高 K 血症に対しては，K イオン交換樹脂を投与する。代謝性アシドーシスに対し，炭酸水素ナトリウム 1 〜1.5g を投与する。高リン血症に対しリン吸着薬を投与する。腎性貧血に対しエリスロポエチン製剤（p.286 参照）を皮下注射または HIF-PH 阻害薬（p.236 参照）を経口投与する。

1-2 栄養食事療法（栄養ケアプロセス）

● CKD の食事療法は CKD ステージの進行を抑えるために十分なエネルギー摂取のもとにたんぱく質制限を行い，体液の貯留による浮腫・高血圧を軽減するために塩分制限を行う。CKD ステージによる食事療法基準（日本腎臓学会「慢性腎臓病に対する食事療法基準 2014 年版」）を表 13-3 に示す。

栄養スクリーニング

● 高血圧や肥満，高血糖，脂質異常症および各種臓器障害の有無について情報を集める。
● 浮腫の有無，体重の変動・増減率。
● 食事摂取量や食欲，血清アルブミン値，血清コリンエステラーゼ値，血清コレステロール値，中性脂肪，血糖など。
● ADL の状態。

栄養アセスメント

● たんぱく質摂取量や食塩摂取量，カリウム，カルシウム，リンなど CKD 関連の栄養素の過不足に留意する。
● たんぱく質摂取量は，Maroni の式により評価

表 13-3　CKD ステージによる食事療法基準

ステージ （GFR）	エネルギー （kcal/kgBW/日）	たんぱく質 （g/kgBW/日）	食塩 （g/日）	カリウム （mg/日）
ステージ 1 （GFR≧90）	25〜35	過剰な摂取をしない	3 ≦ ＜ 6	制限なし
ステージ 2 （GFR60〜89）		過剰な摂取をしない		制限なし
ステージ 3 a （GFR45〜59）		0.8〜1.0		制限なし
ステージ 3 b （GFR30〜44）		0.6〜0.8		≦2,000
ステージ 4 （GFR15〜29）		0.6〜0.8		≦1,500
ステージ 5 （GFR＜15）		0.6〜0.8		≦1,500
5 D （透析療法中）	30〜35	0.9〜1.2	HD：＜6 PD除水量（L）×7.5 ＋尿量（L）×5	HD： ＜2,000 PD：制限なし

注）エネルギーや栄養素は，合併する疾患（糖尿病，肥満など）のガイドラインなどを参照して調整する。性別，年齢，身体活動度により異なる。慢性腎臓病に対する食事療法基準2014年版では，体重は標準体重（BMI =22）であるが，最近は年齢による目標体重を用いる。

＊1　腎臓病患者の診療ガイドラインの変遷
1976　第一次栄養委員会報告
1998　腎疾患患者の生活指導・食事療法に関するガイドライン
2007　慢性腎臓病に対する食事療法基準2007年版
2009　エビデンスに基づくCKD診療ガイドライン2009
2010　AKI，急性腎不全
2012　CKD診療ガイド2012
2013　エビデンスに基づくCKD診療ガイドライン2013
2014　慢性腎臓病に対する食事療法基準2014年版
2018　エビデンスに基づくCKD診療ガイドライン2018
2020　日本人の食事摂取基準（2020年版）
2023　エビデンスに基づくCKD診療ガイドライン2023
2024　CKD診療ガイド2024
2025　日本人の食事摂取基準（2025年版）

する。
たんぱく質摂取量（g/日）=［尿中尿素窒素排泄量（g/日）+ 0.031 ×体重（kg）］× 6.25
● 推定一日食塩摂取量（g/日）= 24 時間尿中 Na 排泄量（mEq/日）/17
コラム「物質の g-mol 換算式と濃度」を参照。
24 時間尿 Na 排泄量（mEq/日）= 21.98 ×［随時尿 Na（mEq/L）/ 随時尿 Cr（mg/dL）/10 × 24 時間尿 Cr 排泄量予測値（mg/日）］$^{0.392}$
24 時間尿 Cr 排泄量予測値（mg/日）=［体重（kg）× 14.89］+［身長（cm）× 16.14］−（年齢 × 2.043）− 2244.45（高血圧治療ガイドライン 2019（JSH2019））
● 高血圧, 糖尿病, 肥満, 脂質異常症, 高尿酸血症などの合併症の状況把握。

栄養診断
● 腎機能の状況とリスク評価。
● CKD 関連の栄養素の過不足評価。
● 栄養素摂取と CKD の重症化との関連を図 13-2 に示す。

栄養介入（計画と実施）
● たんぱく質摂取量は，表 13-3 のようにステージ G3a では 0.8〜1.0g/kgBW/日，ステージ G3b，ステージ G4〜G5 では 0.6〜0.8g/kgBW/

コラム
物質の g-mol 換算式と濃度

① 物質 A の分子量 X とすると 1mol は Xg となり, 物質 A の 1g は 1/Xmol である。
　たとえば，物質 A が食塩 NaCl とすると 1mol は Na 原子量 23.0g + Cl 原子量 35.5g =分子量 58.5g である。食塩 1g は 1/58.5 = 0.017mol = 17mmol である。
　モル（mol）濃度 mol/L（M）=溶液 1L 中の溶質の g 数 / 溶質の分子量
　mol/L は溶液 1L に溶けている物質のモル（mol）数を表す。
　たとえば，0.9％生理食塩水は水 1L 中に 9g の食塩が溶解しており，
9g/58.5g = 0.154mol/L（M）= 154mM となる。
② mEq/L は溶液 1L 中に溶けている溶質の電荷数（当量），つまり電解質の濃度を表す単位である。
mEq/L = mmol/L ×電荷数
　たとえば，塩化カルシウム $CaCl_2$ 1mmol/L は Ca^{2+} + 2Cl^- に各イオンが電離し，
Ca^{2+} 1mmol/L ×電荷数 2 = 2mEq/L
Cl^- 2mmol/L ×電荷数 1 = 2mEq/L となる。
③ 食塩相当量（g）=ナトリウム量（mg）× 2.54 ÷ 1000
換算係数は 2.54（= NaCl 分子量 58.5/Na23 分子量）である。

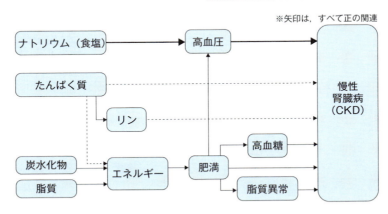

高血圧・脂質異常症・糖尿病に比べると栄養素摂取量との関連を検討した研究は少なく，結果も一致していないものが多い。また，重症度によって栄養素摂取量との関連が異なる場合もある。
この図はあくまでも栄養素摂取と慢性腎臓病（CKD）の重症化との関連の概要を理解するための概念図として用いるに留めるべきである。

図 13-2 栄養素摂取と CKD の重症化との関連の模式図
資料：厚生労働省「日本人の食事摂取基準（2025年版）」p.449

日とする。
- 高齢者ではサルコペニア，フレイルの予防のため，ステージG3aの軽度腎機能障害では一律にたんぱく質制限をせず，個々の病態に応じて設定する。
- 腹膜透析では腹水中にたんぱく質が消失するため，血液透析でもフレイル予防のためたんぱく質制限が0.9〜1.2g/kgBW/日に緩められ，エネルギーを十分とる。
- 0.6g/kg/日未満のたんぱく質摂取制限は，ほかの栄養素摂取が不足する可能性もあり，腎臓専門医と管理栄養士がいる専門医療機関で実施する。高齢者のCKD重症化予防では0.8〜1.0g/kg/日のたんぱく質摂取を推奨する。
- 「日本人の食事摂取基準（2025年版）」では最低の死亡率を示すBMIが年齢により異なるため，サルコペニア・フレイルの予防のため年齢の目標体重によるエネルギー摂取とたんぱく質制限の基準に見直されている。
- 食塩摂取量はCKDおよび高血圧の重症化予防のため男女とも3g/日以上6g/日未満の制限とする（「日本人の食事摂取基準（2025年版）」の目標量は男性7.5g/日，女性6.5g/日未満）。
- カリウムはステージG1〜G3aでは制限なし。ステージG3bでは2,000mg以下，ステージG4およびステージG5では1,500mg以下とする。
- 栄養素の摂取量は，「日本人の食事摂取基準（2025年版）」による。エネルギー産生栄養素バランスを定めるにはたんぱく質の量を初めに定め，次に脂質の量を定め，その残余を炭水化物とする。
- CKDでは低マグネシウム血症（1.8mg/dL未満）での死亡率が高く，マグネシウムの低下に注意する。
- 軽度の腎機能低下による血清リン上昇に対し，PTH，FGF-3（fibroblast growth factor 23：FGF23）の上昇により尿中リン排泄量が増加し，CKDの予後に相関する。

栄養モニタリングと評価

- 身体的および血圧，血液検査データの経時的な評価。
- たんぱく質摂取量は尿中尿素窒素排泄量より，食塩摂取量は尿中Naと尿中Cr値から計算し評価する。

1-3 栄養治療の実際（症例）

症例10（慢性腎臓病（CKD））

28歳，男性。
[主訴] 外食が多く，急に高血圧・腎機能が低下して栄養食事指導を依頼。
[既往歴] 小学校の頃から肥満，高尿酸血症。
[家族歴] 父親が高血圧，母親が糖尿病。
[職業] スーパー勤務。
[現病歴] 2年前から健康診断で肥満，高血圧，蛋白尿，腎機能障害を指摘されていた。仕事が忙しく外食が多くなり，血圧188/126mmHgに急に上昇し，近医で降圧薬を処方され，精査のため受診。CKDの治療と食事療法を目的に2週間の予定で入院となった。
[身体所見] 身長170.0cm，体重95.0kg，BMI 32.9kg/m^2，血圧156/92mmHg，脈拍90/分，両側眼底に白斑，銅線化，出血斑。
[検査所見] 血清総蛋白7.4g/dL，アルブミン4.6g/dL，Cr 1.58mg/dL，eGFR 45.2mL/min/1.73m^2，Na 143mEq/L，K 3.3mEq/L，CL 104mEq/L，尿酸9.5mg/dL，空腹時血糖112mg/dL，HbA1c 5.8%，総コレステロール210mg/dL，中性脂肪363mg/dL
[尿所見] たんぱく（+），尿中微量アルブミン420mg/gCr，潜血（−），尿糖（−）。
[心電図] 左室肥大，異常Q波がⅢ，aVF
[胸部XP] CTR 52%。
[主治医からの栄養指示書の内容] エネルギー2,000kcal，食塩6g未満。

栄養管理計画とその解説

(1) 管理栄養士からみた症例のまとめ

- 肥満，高血圧を伴うCKDステージG3aA3の若年男性で，食事は3食食べているが，弁当や外食が多い。ビール毎日1,000mLで高尿酸血症がある。野菜の摂取は少なくカリウムは低値である。

(2) 栄養管理計画書の作成

・栄養補給方法と内容の決定
- 本症例の場合はCKDのガイドラインに沿い，

必要なエネルギー量は 63.6（標準体重）kg × 25 〜35kcal/kg ＝ 1,590〜2,226kcal となる。

HBE（男）＝ 66.47 ＋ 13.75 × 95.0kg ＋ 5.0 × 170.0cm － 6.76 × 28 歳 ＝ 2,033kcal より 2,000kcal とする（ハリス・ベネディクトの式，p.212）。

● 主病以外の疾病には（本症例では糖尿病，脂質異常症，高尿酸血症），指示がなくとも管理栄養士が炭水化物量やたんぱく質量等にも配慮すべきであり，必要と思われる変更は，医師に提案する。

● たんぱく質量は CKD のガイドラインに沿い，0.6〜0.8g/kgBW/ 日より，標準体重 63.6kg をかけて，38〜51g/ 日となるが，腎機能障害は軽度から中等度であり，50g/ 日とする。

● 本症例では，高血圧があり塩分 6 g/ 日に制限し，カリウムは低いので制限せず，腎臓食（エネルギー2,000kcal/ 日，たんぱく質 50g/ 日，塩分 6 g/ 日）とした。

・栄養管理計画書の作成

● 本症例での栄養管理計画書を図 13-3 に示す。

❖(3) 栄養食事指導

● 病院食をモデルとし，患者の食習慣やライフスタイルに配慮した食事内容の指導を行う。

● 低たんぱく食の実践には患者の理解と自主性が重要である。低たんぱく食により患者の QOL を損なわないよう適切な栄養食事指導を行う。

● 本症例では，スーパーに勤めていることもあり昼食の選び方・組み合わせ方を説明した。

特別治療食の献立の展開食の応用

● 院内食事基準により常食，軟食，流動食，経管流動食，特別治療食までを展開する。

● 平均在院日数 12 日を考慮して 10 日間隔のサイクルメニューを用いる。季節の旬のものや節句

表 13-4　献立の例（慢性腎臓病（CKD））

	ごはん食1900 （1,900 kcal たんぱく質 70 g）	糖尿病性腎症食 （1,800 kcal たんぱく質 50 g）	腎臓食 （2,000 kcal たんぱく質 50 g）	透析食 （1,800 kcal たんぱく質 60 g）
朝食	米飯 200 g	米飯 200 g	低たんぱくごはん 200 g	米飯 200 g
	オムレツ	オムレツ	オムレツ	オムレツ
	サラダ（ブロッコリー・たまねぎ・ハム）	サラダ（ブロッコリー・たまねぎ・ハム）	サラダ（ブロッコリー・たまねぎ・ハム）	サラダ（ブロッコリー・たまねぎ・ハム）
	イタリアンドレッシング	ノンオイル減塩ドレッシング	マヨネーズ	マヨネーズ
	味付けのり	焼きのり	焼きのり	焼きのり
	りんご	りんご	りんご缶 50 g	りんご缶 50 g
昼食	米飯 200 g	米飯 200 g	低たんぱくごはん 200 g	米飯 200 g
	さわら塩焼き 60 g	さわら塩焼き 40 g	さわら塩焼き 60 g	さわら塩焼き 60 g
	筑前煮	筑前煮（鶏肉抜き）	筑前煮（鶏肉抜き）	筑前煮
	ごまあえ	ごまあえ	ごまあえ	ごまあえ
	パイナップル	パイナップル	アガロリーゼリー	アガロリーゼリー
夕食	米飯 200 g	米飯 200 g	低たんぱくごはん 200 g	米飯 200 g
	麻婆豆腐	麻婆豆腐 （豆腐 3 / 4，ひき肉 1 / 2）	麻婆豆腐 （ひき肉 1 / 2）	麻婆豆腐 （豆腐 3 / 4，ひき肉 1 / 2）
	白菜のあえ物	白菜のあえ物	白菜のあえ物	白菜のあえ物
	白花豆煮 20 g	白花豆煮 20 g	白花豆煮 30 g	白花豆煮 20 g
	牛乳 200 mL	ヨーグルト 70 g	ヨーグルト 70 g	ヨーグルト 70 g
	1,985 kcal　P 74 g　F 53 g C 303 g　食塩 7.2 g K 3,000 mg　Ca 600 mg	1,747 kcal　P 58 g　F 35 g C 300 g　食塩 5.3 g K 2,600 mg　Ca 450 mg	1,973 kcal　P 53 g　F 49 g C 330 g　食塩 5.6 g K 1,900 mg　Ca 550 mg	1,833 kcal　P 65 g　F 49 g C 283 g　食塩 5.6 g K 2,000 mg　Ca 400 mg

P：たんぱく質，F：脂質，C：炭水化物，K：カリウム，Ca：カルシウム

計画作成日　××××.×.×

氏名　○○　○○　殿（男・女）

病棟　○○病棟

××××年×月×日生（20代）

担当医師名　○○　○○

入院日　××××.×.×

担当管理栄養士名　○○　○○

基本情報

身長 170.0 cm（測定日××××.×.×）体重 95.0 kg（測定日××××.×.×）

標準体重 63.6 kg　BMI 32.9 kg/m^2　基礎エネルギー消費量（H-B）BEE　2,000 kcal

入院時疾患名　　　慢性腎臓病

入院時栄養状態に関するリスク

○なし　●あり

■肥満　□るいそう　□褥瘡　□感染症　□悪心　□嘔吐　□便秘　□下痢　□脱水

□発熱　□嚥下機能障害　□イレウス　□食物アレルギー　□手術　□血糖コントロール不良

その他

栄養状態の評価と課題

○なし　●あり

□低栄養　□食欲不振　□体重減少　□摂取困難　☑過体重

その他

栄養管理計画

目標

○現状維持　○経過観察　●栄養状態改善　その他

食欲　○なし　●あり　○不明

食事摂取可能状況　○0 ～25%　○25～50%　○50～75%　●75～100%

栄養食事相談に関する事項

入院時栄養食事指導の必要性　□なし　■あり（入院中の食事の説明，腎臓食について）

栄養食事相談の必要性　■なし　□あり

退院時栄養食事指導の必要性　□なし　■あり（退院後の食事について，継続指導の案内）

その他栄養管理上解決すべき課題に関する事項

その他栄養管理上の課題　□なし　■あり（退院後，減塩・たんぱく質制限が実行できるか確認
が必要）

NSTサポート希望　　　　　■なし　□あり

栄養補給に関する事項

栄養補給量　エネルギー・たんぱく質・塩分コントロール食：

エネルギー：2,000 kcal　たんぱく質：50 g　脂質：50 g　炭水化物：338 g

食塩：6 g未満

栄養補給方法　■経口　□経腸栄養　□静脈栄養

食事内容　　　腎臓食　2,000 kcal（たんぱく質：50 g）

留意事項　　　なし

栄養状態の再評価の時期

○2 週間後　●1 週間後（××××.×.×）　○3 日後

図 13 - 3　栄養管理計画書（慢性腎臓病（CKD））

や年間行事に合わせた料理を出し，食の季節感を出すようにしている。
- 塩分制限やたんぱく質制限により味付けや見た目が損なわれ，食欲が低下しエネルギー摂取が減少しないように，調味料やアミノ酸スコアの高いたんぱく質など変化を持たせる工夫が必要である。

献立の例（表13-4）
- 通常の食品で十分なエネルギー摂取ができない場合は，たんぱく質調整食品（でんぷん麺，でんぷん米など），ブドウ糖重合体（粉飴，カロライナ®など），MCT製品（マクトン®クッキー，マクトン®パウダー，マクトン®ゼリーなど）の，特別用途食品も適宜使用する。
- 血清カリウム値5.5mEq/L以上で，カリウムの制限を行う。カリウムを減らすには，野菜，海藻，きのこ類，いも類，豆類などのカリウム含有量の多い食品を控える。調理時にゆでこぼしたり，細かく切ってから水にさらすとカリウム含有量を減らすことができる。

2 急性腎臓病（AKD）

2-1 病態

定義
- 急性腎不全はクレアチニンが急激に上昇して体液の恒常性が維持できなくなった状態である。急性腎障害（AKI）は急性腎不全による透析を避け，より早期に腎障害をみつけるために診断基準と病期分類が定義された（表13-5）。

> **コラム**
>
> **必須アミノ酸**
> 　体内で作ることができない8種類のアミノ酸（トリプトファン，リジン，メチオニン，フェニルアラニン，スレオニン，バリン，ロイシン，イソロイシン）と生合成が遅いヒスチジンを加えた9種類のアミノ酸をいう。

> **コラム**
>
> **アミノ酸スコア**
> 　食品中の必須アミノ酸の含有比率を評価する値である。特定の食品に対し，窒素1gあたりに占める必須アミノ酸mg数で表され，FAO/WHOなどによる合同委員会が基準としたアミノ酸評点パターンに対する割合で算出される。アミノ酸スコアが低下した食事では，たんぱく質を効率よく合成できず，さらにたんぱく質を控えた食事が長期になると栄養障害を招く危険性がある。
> 　代表的なアミノ酸スコアは豚肉ロース，アジ，鶏卵，牛乳，大豆が100，ジャガイモ73，精白米61，りんご56，トマト51などである。

- 急性腎臓病（acute kidney disease：AKD）はAKIに加え，3か月未満の腎臓の機能的障害や構造的障害を含む概念として新たに提唱された（表13-6）。

診断
- AKI診断基準：RIFLE（Risk/Injury/Failure/Loss/End-stage）分類に次いでAKIN分類が提

表13-5　KDIGO診療ガイドラインによる急性腎障害（AKI）診断基準と病期分類

定義	1. 血清Cr値が≧0.3mg/dL上昇（48時間以内） 2. 血清Cr値基礎値から1.5倍以上の増加（7日以内） 3. 尿量0.5mL/kg/時以下が6時間以上持続	
	sCr基準	尿量基準
ステージ1	sCr基礎値の1.5～1.9倍 ΔsCr≧0.3mg/dLの増加	<0.5mL/kg/時（6～12時間持続）
ステージ2	sCr基礎値の2.0～2.9倍	<0.5mL/kg/時（12時間以上持続）
ステージ3	sCr基礎値の3倍 sCr≧4.0mg/dLの増加 腎代替療法開始	<0.3mL/kg/時（24時間以上持続） 無尿（12時間以上持続）

定義1～3の1つを満たせばAKIと診断する。血清クレアチニン（sCr）と尿量による重症度分類では重症度の高いほうを採用する。
資料：「AKI（急性腎障害）診療ガイドライン2016」『日本腎臓学会誌』59（4），2017，pp.419-433

唱され，2012年に両者を組み合わせたKDIGO（Kidney Disease：Improving Global Outcomes）分類が出された（表13-5）。血清クレアチニン値の変化と時間尿量からステージ1～3に分類される。

●尿中バイオマーカーのNAG，β_2ミクログロブリン，L型脂肪酸結合蛋白（L-FABP），KIM-1（kidney injury molecule 1）などの上昇がみられる。

●AKDでは腎生検により原因疾患を明らかにする。

病 態

●腎虚血（脱水・出血）や腎毒性薬剤（NSAIDs，シスプラチンなど）やミオグロビン（横紋筋融解症）などによる急性尿細管壊死がAKIの主な原因である。

●AKIの経過は発症期1～3日の後に，乏尿期（尿量が400mL/日以下）となり糸球体濾過量が低下し，血中尿素窒素が上昇し数日から2週間持続する。その後，利尿期になるとGFRが改善し，1～2か月で回復期となる。

●急性尿細管間質性腎炎によるAKDでは尿沈渣に好酸球や尿細管障害のマーカーNAG，β_2ミクログロブリンの上昇や尿比重の低下がみられる。

●急性糸球体腎炎によるAKDはかつて小児での溶連菌感染後急性糸球体腎炎が多かった。A群β溶連菌感染による扁桃炎後に1～2週間の潜伏期間の後，乏尿，浮腫，高血圧，血尿・蛋白尿で発症する。ASO上昇，補体低下がみられ，腎生検で糸球体内浸潤細胞と補体C_3の上皮下沈着，電子顕微鏡で上皮下にラクダの瘤状の沈着（hump）がみられる。抗菌薬や衛生環境の改善で減少した。最近は，高齢者に感染後急性糸球体腎炎がみられる。

治 療

●急性腎不全・AKIは腎血流の低下による腎前性，急性尿細管壊死や腎実質の異常による腎性，尿路閉塞による腎後性の3つに分けられる。

●腎前性AKIでは発症期に輸液し腎虚血を改善すれば，腎機能は急速に改善する。3日以上放置すると急性尿細管壊死となり，一時的に血液透析が必要になる。

●腎後性AKIでは導尿や尿管ステント，腎ろうなどにより尿路の閉塞を解除すれば腎機能は改善する。

●腎性AKIやAKDでは原因疾患の治療を行う。

●AKIとAKDは，乏尿期・無尿期には厳格な塩分制限と水制限，場合によりたんぱく質摂取量の管理が中心になる。

表13-6 AKI，AKD，CKDの概念と主な疾患・症候群

概念	腎機能障害の基準	尿・構造的障害の基準	主な疾患・疾患群
AKI	7日以内の血清Cr＞50％上昇 2日以内の血清Cr≧0.3 mg/dL	乏尿	急性尿細管壊死 腎前性急性腎不全 腎後性急性腎不全
AKD	AKI 3か月未満のGFR＜60 mL/min/1.73 m² 3か月未満の血清Cr＞50％以上の上昇	3か月未満の尿・腎構造的障害（病理・画像の異常）	急性腎不全 急性尿細管間質性腎炎 急性糸球体腎炎 急速進行性糸球体腎炎 ネフローゼ症候群のうち微小変化群 急性腎盂腎炎
CKD	3か月以上持続する GFR＜60 mL/min/1.73 m²	3か月以上持続する尿・腎構造的障害（病理・画像の異常）	慢性糸球体腎炎 糖尿病性腎症 ネフローゼ症候群のうち膜性腎症，巣状分節性糸球体硬化症，膜性増殖性糸球体腎炎，慢性尿細管間質性腎炎，慢性腎盂腎炎 多発性嚢胞腎，ループス腎炎，アミロイドーシス，シスチン結石
NKD	GFR≧60 mL/min/1.73 m² 血清Cr安定	腎構造的障害なし	無症候性血尿，家族性良性血尿，生理的蛋白尿

NKD：no known kidney disease（Kidney Int Suppl 2：1 -138，2012）

2-2 栄養食事療法（栄養ケアプロセス）

栄養スクリーニング
● 急性腎不全や急性糸球体腎炎などの急性腎臓病では病態が急激に変動するため，時間尿量，尿中および血中Na，K値や体重変化をモニターしながら病態を明らかにする。

栄養アセスメント
● 水・電解質は，in-outバランスを評価する。尿中や腎外からの体液喪失量を経時的に測定し，喪失分を体重変化や血清電解質濃度の変化をみながら，ゆっくりと安全量を補液する。
● 飲水量は浮腫や心不全がある場合，前日尿量mL + 500 mL（不感蒸泄量700mL − 代謝水300mL + 便中100mL）とする。不感蒸泄量は体重kg × 15mL。
● 利尿期には脱水に注意し，また過剰輸液による多尿にも注意する。回復期・治癒期には水分制限はしない。
● 総エネルギー必要量（total energy needs：TEN）は原疾患が重症であるほど多くなる。基礎エネルギー消費量（basal energy expenditure：BEE）に原疾患の侵襲度に応じたストレス係数を乗じた量を目安とする（手術，感染，外傷，火傷の程度による係数。Long CL, et al, JPEN 1979；3：452 − 456）。

TEN = BEE ×活動係数×ストレス係

BEEはハリス・ベネディクトの式（HBE）

（p.37 参照）より求める。

HBE（男）= 66.47 + 13.75 ×体重（kg）+ 5.0 ×身長（cm）− 6.76 ×年齢

HBE（女）= 655.10 + 9.56 ×体重（kg）+ 1.85 ×身長（cm）− 4.68 ×年齢

活動係数：ベッド上安静1.2, ベッド外の活動あり1.3

ストレス係数：飢餓1.0，軽度ストレス1.3，中等度ストレス1.5，高度ストレス2.0

栄養診断
● AKIの乏尿期・利尿期か回復期・治癒期か評価。
● 体液量を評価し，飲水量，減塩の程度を決める。
● 必要な総エネルギー量を計算する。

栄養介入（計画と実践）
● 食塩は乏尿期には3 g/ 日以下に制限し，利尿期3 〜 5 g/ 日・回復期3 〜 7 g/ 日に制限する。漬物や加工食品は避ける。
● 飲水量は乏尿期には前日尿量mL + 500mLに制限。利尿期以降は制限を解除。
● 乏尿期に血清K値5.5mEq/L以上ではカリウム制限食やカリウムを含まない輸液とする。
● エネルギーはKDIGOガイドラインではどの病期のAKI患者でも20〜30kcal/kg/日を推奨している。
● 透析をしていないAKI患者では0.8〜1.0g/kg/日のたんぱく質を血液浄化法中は約10〜15g/ 日のアミノ酸が喪失するので1.7g/kg/日を推奨している。

表13 - 7　AKIの栄養管理

病　期	発症期	乏尿期	利尿期	回復期
期　間	1 〜 3日	数日〜数週間	数日	1 〜数か月
特　徴	原因発症から乏尿出現まで	高窒素血症 水電解質異常 乏尿400 mL/日以下 無尿100 mL/日以下	腎機能回復に伴い多尿2,500 mL/日以上	必ずしも元の腎機能まで回復しない
エネルギー	20〜30 kcal/kg/日			
たんぱく質	透析していないAKI患者　0.8〜1.0 g/kg/日			
	透析中のAKI患者　1.0〜1.5 g/kg/日 CRRT：1.7 g/kg/日			
水　分	尿量mL+500 mL	制限しない		制限しない
食　塩	3 g/日以下	3 〜 5 g/日		3 〜 7 g/日
カリウム	K制限	高K血症に注意		
血　糖	144〜180 mg/dL			

栄養モニタリングと評価

- 経時的に尿量，バイタルサイン，浮腫，血清Cr，電解質をモニターし栄養補充量を再評価し変更する。
- 経口摂取を優先する。経腸栄養法は経静脈栄養法より，腸管粘膜の維持やバクテリアルトランスロケーション，臓器障害の予防に有効である。

 ネフローゼ症候群

 病　態

定義と診断基準

- ネフローゼ症候群とは糸球体係蹄壁障害により，高度なたんぱく尿と低アルブミン血症を認める疾患をいう。

【成人ネフローゼ症候群の診断基準】

① 尿蛋白：3.5g/日以上が持続（随時尿で尿蛋白/尿クレアチニン比 3.5g/gCr 以上）
② 低アルブミン血症：血清アルブミン 3.0g/dL 以下

浮腫と脂質異常症（血清総コレステロール 250mg/dL 以上）は必須ではない。

分類と頻度

- 小児では80％近くが微小変化型ネフローゼ症候群ある。成人では腎生検患者の約20％がネフローゼ症候群で，一次性ネフローゼ症候群では，微小変化群が38.7％，膜性腎症 37.8％，巣状分節性糸球体硬化症 11.1％，膜性増殖性腎炎 6.6％，メサンギウム増殖性 2.9％である（表 13-8）。
- 二次性ネフローゼ症候群は糖尿病性腎症，ループス腎炎，アミロイドーシスなど全身疾患に伴うものをいう。

病態生理

- 浮腫：小児のネフローゼ症候群では，急激な低アルブミン血症により膠質浸透圧が低下し，毛細血管内から間質へ体液が移動し浮腫が起こり，循環血漿流量は低下している。成人のネフローゼ症候群では近位尿細管でのナトリウム再吸収亢進や，遠位尿細管の ANP（心房利尿ホルモン）感受性低下により Na 排泄が低下し循環血漿量は増加して浮腫が生じる。
- 脂質異常：血管内膠質浸透圧の低下により肝で低比重リポたんぱく（LDL），超低比重リポたんぱく（VLDL），lipoprotein（a）の合成が亢進し，一方，コレステロールの除去・分解系が低下するためネフローゼでは動脈硬化になり，冠動脈疾患による死亡リスクが健常人の約5倍に増加する。
- 凝固亢進：肝臓で凝固因子の合成亢進，凝固阻害因子の尿中喪失，血管内脱水などにより凝固が亢進し，下肢深部静脈血栓症，腎静脈血栓症や心筋梗塞や脳梗塞などを合併しやすい。
- 易感染性：IgG・補体の尿中喪失，ステロイド

表 13-8　主な一次性ネフローゼ症候群の特徴

	微小変化群	巣状分節性糸球体硬化症	膜性腎症	膜性増殖性糸球体腎炎
特徴・組織像	急速に発症し全身浮腫。糸球体は正常で，ステロイド反応良し。予後良好。	巣状分節性に硝子様物質沈着し，しだいに腎機能低下し予後不良。	緩徐に発症，糸球体基底膜上皮下に免疫複合体IgG，C_3沈着。自然寛解20％	メサンギウム細胞増殖と係蹄壁肥厚，低補体血症，C_3沈着，予後は不良。
病因	・糸球体基底膜の陰性荷電消失によりアルブミン透過性亢進 ・花粉症，風邪	・糸球体上皮細胞障害 ・糸球体過剰濾過 ・スリット膜関連分子の遺伝子異常 ・HIV	・自己抗原：PLA_2R ・腫瘍抗原：CEA，PSA ・病原微生物：HBV，梅毒 ・薬剤：ブシラミン	・内皮下，上皮下免疫複合体沈着 ・補体活性化，Factor H 欠損・抗体 ・HCV
年齢	小児，若年成人	成人男性	中高年層の男性	10〜30歳
尿所見	選択的蛋白尿	非選択性尿蛋白 血尿	非選択性尿蛋白	非選択性尿蛋白 血尿100％　肉眼的血尿30％
治療	副腎皮質ステロイド	RAS抑制薬 副腎皮質ステロイド 免疫抑制薬 LDL吸着療法	RAS抑制薬 抗血小板薬 副腎皮質ステロイド 免疫抑制薬	副腎皮質ステロイド 免疫抑制薬 抗凝固薬/抗血小板薬

治療により感染症のリスクが高い。

診　断

● 尿検査や免疫学的検査と腎生検により確定診断する。

● ステロイド治療の適応や有効性，予後を知るために腎生検は必要である。

治　療

❖(1)　非薬物治療法

① 食塩制限６g/ 日以下で浮腫の軽減。

② たんぱく質制限0.8g/ 標準体重（kg）/ 日で蛋白尿減少と腎機能維持を図る。微小変化群では1.0～1.1g/ 標準体重（kg）/ 日の軽度の制限。

❖(2)　薬物治療法

① レニン・アンジオテンシン系抑制薬

アンジオテンシン変換酵素阻害薬（ACEI），アンジオテンシンⅡ受容体拮抗薬（ARB）により尿たんぱくを減少させる（p.235 参照）。

② 抗凝固薬，抗血小板薬

血栓予防を行う。特に膜性腎症では血栓ができやすい。

③ 脂質異常症薬

高LDL血症をHMG-CoA還元酵素阻害薬（スタチン）で治療する（p.138 参照）。

④ 副腎皮質ステロイド

微小変化群では第一選択薬。糖尿病性腎症と腎アミロイドーシスを除く，その他のネフローゼ症候群でも，重度の糸球体硬化や感染症など禁忌のない限りステロイド治療を行う。プレドニゾロン0.6～１mg/kg 体重 / 日（成人では最大量60mg/ 日まで）を４～８週間投与し効果判定後，5～10mgずつ２～４週間隔で漸減。ステロイド抵抗性や半月体を伴う場合はステロイドパルス療法。
頻回再発性：６か月以内に２回以上再発
ステロイド抵抗性：４～８週以内に完全寛解か不完全寛解Ⅰ型に達しない症例
ステロイド依存性：ステロイド減量中か中止後２週間以内に再発を２回以上繰り返す症例

⑤ 免疫抑制薬

頻回再発やステロイド抵抗性の難治性ネフローゼ症候群，急速進行性腎炎，ループス腎炎ではシクロスポリン（２～４mg/kg/ 日），シクロホス

コラム

完全寛解

尿蛋白が< 0.3g/gCr に達したもの，不完全寛解Ⅰ型：尿蛋白 0.3g/gCr～1.0g/gCr，血清蛋白は正常化，臨床症状はない。不完全寛解Ⅱ型：尿蛋白が 1.3g/gCr，血清蛋白は低下し臨床症状もあるが改善。
無効：治療に反応しないもの（治療開始後１か月，６か月に判定）。

ファミド（50～100mg/ 日），ミゾリビン（150mg/ 日），アザチオプリン（50～100mg/ 日），ミコフェノール酸モフェチル（MMF １～２g/ 日）を使用。

⑥ 浮腫の薬物治療と急性腎不全の予防

食塩制限，下肢挙上，ループ利尿薬。

アルブミン製剤は効果が一時的で，尿細管障害，肺水腫や心不全が増悪することがあり，なるべく使用しない。循環動態が保てずAKIになった場合はアルブミン静注を試みるが，肺水腫や心不全の原因となり，透析療法が必要となる。

⑦ 特殊な治療

LDL吸着：薬物治療抵抗性の巣状糸球体硬化症ではLDL吸着を試みる。

血漿交換：液性因子を除去。巣状糸球体硬化症，ANCA関連腎炎，抗GBM抗体型急速進行性腎炎，ループス腎炎で有効。

3-2 栄養食事療法（栄養ケアプロセス）

● 総エネルギー量，たんぱく質，食塩摂取量は表13-9 を参照。

栄養スクリーニング

● 消化管の浮腫により吸収障害をきたすので，排便状況や浮腫の程度，腹水の有無を調べる。

表13-9　ネフローゼ症候群の食事療法

	総エネルギー kcal/kg[1]/日	たんぱく質 g/kg[1]/日	食塩 g/日
糖尿病や肥満がない微小変化群以外	35	0.8	≦ 6
微小変化群	35	1.0～1.1	3～6

1）標準体重
「ネフローゼ症候群診療指針」「日本腎臓学会誌」53,2011, pp.78-122参照

- 低栄養にならないよう食欲の低下の有無，食事摂取状況を聞く。
- 血清アルブミン値や血清総たんぱく量の低下の程度を調べる。

栄養アセスメント

- 尿蛋白量，血清アルブミン値からネフローゼ症候群の重症度を評価する。
- 胸水・腹水など全身浮腫のある場合，体重の増加量から体液貯留量を評価し，飲水量や食塩量を決める。
- 血管内膠質浸透圧低下に伴う腎血流の低下で腎機能低下や，血管内脱水や異化亢進で尿素窒素／Cr 比の上昇がないか評価し，たんぱく質摂取量を決める。
- 脂質異常症の合併を評価し，脂質摂取量を決める。

栄養診断

- ネフローゼ症候群に伴う低たんぱく血症。
- ネフローゼ症候群に伴う体液過剰。
- ネフローゼ症候群に伴う脂質異常症。
- ネフローゼ症候群に伴う異化亢進。

栄養介入（計画と実施）

- 総エネルギー35kcal/ 標準体重（kg）／日。脂質はエネルギー配分を 25～30%とする。
- 低たんぱく食の有効性の十分なエビデンスがないが，高たんぱく食は避ける。たんぱく質は 0.8g/ 標準体重（kg）／日の軽度の制限。微小変化群では 1.0～1.1g/ 標準体重（kg）／日を目安とする。
- 食塩制限：食塩摂取量 6 g/ 日以下が推奨される。特に浮腫，高血圧が強いときは食塩摂取量 3～5 g/ 日以下の厳重な制限を行う。漬物や加工食品は控える。
- 水分は通常は制限しない。難治性浮腫では飲水量をチェックして，前日の尿量＋500mL/ 日に制限する。
- カリウム摂取制限は，血清 K 値 5.5mEq/L 以上で必要になる。
- カルシウムは 300～400mg/ 日を補給する。
- 血栓予防にワルファリン服用時には納豆は禁止し，ビタミン K を制限する。
- コレステロールを下げるために食物繊維や大

コラム

低たんぱく食品

通常食品と比較してたんぱく質が 1/10～1/30 と少なく，エネルギー量は通常食品とほぼ同じである食品をいう。なかでも低たんぱく米を利用することで，その分のたんぱく質を動物性たんぱく質（魚，肉，卵，乳製品など）に置き換えることができ，食事全体のアミノ酸スコアをあげることができる。

豆製品を摂取する。

栄養モニタリングと評価

- 毎日の体重の変化をモニターし，食塩制限や利尿薬による浮腫の改善効果やエネルギー摂取量が十分か評価する。
- 血圧を測定し，食塩制限の効果を評価する。
- 尿蛋白量と血清アルブミン値の変化から治療効果を判定する。
- 尿 Na 排泄量，尿中尿素窒素排泄量から食塩摂取量，たんぱく摂取量を評価する。
- 血清総コレステロール値や LDL コレステロール値，中性脂肪値の変化から飽和脂肪酸制限や食物繊維の摂取の評価をする。
- 尿中 Ca 排泄量や尿中 I 型コラーゲン架橋 N-テロペプチド（NTx）排泄量からステロイド治療に伴う骨粗鬆症の有無を評価する。

④ 糖尿病性腎症

4-1 病　態

疾患概念

- 糖尿病による高血糖の持続により終末糖化産物（advanced glycation end products：AGE）が糸球体，腎血管系に蓄積して，腎機能障害を生じる。糖尿病性網膜症，糖尿病性神経症とともに糖尿病 微小血管合併症の1つ。

臨床経過と新たな分類

- 糖尿病性腎症の典型的経過：

正常アルブミン尿期（第 1 期）：糸球体過剰濾過量でGFR 上昇。

微量アルブミン尿期（第 2 期）：糖尿病発症約

5年で微量アルブミン尿30〜300mg/gCrで診断。

顕性アルブミン尿期（第3期）：5〜10年で顕性たんぱく尿陽性。浮腫や尿沈渣の脂肪円柱，病理では糸球体や細動脈に硝子様物質沈着（浸出性病変，hyaline cap）。

GFR高度低下・末期腎不全期（第4期）：10〜20年でGFR30mL/min/1.73m^{2}未満に腎機能低下。浮腫，胸水，高血圧，大血管合併症（心筋梗塞，脳梗塞，閉塞性動脈硬化症）があり，尿沈渣に空胞変性円柱やろう様円柱，病理では糸球体にKimmelstiel-Wilson結節。

腎代替療法期（第5期）：20〜25年でGFR15mL/min/1.73m^{2}未満に低下し，尿毒症症状やうっ血性心不全，肺水腫で透析療法中あるいは腎移植後となったもの。

●糖尿病性腎臓病（diabetic kidney disease：DKD）（2024年からDKDは糖尿病関連腎臓病と訳される）：糖尿病性腎症の典型的な経過をたどらない症例。正常〜微量アルブミン尿なのにeGFR60mL/min/1.73m^{2}未満の糖尿病では，加齢・高血圧・脂質異常症による腎硬化症で腎機能が低下。

●糖尿病合併慢性腎臓病：微量アルブミン尿期から突然，ネフローゼ症候群になった場合，微小変化群・膜性腎症や心不全などの合併がある。血尿がある場合はIgA腎症や嚢胞腎など糖尿病に直接関連しないCKDがある（図13-4）。

●DKD分類ではGFR≧30mL/min/1.73m^{2}では，微量アルブミン尿により1〜3期に分類し，GFR＜30未満で4期，透析導入になると5期とする。

疫 学

●新規透析導入患者の原因疾患の38.3%（14,800人，2023年末）が糖尿病性腎症で透析に導入され，1998年以降は第1位を占めるが，減少傾向である。

診 断

●通常は腎生検を行わず，糖尿病歴5年以上で，微量アルブミン尿と糖尿病性網膜症や神経症があれば糖尿病性腎症と診断している。空胞変性円柱は糖尿病性腎症に特異的にみられる。腎超音波検査でcentral echo complexが増大している。腎生検でびまん性病変，浸出性病変，Kimmelstiel-Wilson結節性病変がみられる。

治 療

❖(1) 非薬物治療法

●食事療法は糖尿病性腎症の病期によりたんぱく質制限，塩分制限，エネルギー制限の目標値が異なる。

●腎不全期になりたんぱく質制限が厳しくなりエネルギーを十分にとらないと筋肉の異化亢進が起こるので，血糖コントロールとのバランスが難しい。

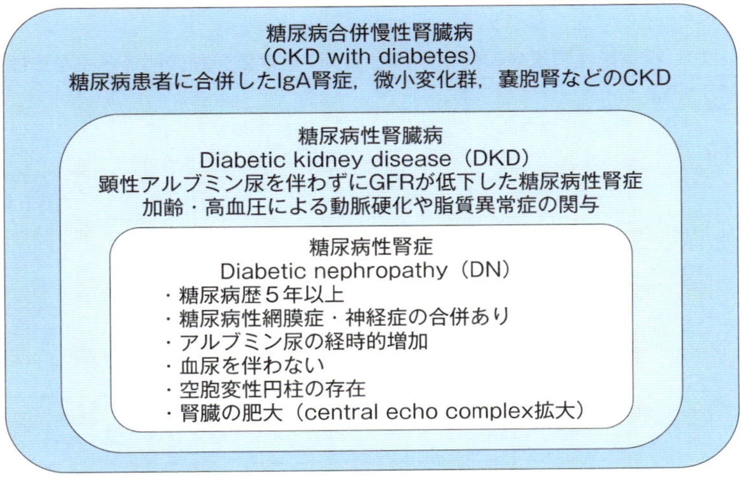

図13-4　糖尿病性腎症（DN）と糖尿病性腎臓病（DKD）と糖尿病合併慢性腎臓病（CKD with diabetes）の概念図

資料：日本腎臓学会編，2023[2]

❖(2)　薬物治療法

● 経口糖尿病薬は腎機能が悪化すると低血糖が遷延する SU 薬や乳酸アシドーシスを起こすビグアナイド薬や SGLT 2 阻害薬など使用できないものがある。

● 高血圧の合併は糖尿病性腎症の進行を早めるので，CKD ステージ G 3 〜G 5 の DM 合併 CKD の降圧目標 130/80mmHg 未満。収縮期血圧 110 mmHg 未満へは降圧しない（日本腎臓学会「エビデンスに基づく CKD 診療ガイドライン 2023」）。

● RAS 抑制薬（ACE 阻害薬・アンジオテンシン受容体遮断薬）を第一選択薬として，輸出細動脈を拡張して，尿たんぱくを減少させる。腎機能が悪くなると高 K 血症に注意する。

4-2　栄養食事療法（栄養ケアプロセス）

● 糖尿病のエネルギー制限主体の栄養食事管理から，適正なエネルギー摂取とたんぱく質・食塩制限を主体とした CKD の栄養食事管理（表 13-10）に移行し，腎症の進行を抑制する。

栄養スクリーニング

● 多臓器に機能障害がある高齢者の糖尿病では，治療目標の優先度を考慮して，健康寿命の延命を目指す。

● 個々の食習慣を聴取して尊重しながら柔軟に対応する。

● 血糖コントロール状況や肥満度，メタボリックシンドロームの合併の有無。

栄養アセスメント

● 糖尿病歴，糖尿病性腎症のステージ，血糖コントロール，血圧コントロール，脂質コントロール，網膜症・神経症の有無などを評価する。

● 目標体重の設定：従来は職場健診で異常所見の最も少ない BMI 22kg/m² を標準体重としてきた。しかし，死亡率の最も低い BMI はアジア人では 22〜25kg/m² であり，75 歳以上では BMI 25kg/m² 以上でも死亡率の増加は認められない。

● エネルギー摂取量は，BMI 22kg/m² 厳守でなく，年齢を考慮に入れた目標体重を用い個別化した設定が必要である。

● 第 4 期ではたんぱく質制限に合わせ，エネルギー摂取を増加し，筋肉の異化亢進によるサルコペニア，フレイルを抑制する。

● 糖尿病では血管の透過性が亢進しており，食塩摂取の過剰により細胞外液量が増加し，浮腫，高血圧，心不全などをきたしやすい。食塩制限により，血圧コントロールと浮腫が改善し，糖尿病性腎症の進行抑制になる。

栄養診断

● 個別化した目標体重。

● 食習慣と食事内容の評価。

● 糖尿病性腎症のステージ診断。

表 13-10　糖尿病性腎臓病の病期分類と CKD 重症度分類の関係と主な治療方針

GFR区分	アルブミン尿区分	A 1	A 2	A 3
	eGFR mL/min/1.73 m²	正常アルブミン尿 30 mg/gCr未満	微量アルブミン尿 30〜299 mg/gCr	顕性アルブミン尿 300 mg/gCr以上 持続性たんぱく尿 0.5 g/gCr以上
G 1	≧90	第 1 期 腎症前期 血糖コントロール 降圧療法 脂質管理	第 2 期 早期腎症期 血糖コントロール 降圧療法 脂質管理 たんぱく質の過剰摂取は避ける	第 3 期 顕性腎症期 適切な血糖コントロール 降圧療法 脂質管理 たんぱく質制限
G 2	60〜89			
G 3 a	45〜59			
G 3 b	30〜44			
G 4	15〜29	第 4 期　腎不全期 適切な血糖コントロール・降圧療法・脂質管理・低たんぱく食		
G 5	<15			
D	透析療法中	第 5 期　透析療法期 適切な血糖コントロール・降圧療法・脂質管理・水分制限		

資料：糖尿病性腎症合同委員会「糖尿病性腎症病期分類2014の策定（糖尿病性腎症病期分類改訂）について」『糖尿病』57，2014，pp.529-534を改変

● その他の糖尿病合併症の有無，メタボリック症候群の評価。

栄養介入（計画と実施）

● 総エネルギー摂取量（kcal/ 日）＝目標体重（kg）×エネルギー係数（kcal/kg/ 日）

目標体重の目安（p.121 参照）

65 歳未満：[身長（m）]^2 × 22

前期高齢者 65～74 歳：[身長(m)]^2 × 22～25

後期高齢者 75 歳～：[身長(m)]^2 × 22～25 *

＊フレイル，併発症，体組成，身長，摂食状況などをみて変更していく。

推奨されるエネルギー係数

G 1～G 3：25～30kcal/kg 目標体重 / 日

G 4：25～35kcal/kg 目標体重 / 日

G 5：30～35kcal/kg 目標体重 / 日

（「糖尿病治療ガイド 2018-2019」）

G 3 b 期では，体重の変化により適正エネルギー量を調整する。

（「糖尿病治療ガイド 2014-2015」）

軽い労作（座位の静的活動）：25～30kcal/kg 目標体重 / 日

普通の労作（通勤，家事，軽い運動など）：30～35kcal/kg 目標体重 / 日

重い労作（力仕事，活発な運動習慣）：35～kcal/kg 目標体重 / 日

（「糖尿病治療ガイド 2024」「糖尿病診療ガイドライン 2019」）

● たんぱく質摂取量について，従来は，第 2 期までは 1.0～1.2g/kg 目標体重 / 日，第 3 期 G 3 a では 0.8～1.0g/kg 目標体重 / 日，G 3 b 期および第 4 期では 0.6～0.8g/ 目標体重 kg/ 日で，ネフローゼ症候群に至った症例では 0.8g/ 目標体重 kg/ 日としてきた。しかし，「糖尿病診療ガイドライン 2019」では，たんぱく質制限は顕性腎症以降において糖尿病性腎症の進行抑制に有効である臨床的エビデンスは十分ではなく設定していない。

● 栄養素摂取比率のバランスは炭水化物を 50～60％ エネルギー，たんぱく質 20％ エネルギー以下，脂質 20～30％ エネルギーを目安とし，脂質が 25％ を超えるときは多価不飽和脂肪酸を増やす。食物繊維は 20g/ 日以上摂取する。

● 食塩摂取量は，第 1 期～第 2 期は，高血圧がなければ，「日本人の食事摂取基準（2025 年版）」の目標量（男性 7.5g/ 日未満，女性 6.5g/ 日未満），高血圧のある場合は 6 g/ 日未満とする。第 3 期，第 4 期および第 5 期の血液透析療法では 6 g/ 日未満を推奨している。腹膜透析では，除水量（L）× 7.5 ＋尿量（L）× 5g とする。

● 高カリウム血症があればカリウム摂取量は第 3 期で 2 g/ 日以下，第 4 期は 1.5g/ 日以下，第 5 期の血液透析は 2 g/ 日以下に制限する。

● アルコール摂取と糖尿病および関連病態のリスクが J 字型の関係にあり，男性 22g，女性 24g のアルコール摂取で最も発症率が低かった。

栄養モニタリングと評価

● 栄養食事療法でエネルギー摂取の管理，適度

症例 11（糖尿病性腎臓病）

67 歳，男性。

[主訴] 微糖缶コーヒーなどの摂取により HbA1c が上昇し，栄養指導を再依頼となった。

[既往歴] 高血圧，慢性腎臓病，糖尿病，高尿酸血症，HBV 陽性，胆石症。

[現病歴] 50 代中頃から高血圧，糖尿病，高尿酸血症でアンジオテンシン II 受容体遮断薬，DPP-4 阻害薬，尿酸産生阻害薬で治療中である。63 歳より栄養食事指導を数回受講し，食事療法，薬物療法の強化を行ってきた。67 歳時，検診で尿蛋白 2 ＋，Cr 1.5mg/dL と悪化し受診となった。

[身体所見] 身長 173.0cm，体重 77.2kg，BMI 25.8kg/m^2，血圧 134/76mmHg，脈拍 81mg/dL，浮腫（－）【検査所見】Cr 2.30mg/dL，eGFR 23.3mL/min/1.73m^2，BUN 32mg/dL，Na 139mEq/L，K 5.2mEq/L，Cl 10mEq/L，Hb 9.3g/dL，空腹時血糖 125mg/dL，グリコアルブミン 24.0 ％（HbA1c 8.0％ に相当）。

[尿所見] 尿中アルブミン 230mg/gCr，赤血球 1-3/HPF。

[理学所見] 心電図異常なし。

[胸部 XP] CTR45％。

[その他] 腹部超音波検査で右腎 7.7cm × 4.4cm，左腎 9.1cm × 4.2cm で腎萎縮あり。

[主治医からの栄養指示書の内容] エネルギー 1,800kcal，たんぱく質 50g，食塩 6 g 未満。

なたんぱく質摂取で筋肉量を保ち，食塩制限で血圧の正常化などを運動療法とともに行えば，血糖値は改善し，尿アルブミン量は改善する。
- 糖尿病性腎症G3b期のpoint-of-no-return（回復不能な点）より前であれば糖尿病性腎症を改善し，進行を抑制できるので，食事療法の評価と臨床検査データを比較して行う。

4-3 栄養治療の実際（症例） 発展

栄養管理計画とその解説

❖(1) 管理栄養士からみた症例のまとめ
- BMI 25.8kg/m² で肥満があり，血糖も高値である高血圧と高尿酸血症を伴う糖尿病性腎症第4期の患者。腎機能はCKDステージG4で，アルブミン尿はA2にとどまり，腎機能の悪化には高血圧による腎硬化症の関与が大きいDKDステージ4である。貧血があり，鉄分の摂取を増やす。高K血症があり，K5.5mEq/L以下ではあるが，ARBを処方されており，K制限食が必要である。低たんぱく米を取り寄せている。

❖(2) 栄養管理計画書の作成
・栄養補給方法と内容の決定
- 本症例は70.0kg（目標体重）× 25〜35 = 1,750〜2,450kcal より 1,800kcal を目標栄養量とした。
- たんぱく質量は70.0kg（目標体重）× 0.6〜0.8g = 42〜56g とした。

❖(3) 栄養食事指導
- 糖尿病性腎症において糖尿病食の栄養指導を受講していることが多く，糖尿病食と糖尿病性腎症食との食事療法の違いについて理解する。
- 血圧のコントロールのために，食塩は1日6g未満とする。
- 肥満の是正を行い，適正体重に近づける。

献立の実際例
- 表13-4 参照。

献立上の問題点
- たんぱく質の制限が難しい場合，主食にたんぱく質調整食品（低たんぱく米，パン，麺など）を利用し，アミノ酸スコアの高いたんぱく質を摂取する。
- 酸味（酢，かんきつ類など）や香辛料（カレー粉，わさび，からしなど），減塩調味料を利用する。
- 汁物の頻度を減らし，練り製品や漬物を控える。

5 血液透析・腹膜透析

5-1 病 態

疾患概念
- 末期腎不全になると高窒素血症など尿毒症物質の蓄積から尿毒症症状が出現し，体液貯留，電解質異常，代謝性アシドーシスなど体液の恒常性を保てなくなり，浮腫，肺水腫，うっ血性心不全，痙攣，意識障害などをきたし透析導入をしないと生命維持ができなくなる。

疫 学
- 日本では2023年末に約34.4万人の透析患者がおり，平均年齢は70歳であり，人口の360人に1人は透析患者である。ほとんどが血液透析（96.9％）であり，腹膜透析は10,585人（3.1％）。
- 2023年の新規透析導入患者は38,764人（平均年齢71.6歳）で，75歳以上の導入患者が増加している。その原疾患は1998年以降1位の糖尿病性腎症は38.3％と減少し，2位の腎硬化症は19.3％と増加し，3位の慢性糸球体腎炎は13.6％と減少した。

病因と症状
- 透析導入期には尿毒症物質（尿素，インドキシル硫酸，グアニジン化合物など）や体液，リン，カリウム，酸が蓄積し，尿毒症症状を呈する（表13-11）。腎臓でエリスロポエチン産生が低下して腎性貧血。ビタミンD活性化が低下してCKD-MBDを呈する。

治 療
- 腎代替療法には血液透析，腹膜透析，腎移植がある。患者の状態，生活，仕事，家族のサポート体制などを考慮して，保存的腎臓療法も含めて適したものを選択する。
- 血液透析療法：上肢の動静脈を吻合して内シャントを作成し，それを穿刺して1分間200〜250mLの血液を体外循環させ，ダイアライザーで透析液との浸透圧勾配と限外濾過圧で尿毒症性物質や過剰な体液を除去する（図13-5）。1回3〜5

表 13-11 尿毒症症状とその対策

尿毒症症状	具体的症状・データ	対処
消化器症状	食欲不振，悪心・嘔吐，尿毒症性口臭	たんぱく質制限食・活性炭投与，透析導入
呼吸器症状	呼吸困難，尿毒症性肺	塩分制限，飲水制限，利尿薬，緊急透析導入
循環器症状	重度の高血圧，うっ血性心不全，尿毒症性心膜炎，不整脈	塩分制限，飲水制限，利尿薬，透析導入
血液・凝固異常	腎性貧血　出血傾向	エリスロポエチン製剤（ESA）投与
内分泌系の異常	二次性副甲状腺機能亢進症	リン吸着薬，活性化型ビタミンD製剤，Ca受容体作動薬
	無月経・性欲低下	
電解質異常	高P血症，高K血症，低Ca血症	リン制限食，リン吸着薬，カリウム制限食，イオン交換樹脂，活性型ビタミンD製剤，緊急透析導入
酸・塩基平衡異常	代謝性アシドーシス	炭酸水素ナトリウム（重曹）投与，透析
中枢神経症状	集中力低下，痙攣，意識障害・昏睡	緊急透析導入
末梢神経症状	多発神経炎，下肢静止不能症候群	プラミペキソール（ビ・シフロール®）
皮膚症状	搔痒感，色素沈着	
眼症状	尿毒症性網膜症	

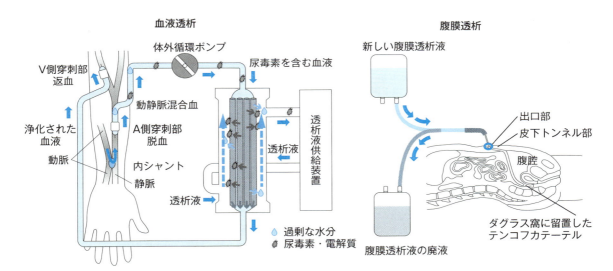

血液透析HD	腹膜透析PD
日本の透析患者の約34万人（97％）	約10,000人（3％）
1回4時間，週3回の通院	自宅で自分で施行　通院は月1～2回
内シャント造設術，体外循環で心機能に負担あり	テンコフカテーテル挿入術，心機能が悪くても可能
水・尿毒素の除去率高い	水・尿毒素の除去率やや低い
水・塩分制限は体重増加がDWの3～5％まで	残腎機能が持続し，自尿が出る分，制限軽い
社会復帰中等度	社会復帰高い
内シャント閉塞，透析アミロイドーシスなど　30～40年可能	腹膜炎・被嚢性硬化性腹膜炎　5～10年でHD移行

図 13-5　血液透析と腹膜透析の模式図とその比較

時間で週3回行う。日本では97%の患者が選択し、利点は技術的に安定していること。欠点は1日おきの通院が必要、尿がほとんど出なくなり飲水制限・食塩制限が必要、体外循環で心機能に負担がかかること。ドライウエイト（dryweight：DW）の3〜5%以内の体重増加に抑える。

●腹膜透析療法：テンコフカテーテルを腹腔内に手術で挿入・固定し、腹膜透析液2L前後を1日3〜4回交換し、腹膜を介した浸透圧勾配で除水するCAPD（continuous ambulatory peritoneal dialysis：持続携行式腹膜透析）（図13-5）。利点は自宅で自分で行え、通院が月1〜2回でよく、仕事をしている人は夜間就寝中に自動腹膜透析装置（サイクラー）を使ってAPD（automated peritoneal dialysis：自動腹膜透析）を行い、日中は腹腔内を空にしておく夜間間欠的腹膜透析（NIPD）と、昼間も長時間透析液を貯留しておく持続周期的腹膜透析（CCPD）がある。残腎機能が保たれ自尿があり飲水制限がその分少なく、心機能の悪い人にも負担が少ない。欠点は腹膜炎、カテーテル出口部感染・トンネル感染、被嚢性硬化性腹膜炎や腹膜機能の劣化で除水不足・透析不足になり、5〜10年で血液透析に移行する。

●腎移植は慢性腎不全の唯一の根本的治療法。日本では2022年に1,782例が腎移植。夫婦間、親子など生体腎移植が1,584例と多く、献腎移植

コラム

ドライウエイト（DW）

体の水分量が適正な状態の体重で、透析終了時の目標体重をいう。浮腫の有無、血圧、特に透析終末の血圧、心胸比、胸水の有無、brain natriuretic peptide（BNP）などによりドライウエイトを設定する。

が198例と少ない。免疫抑制薬を継続しないと拒絶反応が起こる。

●2010〜2021年の腎移植の生着率は生体腎移植では3年で98.7%、5年で93.0%、10年で81.3%、献移植ではそれぞれ95.7%、87.8%、74.4%と改善した。

●長期透析患者の合併症とその対策を表13-12に示す。

●全透析患者の死因は2023年末では1位が感染症（22.7%）、2位が心不全（20.4%）、3位が悪性腫瘍（7.6%）。心血管系疾患（cardiovascular disease：CVD）にはCKD-MBDが関与している。

●CKD-MBD：慢性腎不全ではリンの排泄低下による高リン血症とビタミンD活性化低下による低Ca血症とにより副甲状腺ホルモン（PTH）分泌が亢進。PTHにより骨からCaが溶出して骨軟化症・骨線維症の腎性骨異栄養症をきたす。骨から溶出したCaは血管に沈着し、動脈硬化の

表13-12　長期透析患者の合併症とその対策

合併症	対策
心不全	食塩制限・飲水制限（DWの3〜5%以内）、透析時間延長や夜間透析、ECUMの併用
CVD	血圧コントロール、DWの適正化、CaxP積<55、脂質異常症の食事療法
CKD-MBD	リン制限食（P目標値3.5〜6.0 mg/dL）、活性型ビタミンD製剤（Ca目標値8.4〜10.0 mg/dL）、Ca受容体作動薬（iPTH目標値60〜240 pg/mL）*
透析アミロイドーシス	β_2ミクログロブリンをハイフラックス膜で除去
栄養障害・フレイル	たんぱく摂取量増量・エネルギー摂取量増量、運動・リハビリテーション
ESA抵抗性腎性貧血	ESA増量、鉄欠乏改善、低酸素誘導因子-プロリン水酸化酵素（HIF-PH）阻害薬
後天性腎嚢胞	腎がんを併発することありCTで経過観察
内シャント閉塞	シャントPTA、人工血管置換、恒久式カテーテル
重症下肢虚血による切断	血圧コントロール、糖尿病の治療、CKD-MBDの治療、脂質異常症の食事療法、1回の透析除水量を少なくし、昇圧剤の使用量を控える

DW：dry weight、PTA：percutaneous transluminal angioplasty経皮的血管形成術、ECUM：extracorporeal ultrafiltration method体外限外濾過法、Ca×P積：血清カルシウム値×血清リン値、PTH：parathyroid hormone 副甲状腺ホルモン、CKD-MBD：chronic kidney disease related mineral & bone disorder 慢性腎臓病に伴う骨ミネラル代謝異常
＊日本透析医学会「慢性腎臓病に伴う骨・ミネラル代謝異常の診療ガイドライン」『透析会誌』45、2012、pp.301-356

進展・心血管系合併症を起こす。治療はリン制限食とリン吸着薬でまずリンを下げ，活性型ビタミン D_3 製剤を投与する。PTH が目標値以上であれば Ca 受容体作動薬を投与する。

5-2 栄養食事療法（栄養ケアプロセス）

❖栄養スクリーニング

● 透析患者は透析不足で食欲が低下することもあり，尿素窒素など血液データをチェックする。

● 透析患者はサルコペニア，フレイルになると予後が悪い。

● 透析と腹膜透析では，必要エネルギーが違う。

● 十分なエネルギー摂取と適切なたんぱく質の摂取量であるかチェックする。

栄養アセスメント

●「日本人の食事摂取基準（2025 年版）」によると，目標とする BMI は 65 歳以上では 21.5～24.9kg/m² （表 13-13）。総死亡率の低減に加え，主な生活習慣病の有病率，医療費，高齢者及び労働者の身体機能低下との関連を考慮して定めた。

● 透析の平均年齢は 70 歳であり，エネルギーとたんぱく質は，従来の標準体重 BMI＝22 よりも多くすべきである。65 歳以上の日本人女性でたん

ぱく質摂取量 63g/ 日未満の群に比し 70g/ 日以上の群でフレイル罹患率 0.62～0.66 であった[3]。

栄養診断

● 透析に伴う低栄養，サルコペニア，フレイル。

● 体液過剰によるうっ血性心不全。

● 透析に伴う CKD-MBD と CVD。

● 腎性貧血。

● 透析不足による尿毒症で食欲低下，電解質異常，代謝性アシドーシス。

栄養介入（計画と実施）

● たんぱく質摂取量：透析開始後はたんぱく質摂取制限を解除ないし緩める。フレイル・サルコペニアの発症予防を目標とし，65 歳以上の高齢者では 1.0g/kg 体重 / 日以上のたんぱく質摂取が望ましい。

● 飲水制限：血液透析（HD）患者の透析間の体重増加はドライウエイト（DW）の 3～5％以内に飲水を抑える。

● 塩分制限：除水量を減らすため，血液透析では食塩 6g/ 日未満。腹膜透析（peritoneal dialysis ：PD）では表 13-14 から算出。

● カリウム摂取量：CKD で 1,500～2,000mg/ 日，血液透析では 2,000mg/ 日以下に制限，腹膜透析

表 13-13　目標とする BMI の範囲（18 歳以上）

年齢（歳）	目標とする BMI（kg/m²）
18～49	18.5～24.9
50～64	20.0～24.9
65～74	21.5～24.9
75以上	21.5～24.9

資料：厚生労働省「日本人の食事摂取基準（2025年版）」p.58

表 13-14　血液浄化療法中の食事療法

ステージ5D	エネルギー（kcal/kgBW/日）	たんぱく質（g/kgBW/日）	食塩（g/日）	水分	カリウム（mg/日）	リン（mg/日）
血液透析（週3回）	30～35[1,2]	0.9～1.2[1]	＜6[3]	できるだけ少なく	≦2,000	≦たんぱく質（g）×15
腹膜透析	30～35[1,2,4]	0.9～1.2[1]	PD除水量(L)×7.5＋尿量（L）×5	PD除水量＋尿量	制限なし[5]	≦たんぱく質（g）×15

1 ）体重は基本的に標準体重（BMI＝22）を用いる。
2 ）性別，年齢，合併症，身体活動度により異なる。
3 ）尿量，身体活動度，体格，栄養状態，透析間体重増加を考慮して適宜調整する。
4 ）腹膜吸収ブドウ糖からのエネルギー分を差し引く。
5 ）高カリウム血症を認める場合には血液透析同様に制限する。
資料：日本腎臓学会，2014[4]

では制限なし。この違いは，血液透析は週3回，1回4時間の間欠的であるのに対し，腹膜透析は24時間連続のため。
- カルシウム：低カルシウム血症に対し，活性型ビタミンD製剤を経口あるいは透析回路から静注で補充する。

栄養モニタリングと評価
- 透析患者では月に1回は体液量の評価にBNPや胸部X線検査を行い，飲水量，減塩の指導を行う。
- 月に1，2回は貧血，鉄動態，Ca，P，PTHなどCKD-MBD，電解質，Cr，UNなどの評価を行い，リン制限食，カリウム制限食などの指導を行う。
- トランスフェリンは血中半減期が7〜10日と短く短期間の栄養状態も反映するが，鉄欠乏で減少し，慢性炎症で上昇する。

5-3 栄養治療の実際（症例） 発展

栄養管理計画とその解説

(1) 管理栄養士から見た症例のまとめ
- 糖尿病性腎症で急激な浮腫・体重増加と高血圧の悪化で，腎機能が増悪し，透析導入が必要となった糖尿病性腎症ステージ5の患者である。独身一人暮らしで食事は不規則，仕事が忙しくなってラーメンと餃子などのインスタント食品が多くなり，塩分過剰で浮腫が増悪した。血圧も上昇し，うっ血性心不全，胸水を併発していた。透析導入前は高K血症があったが，その後は改善している。腎機能が悪化するとともに糖尿病のコントロールは良くなっている。

(2) 栄養管理計画書の作成
・栄養補給方法の内容と決定
- エネルギー必要量はCKDステージのガイドラインより，64.1kg（標準体重）×30〜35＝1,923〜2,243kcalであるが，肥満改善のため1,800kcalとした。
- たんぱく質は64.1kg（標準体重）×0.9〜1.2g＝57.7〜76.9gより60gとした。
- 溢水があり，水分は前日の尿量＋500mLに制限する。

・栄養管理計画書の作成
- 本症例の栄養管理計画書を図13-6に示す。

症例12（血液透析・腹膜透析）
42歳，男性。

[主訴] 浮腫と急激な体重増加を伴い血液透析導入となり栄養食事指導を依頼。

[既往歴] 4年前に眼底出血（未治療糖尿病），2年前に高血圧，CKD。

[現病歴] 4年前に眼底出血で糖尿病がみつかり，DPP-4阻害薬で治療していた。2年前に血圧150/94mmHgと高値でCr 2.54mg/dL，eGFR 24.1mL/min/1.73m^2，尿蛋白4.47g/gCrとなり受診した。アンジオテンシンII受容体遮断薬，Ca拮抗薬，ループ利尿薬，クレメジンで治療していたが，急に浮腫が増悪し，体重が10kg増加して，息苦しくなり入院。緊急透析導入となり，維持透析に移行した。

[身体所見] 身長170.7cm，体重90kg，BMI 30.9kg/m^2，血圧178/82mmHg，脈拍83/分，SpO$_2$ 93%，心音III音+，両下腿浮腫+++。

[検査所見] 血清総蛋白5.4g/dL，アルブミン2.0g/dL，Cr 7.56mg/dL，eGFR 7.3mL/min/1.73m^2，尿素窒素110mg/dL，Na 132mEq/L，K 5.7mEq/L，Cl 109mEq/L，Hb 9.3g/dL，空腹時血糖78mg/dL，HbA1c 5.8%

[尿所見] 尿蛋白（4+），尿蛋白定量8.5g/gCr，尿糖（+），尿潜血（-）。

[理学所見] 胸部X線：CTR57%，両肺に胸水貯留あり。

[その他] 心臓超音波検査：心肥大（心室中隔13mm/後壁12mm）。

[主治医からの栄養指示書の内容] エネルギー1,800kcal，たんぱく質60g，食塩6g未満，カリウム制限あり。

(4) 栄養食事指導
- 基本原則は，十分量の透析を施行したうえで，過不足のないたんぱく質摂取，十分なエネルギー量の摂取，高いアミノ酸スコア（動物性食品の摂取）の維持である。
- 食塩制限は3g/日以上6g/日未満とする。急な制限や高度の制限（3g/日以下〜無塩）は低ナトリウム血症を招く危険がある。
- 食塩は調味料だけでなく加工食品に含まれる量も考慮し，減塩の工夫や外食をする際の注意点を指導する。

氏名　○○　○○　殿　(男)・女
××××年×月×日生 (40代)
入院日　××××.×.×

計画作成日　××××.×.×
病棟　○○病棟
担当医師名　○○　○○
担当管理栄養士名　○○　○○

基本情報

身長 170.7 cm (測定日××××.×.×) 体重 90.0 kg (測定日××××.×.×)
標準体重 64.1 kg　BMI 30.9 kg/m² 　基礎エネルギー消費量 (H-B) BEE　1,854 kcal
入院時疾患名　　　慢性腎不全の血液透析導入
入院時栄養状態に関するリスク
　○なし　　●あり
　■肥満　□るいそう　□褥瘡　□感染症　□悪心　□嘔吐　□便秘　□下痢　□脱水
　□発熱　□嚥下機能障害　□イレウス　□食物アレルギー　□手術　□血糖コントロール不良
　その他　　　うっ血性心不全, 胸水貯留

栄養状態の評価と課題

　○なし　●あり
　□低栄養　■食欲不振　□体重減少　□摂取困難　■過体重
　その他　　　溢水

栄養管理計画

目標
　○現状維持　○経過観察　●栄養状態改善　その他　　　溢水の改善
　食欲　○なし　●あり　○不明
　食事摂取可能状況　○0～25%　　○25～50%　　○50～75%　●75～100%

栄養食事相談に関する事項
　入院時栄養食事指導の必要性　　□なし　■あり (腎不全食と透析食の違いについて)
　栄養食事相談の必要性　　　　　□なし　■あり (透析導入後の食事不安が強いため対応)
　退院時栄養食事指導の必要性　　□なし　■あり (退院後の食事について, 血液透析の食事療法)

その他栄養管理上解決すべき課題に関する事項
　その他栄養管理上の課題　□なし　■あり (透析導入指導と指導後の理解度合いの確認。通院は
　　　　　　　　　　　　　　　　　　　　栄養士不在のクリニック)
　NSTサポート希望　　　　　■なし　□あり

栄養補給に関する事項
　栄養補給量　エネルギー・たんぱく質・塩分コントロール食:
　　　　　　　エネルギー:1,800 kcal　たんぱく質:60 g　脂質:45 g　炭水化物:290 g
　　　　　　　食塩: 6 g未満
　カリウム制限, 水分は前日の尿量+500 mLに胸水が改善するまでは制限

　　　栄養補給方法　■経口　□経腸栄養　□静脈栄養
　　　食事内容　　　透析食　1,800 kcal (たんぱく質:60 g)
　　　留意事項　　　なし

栄耀状態の再評価の時期
　○2週間後　●1週間後 (××××.×.×)　○3日後

図 13-6　栄養管理計画書 (血液透析・腹膜透析)

● 体重の変動から，エネルギー管理状態を判定する。ただし，浮腫による体重増加であれば，食塩管理を徹底させる。

● 食塩の過剰摂取は細胞外液の増加を招き，浮腫，高血圧，心不全などの原因になる。

● 水分は前日の尿量＋500mL に胸水が改善するまでは制限する。透析が安定したら，透析間の体重増加はドライウエイト（DW）の3〜5％以内に抑える。

● カリウム，リンの制限がある場合には，未精製の穀類にはカリウム，リンが多い傾向にあることを説明する。

● カリウムは水溶性の物質のため，食材をゆでこぼすことで食材のカリウムを減らすことができる。

❻ 小児の慢性腎臓病

⑥-1 病　態

小児の腎機能評価法

● 正期産児の生下時の GFR は 20 ± 5 mL/min/1.73m^2 で成人の 1/5 である。2 歳前後で 96 ± 22mL/min/1.73m^2 となる。血清 Cr 値は成長とともに増加する。

● 日本人小児（2〜11 歳）の eGFR（mL/min/1.73m^2）＝身長（cm）× 0.35/ 血清 Cr（mg/dL）（酵素法）[5]。

日本小児腎臓学会の 2〜18 歳の推算式は
eGFR（mL/min/1.73m^2）＝ 110.2 ×（Reference 血清 Cr/ 患者血清 Cr）＋ 2.93
Reference 血清 Cr（男性）＝ −1.259 χ^5 ＋ 7.815 χ^4 − 18.57H^3 ＋ 21.39 χ^2 − 11.71 χ ＋ 2.628
Reference 血清 Cr（女性）＝ −4.536 χ^5 ＋ 27.16 χ^4 − 63.47 χ^3 ＋ 72.43 χ^2 − 40.06 χ ＋ 8.778，χ：身長（m）[6]。
2〜18 歳のシスタチン C による推算式は eGFR（mL/min/1.73m^2）＝ 104.1/Cys-C（mg/L）− 7.80[7]。

病　因

● 小児 CKD の原因のほぼ半数が先天性腎尿路疾患（閉塞性腎症 22％，無形成/異形成/低形成腎 18％，逆流性腎症 8％），巣状分節性糸球体硬化症 8.7％ などである。

● 低出生体重，早期産，胎児発育不全は腎臓のサイズが小さく，ネフロン数が少ないので将来の CKD 発症のリスクとなる。

診　断

● 3 歳児検尿，学校検尿により患者を早期に発見し治療するため，本邦では新規透析や腎移植になる患者は諸外国より少ない。

● 小児のネフローゼ症候群の診断基準は国際小児腎臓病研究班の定義により高度蛋白尿：40mg/時/m^2 以上，低アルブミン血症：2.5g/dL 以下。ほとんどが微小変化群であり腎生検を行わずにステロイド治療を行う。

● 先天性腎尿路疾患は腎超音波検査，CT，DIP，逆行性尿路造影検査などの画像診断と遺伝子検査などによる。

治　療

● 成長過程にあるので治療にあたっては末期腎不全への進行阻止のみならず，成長障害の予防も重要な目標になる。治療に対するコンプライアンスを考慮し，家族や保護者に病態や治療の十分な説明が必要である。

⑥-2 栄養食事療法（栄養ケアプロセス）

● 成長および発達に影響を与えないように栄養食事療法を行う[8]。

栄養スクリーニング

● 身長，体重が成長曲線の年齢相当か評価する。
● 腎機能，尿蛋白量の評価。

栄養アセスメント

● 腎低形成や無形成，腎萎縮に伴う腎機能の低下から体液過剰による浮腫や高血圧の有無をみて塩分制限を行う。

● 高リン血症に伴う骨病変の有無と成長障害に注意する。

栄養介入（計画と実施）

● エネルギー摂取量：日本人の推定エネルギー必要量を目標に健常児と同等の十分なエネルギーを摂取する。たんぱく質制限を行わないので，必要以上のエネルギーを指示する必要がない。

● たんぱく質制限：原則行わない。小児 CKD ではたんぱく質制限による腎機能障害の進行抑制効

果は明らかでない。また，成長障害のリスクとなるため行うべきでない（CKD 診療ガイドライン 2018）。高リン血症のある場合はたんぱく質の過剰摂取に注意する。
●食塩制限：浮腫の程度と患者の食事摂取量に応じて調節する。肥満，高血圧を伴う場合には食塩制限を行う。溢水による高血圧，浮腫，心不全では急性腎炎症候群に準じた食塩制限を行う。先天性腎尿路奇形では塩分喪失がみられ，尿中 Na，尿量をみて水と Na の補充を行う。急激な食塩摂取制限は食事摂取量の低下を招き，成長や発育に影響をもたらすことがあるので食塩制限の導入には管理栄養士の介入が望ましい。
●カリウム制限：血清 K 値 5.5mEq/L 以上ではカリウム 30mg/kg/ 日とする。
●骨ミネラル代謝：ステージ G 3〜5 では腎性骨異栄養症や CVD の予防のため，Ca，P の管理目標は年齢相当の正常範囲とし，Ca×P 積の目標値は 12 歳未満で 65 未満，12 歳以上は 55 未満，intact PTH 値は CKD G 3 までは正常範囲内，G 4 は 100 pg/mL 以下，G 5／G 5 D では 100〜300pg/mL を保つ。体重あたりのたんぱく摂取量の多い乳幼児では P 吸着薬や低 P ミルクの利用も考慮する。低身長を伴う CKD ステージ G 3〜5 で骨端線閉鎖のない前思春期小児では遺伝子組み替えヒト成長ホルモン rHuGH による治療を行う。

栄養モニタリングと評価
●身長，体重の増加が成長曲線内にあるか評価する。
●経口で十分な摂取が望めないときには，経腸栄養も考慮する。

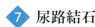

7-1 病態

結石の種類と形成機序
●尿路結石は腎臓，腎盂でシュウ酸カルシウムや尿酸塩，リン酸カルシウムなどが酸性尿で結晶化して有機物を核として結石を形成し，尿管を通過するときに疝痛発作を起こす。先進国では腎結石，尿管結石の上部尿路結石が 95％以上で，膀胱結石，尿道結石の下部尿路結石は途上国にみられる。
●尿路結石の約 85％がカルシウム（主にシュウ酸カルシウム）結石であり，10％は尿酸結石，2％はシスチン結石で，そのほかはリン酸マグネシウムアンモニウム結石（ストルバイト）である。
●肥満，糖尿病，高血圧などの生活習慣病や食事・生活の欧米化が尿路結石の増加に関係している。
●尿酸結石は高プリン体食（食品 100g あたりプリン体 200mg 以上含有）により高尿酸尿や酸性尿となり形成される。X 線透過性であるが，尿酸結石とともに塩析効果でシュウ酸カルシウム結石が形成されると X 線に映る。尿酸結石は尿のアルカリ化で溶解する。
●Ca 結石は尿中 Ca 排泄量が 200mg/ 日以上になると形成されやすくなる。シュウ酸カルシウム結石が最も多く，リン酸カルシウム結石もみられ，X 線で検出される。
●尿路感染に伴う結石はアルカリ尿で結晶化が促進するリン酸マグネシウムアンモニウム結石で西洋棺形の結晶が結石化したものである。
●遺伝性結石のシスチン結石は，正六角形板状結晶。尿のアルカリ化，ビタミン B 6 やチオプロニン（チオラ®）の投与と，尿量を 2.5L/ 日以上に保ち結石形成を抑制しないと 40〜50 歳前後で透析になる。

診断
●疝痛発作，血尿があり，腎臓超音波検査で音響陰影エコーを伴う石灰化像がみられ，尿管結石では水腎症を呈する。カルシウム成分の少ない結石は腹部 X 線検査で結石が見えないことがあり，5 mm 以上の結石であれば CT の方が同定しやすい。

治療
●尿管結石の大きさが 10mm 以内なら自然排石が可能であり，1 日 2,000mL 以上の飲水励行，排石促進薬，尿管拡張作用の抗コリン薬，痛みがあれば鎮痛薬を投与する。
●10mm 以上の結石は自然排石が難しく，体外衝撃波結石破砕術（extracorporeal shock wave lithotripsy：ESWL）や，経尿道的尿管結石破砕術

（transurethral lithotripsy：TUL）などを行う。

7-2 栄養食事療法（栄養ケアプロセス）

●尿路結石症診療ガイドライン 2013 年版による。

栄養スクリーニング

●水分摂取量が少ないと結石ができやすいので，1 日尿量や尿比重などから飲水量を知る。

●尿中尿酸排泄量，尿中カルシウム排泄量を測定する。

●尿沈渣の結晶成分を調べる。

栄養アセスメント

●尿路結石の 80％はカルシウム結石，10〜20％は尿酸結石である。尿中カルシウム排泄量が 200 mg／日以上，尿中尿酸排泄量が 500mg／日以上では結石が形成されやすい。尿中尿酸高値では塩析効果によりカルシウム結石の形成も促進される。

栄養診断

●シュウ酸の多い食品の過剰摂取やビタミン C の過剰摂取を鑑別。

●高プリン体食やアルコールの過剰摂取を評価。

●尿中カルシウムの排泄量が増加する原発性副甲状腺機能亢進症や甲状腺機能亢進症，尿細管性アシドーシス，サルコイドーシスなどの鑑別。

栄養介入（計画と実施）

●水分摂取は再発予防に有効であり 1 日 2,000mL 以上の水分を食事以外に摂取する。

●食事中のカルシウムは十分にとり，シュウ酸などを消化管からシュウ酸カルシウム結晶として便中に排泄する。

●日本人に最も多い尿路結石であるシュウ酸カルシウム結石を防ぐため，シュウ酸の多い，ほうれんそうやスイバなどの葉菜類，ココア，アーモンド，チョコレート，玉露，抹茶，紅茶を控え，食べるときは鰹節かけほうれんそう，ミルクティーなどをカルシウムと一緒に食べ，シュウ酸の便中排泄を増やす。3 分ゆでるとシュウ酸は 37〜51％ 除去される。

●脂肪や動物性たんぱく質の摂取が多いと腸管内でカルシウムが脂肪酸と結合してシュウ酸の再吸収が増加するので，控える。

●薬剤としてビタミン C を大量服用するとシュウ

酸に変換されるので，常用は避ける。ビタミン D_3 製剤による高 Ca 血症，高 Ca 尿症にも注意する。

●高尿酸血症では低プリン体食として，アルコールを減量する。

●腎臓機能が CKD ステージ G 4 以下に低下すると，不可逆的に障害が進行するので，尿路結石においても CKD の食事治療を行う。

栄養モニタリングと評価

●飲水量の評価に尿量や尿比重を用いる。

●尿沈渣の結晶成分の量や尿中 Ca/gCr < 200 mg/gCr，尿中 UA/gCr < 600mg/gCr に抑えられているか評価する。

●プリン体制限や飲酒制限は短期間で一時的な効果があっても，反動があり，患者が自発的に受け入れられるように栄養食事指導を行う。総エネルギー摂取を徐々に減らし肥満やメタボリックシンドロームを改善する。

Ⅲ　薬物治療の解説

❖(1)　レニン・アンジオテンシン系（p.207 参照）（renin-ang.iotensin system, RAS）抑制薬

●ACE（アンジオテンシン変換酵素）阻害薬，ARB（アンジオテンシンⅡ受容体拮抗薬）は CKD で亢進している RAS を抑制し，輸出細動脈を拡張し，糸球体内圧を下げ，糸球体硬化を遅らせ，尿蛋白の濾過量を減少する。

●高たんぱく食ではアルギニンによる NO 産生が増加し輸入細動脈が拡張し，糸球体過剰濾過になる。低たんぱくでは糸球体内圧が下がり，尿たんぱくも減少する。

●高血圧を伴う CKD，特に糖尿病性腎症では RAS 抑制薬は第一選択薬である。

●副作用：高 K 血症。両側腎動脈狭窄症があると血清 Cr の上昇が大きくなる。

❖(2)　アルドステロン阻害薬・ミネラルコルチコイド阻害薬

●スピロノラクトンは浮腫，高血圧，心不全などを伴う CKD 患者に有効。RAS 系抑制薬に併用すると尿蛋白がさらに減少する。eGFR30 mL/min/1.73m^2 以下では高 K 血症が起こりやすく要

注意。女性化乳房の副作用あり。ミネラルコルチコイド受容体 MR に選択的なエプレレノンやエサキセレノンでは女性化乳房は少ない。2 型糖尿病において非ステロイド型 MR 拮抗薬のフィネレノンは心血管系・腎障害の発症・進展を抑制する。

❖(3)　SGLT 2 阻害薬
●近位尿細管のナトリウム・グルコース輸送体の阻害薬で,尿糖を排泄して血糖を下げるが,CKD や心不全の進行抑制効果もある。

❖(4)　副腎皮質ステロイド
●副腎皮質ステロイドは糖質コルチコイド受容体を介した核内作用と膜の安定化作用をもつ。核内転写因子 NF-KB の核内移行を抑制して炎症性サイトカイン（TNF-α,IL-1β,IFN-γなど）やケモカイン,接着因子,増殖因子,iNOS,T 細胞などを抑制する。
●副作用に感染症,骨粗鬆症・骨折,糖尿病の発症・増悪,高血圧,消化性潰瘍,精神症状,血栓症などのほかに,医原性クッシング症候群（中心性肥満,満月様顔貌,野牛肩,皮膚線状,痤瘡,多毛など）,白血球増多など。
●微小変化型ネフローゼ症候群や IgA 腎症,ANCA 関連血管炎などで有効。
●ステロイドパルス療法：ANCA 関連血管炎など炎症の強い腎炎ではメチルプレドニゾロン 0.5 ～ 1 g/ 日を 3 日間投与して急速に炎症を抑える。

❖(5)　免疫抑制薬
●シクロスポリン,タクロリムスのカルシニューリン阻害薬は T リンパ球の細胞質内のシクロフィリンと結合しカルシニューリンの活性化を抑制し,IL-2 産生を抑制する。頻回再発型またはステロイド抵抗性ネフローゼ症候群や ANCA 関連血管炎,ループス腎炎などで使われる。血中濃度をモニタリングし,血中濃度が高すぎると,細動脈の硝子化,近位尿細管空胞変性などで腎機能が悪化する。T リンパ球の減少に伴う日和見感染症に注意。
●プリン拮抗薬（アザチオプリン,ミコフェノール酸モフェチル,ミゾリビン）やアルキル化剤（シクロフォスファミド）などリンパ球の産生を

抑制する薬剤がステロイド抵抗性ネフローゼ症候群やループス腎炎などで使われる。

❖(6)　リツキシマブ
●抗 CD20 モノクローナル抗体であり,B リンパ球の膜表面の CD20 に結合し,B 細胞を枯渇させる。血管炎に適応あり。難治性ネフローゼ症候群にも使われている。

❖(7)　エリスロポエチン製剤（ESA）・HIF-PH 阻害薬
●エリスロポエチンは,低酸素刺激で誘導される転写因子 HIF により,腎間質の myofibroblast,pericyte で産生される。保存期慢性腎不全および透析患者の腎性貧血では Hb10～13g/dL を目標に皮下あるいは透析回路から ESA を投与する。経口薬の低酸素誘導因子－プロリン水酸化酵素（HIF-PH）阻害薬は,HIF の分解を抑制し,腎性貧血を改善する。ESA 抵抗性の貧血に有効である。しかし,VEGF なども増加するため血栓塞栓,網膜出血や腫瘍の増悪などの副作用も懸念される。

❖(8)　活性型ビタミン D 製剤
●慢性腎不全では近位尿細管での 1 位の水酸化による 1,25(OH)$_2$ ビタミン D$_3$ の活性化が低下しているので,低 Ca 血症を生じ,腎性骨異栄養症をきたす。
●活性型ビタミン D 製剤を透析患者では透析回路から終了時に投与すると消化管からの Ca 吸収が促進し,血清 Ca 値が上昇するとともに,副甲状腺ホルモン PTH 分泌が抑制され,CKD-MBD が抑制できる。

❖(9)　P 吸着薬
●腎不全では尿中 P 排泄が低下し,高 P 血症となり,PTH の分泌を増加し二次性副甲状腺機能亢進症をきたすので,食事による P 制限で改善できない場合は沈降炭酸カルシウム,セベラマー,炭酸ランタン,ビキサロマーなどによるリン酸と不溶性結合体を作り,便中に排泄する。

❖(10)　Ca 受容体作動性 PTH 分泌抑制薬
●慢性腎不全患者では高 P 血症,低 Ca 血症により副甲状腺ホルモン PTH の分泌が亢進し,二次性副甲状腺機能亢進症になる。副甲状腺に存在す

る Ca 受容体をシナカルセット，エボカルセット，エテルカセチドなどの Ca 受容体作動薬で刺激して PTH の分泌を抑制し，骨からの Ca 溶出と異所性沈着を抑制し，CKD-MBD を予防する。

❖⑾　活性炭

●活性炭の吸着作用で，消化管内で尿毒症物質を吸着して便中に排泄することで透析導入を遅らせる作用がある。便秘の副作用がある。

❖⑿　K イオン交換樹脂

●腎不全では高 K 血症になりやすいのでポリスチレンスルホン酸ナトリウム，ポリスチレンスルホン酸カルシウムで K イオンと Na，Ca イオンを交換して便中に排泄する。新しく非ポリマー無機陽イオン交換化合物のジルコニウムシクロケイ酸ナトリウム水和物が使えるようになり，より K 低下作用が強く，便秘になりにくい。

注

1）日本腎臓学会「CKD 診療ガイド 2024」p.8
2）日本腎臓学会編「エビデンスに基づく CKD 診療ガイドライン 2023」p.44 を一部改変
3）Kobayashi S, Nutr J 2013;12:164-73
4）日本腎臓学会「慢性腎臓病に対する食事療法基準 2014 年版」
5）Clin Exp Nephrol 17:877-881，2013
6）Clin Exp Nephrol 18:626-633，2014
7）Clin Exp Nephrol 18:718-725，2014
8）CKD 診療ガイドライン 2018，慢性腎臓病に対する食事療法基準 2014 年版，小児特発性ネフローゼ症候群診療ガイドライン 2013，日本人の食事摂取基準（2020 年版）などによる。

第14章 内分泌疾患

I 総論

1 内分泌系と調節系

●分泌とは、細胞の外に放出することであり、内分泌の「内」とは、血液の中に放出するという意味である。消化器系が消化液を小腸に（当然血液の外）分泌するのは外分泌という。内分泌系の仕事はホルモンの分泌である。ホルモンの役割は体の調整である。ホルモンは調節役なので、なくては困るが、過剰もまた有害である。そこで生体にとって必要なだけのホルモンが産生されるように、厳密に調節されている。ここでは甲状腺ホルモンに関する調節系を例に説明する（図14-1）。
●甲状腺は頸部にあり、甲状腺ホルモンを作るのが仕事、つまり甲状腺ホルモン工場である。
●下垂体前葉からは6種類のホルモンが分泌されるが、そのうち4つは、他の内分泌腺を刺激するホルモンである。
●①下垂体から甲状腺刺激ホルモン（thyroid stimulating hormone：TSH）が分泌され、②甲状腺はその刺激に反応して甲状腺ホルモンを作る。③血液中の甲状腺ホルモン濃度情報は下垂体に伝えられる（図14-1）。血液中の甲状腺ホルモン濃度が上昇すると、TSH分泌は低下し、甲状腺の働きは元に戻る。逆に血液中の甲状腺ホルモン濃度が低下すると、TSH分泌が増加し、これによって甲状腺の働きは元に戻る。このようにして適当量のホルモンが作られるように調節されており、これをフィードバック系という。

2 栄養ケアプロセスの考え方

●治療では、薬物療法、手術療法、放射線療法があり薬物療法が第一選択となる。栄養療法については、術後の再発防止や薬物療法での合併症への対応として行う。

II 各論

1 甲状腺疾患

●甲状腺ホルモンは、ヨウ素を含むヨードアミノ酸である（図14-2）。ヨウ素という微量元素を、必須の構成要素としているのが大きな特徴であり、このためヨウ素欠乏により、必然的に甲状腺機能低下症が起こる。生体内における、ヨウ素の唯一の働きは、甲状腺ホルモンの材料となることであり、したがって、ヨウ素欠乏症＝甲状腺機能低下症と考えてよい。一方、過剰のヨウ素は、逆に甲状腺ホルモンの合成・分泌を抑制する。したがって、ヨウ素に関しては、欠乏症・過剰症のいずれも、甲状腺機能異常の原因となる。

1-1 病態

❖(1) 甲状腺中毒症

●甲状腺ホルモン過剰状態を甲状腺中毒症といい、主に2つの原因によって起こる。1つはバセドウ病を代表とする甲状腺におけるホルモン産生が亢進している場合であり、真の機能亢進症である。

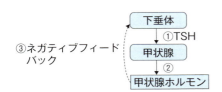

図14-1 内分泌系と調節系（甲状腺ホルモンのフィードバック機構）

図14-2 甲状腺ホルモンの構造

(1) チロキシン (Thyroxine；T₄)

(2) トリヨードチロシン (Triiodothyronine；T₃)

もう1つの原因は甲状腺の破壊によるものである。

●ヨウ素という微量元素を必須の素材としているため，他の内分泌腺と異なり，甲状腺は産生したホルモンを大量に貯蔵している。このためウイルス感染・自己免疫機転の悪化などにより，甲状腺の破壊が起こると，貯蔵されたホルモンが一度に放出され，甲状腺中毒症が起こる。前者はきちんと治療の必要があるが，後者は一過性のもので，経過をみていればよい。

❖(2) 甲状腺機能亢進症

●バセドウ病は，甲状腺機能亢進症を起こす代表的疾患であり，TSH以外の誤った刺激（TSH受容体抗体）によって起こる（図14-3）。

●TSH受容体抗体は，TSHではないため甲状腺ホルモンのフィードバックを受けずに甲状腺を刺激し続けるため，甲状腺機能亢進症が起こる。なおTSH受容体抗体は，甲状腺細胞膜表面のTSH受容体に対する自己抗体であり，通常の自己免疫疾患では，自己抗体は，組織障害性に働くが，バセドウ病では，例外的に刺激性である。血清甲状腺ホルモン濃度は上昇しているので，TSHは低下している。

●甲状腺ホルモンは，基本的に異化ホルモン，すなわち物質の合成ではなく，分解を促進するホルモンである。このため甲状腺機能亢進症においては，食欲亢進にもかかわらずエネルギー基礎代謝亢進による体重減少，頻脈（脈が速い），動悸（胸がドキドキする），発汗，微熱などの症状が起こる。一般血液検査では低コレステロール血症が有名である。

●慢性的な甲状腺ホルモンの過剰状態で骨芽細胞を介して破骨細胞を活性化し，骨吸収を促進するため高骨代謝回転型の骨粗鬆症をきたす。

●①甲状腺ホルモンによる腸蠕動運動亢進，および小腸からのグルコース吸収促進，②インスリン分泌の感受性亢進，③肝臓や筋肉，脂肪細胞におけるインスリン感受性の低下，④肝臓，筋肉，脂肪細胞における糖輸送担体の発現増加，⑤脂質代謝の変化による糖代謝の悪化を原因とした糖代謝異常もみられる。

❖(3) 甲状腺機能低下症

●甲状腺機能亢進症の逆で，代謝が不活発となり，浮腫・体重増加・疲れやすい等の症状が出る。血清甲状腺ホルモンと血清コレステロールは，基本的に逆に動き，甲状腺機能低下症では，血清コレステロール濃度は上昇する。

●橋本病（慢性甲状腺炎）は，甲状腺に対する自己免疫の結果，ホルモンを産生する濾胞細胞が破壊される疾患であり，成人における甲状腺機能低下症の原因として最も重要である。

●甲状腺機能低下症は，成人ではホルモン剤を服用すれば，代謝が正常化し，服薬を継続すれば，それを維持できるが，新生児では事情がまったく異なる。

●新生児期の脳の発育には，甲状腺ホルモンが不可欠である。この時期に甲状腺ホルモンが欠乏すると，不可逆的な重大な脳の障害を起こす（クレチン症）。このように，早期発見・早期治療しないと，重大な結果を招くような先天性の疾患については，新生児全員を検査するマススクリーニングが行われる（新生児の足の裏の血液を1滴採取して検査する）。また，成長期の子どもでは，重症の甲状腺機能低下症の結果，骨端軟骨の成長が障害されて，低身長となる。

1-2 検査データの読み方

●甲状腺に限らず，ホルモン関連の検査値を判読する際には，各項目を単独に判断するのではなく，フィードバック機構を念頭において，全体のパターンを見ることが重要である。

●血清甲状腺ホルモン濃度が上昇すると血清TSHは低下し，血清甲状腺ホルモン濃度が低下すると血清TSHは上昇する。すなわち血液中TSH濃度は，必ず甲状腺ホルモンと逆の変動を示す。

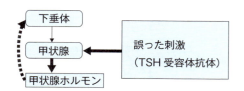

図14-3　バセドウ病の原因

甲状腺機能亢進症：Free Thyroxine（FT$_4$）↑ Free Triiodothyronine（FT$_3$）↑，TSH↓
甲状腺機能低下症　FT$_4$↓ FT$_3$↓，TSH↑
- 橋本病においては，自己抗体である抗サイログロブリン抗体（TgAb），抗甲状腺ペルオキシダーゼ抗体（TPOAb）が検出される。

1-3 薬物療法の解説

❖(1) 甲状腺機能亢進症
- バセドウ病の治療法は3つあり，抗甲状腺薬（甲状腺ホルモン合成阻害薬：メルカゾール®，チウラジール®（プロパジール®）による薬物療法，アイソトープ（放射線）療法，手術療法である。アイソトープ療法は，放射線により甲状腺の働きを低下させ，手術療法は甲状腺を摘出して，機能亢進ができないようにするものである。
- 甲状腺機能低下症に対しては，不足しているホルモンを服用する（チラージンS®）。

1-4 ヨウ素と甲状腺

- **ヨウ素欠乏症**（iodine deficiency disorders：IDD）のリスクを持つ患者は世界で10億人以上と考えられており，IDD多発地帯において，新生児はヨウ素欠乏状態の母親から生まれ，ヨウ素欠乏の母乳で育てられるため，胎児・新生児期を通じて甲状腺機能低下症が持続し，重症の脳機能障害をきたしてしまう。WHOなどにより，ヨウ素補充による予防の努力が続けられている。
- 一方，過剰のヨウ素もまた，甲状腺ホルモン合成・分泌を抑制し，TSHによる刺激が増加することで甲状腺が肥大する。食事からの摂取程度では影響しないが，血圧やコレステロール低下によいと信じて，海藻を多食する健康食品（特に昆布）を常用した場合，しばしば甲状腺機能異常を起こす。
- 海藻のヨウ素含有量は他の食品に比べて圧倒的に多く，特に昆布には非常に多量のヨウ素が含まれている（表14-1）。このため，日本人ではヨウ素欠乏症患者は皆無だが，ヨウ素過剰摂取による甲状腺機能異常は少なくない。放射性ヨウ素を用いた核医学検査^{123}Iや，バセドウ病や甲状腺がんの遠隔転移に対する^{131}I治療前を除いて，食事からのヨウ素摂取を厳密に制限する必要はないが，過剰摂取は避けるべきである。
- 「日本人の食事摂取基準（2025年版）」の推奨量は成人で140μg/日で，こんぶつくだ煮で約1gに相当する。

1-5 栄養食事療法（栄養ケアプロセス）

- 甲状腺機能亢進症ではエネルギー代謝亢進（基礎代謝率の亢進）による体重減少，甲状腺機能低下症については，エネルギー産生低下による体重増加への対応が必要となる。ただし，ホルモン補充療法により正常化するので，肥満を伴わない場合は，エネルギー摂取制限の必要はない。

❖(1) 甲状腺機能亢進症

栄養スクリーニング
- 体重減少の有無を評価する。

栄養アセスメント

・**身体計測**
- 体重，体格評価。

・**臨床検査**
- 甲状腺ホルモンFT$_4$，FT$_3$の高値，TSH低値，抗TSH受容体抗体（TRAb）陽性，または刺激抗体（TSAb）陽性，放射性ヨウ素（またはテクネシウム）甲状腺摂取率高値，シンチグラフィでびまん性の評価。

・**臨床診査**
- 頻脈，体重減少，手指振戦，発汗増加等の甲状腺中毒症所見，眼球突出または特有の眼症状。

・**食事調査**
- エネルギーならびにエネルギー産生栄養素，エネルギー代謝補酵素のビタミンB$_1$，B$_2$，ナイアシンの摂取量，ヨウ素摂取量の把握。

栄養診断
- エネルギー不足の評価。
- ヨウ素の摂取量不足または過剰の評価。

栄養介入（計画と実施）
- 生体内で異化が亢進し，エネルギー代謝が亢進している状態であるので，通常よりも多くのエネルギーおよびたんぱく質を必要とする。目安としてはエネルギー35～40kcal/kg標準体重，たんぱ

く質 1.2〜1.5g/kg 標準体重である。エネルギー代謝補酵素のビタミン B_1, B_2, ナイアシンについては，「日本人の食事摂取基準（2025年版）」の 1,000kcal あたりの推奨量を下回らないようにする。ヨウ素を多く含む海藻類の摂取は控え，習慣的な摂取量が「日本人の食事摂取基準（2025年版）」の耐容上限量 3,000μg/日を下回るものとするが不足にも留意する。海藻類に含まれるヨウ素含有量を表に示す（表 14-1）。

●消化器症状で下痢，ならびに発汗を伴う場合には，水分の補給ならびに易消化食とする。甲状腺機能が亢進した状態では，骨吸収と骨形成の双方が促進され，骨吸収のほうがやや強く働く。さらに，尿中カルシウム排泄量の増加や，ビタミンD活性の低下，腸管からのカルシウムの吸収も低下することもあり，カルシウムを補給する必要がある。通常は，治療により骨量が回復するが，閉経後の女性や高齢者については，カルシウム摂取は「骨粗鬆症の予防と治療ガイドライン」の推奨量食品から 700〜800mg/日を目指すのが望ましい。

栄養モニタリングと評価

●体重の回復，甲状腺ホルモン濃度の正常化，臨床症状の改善を確認する。

❖(2) 甲状腺機能低下症

栄養スクリーニング

●体重増加の有無を評価する。

栄養アセスメント

・身体計測

●体重，体格評価。

表 14-1　海藻類中のヨウ素含有量

食品	ヨウ素（μg/可食部 100 g）
こんぶ類　刻み昆布	230,000
こんぶ　つくだ煮	11,000
わかめ　乾燥わかめ　素干し　水戻し	1,300
わかめ　めかぶわかめ　生	390
ひじき　ほしひじき　ステンレス釜　油いため	1,300
ひじき　ほしひじき　ステンレス釜　ゆで	960

資料：「日本食品標準成分表2020年版（八訂）増補2023年」

・臨床検査

●原発性甲状腺機能低下症の場合，FT_4 低値および TSH 高値，コレステロール高値，クレアチンキナーゼ高値の確認。

●原因鑑別のため，TgAb・TPOAb の測定。

・臨床診査

●無気力，易疲労感，眼瞼浮腫，寒がり，体重増加，動作緩慢，嗜眠，記憶力低下，便秘，嗄声等いずれかの症状の確認。出産後やヨウ素摂取過多などの場合は一過性甲状腺機能低下症の可能性が高いため，これらの状況についても把握する。

・食事調査

●エネルギーならびにエネルギー産生栄養素，飽和脂肪酸，コレステロール摂取量の評価。

栄養診断

●エネルギー摂取量過剰の評価。

●脂質摂取量過剰の評価。

●ヨウ素の摂取量不足または過剰の評価。

栄養介入（計画と実施）

●エネルギー代謝が低下するため，肥満の予防を目的としてエネルギー摂取量の制限が必要になる。目安としては，エネルギー25〜30kcal/kg，たんぱく質 1.0〜1.2g/kg である。

●また，脂質異常症を合併する場合，脂質異常症の栄養管理も行う。便秘を伴う場合には，食物繊維の増加を検討する。ヨウ素については「日本人の食事摂取基準（2025年版）」の耐容上限量 3,000μg/日を下回り，かつ不足にも留意する。

栄養モニタリングと評価

●体重の減少，甲状腺ホルモン濃度の正常化，血清コレステロール値，臨床症状の改善を確認する。

1-6 栄養治療の実際（症例）　発展

管理栄養士からみた症例のまとめ

●甲状腺ホルモンの不足による著明な症状（浮腫，全身倦怠感，便秘）あり。海藻類およびその抽出物の大量摂取が認められるため，ヨウ素過剰摂取による甲状腺機能低下が考えられる。

●甲状腺機能：血液中甲状腺ホルモンのほとんどはたんぱく質に結合しており，遊離型ホルモンが活性を持つ。結合たんぱく質濃度は，種々の病態

で変動するので，総T_4・T_3で評価するより，遊離型のFT_4，FT_3で評価するのが望ましく，臨床ではもっぱらこれらが用いられる。血液中甲状腺ホルモン濃度（FT_4，FT_3）は著しく低値であり，重症の甲状腺機能低下症状態であった。TSHは著しく高値であり，原発性甲状腺機能低下症と判定される。

●高コレステロール血症：甲状腺機能低下症では高コレステロール血症，甲状腺機能亢進症では低コレステロール血症となり，血清コレステロール濃度は，甲状腺機能の指標になり得る。

●肝機能：この例では，AST，ALTが高値となっているが，重症の甲状腺機能低下症では，しばしばこれらが異常高値となり，肝障害と誤って判断されることもある。

●CPK（CK）：重症の甲状腺機能低下症では，しばしば血清CPK（CK）高値となり，血清コレステロール濃度とあわせ，甲状腺機能の指標になりえる。なお，重症の甲状腺機能亢進症では，著しい異化亢進のため，骨格筋量が減少し，筋力低下を訴える患者もあり，また血清クレアチニン濃度著明低値のため，eGFRが見かけ上異常な高値となることもある。

●自覚症状：甲状腺ホルモンは代謝を亢進させるホルモンであり，甲状腺機能低下症においては，全身の代謝が不活発となり，この例でみられるような，浮腫，倦怠感，便秘，体重増加などの症状が起こる。なお，甲状腺機能低下症にみられる体重増加は，基本的に脂肪組織の増加する肥満ではなく，主に浮腫によるものである。

●症状が顕著なため，一時的に甲状腺ホルモン薬が処方されたが，最終的には，ヨウ素過剰摂取を止めただけで，無投薬にて，甲状腺機能正常を保っており，AST，ALT，総コレステロール，CRK（CK）も正常化した。また，甲状腺の横径は正常では3.5cm程度であり，初診時かなり腫大していたが，ほぼ正常の大きさとなった。

栄養食事指導

●わが国では，ヨウ素欠乏による甲状腺機能低下症は極めて稀であるが，ヨウ素過剰摂取による甲状腺機能異常は，決して稀ではない。この例の経過のように，その場合，過剰なヨウ素摂取を止めるだけで，甲状腺機能は正常化する。

●過剰摂取を控えることは当然だが，通常のヨウ素摂取者に対して，さらに厳格なヨウ素摂取制限を行う必要はない。

症例13（ヨウ素過剰摂取による甲状腺機能低下症）

20代女性，生来健康であったが，数か月前から浮腫，全身倦怠感，便秘，約5kgの体重増加があり，3か月前から無月経となった。身長166cm，体重50kg，頸部にびまん性甲状腺腫を認めた。

血液検査の結果（カッコ内基準値），FT_4 0.06 ng/dL（0.9〜1.7），FT_3 0.49pg/mL（2.1〜4.2），TSH 280μU/mL（0.5〜4.5）であった。また，一般血液検査では，AST 118IU/L（8〜38），ALT 147IU/L（4〜43），総コレステロール258mg/dL，クレアチンキナーゼ（CPKまたはCK）1,607 IU/L（30〜172）と異常値であった。

おしゃぶり昆布 18g/日のほか，ひじき，わかめ，もずくを大量に摂取していることが判明したため，ヨウ素過剰摂取による甲状腺機能低下症と考え，これらの摂取を禁止して，経過をみた（表14－2）。一時的に甲状腺ホルモン薬の補充を行ったが，その後投薬を中止しても，甲状腺機能正常を維持しており，また上記症状はすべて消失した。

表14－2　経過

	5月25日	6月15日	10月5日	基準値
FT_4 (ng/dL)	0.06	1.29	1.07	0.9〜1.7
FT_3 (pg/mL)	0.49	2.95	2.76	2.1〜4.2
TSH (μU/mL)	280	4.7	3.6	0.5〜4.5
AST (IU/L)	118	27	18	8〜38
ALT (IU/L)	147	40	27	4〜43
総コレステロール (mg/dL)	258	170	221	130〜220
CPK (CK) (IU/L)	1,607	212	123	30〜172
甲状腺腫 (横径：cm)	7	6	4	
	初診時	甲状腺ホルモン薬服薬中	休薬中	

●放射性ヨウ素は，γ線放出核種である^{123}Iを用いた甲状腺シンチグラフィ検査，β線放出核種である^{131}Iを用いたバセドウ病のアイソトープ治療，甲状腺がんの転移に対する治療などに用いられる。これらの準備段階においては，厳密なヨウ素摂取制限が必要となるが，それ以外は，厳格な制限は不要である。

●昆布はヨウ素含有量が圧倒的に多いので（表14-1），過剰摂取を避けることを，重点的に指導する。根昆布の汁には，膨大な量のヨウ素が含まれるので，要注意であるが，コレステロール低下，血圧低下，肥満防止などの効果があるとして，販売されている。

② 副腎疾患（クッシング症候群）

●副腎は皮質・髄質からなり，皮質から糖質コルチコイド・電解質コルチコイドが分泌される。糖質コルチコイドの産生・分泌は，下垂体・甲状腺系と，非常に似ている。下垂体前葉から，副腎皮質刺激ホルモン（ACTH）が分泌され，その刺激を受けて，副腎皮質から，糖質コルチコイドであるコルチゾールが分泌され，血液中コルチゾールにより，下垂体からのACTH分泌は，フィードバック調節を受ける。

●なお，クッシング症候群はコルチコステロイドの過剰がもたらす臨床像を表す（原因を問わない）のに対し，クッシング病は下垂体ACTHの過剰による副腎皮質の機能亢進を指す。

2-1 病 態

●糖質コルチコイドの誘導体は，抗炎症，抗アレルギー，免疫抑制などの効果を期待して，治療薬として広く用いられており，その副作用としてのクッシング症候群も多い（医原性クッシング症候群）。

●ストレス（侵襲）とは緊急事態であり，生体はそれに適合するため，交感神経活性化，ストレスホルモンの分泌亢進が起こる。ストレス時には，代謝が亢進し，異化に傾き，グリコーゲン分解促進，中性脂肪分解亢進，糖新生亢進などが起こる。糖質コルチコイドは，カテコラミンなどとともに，ストレスホルモンの代表的なものである。

以下に症状を示す。

・中心性肥満：クッシング症候群では，体幹に脂肪沈着をきたし，中心性肥満といわれる。四肢はむしろ細くなる。

・満月様顔貌とバッファローハンプ：顔面にも脂肪沈着が起こる。

・筋力低下：糖新生亢進の結果，特に近位筋（体幹に近い筋肉）の萎縮，筋力低下が起こる。

・易感染性：免疫能低下により，感染症にかかりやすくなる。

・高血圧：コルチゾールは，一部電解質コルチコイド作用も持つため，高血圧・低K血症が起こる。

・骨粗鬆症：糖質コルチコイド過剰症は，続発性骨粗鬆症の重要な原因となる。

2-2 検査データの読み方

●コルチゾール高値となる。クッシング病ではACTH高値となるが，副腎性あるいは医原性クッシング症候群では，ACTHは抑制される。

2-3 治 療

●腫瘍と過形成のときは手術療法。
●術後に不足したホルモンの補充療法が必要。

2-4 栄養食事療法（栄養ケアプロセス）

栄養スクリーニング
●肥満，耐糖能低下，高血圧，骨粗鬆症等の合併によるACTH過剰分泌（これを特にクッシング病症の有無を評価する。

栄養アセスメント
❖(1) 身体計測
●BMI，体重変化を評価，TSFや上腕筋囲長（AMC），上腕筋面積（AMA）により体組成も評価する。

❖(2) 臨床検査
●糖代謝関連指標，脂質代謝関連指標，血中Na高値，K低値，Tリンパ球低下の確認をする。

❖(3) 臨床診査
●中心性肥満，満月様顔貌，筋力低下，高血圧，耐糖能異常，骨粗鬆症の有無を評価する。クッシング症候群も多い（医原性クッシング症候群）の

で，薬剤の服用についても調査する。

❖(4) 食事調査

●エネルギー，エネルギー産生栄養素摂取量を中心に，各合併症に特化した項目について評価する。

栄養診断

●エネルギー摂取量過剰の評価。

●炭水化物摂取量過剰の評価。

●ナトリウム摂取量過剰の評価。

栄養介入（計画と実施）

●クッシング症候群に特異的な栄養管理はなく，肥満，耐糖能低下，高血圧，骨粗鬆症などを合併する場合に，それぞれの病態に応じた栄養管理が求められる。また，K の排泄増加に対しては高カリウム食とする。

栄養モニタリングと評価

●体重の正常化，検査値の正常化，臨床症状の改善，合併する疾患の臨床指標の変化を評価する。

参考資料

日本甲状腺学会「甲状腺疾患診断ガイドライン 2021」
　https://www.japanthyroid.jp/doctor/guideline/
　japanese.html

第15章 神経疾患

I 総論

1 解剖・生理と病態

●脳の重量は体重の2％程度で平均1,300g。
●脳のエネルギー消費量は，成人・安静時で全身エネルギー消費量の約18％。
●脳は通常時はグルコース（ブドウ糖）のみをエネルギー源とする。飢餓時はケトン体を利用する。
●脳の神経細胞は虚血に対して非常に弱く，数分間の虚血で死滅してしまうものもある。
●中枢神経系は，脳（大脳，小脳，間脳，脳幹）と脊髄よりなる。間脳は主に視床と視床下部に，脳幹は中脳，橋，延髄に分けられる。
●大脳基底核は大脳半球の深部にある神経核群で，線条体（被殻＋尾状核），淡蒼球などからなる。

1-1 脳の機能局在

① 大脳：前頭葉（運動野，運動性言語野，思考，計画，判断），頭頂葉（体性感覚野，味覚野）側頭葉（聴覚野，感覚性言語野），後頭葉（視覚野）
② 大脳辺縁系（情動行動，記憶）
③ 大脳基底核（姿勢と運動の調整）
④ 小脳（身体の協調運動，平衡）
⑤ 視床（感覚，運動，意識の中継）
⑥ 視床下部（摂食，飲水，体温調節，自律神経系）
⑦ 脳幹（意識，呼吸，循環，排尿，嚥下，嘔吐，対光反射）
●錐体路は前頭葉の運動野から，内包，延髄の錐体交叉（大部分が反対側に交叉），脊髄側索を下降し，脊髄前核で神経を乗り換えて効果器へ向かう。随意運動を制御している。
●錐体外路とは，錐体路以外の運動，姿勢，筋緊張を制御する多数の神経路を総称し，主に大脳基底核がかかわっている。

1-2 脳の神経系

●神経系は，神経細胞（ニューロン）とグリア細胞からなる。
●神経細胞は，樹状突起，神経細胞体，軸索，軸索末端（神経終末）からなる。
●神経終末から神経伝達物質が放出され，次の神経細胞や効果器に情報伝達される。
●中枢神経系の主な神経伝達物質にはノルアドレナリン，アドレナリン，グルタミン酸，γアミノ酪酸（GABA），アセチルコリン，ドパミン，セロトニンなどがある。
●アセチルコリンを神経伝達物質とするコリン作動性神経系は，記憶・認知に関与する。アルツハイマー病ではこの神経系の変性・脱落が起こる。
●中脳黒質から線条体に線維を送っているドパミン神経系（黒質線条体路）は，錐体外路系に属する。パーキンソン病では，この神経系の変性・脱落が起こる。

1-3 脳の循環

●脳は，前方循環系（内頸動脈，前・中大脳動脈）と後方循環系（椎骨・脳底動脈，後大脳動脈）によって栄養される。両系はウィリス動脈輪により交通している（図15-1）。
●脳には血液脳関門と呼ばれる構造があり，血管内の物質が自由に脳内に移行できない。このため脳血管には各種輸送体が存在する（グルコース輸送体やアミノ酸輸送体など）。
●全身の血圧が変化しても，脳の循環はある範囲（およそ平均血圧で60mmHgから140mmHg）で一定に保たれる（脳循環の自動調節能）。高血圧患者ではこの範囲が血圧の高い側にシフトしている。

2 栄養ケアプロセスの考え方

●神経疾患の栄養ケアの目的は，各疾患における危険因子の管理と神経症状に伴う合併症に対して栄養的介入を行うことにある。また，脳卒中など突然に発症する疾患では急性期の栄養管理も重要となる。
●神経疾患の一般的な危険因子には，高血圧，糖尿病，脂質異常症，心疾患などがある。

- 栄養管理上重要な神経症状として，意識障害，認知機能障害，摂食・嚥下障害，消化管機能障害（便秘，下痢），運動機能障害（麻痺，運動失調），失語症などがある。
- 症状の時間的変化に沿った栄養管理を行う。
- 摂食・嚥下障害に対し，口腔ケア，水分・栄養管理，原因の除去（薬剤など），適切な嚥下食，段階的摂食訓練，姿勢の調整などを行う。
- 神経疾患では低栄養や脱水がしばしばみられる。これらの適切な栄養管理は，精神症状（意欲低下，せん妄，不穏），嚥下障害，日常生活動作の低下，褥瘡などの予防・改善に対しても有効である。

Ⅱ 各 論

脳出血・脳梗塞

病 態

定 義
- 一般的に脳卒中（脳血管障害）とは，「脳の血管病変のために脳実質内もしくは脳の周囲に出血または虚血が生じた状態」をいう。

病態生理
- 脳卒中の発症機序を図15-1，図15-2に示す。

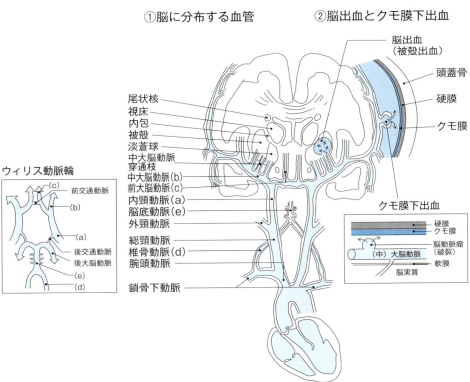

①脳に分布する血管，枠内はウィリス動脈輪。(a)〜(d)はそれぞれの血管名に対応する。②脳出血とクモ膜下出血。脳出血は被殻，視床，大脳皮質下，小脳，橋に起こりやすい。脳動脈瘤は前交通動脈，内頸動脈・後交通動脈分枝部，中大脳動脈に発生しやすい。枠内は髄膜（硬膜，クモ膜，軟膜）と血管の関係。

図15-1 脳を栄養する血管と脳出血・クモ膜下出血の病態

脳出血は，脳の血管が破れて脳実質内に血腫を形成し，脳組織を傷害した状態をいう。脳梗塞は，血栓や塞栓などで脳の血流が局所的に低下し，脳組織が壊死に陥った状態をいう。脳卒中の特徴を表 15-1 に示す。

- 脳出血：脳実質内への出血。脳実質を栄養する細い動脈（多くは穿通枝）が破れて起こる。高血圧で起こりやすい。その他，脳血管へのアミロイド沈着（アミロイドアンギオパチー）や，脳動静脈奇形[1]，なども原因となる。
- クモ膜下出血：クモ膜下腔への出血。多くは脳動脈瘤の破裂による。高血圧があると破裂しやすい。その他，脳動静脈奇形なども原因となる。

- 脳梗塞
① ラクナ梗塞：直径 3～7mm 程度の小さい脳梗塞。多くは高血圧で細い動脈（穿通枝）に脂肪硝子変性（リポヒアリノーシス）あるいは血管壊死が生じて発症する。ラクナとはラテン語で小さい空洞の意味。
② アテローム血栓性脳梗塞：太い血管の粥腫（アテローム）による脳梗塞。高血圧，糖尿病，脂質異常症との関連が深い。粥腫が血管を閉塞したり（血栓性），粥腫内の血栓が剥がれ末梢で塞栓を起こしたりする（動脈原性塞栓性）などの機序がある。
③ 心原性脳塞栓：心臓内（多くは左心房）にで

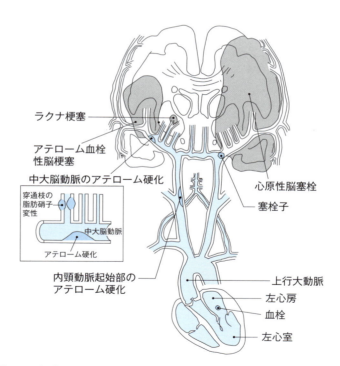

①ラクナ梗塞とアテローム血栓性脳梗塞。ラクナ梗塞は多発性が多く好発部位は被殻，橋，視床など。アテローム硬化は内頸動脈起始部，中大脳動脈，椎骨動脈，脳底動脈に発生しやすい。枠内は脂肪硝子変性とアテローム硬化。②心原性脳塞栓。心疾患（心房細動など）が原因で心臓内（特に左心房）に血栓ができ，これが剥がれ脳塞栓を起こす。

図 15-2　脳梗塞の病態

きた血栓が剥がれて脳血管に塞栓を起こしたもの。心房細動，心臓弁膜症，急性心筋梗塞，人工弁などが原因となる。心房細動は加齢とともに増加する。

④　一過性脳虚血発作（TIA）：脳梗塞の症状が一過性に出現するが，短時間（24時間以内。多くは数分から1時間以内）に消失するもの。脳梗塞の警告発作。

症　状

●脳出血・脳梗塞では，障害部位により運動障害，感覚障害，失語症，同名半盲（同側半盲），失調，めまい，摂食・嚥下障害，構音障害などが出現。

●クモ膜下出血は突然の頭痛で発症。髄膜刺激症状，再破裂（発症後24時間以内が多い），脳血管攣縮（発症後4日から15日），水頭症（認知症状，歩行不安定，尿失禁）。

診　断

●突然に局所神経症状（脳出血・脳梗塞）や頭痛（クモ膜下出血）が出現。

●迅速な問診，診察。

●画像診断（CT，MRI，MRA，脳血管撮影など）。

●全身状態の評価（呼吸，循環，体温，血液生化学所見，嚥下機能など）。

治　療

❖(1)　非薬物治療法

①　脳卒中の発症予防・再発予防

[a]　危険因子（高血圧，糖尿病，脂質異常，心房細動，喫煙，肥満，大量飲酒など）の管理

●血圧管理目標。

・脳卒中発症予防のための降圧目標は，130/80 mmHg未満（75歳未満，冠動脈疾患，たんぱく尿陽性の慢性腎臓病，糖尿病，抗血小板薬服用中の場合），あるいは140/90mmHg未満（75歳以

表15-1　脳卒中の特徴

| | クモ膜下出血 | 脳出血 | 脳梗塞 ※1 | | |
			アテローム血栓性脳梗塞	心原性脳塞栓	ラクナ梗塞
病態（概念）	クモ膜下腔への出血	脳実質内の血管の破綻	太い血管の粥腫（アテローム）による脳梗塞	心臓内の血栓が剥がれて脳血管に塞栓を起こす	細い動脈（穿通枝系）の梗塞
主な症状	突然の激しい頭痛，嘔吐，髄膜刺激症状	頭痛，嘔吐，出血部位の局所神経症状	梗塞部位の局所神経症状		
臨床的特徴	くも膜下腔を中心に出血を生じる。	脳実質内に出血し，血種を形成。	脳実質内に梗塞。TIA（※2）を前駆症状とすることがある。		
			主幹動脈に50％以上の狭窄または閉塞（動脈硬化による）。	塞栓源となる心疾患がある。	最大径15mm以下の小梗塞の存在。
発症様式	突発する強い頭痛で発症することが多い。	覚醒時の発症が多い。	突発性，緩徐進行，階段状進行などさまざまな発症。	突発発症。臨床症状は重症であることが多い。	突発性または緩徐な発症。
発症危険因子	脳動脈瘤の破裂（最多），脳動静脈奇形	高血圧（最大の危険因子），アミロイドアンギオパチー，脳動静脈奇形	動脈硬化の危険因子（高血圧，糖尿病，脂質異常症，肥満，喫煙など）	不整脈（心房細動など），心疾患	高血圧
その他	発症後の神経症状増悪は，動脈瘤の再破裂，脳血管れん縮（発症4〜14日頃），水頭症（2〜6週頃）等を疑う。	突然の局所神経脱落症状で発症。血種の増大に伴い，頭痛や悪心・嘔吐，意識障害などが出現。	しばしば虚血性心疾患や末梢動脈疾患などのアテローム血栓症を合併。	急性期再発や脳浮腫，脳梗塞内の出血性変化などによる症状増悪を伴うことがある。	梗塞巣が錐体路にかかると運動麻痺を生じる。

※1　脳梗塞：脳の血流が局所的に低下し脳組織が壊死に陥った状態。
※2　TIA（一過性脳虚血発作）：脳梗塞の症状が一過性に出現。短時間（24時間以内，多くは数分から1時間以内）に消失。脳梗塞の警告発作。
資料：国立研究開発法人国立循環器病研究センター，矢崎義雄総編集『内科学（第12版）』朝倉書店，2022より作成

上，両側頸動脈狭窄や主幹動脈閉塞がある場合，たんぱく尿陰性の慢性腎臓病）。

・脳卒中再発予防は，少なくとも 140/90mmHg 未満。ラクナ梗塞や脳出血の再発予防，抗血栓薬服用中は，可能であれば 130/80mmHg 未満。
●糖尿病患者では血糖管理のみならず血圧，脂質管理も重要。
●脳出血患者で低コレステロール血症を認めるときは原因（肝機能障害など）の是正。

[b] 手術療法
●頸動脈の高度狭窄に対して，頸動脈内膜剥離術（carotid endarterectomy：CEA）や頸動脈ステント留置術（carotid artery stenting：CAS）。
●動脈瘤が発見された場合は，出血予防処置（外科的治療，血管内治療）適応を慎重に判断。

② 脳卒中の急性期
●脳卒中が疑われたら，速やかな専門医療機関での診断，治療が必要。
●全身管理（血圧，循環，呼吸，体温，電解質，血糖，栄養）。
●合併症管理（呼吸器感染症，尿路感染症，消化管出血，転倒，皮膚損傷）。
●十分なリスク管理のもとに，発症早期から積極的にリハビリテーション（座位・立位訓練，摂食・嚥下訓練，セルフケア訓練など）。
●誤嚥性肺炎の予防。

[a] 手術療法
●動脈瘤破裂によるクモ膜下出血（早期に開頭動脈瘤頸部クリッピング術，血管内治療）。
●脳出血（脳内血腫除去術）。
●頭蓋内圧亢進（開頭外減圧療法）。

❖(2) 薬物治療法
① 脳卒中の発症予防・再発予防
[a] 危険因子
●高血圧（アンジオテンシン変換酵素阻害薬，アンジオテンシンⅡ受容体拮抗薬，カルシウム拮抗薬，利尿薬）。
●糖尿病（ピオグリタゾン[2]など）。
●脂質異常症（HMG-CoA 還元酵素阻害薬（スタチン），エイコサペンタエン酸（EPA）製剤，コレステロール吸収阻害薬，トリグリセリド産生抑

制剤）。
[b] 脳梗塞の再発予防
●非心原性脳梗塞（抗血小板薬）。
●心原性脳塞栓（抗凝固薬）。
② 脳卒中の急性期
[a] 脳梗塞急性期
●血栓溶解療法（アルテプラーゼ）。
●急性期抗血小板療法（アスピリン，オザグレルナトリウム）。
●脳保護薬（エダラボン）。
[b] 合併症
●頭蓋内圧亢進（高張グリセロール）。
●消化管出血（抗潰瘍薬）。
●けいれん発作（抗てんかん薬）。

予後
●再発予防が非常に重要。
●高血圧コントロールをはじめとする危険因子の管理により再発率は減少傾向にある。

1-2 栄養食事療法（栄養ケアプロセス）

●「脳卒中治療ガイドライン（2015 年版）［追補2019 年］」ならびに「日本人の食事摂取基準（2020年版）」により，発症予防，急性期，慢性期に分けて記載する。

❖(1) 脳卒中の発症予防
●高血圧，糖尿病，脂質異常症，心疾患などの危険因子に応じた食事療法を行う。
●その他の栄養素の摂取量は「日本人の食事摂取基準（2025 年版）」による。
●脳卒中と栄養素との関連。
① カリウム摂取は脳卒中の予防効果がある。
② n-3 系脂肪酸摂取は脳卒中リスクを減らす可能性がある。
③ 食塩摂取量増加，大量飲酒は脳出血・脳梗塞の発症を増加させる。
④ 飽和脂肪酸の摂取量が少ないと脳出血が増加する。一方で，摂取量が多いと肥満，糖尿病などの罹患が増加する。
⑤ 脳出血の予防に，緑黄色野菜や果物を毎日適量摂取することが奨励される。
⑥ 高ホモシステイン血症は脳梗塞の危険因子と

なる。ただし，葉酸摂取が脳梗塞を予防するかどうかについては分かっていない。

❖(2) 脳卒中の急性期
- 脳出血・脳梗塞でベッド上安静のときには基礎代謝は低下している。疾患の回復や ADL（activities of daily living：日常生活動作）拡大に伴い，エネルギー必要量は増大する。
- クモ膜下出血では急性期にエネルギー消費量が亢進していることが多い。
- 低栄養例や褥瘡のリスクが高い場合では十分なエネルギーやたんぱく質などを補給する。
- 高血糖は是正し，血糖を 140〜180mg/dL の範囲に保つ。60mg/dL 以下の低血糖は永続的な脳神経障害を生じるため，ただちに補正する。
- 栄養の投与経路。
  ① 意識レベル（ジャパン・コーマ・スケール（Japan Coma Scale：JCS），グラスゴー・コーマ・スケール（Glasgow Coma Scale：GCS））（p.387 参照），嚥下機能（反復唾液嚥下テスト，改訂水飲みテスト，嚥下造影検査，嚥下内視鏡検査）（p.388 参照），消化器症状（消化管出血，悪心，嘔吐），感染症，症状の進行性などの評価。
  ② 評価に基づき，栄養摂取経路，食形態，姿勢，代償嚥下法を検討。
  ③ 経口摂取ができない場合はできるだけ速やかに経腸栄養（経鼻胃管）を開始。
  ④ 消化管出血などで消化管からの栄養補給ができない場合は，中心静脈栄養法（totalparenteral nutriton：TPN）を行う。
  ⑤ 急性期の嚥下障害は，病状の改善やリハビリテーションによりしばしば軽快する。経時的に評価を行っていく。

❖(3) 脳卒中の慢性期
- 栄養素の摂取に関しては，「(1) 脳卒中の発症予防」の項に準じる。
- 低栄養，脱水に注意する。
- 発症 28 日以上経腸栄養が必要な患者では経皮的内視鏡的胃ろうを考慮する。

❷ 認知症

2-1 病態

定義
- 認知症とは，成長に応じていったんは発達した認知機能が，後天的な脳の障害によって持続性に低下し，日常生活や社会生活に支障をきたすようになった状態をいう。意識障害によるものは含めない。

病態生理
- わが国では，アルツハイマー病が最も多く，次いで血管性認知症，レビー小体型認知症の頻度が高い。
- そのほかにも，前頭側頭葉変性症，進行性核上性麻痺，ハンチントン病，外傷，感染症，栄養障害，代謝性疾患などさまざまな原因がある。
- わが国では認知症は増加傾向にある。特にアルツハイマー病が増加している。

❖(1) 危険因子
- 加齢。
- 遺伝的危険因子（アポリポたんぱく E（ApoE）ε4）。
- 血管性危険因子（高血圧，糖尿病，脂質異常症，心房細動，肥満）。
- 生活習慣関連因子（喫煙，運動不足）。

❖(2) 病理学的特徴
- アルツハイマー病：大脳皮質における神経細胞の脱落と脳のびまん性萎縮，多数の老人斑（アミロイド β たんぱく）や神経原線維変化。
- 血管性認知症：脳梗塞，多発性ラクナ梗塞，広範な白質病変，脳出血，多発性微小脳出血。
- レビー小体型認知症：神経細胞内にレビー小体が多数出現。

症状
- 認知症の症状は中核症状と周辺症状からなる。
- 中核症状とは認知機能障害（記憶障害，失語，失行，失認，遂行障害）のことをいう。
- 周辺症状には，心理症状（幻覚，妄想，不安，うつ症状）と行動症状（脱抑制，攻撃性，不穏，焦燥性興奮，収集癖）とがある。

表 15 − 2　認知症の鑑別

	アルツハイマー病	血管性認知症	レビー小体型認知症
記憶障害	初期から出現 緩徐進行性	比較的軽い （障害部位による）	比較的軽い
認知機能障害	失語，失行，失認， 実行機能障害	まだら認知症	動揺性，緩徐進行性
発症，経過	徐々に進行（比較的遅い）	急激，階段状進行	徐々に進行 （比較的速い）
CT，MRI	全般的な脳萎縮（より強い）	脳梗塞，脳出血の所見 多発小梗塞，白質病変	全般的な脳萎縮 （比較的軽い）
その他	記憶障害と，上述の認知機能障害のうちの1つ以上がある。発症は緩やかで，持続的に認知の低下をきたしている。	画像診断（CT，MRI）で脳血管障害の所見を認め，障害部位に一致した神経症状を認める。	認知機能障害が日時によって変動する。幻視(ヒトや小動物)やパーキンソン症状，自律神経障害（起立性低血圧，便秘）がしばしば出現する。

*血管性認知症のなかには，発症・経過が緩徐進行性で変性性認知症と鑑別が困難な場合もある。
　本邦では，アルツハイマー病が最も多く，次いで血管性認知症やレビー小体型認知症の頻度が高い。
資料：日本神経学会編「認知症疾患治療ガイドライン（2010年版）」2010.
　日本認知症学会編『認知症テキストブック』中外医学社，2008より作成

●認知症に合併しやすい身体症状（摂食・嚥下障害，低栄養，脱水，誤嚥性肺炎，失禁，便秘，浮腫，運動障害，サルコペニア，フレイル，不随意運動，痙攣発作，転倒・骨折，褥瘡）。

診　断

●認知症の診断は，病歴，現症，身体所見，認知症スクリーニング検査，神経心理検査，血液検査，画像診断（CTあるいはMRIは必須）などから総合的に行う。
●認知症スクリーニング検査。
①　長谷川式認知症簡易評価スケール
②　ミニメンタルステート検査（MMSE）
③　ウェクスラー記憶検査（WMS-R）
●次のような疾患を鑑別する。
①　適切な治療により回復しうる認知症（正常圧水頭症，慢性硬膜下血腫，ビタミンB群欠乏症，甲状腺機能低下症，神経梅毒など）。
②　意識障害をきたす疾患（肝性脳症，糖尿病性昏睡，低ナトリウム血症など）。
③　薬剤因性（アルコール，抗がん薬，向精神薬など）。
④　認知症と誤りやすい疾患（うつ病など）。
●わが国に多い認知症（アルツハイマー病，血管性認知症，レビー小体型認知症）の鑑別を表15 − 2に示す。

治　療

❖(1)　非薬物治療法

①　認知症の予防・進行抑制
●血管性危険因子や生活習慣関連因子の改善。
●健康なライフスタイル（適度な運動，栄養療法）。
●積極的な社会参加。
●生涯にわたる脳の活性化。

②　認知症の症状に対して
●リハビリテーション（認知機能訓練，認知刺激，運動療法，回想法，音楽療法，日常生活動作訓練，摂食・嚥下療法）。
●認知症ケア。
●初期から社会資源や地域連携システムなどの活用。
●介護者への精神面，生活全般における支援。
●患者の意向を尊重し，敬意と共感をもって対応する。
●家族などの介護者に栄養食事指導を行うに当たっては，できるだけ介護者の負担が軽減されるように，簡便で継続可能であること，経済的負担も考慮した指導を心がける。

❖(2)　薬物治療法
●コリンエステラーゼ阻害薬。
●心理症状・行動症状に対して，抗うつ薬，抗不安薬，睡眠導入薬，抗精神病薬，漢方薬など。

- 薬物による便秘，軟便，悪心，口渇，嚥下障害，転倒，錐体外路症状などの有害事象に注意。

予後
- 症状は進行性。
① 軽度認知症：職業・社会的活動は障害，基本的日常生活動作は自立。
② 中等度認知症：基本的日常生活動作も障害，ある程度の介護が必要。
③ 重度認知症：基本的日常生活動作が1人でできない。四肢固縮，仮性球麻痺，尿便失禁などが出現。
- 肺炎などの合併症が予後を悪化させる。

2-2 栄養食事療法（栄養ケアプロセス）

- 「認知症疾患治療ガイドライン（2017年版）」ならびに「脳卒中治療ガイドライン（2015年版）[追補2019年]」，「日本人の食事摂取基準（2020年版）」により，発症予防・進行抑制と症状への栄養介入での対応に分けて記載する。

(1) 認知症の予防・進行抑制
- 次のような事項はアルツハイマー病の発症・進行予防に有効と考えられている。
① 高血圧，糖尿病，脂質異常症の管理。
② 禁煙。
③ 炭水化物を主とする高エネルギー食や低たんぱく食・低脂肪食を避ける。
④ 大量の飲酒を避ける。
⑤ 定期的な身体活動や運動習慣。
⑥ 睡眠時無呼吸症候群の管理。
- 血管性認知症の発症予防は，脳出血，脳梗塞の食事療法が基本となる。特に中年期の血圧管理が老年期の認知機能に影響する。

(2) 認知症の症状への対応
- 食行動の変化，食欲低下，拒食，脱水に注意。
- 摂食・嚥下障害への対応。
- 各個人に合わせた運動（サルコペニア・フレイル，転倒・骨折予防）。
- 食物繊維の多い食事（便秘予防）。
- 適度な日光浴（潜在性ビタミンD不足）。
- 精神症状の悪化時は，低栄養，便秘，脱水の可能性も考える。

- 重度認知症者の栄養障害に対して経管栄養法の導入を考慮するときには，慎重かつ総合的な判断が必要である。

パーキンソン病・症候群

3-1 病態

定義
- パーキンソン病は，黒質線条体路のドパミン神経細胞の変性・脱落を主体とし，緩徐進行性に運動障害が発現する変性疾患。
- パーキンソン症候群は，パーキンソン症状を呈する疾患の総称。

病態生理
- パーキンソン病における運動の主症状は無動・運動緩慢。これに振戦，筋強剛を加えて運動の3大症状という。
- 無動とは運動の減少，運動緩慢とは運動の開始や遂行の遅れ，筋強剛とは関節を他動的に動かしたときに抵抗が増強している状態をいう。
- パーキンソン病患者の振戦は安静時に多く，約70％は振戦を初発症状とする。
- 運動の3大症状は，多くの患者で左右差が認められる。
- パーキンソン症候群の原因はさまざまで，脳血管性，その他の神経疾患，薬剤性（向精神薬，胃腸薬，降圧薬など），中毒（マンガンなど）などが含まれる。

症状
(1) パーキンソン病
- 50歳代から60歳代にかけての発症が多いが，高齢になるほど発症率は増加する。
- 運動の3大症状に姿勢保持障害を加え4大症状と呼ぶ場合，さらに前傾姿勢とすくみ現象を加え6大症状とする場合もある。
- 無動の部分症状として，仮面様顔貌，小字症，箸の使いにくさ，小声，流涙などがある。
- 自律神経障害（便秘，起立性低血圧，脂漏性顔貌，多汗，頻尿，流涎）。
- 精神症状（うつ傾向，意欲の低下，認知機能障害，幻覚）。

第15章 神経疾患

●その他（睡眠障害，嗅覚低下，痛み，浮腫）。

❖(2) パーキンソン症候群

●パーキンソン病に似た症状を示す。

●脳血管障害では，パーキンソン病に比べて振戦はないことが多く，歩行障害が顕著。

●薬剤性は左右差に乏しく，振戦は両側性が多い。

診　断

❖(1) パーキンソン病

●慢性進行性，運動症状の出現，症状に左右差がある，L-ドパが有効など総合的に判断。

●頭部CTやMRIでは特異的な所見を認めない。

●パーキンソン症状を示す他の疾患を除外。

❖(2) パーキンソン症候群

●パーキンソン病と比べて症状の進行が速く，左右差に乏しい。

●薬剤性では，その薬の服用を止めれば改善することが多い。

●L-ドパが効きにくい。

●頭部CTやMRIで，脳血管障害などの異常所見を認めることがある。

治　療

❖(1) 非薬物治療法

●リハビリテーション（運動療法，摂食・嚥下訓練，発声訓練，音楽療法）。

●日常生活動作指導（転倒予防，衣服の着脱，食事動作，移動動作）。

●服薬指導（薬の効果がある時間帯に，摂食，外出などをする）。

●精神的サポート（進行性疾患のため，家族・介護者に対しても十分なサポートが必要）。

●社会福祉的サポート。

●手術療法（脳深部刺激療法）。

❖(2) 薬物治療法

●脳で不足しているドパミンを補うことで症状を緩和する（補充療法）。

●L-ドパとドパミンアゴニストが基本薬で，その他の薬は症状に応じて使い分ける。

●パーキンソン病が進行すると，薬剤が効かない時間が出現したり（ウェアリングオフ現象），薬剤が効きすぎて意思に反して手足が勝手に動いたりする（ジスキネジア）などの運動合併症が出現

する。

●ウェアリングオフ現象やジスキネジアに対して，内服薬の調整，貼り薬の使用，脳深部刺激療法，L-ドパ持続経腸療法（胃ろうを造設して空腸から持続的にL-ドパを投与する）などが選択される。

予　後

❖(1) パーキンソン病

●慢性進行性の疾患。

●進行すると，日常生活に介助が必要になる。

●誤嚥性肺炎などの感染症が直接の死因になることが多い。

❖(2) パーキンソン症候群

●パーキンソン症候群の予後は原疾患による。

3-2 栄養食事療法（栄養ケアプロセス）

●「パーキンソン病診療ガイドライン2018」（日本神経学会）による。

●パーキンソン病では低栄養や摂食・嚥下障害が出現しやすく適切な対応が必要である。

●抗パーキンソン病薬（L-ドパ）の吸収障害を防ぐための栄養食事指導。

① L-ドパの吸収障害により運動症状の日内変動が出現することがある。

② 吸収を妨げる要因は，胃内に大量の食物が存在，胃酸濃度低下，胃排出時間の延長である。

③ 消化の悪い食事後の服用，制酸薬や牛乳と同時の服用，消化管運動低下を引き起こす薬剤との服薬を避ける。

④ 空腹時の服用，レモン水などの酸性飲料での服用，錠剤を砕くなどは吸収を良くする。

●外科手術などで絶食しなければならないときも，抗パーキンソン病薬は中断しない。

① L-ドパを静脈内に点滴投与。

② 長期に経口摂取が不能であれば腸ろうも考慮。

●便秘に対し，食物繊維，水分の摂取，運動量の増加を検討。

●起立性低血圧への対応。

① 急な姿勢変化を避ける。

② 心不全や誤嚥などに注意しつつ，塩分摂取と

水分摂取を行う（十分な循環血液量の確保）。
●症状の1つとしてむちゃ食い（過食）がみられることがある。
① 夜間に生じることが多く，食行動を見守る。
② ドパミン補充療法薬の減量，中止，変更が奏功することがある。
●パーキンソン病の死因の24〜40%は誤嚥性肺炎による。
① パーキンソン病の摂食・嚥下障害は，準備期，口腔期，咽頭期，食道期全体にわたり起こりうる。
② 薬剤の調整，食形態調整，姿勢調整，嚥下機能訓練を行う。
③ 嚥下困難や食事摂取が十分できない場合，胃ろう造設や声門閉鎖術なども考慮する。

Ⅲ　薬物治療の解説

❖(1) 遺伝子組み換え組織プラスミノゲンアクチベーター（rt-PA，アルテプラーゼ）
●血栓溶解療法に用いられる薬。

コラム

ケトン食

　ケトン食（てんかん食）とは，難治性てんかん（外傷性のものを含む）の患者に対し，脳のエネルギー源としてグルコースに代わりケトン体を熱量源として供給することを目的に炭水化物量の制限および脂質量の増加が厳格に行われた治療食をいう。ケトン食摂取による神経伝達物質調節作用などにより，てんかんの発作症状が抑制されると考えられている。また，ケトン食はグルコーストランスポーター1欠損症（血中から脳内にグルコースを運ぶ働きをするグルコーストランスポーター1の欠損）やミトコンドリア脳筋症（ミトコンドリアの機能が障害されることで，エネルギー産生低下などの症状をきたす疾患の総称）の患者に対しても用いられる。ケトン食の副作用として，低血糖，嘔気・嘔吐，便秘・下痢，活動性低下，長期的には，低身長，体重増加不良，腎結石などがある。

●血栓に吸着し，線溶系酵素（プラスミノーゲン）を不活性型から活性型（プラスミン）にする。プラスミンが血栓中のフィブリン（線維素）を分解し，血栓を溶解する。
●発症後数時間以内の脳梗塞などに用いる。

❖(2) 抗血小板薬（アスピリン，シロスタゾール，クロピドグレルなど）
●血小板凝集を阻害することで，動脈硬化巣における血栓形成を抑制。
●非心原性脳梗塞などに有効。
●出血性の合併症に注意。

❖(3) 抗凝固薬（ワルファリン，非ビタミンK拮抗経口抗凝固薬）
●ワルファリンはビタミンKの作用に拮抗し，肝臓でのビタミンK依存性凝固因子（第Ⅱ，Ⅶ，Ⅸ，Ⅹ因子）産生を抑制することで，血液凝固を抑制する。
●ワルファリン服用中はビタミンKを多く含む食品（納豆，クロレラ食品，青汁など）を避ける。
●ワルファリンの至適投与量には個人差があり，プロトロンビン時間・国際標準比（PTINR）で投与量を決定。
●非ビタミンK拮抗経口抗凝固薬である直接トロンビン阻害薬（ダビガトラン）や第Xa因子阻害薬（アピキサバン，エドキサバン，リバーロキサバン）が使用される機会が増えている。

❖(4) コリンエステラーゼ阻害薬（ChEI）（ドネペジル，ガランタミン，リバスチグミン）
●アセチルコリン分解酵素を阻害することで脳内アセチルコリン系を賦活する薬。
●アルツハイマー病における認知機能障害，進行抑制に有効。
●リバスチグミンは貼付薬で，経口投与できない場合などに有用。
●有害事象は嘔気・嘔吐，下痢など。

❖(5) L-ドパ（ドパミン前駆物質）
●不足したドパミンを補充する最も強力なパーキンソン病治療薬。
●ドパミンは血液脳関門を通過できないことから，この関門を通過でき，脳内でドパミンとなるL-ドパの形で投与する。

- L-ドパが消化管などで代謝されないように，ドパ脱炭酸酵素阻害薬（ベンセラジド，カルビドパ）との合剤が用いられる。
- 服薬期間が長くなると，薬効に変動がみられるようになる。

(6) モノアミン酸化酵素B（MAOB）阻害薬
- 脳内において神経伝達物質として放出されたドパミンの分解を阻害する薬剤で，パーキンソン病に用いられる。
- 末梢における交感神経節後神経の神経伝達物質はノルアドレナリンである。交感神経終末から放出されたノルアドレナリンは，モノアミン酸化酵素A（MAOA）やカテコール-O-メチル基転移酵素（COMT），神経終末への再取り込みにより不活化される。
- 肝障害を有していたり，交感神経刺激薬などを服用していたりする患者がMAOB阻害薬を服用した場合，MAOB阻害薬が，中枢のMAOBだけでなく末梢のMAOAも阻害してしまい，血圧上昇や頻脈などを引き起こすことがある。
- このため，肝障害などの患者がMAOB阻害薬を服用する場合は，チラミン効果[3]を予防するため，チラミンを多く含むチーズ，レバー，にしん，酵母，そら豆，ワイン等の食品の大量摂取を避ける。

(7) ドパミンアゴニスト（カベルゴリン，プラミペキソールなど）
- ドパミンの受容体を刺激する薬（ドパミン受容体賦活薬）でパーキンソン病に用いられる。
- L-ドパよりも作用時間が長く，長期間服用しても薬効の変動などが生じにくい。
- 若年のパーキンソン病患者に対して治療開始薬として使われることが多い。
- L-ドパより効果が出るまで時間がかかる。
- 吐気や幻覚・妄想などの副作用が出やすい。

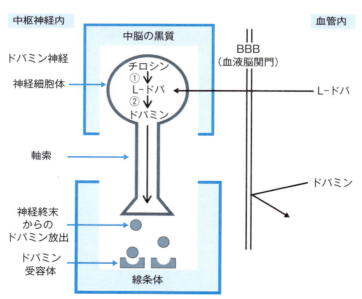

パーキンソン病では，中脳黒質に神経細胞体があるドパミン神経細胞の変性・脱落が起こる。
治療にはドパミン補充が有効であるが，ドパミンは血液脳関門（BBB）を通過できない。このため，BBBを通過でき，脳内でドパミンとなるL-ドパの投与が行われる。
① チロシン水酸化酵素，② L-ドパ脱炭酸酵素

図15-3　パーキンソン病におけるドパミン補充療法

注

1) 脳動静脈奇形：脳の動脈と静脈が毛細血管を介さず直接つながった先天性の脳血管異常。若年者の脳出血，クモ膜下出血の原因のひとつである。
2) チアゾリジン誘導体
3) チラミン効果：チラミンはモノアミンの一種で，摂取するとモノアミン酸化酵素（MAO）Aで不活化される。チラミンは，末梢の交感神経神経終末に取り込まれてノルアドレナリン遊離を促進し，血圧上昇などを引き起こす。肝障害を有していたり，交感神経刺激薬などを服用している患者などがMAOB阻害薬を服用したりすると，食品から摂取されたチラミンが不活化されずに血圧上昇などを引き起こすことがある。

参考文献

日本神経学会監修「パーキンソン病診療ガイドライン2018」2018

日本静脈経腸栄養学会編『静脈経腸栄養ハンドブック』南江堂，2011

日本神経学会編「認知症疾患治療ガイドライン（2017年版）」2017

日本脳卒中学会脳卒中ガイドライン委員会編「脳卒中治療ガイドライン（2021年版）［改訂2023年］」2023

日本認知症学会編『認知症テキストブック』中外医学社，2008

吉永治美・小国弘量「ケトン食療法の有効性と課題」『脳と発達』2018，pp.203-205

矢崎義雄・小室一成総集編『内科学（第12版）』朝倉書店，2022

第16章 摂食障害

I 総論

1 摂食障害とは

- 摂食障害[1]とは，食行動の異常によって起こる疾患で，食事をほとんどとらない神経性やせ症や，驚くほど過食した後に自己誘発性嘔吐や下剤乱用で出してしまう神経性過食症が主なものである。
- 米国精神医学会の診断基準であるDSM-5[2]には，このほかに，回避・制限性食物摂取障害や，過食性障害（いわゆるむちゃ食い），特定不能の摂食障害などもあげられている。
- ここでは，臨床栄養学で問題になる神経性やせ症と神経性過食症のみを取り上げて詳述する。

2 栄養ケアプロセスの考え方

- 栄養失調で死亡するケースもある疾患で，栄養ケアが非常に重要である。
- しかし，もともとは心理的な原因で起こっているので，患者のことをよく理解したうえで，後述のような総合的な栄養ケアをチーム医療という形式で行う。

II 各論

1 神経性やせ症

1-1 病態

定義
- 神経性やせ症（anorexia nervosa：AN）[3]とは，典型例は若い女性で，やせ願望からほとんど食事をとらなくなり，器質的な疾患がないのに著しくやせて，無月経などの症状をきたすものである。

病態

❖(1) 病因（病態生理・病態心理）
- 食べない原因を脳生理学的に考えると，視床下部には食欲不振中枢があるが，これの異常ではなくて，むしろ，上位の大脳皮質の思考を司る前頭葉で「食べまいと考えて食べない」のであろう。
- つまり，病態心理的な原因が主で，これには社会的なもの，家庭的なもの，個人の性格などがある。
- 社会的なものとして「やせが美である」というやせ礼賛の風潮がある。
- 家庭では，すべてではないが，母子関係に問題があることがある。たとえば，思春期には母親に甘え依存しながら，反面では反感を抱く「依存と独立の葛藤」がある。食べなくて母親が心配してかまってくれると，もっと心配してもらおうとしてますます食べなくなる。一方，食べるよう強要されると反発して拒食するように，良かれと思ってする行為がかえって拒食をもたらしたりする。
- 個人の性格としては，強迫傾向があってダイエットを徹底的にやったり，人に良く思われたい傾向が強いと「太っている」といわれたのに過剰に反応したりする。
- ボディイメージにひずみがあり，太っていないのに太っていると思う。部分的に「足が太い」とか，体型にもひどくこだわる。
- その他，太りたくないばかりでなく，大人になりたくない，女性として成熟したくないなどの気持ちがあるとの説がある。
- 飢餓状態（低体重）は，後述のように身体にもさまざまな変化をもたらすが，精神にも影響して性格が変化して，やせるとますます，かたくなになり，やせ願望が強くなる。
- 摂食抑制物質のレプチンの変化はこの疾患の原因ではなく，2次的な結果である。

❖(2) 症状
- 身体症状としては，まず，やせて体重は30kg前後になることが多い（図16-1）。血圧や体温は低く，徐脈である。乳房は比較的よく保たれ，恥毛は脱落しない（下垂体前葉機能低下症との鑑別診断のための重要な所見）。頭髪は脱毛が多いが，背中などに産毛が密生する。無月経はやせる前から起こることがある。便秘を訴え，好んで大量の下剤を用いる。治療によって，摂食を始めた頃に，よく浮腫がみられる。

- 精神症状としては，拒食のほか，過食（嘔吐）するケースもあり，その他，隠れ食いや盗食など摂食行動の異常が主要症状である。ベースには体重や体型についての歪んだ認識，極度のやせ願望がある。やせは自ら求めるところなので，自分では病気と思っていない。やつれているのに活動的である。母親とはよくべったりの共生関係になる。
- 飢えの状態では表16-1のように，種々の症状が起こってくる。

診　断

(1) 診断基準
- わが国で1990年につくられた厚生省・神経性食欲不振症調査研究班の診断基準（表16-2）がわかりやすい。
- 国際的には，米国精神医学会の診断基準のDSM-5（表16-3）を使うことが多い。

(2) 診断方法
- 体重と身長の実測。体重変化の推移についての問診や記録の確認。
- 診断基準の各項目についての問診。ただし，本人の言質だけでは正確でないことがあるので，家族など本人の行動をよく知っている人への問診が必要である。
- まれに，ほかの器質的疾患や精神病によるやせがあるので，鑑別診断が必要なことがある。たとえば，アミロイドーシスでは腸管にアミロイドが沈着して消化吸収不全になってやせる。また，統合失調症で「食べてはいけない」との幻聴のために拒食することがある。

治　療

(1) 非薬物治療法─心理療法
- 食事に対するこだわりや不安を表出できるように信頼関係を築き，訴えをよく聴く。
- 行動療法の報酬学習では，図16-2のように，活動欲求があるので，「動ける」のを報酬として，体重が増加すると，より動けるようにして，体重を増加させる。
- さらに，「やせたい」という認知を修正する認知療法を併用した認知行動療法が一番よく行われている。
- ほかにも，いろいろな心理療法（専門書参照）があるが，家族療法や対人関係療法が特に有効とされている。

(2) 薬物治療法
- 鎮静薬や抗うつ薬などが使われるが，補助的なものである。

表16-1　飢餓状態（＝低体重）の影響

1 食物に対する態度と行動	3 認知的変化
食物のことで頭がいっぱいになる レシピ，料理本，メニューなどを集める 普通ではない食習慣 気晴らし食い	集中力の低下 判断力の低下 無気力
2 精神的および社会的な変化	4 身体的変化
うつ状態 不安 イライラ，怒り 情緒不安定 社会からのひきこもり	不眠 脱力 消化管障害 音や光に対する過敏性 浮腫 低体温 無月経

資料：佐々木直・熊野宏昭他「神経性食欲不振症治療（研究）用マニュアル。神経性食欲不振症への対応のために」（厚生省特定疾患・神経性食欲不振症調査研究班〈斑長・末松弘行〉・平成3年度研究報告書別冊）1992

表16-2　厚生省・神経性食欲不振症調査研究班の神経性食欲不振症の診断基準（1990年）

1	標準体重の−20％のやせ
2	食行動の異常（不食，大食，隠れ食いなど）
3	体重や体型について歪んだ認識（体重増加に対する極端な恐怖など）
4	発症年齢：30歳以下
5	（女性ならば）無月経
6	やせの原因と考えられる器質性疾患がない

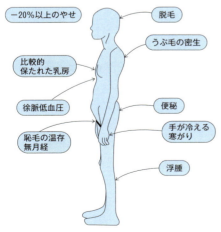

図16-1　神経症やせ症状

表16-3　神経性やせ症（Anorexia Nervosa）

A. 必要量と比べてカロリー摂取を制限し，年齢，性別，成長曲線，身体的健康状態に対する有意に低い体重に至る。有意に低い体重とは，正常の下限を下回る体重で，子どもまたは青年の場合は，期待される最低体重を下回ると定義される。
B. 有意に低い体重であるにもかかわらず，体重増加または肥満になることに対する強い恐怖，または体重増加を妨げる持続した行動がある。
C. 自分の体重または体型の体験の仕方における障害，自己評価に対する体重や体型の不相応な影響，または現在の低体重の深刻さに対する認識の持続的欠如

▶いずれかを特定せよ
摂食制限型：過去3か月間，過食または排出行動（つまり，自己誘発性嘔吐，または緩下剤・利尿薬，または浣腸の乱用）の反復的なエピソードがないこと。この下位分類では，主にダイエット，断食，および／または過剰な運動によってもたらされる体重減少についての病態を記載している。
過食・排出型：過去3か月間，過食または排出行動（つまり，自己誘発性嘔吐，または緩下剤・利尿薬，または浣腸の乱用）の反復的なエピソードがあること

資料：米国精神医学会のDSM-5（2013年）の神経性やせ症の診断基準を一部改変

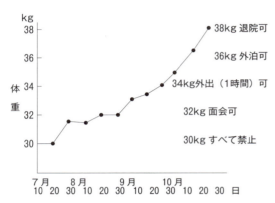

図16-2　摂食障害の行動療法（報酬学習）
資料：末松弘行「食行動異常の臨床」『日本内科学会雑誌』86（9），1997，p.1720

1-2 栄養食事療法（栄養ケアプロセス）

● 1日1,000kcal程度の低エネルギー食から始め，徐々に増量する。
● 炭水化物（米飯）を避け，副食も脂質を好まない傾向がある。ある程度嗜好に合わせて工夫するとよいが，あまり偏った食事は好ましくない。病院で用意している各種治療食のなかから選ばせるくらいがよい。
● 分量を少なくしたり，味付けを薄くしたり，ヘルシー感のある大豆製品を使ったりして献立を考える。
● 摂取不足からの慢性的なビタミン・ミネラル不足を補うために，サプリメントや栄養補助食品を利用する。
● さらに重篤な場合は，経鼻経管栄養あるいは中心静脈栄養（TPN）を行う。
● あまり急速に栄養（糖質）補給をすると，TCA回路が活発となり，リンの消費が急に高まって低リン血症をきたし，リフィーディングシンドローム（意識障害，けいれん，不整脈など）が起こるので注意を要する。

2 神経性過食症

2-1 病態

定義

● 神経性過食症（bulimia nervosa：BN）[4]とは，短時間内に大量の食物をむちゃ食いする病態である。まれに過食のみのケースもあるが，大半は拒食の後に反動として起こる。
● 過食しても，やせ願望があるので，指を口に突きこんで自己誘発性嘔吐をしたり，下剤乱用をしたりするので太らない。
● 拒食と過食を繰り返すケースもある。したがって，拒食症（神経性やせ症）と過食症は相互移行的・重複的な病態である（つまり，一方は食べない，他方はむちゃ食いすると，まったく逆の症状であるが，同じ疾患の時期による現れ方の違いで，ともにやせ願望をベースにした摂食障害である）。
● わが国では1960年代の半ばまでは，過食症はほとんどみられなかったが，その後増えてきている。

病態

❖(1) 病態生理・病態心理

● 大脳生理学的には，本質は大脳皮質の思考を司

る前頭葉のやせ願望に基づく。しかし、むちゃ食いはあまりにひどいので、視床下部の食欲中枢と上位中枢の前頭葉との連携に乱れがあるのではないかと思われるほどである。
- 初めは拒食であるが、食欲を抑えきれなくなって、反動的に過食になる。ベースにやせ願望があるので、太らないように自己誘発性嘔吐をするか下剤乱用する（450錠を一度に飲むケースもあった。そして、すべて出し切ってスッキリしたいという）。
- グレリンなどの食欲増進物質は病因には関係がない。

❖(2) 症　状
- 身体症状（図16-3）は神経性やせ症とほぼ同じである。
- 体重が保たれていると、徐脈や冷えはみられない。やせていなくても月経異常は認められる。食行動が修正されると、月経も正常化する。
- 嘔吐すると、歯のエナメル質の腐食が起こる。食道損傷が起こることもある。自己誘発性嘔吐をするケースでは手に吐きダコがみられる。また、唾液腺が腫脹する。
- 神経性やせ症でも過食・排出型では同様の症状が起こる。
- 下剤を乱用すると、下痢（ときに血性）がある。浣腸を用いたり、利尿薬を使ったりするケースもある。

- 拒食のときにガマンしたケーキなどを過食する。また、吐きやすいパンなどを食べ、飲み物を大量に飲んで嘔吐する。
- 拒食のときは活動的であるが、過食期には逆に動かなくなる。
- 精神的には、やせたいのに過食が止まらないと、落ち込んでうつになる。

診　断
❖(1) 診断基準
- 世界保健機関（WHO）のICD-10の診断基準（表16-4）がわかりやすい。
- 米国精神医学会のDSM-5（表16-5）もよく使われる。

❖(2) 診断方法
- 診断基準の各項目について問診するが、過食や自己誘発性嘔吐、下剤乱用などについて患者本人は話したくないものである。治療を求めていると話す。
- 家族など、本人の行動をよく知っている人への問診が必要である。
- 手の吐きダコなどは手がかりになる。

治　療
❖(1) 非薬物治療法—心理療法
- 認知行動療法がよく行われる。ことに、

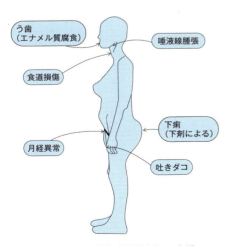

図16-3　神経性過敏症の症状

表16-4　世界保健機構（WHO）のICD-10（1992年）の神経性過食症（Bulimia Nervosa）の診療ガイドライン

(a)	持続的な摂食への没頭と食物への抗しがたい渇望が存在する。＊患者は短時間に大量の食物を食べ尽くす過食のエピソードに陥る。
(b)	患者は食物の太る効果に、以下の1つ以上の方法で抵抗しようとする。＊すなわち、自ら誘発する嘔吐、緩下剤の乱用、交代して出現する絶食期、食欲減退剤や甲状腺末、利尿剤などの薬剤の使用。＊糖尿病の患者に大食症が起これば、インスリン治療を怠ることがある。
(c)	この障害の精神病理は肥満への病的な恐れから成り立つもので、患者は自らにきびしい体重制限を課す。＊それは医師が理想的または健康的と考える病前の体重に比べてかなり低い。＊双方の間に数か月から数年にわたる間隔を置いて神経性無食欲症の病歴が、常にではないがしばしば認められる。＊この病歴のエピソードは完全な形で現われることもあるが、中等度の体重減少および／または一過性の無月経を伴った軽度ではっきりしない形をとることもある。

表16-5　神経性過食症（Bulimia Nervosa）

A.　反復する過食エピソード。過食エピソードは以下の両方によって特徴づけられる。 　　(1) 他とはっきり区別される時間帯に（例：任意の2時間の間に），ほとんどの人が同様の状況で同様の時間内に食べる量よりも明らかに多い食物を食べる。 　　(2) そのエピソードの間は，食べることを抑制できないという感覚（例：食べるのをやめることができない，または，食べる物の種類や量を抑制できないという感覚）。 B.　体重の増加を防ぐための反復する不適切な代償行動。たとえば，自己誘発性嘔吐；緩下剤，利尿薬，その他の医薬品の乱用；絶食：過剰な運動など C.　過食と不適切な代償行動がともに平均して3か月間にわたって少なくとも週1回は起こっている。 D.　自己評価が体型および体重の影響を過度に受けている。 E.　その障害は，神経性やせ症のエピソードの期間にのみ起こるものではない。

資料：米国精神医学会のDSN-5（2013年）の神経性過食症の診療基準を一部改変

Fairburn, C.G. の「改良版」認知行動療法（CBT-E[5] enhanced cognitive behavior therapy）が行われる。つまり，規則正しい食生活と体重調節行動を修正しながら，疾患を持続させている精神病理をあきらかにして治療していく。詳細は講習を受けるか成書[5]を参照。

●同様のねらいをもっているWeiss, L., Katzman, M. らの心理教育的アプローチ[6]では，過食しそうになったときの対処行動から始まって，うつ，ボディイメージなどを取り上げて演習する。

●医師，看護師，心理士に栄養士が加わったチーム医療[7]が必要である。

❖(2)　薬物治療法

●SSRI（selective serotonin reuptake inhibitor：選択的セロトニン再取り込み阻害薬）が有効とされている。しかし，それよりも生活上の出来事の方が影響が強い（SSRIが効いているようにみえていても，気の進まない縁談を強要されたりすると，過食が増悪したケースがあった）。

2-2 栄養ケアプロセス—CBT-Eの食生活についての指導など

●規則正しい食生活（朝食，昼食，間食，夕食，デザート）を勧め，これ以外は食べない。

●カロリー計算はしない。

●自分の空腹感や満腹感よりも，他人の食べる時間や行動を参考にする。

●一人前の平均量（友人，近親者，レシピなどを参考）以上を食べない。

●在宅時に決まった場所にすわったときだけ食べ，始まりと終わりをハッキリさせる。

●食べる分だけ盛り付ける。

●食べるスピードを緩め，食事に15分以上時間をかける。

注

1) 「摂食障害治療ガイドライン」作成委員会編『摂食障害治療ガイドライン』医学書院，2012

2) 日本語訳：高橋三郎大野裕監訳『DSM-5 精神疾患の診断・統計マニュアル』医学書院，2014

3) 末松弘行・河野友信・玉井一他編『神経性食欲不振症』医学書院，1985

4) 末松弘行・河野友信・玉井一他編『神経性過食症』医学書院，1991

5) Fairburn, C.G.　切池信夫監訳『摂食障害の認知行動療法』医学書院，2010

6) L. ワイス・M. カッツマン・S. ウォルチック，末松弘行監訳『食べたい！でもやせたい—過食症の認知行動療法』星和書店，1991

7) 末松弘行・渡邉直樹編『チーム医療としての摂食障害』診療診断と治療社，2009

第17章 呼吸器疾患

I 総論

1 呼吸器系とは

- 呼吸器系は空気の通り道となる気道とガス交換を行う肺からなる（図17-1）。
- 気道は，鼻腔・咽頭・喉頭からなる上気道と，気管・気管支からなる下気道がある。
- 肺は無数の肺胞で構成され，右肺は上中下の3葉，左肺は上下の2葉からなる。
- 肺胞の周りは毛細血管で密に覆われている。ガス交換は，呼吸によって肺胞と毛細血管の間で行われる。ガス交換によって，酸素（O_2）は肺胞から血液に，二酸化炭素（CO_2）は血液から肺胞に，濃度勾配にしたがって移動する（図17-2）。
- 呼吸運動の調節は，化学受容器からの情報を得て，脳幹部の延髄にある呼吸中枢が横隔膜などの呼吸筋を動かして行う。
- 呼吸状態は，動脈血ガス分析とパルスオキシメータによって評価することができる。
- 動脈血ガス分析では，動脈血酸素分圧（arterial oxygen partial pressure：PaO_2）と動脈血二酸化炭素分圧（arterial carbon dioxide partial pressure：$PaCO_2$），pHの測定ができる。
- 呼吸状態が悪化するとガス交換ができなくなるため，PaO_2が低下し$PaCO_2$が上昇する。また，$PaCO_2$が上昇するとpHが低下し，呼吸性アシドーシスを呈する。
- パルスオキシメータは非侵襲的で，経皮的に動脈血の酸素飽和度（percutaneous arterial oxygen saturation：SpO_2）を測定することができ，呼吸状態が悪化するとPaO_2の低下により，酸素解離曲線にしたがってSpO_2も低下する。
- 呼吸不全とは$PaO_2 \leq 60 \text{ mmHg}$の状態をいい，このとき$SpO_2 \leq 90\%$となる。呼吸不全状態では酸素投与が必要となる。
- 肺機能はスパイロメータによって評価され，％肺活量と1秒率を求めることができる。％肺活量は予測値の肺活量に対する％で，肺の伸展性の低

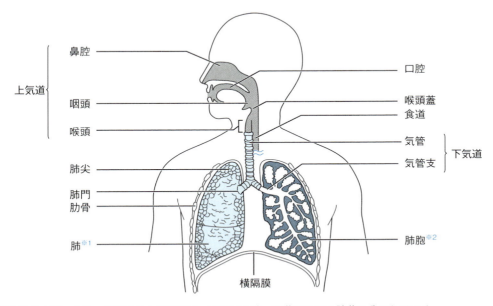

※1 右肺は上葉，中葉，下葉の3つの肺葉に，左肺は上葉，下葉の2つの肺葉に分かれている。
※2 左肺は断面を示している。肺胞は半径250〜300μmの微細な構造であるが，ここでは便宜上，拡大して示している。

図17-1 呼吸器系の構造

資料：加藤昌彦『解剖生理学・病理学』第一出版，2025を改変

下で減少する。1秒率は1秒量の努力性肺活量に対する％で，気道の狭窄で減少する。
- 換気障害には，拘束性換気障害と閉塞性換気障害がある。％肺活量≦80％を拘束性換気障害，1秒率≦70％を閉塞性換気障害，両方みられる場合を混合性換気障害という（図17-3）。
- 拘束性換気障害の代表疾患は肺線維症（間質性肺炎の一種）で，閉塞性換気障害の代表疾患は慢性閉塞性肺疾患（COPD）と気管支喘息の増悪である。COPDは進行すると混合性換気障害に移行する。
- 換気障害では，病状が悪化するとPaO₂が低下し，重症例ではPaCO₂が上昇する。

2 栄養ケアプロセスの考え方

- 従来，管理栄養士の診療報酬の対象に呼吸器疾患はなく，呼吸器疾患の栄養ケアはあまり積極的に行われてこなかった。
- 2016年に診療報酬が改定され，①がん患者，②摂取機能もしくは嚥下機能が低下した患者，③低栄養状態にある患者，に対し栄養指導料が算定できるようになった。この改定により，肺がん，誤嚥性肺炎，COPDなどの呼吸器疾患が栄養ケアの対象となった。
- 誤嚥性肺炎は，超高齢や脳血管障害の後遺症のため要介護で長期臥床（いわゆる寝たきり状態）の患者に多い。合併症に対する配慮をしながら，嚥下困難食や経管栄養のメニューを考案し，発症の予防に口腔ケアや嚥下訓練を行う。
- COPDはやせがみられる例が多く，やせはCOPDの予後不良因子の一つである。COPDに対する栄養療法は効果的で，有意に体重を増加させることが示されている。COPDの主な原因は喫煙であり，禁煙の生活指導を合わせて行うことが極めて大切である。

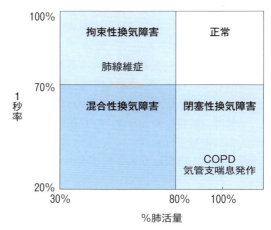

図17-3 換気障害の分類

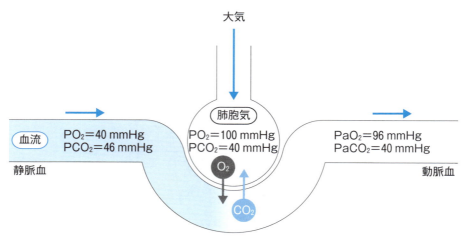

図17-2 肺におけるガス交換

資料：「森田純仁：呼吸器系 健康・栄養科学シリーズ 解剖生理学―人体の構造と機能及び疾病の成り立ち（上島繁，濱田俊 編），p.189，2020，南江堂」より許諾を得て転載

II 各論

慢性閉塞性肺疾患（COPD）

病 態

定 義

- 慢性閉塞性肺疾患（chronic obstructive pulmonary disease：COPD）は，非可逆性の閉塞性換気障害を起こす疾患である。
- 気道の狭窄により，呼吸機能検査では気流閉塞を示し，常に1秒率が低下し閉塞性換気障害となる。典型例では気流閉塞は非可逆的であり，治療しても1秒率は正常には戻らない。

病 態

- COPDの主な原因はたばこの煙であり，喫煙により慢性進行性に悪化する。喫煙率（男＞女）と相関して，COPDは女性よりも男性に多い。また，長期の喫煙歴の末に発症するため，COPDは高齢者に多い。
- COPDは，気道病変（細気管支炎など）と気腫性病変（図17-4）によって形成される。中枢気道では，粘液腺が肥大し気道分泌物が増えるため痰が多くなる。末梢気道は，変形と狭窄が生じ気流閉塞の原因になる。肺胞領域では，肺胞壁が非可逆的に破壊されて肺胞は拡大し気腫性病変が生じる。気腫性病変は肺の弾性収縮力を低下させて，気道の内腔を広げる力を弱め，末梢気道が虚脱して気流閉塞の原因になる。気流閉塞により息を吐きだしづらくなり，肺内に空気が溜まり，肺は過膨張となる。気流閉塞と肺過膨張により労作時呼吸困難が生じる。
- COPDでは，肺胞壁の破壊に伴い肺胞周囲の毛細血管も破壊されるため血管抵抗が増大し肺高血圧症が生じ，進行すると右心不全となる。肺疾患による右心不全を肺性心という。
- 重症のCOPDでは高頻度に体重減少がみられる。軽度の体重減少は脂肪量の減少が主であるが，中等度以上の体重減少は筋たんぱく質量の減少を伴うマラスムス型のたんぱく・エネルギー栄養障害である。
- COPDの栄養障害の原因を表17-1に示す。COPDの栄養障害は，エネルギー消費量の増加とエネルギー摂取量の低下が主な原因である。
- COPDではエネルギー消費量が増加している。気流閉塞により呼吸運動の仕事量が増加し，呼吸をするのにエネルギーを要するためやせてくる。安静時も呼吸をするのが大変で，呼吸筋のエネルギー消費量は10倍に増加し，安静時エネルギー消費量は120%～140%に増加する。また，COPDではエネルギー摂取量が低下している。COPD

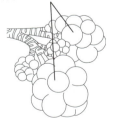
肺胞壁の破壊による肺胞の拡大（気腫性病変）

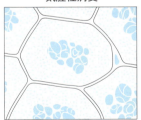
気腫性病変

肺小葉の中心に肺胞壁が破壊されて拡大した肺胞がみられ，これが気腫性病変である。周囲の細かい孔は正常の肺胞である。

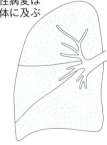
気腫性病変は肺全体に及ぶ

図17-4 COPDの気腫性病変

資料：「森田純仁：呼吸器系，健康・栄養科学シリーズ 臨床医学―人体の構造と機能及び疾病の成り立ち（羽生大記，河手久弥 編），p.224，2019，南江堂」より許諾を得て改変して転載

表 17－1　COPD の栄養障害の原因

エネルギー消費量の増加（呼吸運動の仕事量の増加）
エネルギー摂取量の低下（食欲の低下）
組織の低酸素血症
全身性炎症の影響
摂食調節ホルモンの関与
その他（加齢，喫煙，薬剤，社会的・精神的要因，遺伝的要因など）

表 17－2　COPD の病期分類

	病　期	定　義
Ⅰ期	軽度の気流閉塞	%FEV$_1$≧80%
Ⅱ期	中等度の気流閉塞	50%≦%FEV$_1$<80%
Ⅲ期	高度の気流閉塞	30%≦%FEV$_1$<50%
Ⅳ期	きわめて高度の気流閉塞	%FEV$_1$<30%

COPD の診断には気管支拡張薬吸入後の 1 秒率（FEV$_1$／FVC）70% 未満が必須条件。
資料：日本呼吸器学会「COPD（慢性閉塞性肺疾患）診断と治療のためのガイドライン（第 6 版）」2022

では，肺が過膨張し横隔膜の位置が下がっているため，胃を圧迫して一度にたくさん食べられない。また，食事をするのにも呼吸するのが大変で，食欲が低下する。このため，食事摂取量が低下し，十分なエネルギーを摂取できずやせてくる。
●低酸素血症や炎症性メディエーターの増加，摂食調節ホルモンのレプチンやグレリンの分泌動態の変化も栄養障害の病態に関与してくる。
●その他に，加齢，喫煙や薬剤の影響，社会的・精神的要因，遺伝的要因なども原因となる。

診　断
●COPD の症状は，労作時の呼吸困難，慢性の咳・痰が主で，進行すると体重減少や食欲低下が出現する。重症例では，過膨張を反映して樽状胸郭が，気流閉塞を反映して呼気延長と口すぼめ呼

コラム

動脈血酸素分圧（PaO$_2$）
　気体の濃度は分圧で示される。動脈血酸素分圧とは，動脈血中に溶けている酸素の濃度のことである。いくつかの気体が混合している気体全体のうち，1 つのガスによって生じる圧力を分圧という。液体に溶けている気体の濃度も分圧で示される。

動脈血酸素飽和度（SaO$_2$）
　動脈血中のヘモグロビン酸素飽和度のことである。動脈血中のヘモグロビンに何％の酸素が結合しているのかを示している。正常の場合，97.5％程度である。動脈血酸素飽和度と動脈血酸素分圧の関係は，S 字カーブの酸素解離曲線で示され，正の相関関係にある。パルスオキシメーターによって測定した SaO$_2$ を SpO$_2$ という。

吸などがみられる。また，慢性の心疾患・肺疾患に共通する身体所見として，ばち状指がみられることもある。加えて，長期にわたる喫煙歴がある場合に COPD を疑い，1 秒率が常に 70% 未満であることが診断の必須条件である。
●COPD の病期分類（表 17－2）には，予測 1 秒量に対する比率（対標準 1 秒量）を用いる。
●COPD の画像診断には，胸部 X 線写真と胸部 CT を用いる。胸部 X 線写真では，肺の過膨張や肺野の透過性の亢進，横隔膜の平低化，滴状心などがみられる。胸部 CT は気腫性病変の描出に有用である。
●COPD の呼吸状態の評価には，動脈血ガス分析とパルスオキシメータを用いる。進行した COPD や COPD の増悪時は PaO$_2$ が低下する。進行例は慢性呼吸不全となっている例が多く，換気障害が高度のときは PaCO$_2$ が上昇して，呼吸性アシドーシスとなる。著しい PaCO$_2$ の上昇は意識障害（CO$_2$ ナルコーシス）を引き起こし，放置すると最悪の場合，呼吸停止に至る。
●COPD では栄養障害が高頻度に認められ，特にⅢ期（重症），Ⅳ期（最重症）の COPD では高度のことが多い。体格指数（BMI）の低下は COPD の予後不良因子の一つで，体重は栄養評価の必須項目である。体重は％標準体重（% ideal body weight：%IBW）と BMI で評価する。% IBW が 80% 未満の COPD では積極的な栄養介入が必要である。LBM 低下は体重減少よりもさらに鋭敏に COPD の栄養障害を検出できる指標である。
●血清アルブミンは一般に栄養指標としてよく使われているが，COPD の栄養障害ではあまり低下しない。トランスサイレチンやレチノール結合

たんぱくなどの RTP（rapid turnover protein）の低下や，フィッシャー比（分枝アミノ酸／芳香族アミノ酸の低下などのたんぱく代謝の異常がみられる。

●COPD が増悪すると，息切れの増加，咳や痰の増加，胸部不快感・違和感の出現あるいは増強などが認められる。増悪の原因には呼吸器感染症が多く，生命予後を悪化させる。

治　療

❖(1) 非薬物治療法

●COPD の治療は禁煙が最も重要である。栄養障害には高エネルギー・高たんぱく食の食事指導を行う。

●禁煙は COPD の進行や発症を抑えるのに最も経済的で効果的な方法である。専門の医療機関では禁煙外来が行われている。禁煙の薬物療法にはニコチン置換療法があり，ニコチンパッチ，ニコチンガム，内服薬を用いる。

●COPD の栄養障害には，高エネルギー・高たんぱく食の食事指導を行う。たんぱく源としては分枝アミノ酸を多く含む食品の摂取が推奨される。COPD の患者は肺過膨張により横隔膜が平低化し，胃が圧迫されているため一回にたくさん食べられない。食事は間食も含めて頻回に小分けにして摂取させる。

●呼吸不全で $PaCO_2$ が上昇している場合は，体内に CO_2 が蓄積しているため，呼吸商の大きな栄養素は CO_2 の蓄積を助長するため避ける。呼吸商とは，生体内で栄養素が分解されてエネルギーに変換するまでの単位時間あたりの O_2 消費量に対する CO_2 排出量の体積比で，栄養素によって異なる。糖質の呼吸商（1.0）は大きいため，糖質を減らし，たんぱく質（0.8）と脂質（0.7）の摂取割合を増やす。労作時呼吸困難が顕著な例では，食事摂取や調理が負担にならないような簡便なメニューを考案する。

❖(2) 薬物治療法

●薬物療法は抗コリン薬や β_2 刺激薬などの気管支拡張薬を主に吸入薬で使用する。気管支喘息の合併例では，吸入ステロイド薬も併用する。

●PaO_2 が低下し呼吸不全状態にある患者では，酸素療法が行われる。COPD は在宅酸素療法の良い適応である。また，換気障害が高度で $PaCO_2$ の上昇がみられる場合，換気補助療法が考慮される。

●COPD の増悪では，緊急入院となる例が多く，抗菌薬の投与や呼吸管理が行われる。呼吸不全のため，酸素療法や人工呼吸器による補助換気療法が必要な例が多い。COPD による死亡は増悪によることが多い。増悪の予防には，禁煙，インフルエンザワクチン接種などが有用である。

1-2 栄養食事療法（栄養ケアプロセス）

栄養スクリーニング

●患者の問題を抽出するため基礎データを収集する。

① 患者のプロフィール，主訴，現病歴，既往歴，家族歴
② 食生活状況，食習慣，食嗜好，1 日の食事量
③ 食事摂取時の臨床症状の有無（咳，痰，呼吸困難）
④ 身体計測値
⑤ 臨床検査データ
⑥ 喫煙習慣，アルコール
⑦ 内服中の薬物の確認

●主訴，現病歴としては「息切れがひどい」「やせてきた」「動けなくなった」などがあげられる（活動量の低下）。いつ頃からなのか，症状の内容と変化を経時的にとらえる。

●既往歴は特に栄養摂取量に影響する消化器系の手術歴の有無や糖尿病，心疾患などの既往があるかどうかを確認する。

●家族歴は患者の血縁者の健康状態に関する情報を確認する。

●食生活状況は同居する家族の有無，食事は誰が作るのか，食習慣（1 日の食事回数，食事時間，間食の有無）を聞き取る。また，食嗜好（好き嫌いなど）や食事記録から 1 日のエネルギー摂取量や栄養素組成など把握する。

●食事摂取時の臨床症状（咳，痰，呼吸困難）の有無を確認する。食事中の呼吸困難感は十分量の食事がとれない原因となるためである。

●身体計測値，臨床検査データは現時点の栄養状

態の程度，改善の指標となるため，栄養状態の評価に関連する項目は確認する（項目については栄養アセスメントで後述する）。

栄養アセスメント

● 体重・体組成。

身長，体重，BMI，％標準体重（ideal body weight：% IBW），

体重減少率（loss of body weight：%LBW）% 上腕周囲長（%AC），% 上腕三頭筋皮下脂肪厚（% TSF）

% 上腕筋囲（% AMC：AMC=AC − π × TSF）

安静時エネルギー消費量（REE），握力

● 体重：身体計測において体重測定がもっとも簡便な栄養評価法である。

● 気腫型（やせ型）COPDでは% IBW < 90%の場合には栄養障害の存在が示唆されるため，早期介入が望ましいとされる。% IBW < 80%では除脂肪体重（LBM）の減少が考えられることから，積極的な栄養介入が必要である。

● 非気腫型（肥満型）COPD患者では，体重と合わせて体脂肪量や体脂肪率も評価項目に入れるとよい。

● 安定期のCOPDでは軽度の体重減少は脂肪量（fat mass：FM）の減少が主であるが，中等度以上の体重減少は筋たんぱく量の減少を伴うマラスムス型のたんぱく・エネルギー栄養障害となっている。

● 体重減少率（%LBW）も評価すべき必須項目となる。直近6か月以内に10%以上，1か月以内に5%以上の急激な体重減少がある場合にも，中等度以上の栄養障害が疑われ，病態の適切な評価と積極的な栄養介入が必要となる。

● 病型とは関係なくBMIが標準域内であれば見かけ上は栄養状態に問題なしとされるが，筋肉量が減少している場合があり（サルコペニア），上腕周囲長（arm muscle circumference：AMC）や下腿周囲長（calf circumference：CC），握力もあわせて評価項目として有用である。

● 血液・生化学検査

血清アルブミン（Alb）

RTP（rapid turnover protein）：トランスサイレ

チン，トランスフェリン，レチノール結合たんぱく

血漿アミノ酸分析（BCAA/AAA），免疫能

● 血清アルブミンは半減期が21日前後と長いため，栄養介入の効果を早期に評価したい場合には半減期の短いRTPが軽度の栄養障害でも鋭敏な指標となる。

● 安定期のやせ型COPD患者では血清アルブミンはやや高めにでるマラスムス型栄養障害であることも考えられるため，栄養状態の評価は複数の指標を用いることが望ましい。

栄養診断

● 必要栄養量と経口摂取栄養量の評価。

● 栄養状態と経口摂取栄養量の評価。

● 身体活動と経口摂取栄養量との関連。

● 食物・栄養関連の知識の有無。

栄養介入（計画と実施）

＜栄養食事療法の基本的な考え方＞

● 身体活動を維持するための必要十分な栄養がとれない場合，どこに問題点があるのかを分析し，現状を認識する。

● 栄養食事療法の基本は，個々の患者の栄養食事摂取量と必要栄養素量を比較し，不足の栄養素が

表17-3　食事中の呼吸困難緩和の指導

食欲不振	エネルギーの高い食事から食べる。 可能なかぎり好きな食物をとり入れる。 食事回数を増やす。 呼吸器疾患と栄養の意義を理解させる。 食べられる量を一皿に盛り分ける。 栄養補助食品の利用。
すぐに満腹	エネルギーの高い食事から食べる。 食事中の水分摂取を控える。炭酸飲料はさける。 冷たい食事のほうが満腹感が少ない。
息切れ	食事の前に十分な休息をとりゆっくりと食べる。 気管支拡張薬の使用，食前の排痰。 咀嚼中の口すぼめ呼吸，食事中の姿勢，軽い食器の利用。 食事中の酸素吸入量の検討。
疲労感	食事前の十分な休息。 食事の準備に手間をかけない。 食事中の動作の単純化。 疲労の少ない時間帯にできるだけ食べる。
満腹感	息切れを緩和して，空気の嚥下をさける。 少量ずつ回数をふやす。 急いで食べない。 ガスを産生する食物，食材をさける。
便秘	適度な運動と繊維質の多い食事。
歯周病	適切な歯科の治療，口腔ケア。

どの程度なのかを把握することである（食事摂取量の把握と評価）。

●COPD 患者の場合には食事中の呼吸困難感を緩和することがポイントである（表 17-3）。

❖(1) 目標栄養量の設定

① エネルギー

●COPD 患者では安静時エネルギー消費量（REE）が健常同年代の 1.2～1.4 倍に亢進しているため，身体活動レベルに合わせたエネルギー摂取が必要になる。

●総エネルギー摂取量は実測 REE の 1.5 倍または予測 REE の 1.7 倍を目標とする。REE は間接カロリーメトリー法による測定が望ましいが COPD 患者の REE 予測値の算出法が報告されている。

> COPD 患者の REE 予測値
> 男性：11.5 ×体重（kg）＋ 952
> 女性：14.1 ×体重（kg）＋ 515

この場合の体重設定は，現体重が，

BMI 18.5～25 kg/m² の場合は BMI 22 kg/m² もしくは平常時体重を目標にする。

BMI 18.5 kg/m² 以下の低体重の場合は目標を 18.5 kg/m² とする。

BMI が 25 kg/m² 以上の肥満であれば補正の体重を用いる。

補正標準体重 ＝ ｛（現在の体重(kg) － 標準体重）× 0.25｝＋ 標準体重(kg)

総エネルギー必要量(kcal/日) ＝ REE ×活動係数
※体重減少のある COPD の患者の活動係数は 1.3～1.5 として計算。

ここで注意したいことは，BMI が 18.5 kg/m² 以下で十数年来低体重を維持してきたやせの慢性呼吸不全患者では体重増加は安易に望めないことから，現体重を維持できるような目標体重を設定する必要がある。

② たんぱく質

●筋たんぱくの保持には十分なたんぱく源の供給が不可欠である。たんぱく質のエネルギー比率は 15～20%（エネルギー投与量の 17% を目標）。

●分枝アミノ酸（BCAA）にはたんぱく合成促進作用や異化抑制作用があり，呼吸筋での BCAA の利用が高まっている呼吸不全患者には BCAA 強化アミノ酸製剤が推奨される。

③ 脂質・炭水化物

●脂質のエネルギー比率は 35～55%（エネルギー投与量の 40% 以上を目標）を目標とするが，徐々に目標に近づくよう食事記録等で摂取栄養量を評価する。

④ 食物繊維

●便秘をすると，排便時に力むことで呼吸困難になりやすくなるため，食物繊維を十分に摂取する（エネルギー必要量 1,000 kcal あたり 10 g を目安）。

⑤ 電解質

●塩分・水分：持続的な肺高血圧症により肺性心を合併している患者では塩分や水分のコントロールが必要である。右心不全で浮腫を認める場合には，医師の指示を確認して水・ナトリウムを制限する。

●COPD では，骨粗鬆症の合併頻度が高いためカルシウムの摂取量を増やす。

❖(2) 栄養食事管理の実際

●頻回食（間食）にする。肺の過膨張があり横隔膜低位のある COPD 患者では，食事に伴い腹部膨満を訴えるため 1 回の食事量を少なめにし，食事回数を多くする分食を勧める（頻回食）。

●ただし，このときの分食は食事の形（主食，汁物，主菜，副菜など）で 5～6 回に分けて食べるのではなく，1 回に十分に食べきれない"量（かさ）"が増すような部分は少量とし，「間食」としてとることをすすめる。量が多く必要量を十分摂取できない食品として主食と野菜をあげる患者が多いが，主食（炭水化物）は小さいパンや菓子類，野菜類（ビタミンやミネラル）は野菜ジュースを間食に用い，不足する栄養量を補う。

① 効率よく栄養摂取するための食事の工夫

●少量で高エネルギー・高たんぱく質の食品の選択方法を伝える。

●おかずの部分（主菜や副菜）は分量をふやさずにエネルギーが付加できる油，バター，マヨネー

ズ，ドレッシングなどといった油脂類を利用した調理の工夫も勧める。
- 消化管でガスが発生する食品（いも類や豆類など）は膨満感を増す場合があるため，原因となる食品があれば避けることも必要であるが，避けるだけではエネルギー不足になるため，その食品に代わる同じ栄養素の食品を提案する。
- ビタミンやミネラル，食物繊維を必要十分量摂取するには相当量の野菜の摂取が必要となるが，食事摂取量が少ない患者には困難なため，栄養補助食品等を利用することも考慮する。
- 既往に消化器系の手術歴があり十分食べられない状態，また糖尿病がある場合にはやせてきているのにもかかわらず"制限"をして食べていない場合があるため確認しておく必要がある。
- 間食の習慣のない患者へは習慣づくよう，継続可能な食品を見つけることが重要である。

② その他の食事指導時の留意事項
- 便秘は食欲の低下を招く場合があるため，ヨーグルトや乳酸菌飲料などの利用を勧め，便通の改善を図る。また，下剤のコントロールがつかずに下痢気味となり食欲を低下させている場合があるため，服用の調整は必要である。
- 肥満のCOPD患者には減量をするよう指導する。もともと何が原因で体重増加になっていたかを確認し，ビタミン・ミネラルが不足しないようエネルギーコントロールの指導をする。
- COPD患者は骨粗鬆症の合併頻度が高いため，カルシウムの摂取も重要である。また，持続的な肺高血圧症により肺性心を合併している患者では，塩分や水分のコントロールが必要となる。

③ 食べ方の指導
- 「三角食べ」の勧め：患者には栄養素の必要性を認識させることと，一つの料理ばかりを食べることによる栄養摂取の過不足を予防する上でも「三角食べ」を勧める。また，呼吸を整えゆっくりと摂食させて空気嚥下を避けるなどの指導も必要となる。呼吸により口の渇きを補うため水分を多くとりがちな患者もいるが，食事前に水分を多くとってしまうとすぐに満腹になり食事が十分にとれない場合があるため，水分を摂取するタイミングも指導する。

④ 経腸栄養剤・濃厚流動食の利用
- 食事の工夫をしてもるい痩が顕著な患者に対しては，経腸栄養剤・濃厚流動食の利用をすすめる。ただし，食事摂取量を維持し腹部膨満感を回避するために栄養剤の少量分割摂取（sip feeds）や夕食以降の摂取を指導する。

栄養モニタリングと再評価の時期
- 再評価は8〜12週間を目安に行う。
- 栄養介入効果方法が適正であったかどうかを栄養指導を通して食事摂取量および身体計測結果とあわせて観察する。呼吸器疾患と栄養の関連に対する意識を高めるためにも定期的に繰り返し行う。
- COPDは慢性疾患であり栄養状態の変化が緩やかであるため，患者自身が気づかないまま栄養状態が低下している場合がある。患者自身に体重測定や食事内容の記録，食欲，便通，歩数などを記録するセルフモニタリングの方法を指導し，栄養状態の低下に結び付く変化に気付くことができるような患者教育が必要である。

 気管支喘息

2-1 病　態

定　義
- 気管支喘息（以下，喘息）は気道の慢性炎症により，可逆性の気道狭窄が生じる疾患である。
- 慢性炎症は主に好酸球によって生じ，狭窄は変動して良くなったり悪くなったりする。悪くなったときを，増悪（喘息発作）という。
- 閉塞性換気障害を示す疾患であるが，1秒率は発作時に低下し，増悪のないときは正常である。

病　態
- 喘息の原因はさまざまで，遺伝的な要因と環境の影響がある。一般的にアレルゲンに対するIgE抗体が検出されるアトピー型（外因型）と，IgE抗体が検出されない非アトピー型（内因型）に分類される。
- 小児期に発症する喘息はアトピー型，成人になって発症する喘息は非アトピー型が多い。アトピー型の病態はⅠ型アレルギーであるが，成人発症

の非アトピー型の発症要因は不明な部分が多い。
- アレルゲンとは，アレルギーの原因となる抗原のことである。喘息の代表的なアレルゲンは，室内ではチリダニ，ペット，カビ，屋外では花粉などで，特に小児喘息ではチリダニが重要である。アトピー型では，チリダニに対する特異的IgE抗体が存在することが多く，チリダニを吸い込むと増悪が誘発される。
- 喘息の気流制限は，気道平滑筋の収縮，気道の浮腫，気道分泌亢進，気道壁のリモデリングによって生じる（図17-5）。
- アトピー型喘息ではアレルゲンの吸入後，マスト細胞（肥満細胞）の表面のIgE抗体にアレルゲンが結合すると，マスト細胞はヒスタミンなどの化学伝達物質を脱顆粒させ遊離し，気管支平滑筋を収縮させて気道を狭窄させる。
- 冷気，煙，化学物質，気象変化，運動，心理的ストレスなども，気道平滑筋を収縮させて気道を狭窄させる。
- 喘息の気道には好酸球やリンパ球，好中球などの炎症細胞が浸潤しており，炎症細胞から放出される化学伝達物質が血管透過性を亢進させ気道に浮腫を生じさせる。
- 気道浮腫や気道分泌亢進による過剰な粘液は気流制限を引き起こす。粘液が気道を閉塞すると窒息状態となり，喘息重積状態や喘息死の原因となる。
- 気道炎症が長期にわたると気道粘膜の線維化や平滑筋肥厚などが生じ，気道壁が肥厚して不可逆的な気流制限が起こる。これをリモデリングという。高度な気道壁のリモデリングが起きているとCOPDとの鑑別が困難となる。
- アスピリン喘息は成人喘息の5～10％程度にみられ，非ステロイド系消炎鎮痛薬によって症状が誘発されるので注意を要する。
- 運動誘発喘息は運動の数分後に増悪が生じる喘息である。アスリートは非競技者と比べて喘息になる人が多い。

診 断

- 喘息の症状は，発作性の呼吸困難，喘鳴（ゼーゼーすること），咳で，これらの症状は夜間や早朝に出現しやすい。安定しているときにはまったく症状がない。
- 喘息では可逆性の気流制限がみられる。発作時にはスパイロメトリーで閉塞性換気障害を示す。
- 最大呼気速度をピークフローといい，ピークフローはピークフローメータで簡便に測定でき，発作時には1秒率と同様に低下する。ピークフローメータは，患者の自己管理にも使用される。
- 喘息ではアトピー素因がみられることがある。アトピー素因とは，種々の環境アレルゲンに対して特異的IgE抗体を産生しやすい体質のことで，同一家族にみられることが多い。アトピー素因は血液検査でみることが多く，血清総IgE値の上昇やチリダニなどのアレルゲンに対する特異的IgE抗体がみられる。
- 好酸球による気道炎症により呼気NO濃度が高値となる。また，血液中の好酸球数増加やIgE

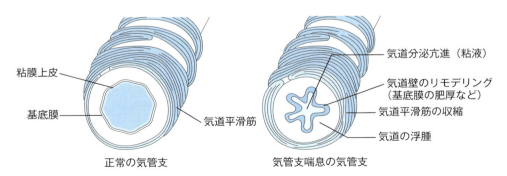

図17-5　喘息の気流制限（閉塞障害）

資料：「森田純仁：呼吸器系，健康・栄養科学シリーズ 臨床医学―人体の構造と機能及び疾病の成り立ち（羽生大記，河手久弥 編），p.229, 2019, 南江堂」より許諾を得て転載

治 療

❖(1) 非薬物治療法
- 増悪の予防が中心となる。増悪因子には，アレルゲン，大気汚染，呼吸器感染症，運動，喫煙，β遮断薬，刺激物質，排気ガス，黄砂，月経，妊娠，肥満，アルコール，鼻炎などがある。増悪が起きないように増悪因子の回避に努めて，運動や妊娠などについては必要に応じて薬物治療を強化する。
- アレルゲンの回避は特に重要である。アレルゲンは喘息症状の重要な増悪因子であることから，環境中のアレルゲンをできるだけ減少させる。
- 気管支熱形成術やアレルゲン免疫療法なども少しずつ臨床応用されてきている。

❖(2) 薬物治療法
- 喘息の治療は気道炎症を抑える吸入ステロイド薬による薬物治療が基本となる。
- 発作の頻度，症状の強度，ピークフロー値，1秒量などにより重症度分類をして，重症度に合わせて吸入ステロイド薬の量を増減する。
- 交感神経を刺激する刺激薬は気道平滑筋の収縮を弛緩させ気管支を拡張させる。安定期は長時間作用性刺激薬と吸入ステロイド薬の合剤の吸入薬を使用し，これが現在の薬物治療の中心となっている。難治療には生物学的製剤を使用することもある。
- 増悪の治療は，短時間作用性β_2刺激薬の吸入が第一選択で，重症度に応じてステロイド薬やテオフィリン製剤の点滴静注などを行い，緊急の場合はアドレナリンの皮下注射をする場合もある。

2-2 栄養食事療法（栄養ケアプロセス）

栄養スクリーニング
- 体重・体組成。
- 身長，体重，BMI，％標準体重（％IBW），体重の変化。
- 小児・学童の場合は，身長・体重のパーセンタイル曲線。

栄養アセスメント
- 必要栄養量に対し経口摂取栄養量が十分であるか確認する。
- 食物アレルギーが原因となっている場合には原因となる食物を確認する。
- 小児・学童の場合には身長・体重パーセンタイル曲線，肥満度曲線で成長に影響していないか確認する。

栄養診断
- 必要栄養量と経口摂取栄養量の評価。
- 栄養状態と経口摂取栄養量の評価。
- 食物・栄養関連の知識の有無。

栄養介入
- 栄養量は年齢，成長，体格などを考慮して「日本人の食事摂取基準（2025年版）」を基本に評価し，必要量に対して十分量が摂取できるようする。
- 食物アレルギーがある場合には，アレルゲンとなる食品を除去するが，除去により不足する栄養素を補うための代替え食品を決める。使用できる調味料も確認する。
- 患者が子どもの場合，親が神経質になり過剰に除去食品が増えてしまわないように配慮する。

栄養モニタリングと評価
- 定期的に栄養状態を経口摂取量とあわせて評価し，不足する栄養素を確認する。特に小児・学童期の子どもは成長に必要な栄養素を確認していく必要がある。

3 肺 炎

3-1 病 態

定 義
- 肺炎は微生物によって肺実質（肺胞）に炎症を起こした疾患である。
- 肺炎は原因菌によって細菌性肺炎と非定型肺炎

表17-4 市中肺炎における非定型肺炎の特徴

年齢が60歳未満
基礎疾患がない，あるいは軽微
頑固な咳がある
胸部聴診上所見が乏しい
痰がない，あるいは迅速診断法で原因菌が証明されない
末梢血白血球数が10,000/μL未満である

に大別される。使用する抗菌薬が異なるため，治療開始時の鑑別が重要となる。非定型肺炎の特徴を表17-4に示す。

病態
●肺炎は発症する場所で患者背景や原因菌が異なっている。このため発症の場によって，市中肺炎，院内肺炎，医療・介護関連肺炎に大別される（図17-6）。
●市中肺炎は基礎疾患がない，あるいは軽微な人に起きる肺炎で，病院外で発症する肺炎をいう。市中肺炎の原因菌は，肺炎球菌やインフルエンザ菌などが多く，多くは薬剤非耐性菌である。また，肺炎マイコプラズマ，クラミジア属，レジオネラ・ニューモフィラなどの非定型病原体による非定型肺炎がみられる。
●院内肺炎は入院後48時間以上経過してから発症した肺炎。院内肺炎では，何らかの基礎疾患を有しており，メチシリン耐性黄色ブドウ球菌（Methicillin-resistant *Staphylococcus aureus*：MRSA）や緑膿菌などの薬剤耐性菌が原因菌となることが多い。このため市中肺炎に比べて死亡率が高い。
●医療・介護関連肺炎は，主に介護施設や長期療養型の病院に入所していて，介護を必要とする高齢者に生じる肺炎である。原因菌は，MRSAや緑膿菌などの薬剤耐性菌に加えて，肺炎球菌や肺炎桿菌などがみられる。誤嚥性肺炎を生ずることが多い。
●誤嚥性肺炎は老衰や脳血管障害，認知症などで長期臥床（いわゆる寝たきり状態）の患者に多く，嚥下反射が低下し口腔内常在菌を不顕性誤嚥

して肺炎を起こす疾患である。原因菌が不明な例も多い。何度も繰り返し，予後不良の肺炎の終末期像である。
●肺炎は65歳以上の高齢者に多い。また，肺炎は日本人の死因の上位の疾患である。肺炎の死亡者数が増加している主な原因は，日本が超高齢化社会になったためと考えられている。

診断
●肺炎の診断は，症状，身体所見，血液検査所見，胸部X線所見により総合的に判断する。
●肺炎の呼吸器症状は，咳嗽（がいそう），喀痰（かくたん），呼吸困難，胸痛などである。黄色の膿性痰は細菌感染を疑わせる。肺炎の全身症状は，発熱，倦怠感，食欲不振，意識障害などである。
●身体所見では，胸部にラ音を聴取し，発熱，頻脈，頻呼吸を認め，重症例では意識障害やショックをきたす場合もある。
●血液検査では白血球増多（非定型肺炎ではみられない）とCRP上昇，血沈亢進などの炎症反応がみられる。胸部X線検査では浸潤影，ときにすりガラス影が認められる。呼吸状態が悪化している例ではSpO_2とPaO_2の低下がみられる。
●細菌学的検査で原因菌を推定・同定する。喀痰で塗抹のグラム染色と培養検査を行い，原因菌を同定する。血液培養で原因菌が同定される場合もある。

治療
❖(1) 非薬物治療法
●肺炎は高齢者に多く，高齢者に対する予防が重要である。
●肺炎の予防のため，高齢者にはインフルエンザワクチンや肺炎球菌ワクチンの予防接種を推奨する。
●特に誤嚥性肺炎は予防が大切で，嚥下訓練，ギャッジアップの体位，口腔ケアが有用である。誤嚥性肺炎を繰り返し経口摂取が困難な場合，経鼻や胃ろう造設による経管栄養が行われる場合がある。誤嚥を起こしにくい嚥下困難食や経管栄養に使用される栄養剤のメニューを考案する。
●市中肺炎では，患者背景や身体所見，検査所見などから重症度に応じて外来診療か入院診療かを

肺炎	市中肺炎	医療・介護関連肺炎	院内肺炎
対象者	病院外健常者	療養病床・高齢者施設要介護者	一般病床入院患者
原因菌	肺炎球菌など非耐性菌	誤嚥性肺炎非耐性菌耐性菌	MRSAなど耐性菌

図17-6　肺炎の分類

決定する。呼吸不全患者は，入院させて酸素投与を行う。重症の場合は，輸液や経管栄養，人工呼吸器の装着などの全身管理を行う。

❖(2) 薬物治療法
●肺炎の治療の基本は原因菌に感受性のある抗菌薬を投与することである。

●薬剤耐性菌を作らないため，通常はできるだけ原因菌に絞り込んだ抗菌薬を選択する。不適切な抗菌薬の使用や長期の投与は薬剤耐性菌を作る原因となるため，避けなければならない。このため，原因菌の推定・同定は適切な抗菌薬の選択のため極めて重要である。

3-2 栄養食事療法（栄養ケアプロセス）

栄養スクリーニング
●体重・体組成。
身長，体重，BMI，％標準体重（％IBW，％UBW），脈拍，血圧，呼吸，体温
●血液・生化学検査。
血清アルブミン（Alb），RTP（rapid turnover protein），CRP

栄養アセスメント
●肺炎は消耗性の疾患であるため，低栄養，脱水，免疫力低下を防ぐための栄養アセスメントを行う。
●発熱・呼吸困難などがあり，エネルギー消費量が高いため，必要栄養量に対し十分量の栄養が摂取されているかどうか確認する。
●嚥下困難を伴う患者，特に高齢者の場合などは，誤嚥性肺炎を引き起こすことがあるため，口腔内の衛生状態も確認する。
●肺炎を繰り返す患者に対しては低栄養になる要因を見つけ出す。

栄養診断
●必要栄養量と摂取栄養量の評価。
●栄養状態と摂取栄養量の評価。
●食物・栄養関連の知識の有無。

栄養介入
●エネルギー必要量はハリス・ベネディクトの式などから基礎代謝推定値を求め，身体活動レベルと発熱などによるエネルギー代謝亢進を加味する。
●たんぱく質については異化傾向にあることから

食事摂取基準を上回る十分量を摂取する。
●ビタミン，ミネラルも食事摂取基準にもとづき必要量を摂取する。
●症状の重症度に応じて輸液による水分補給や食べやすい形態で食事を提供し，徐々に目標栄養量の食事ができるように献立を調整する。
●口腔内の衛生なども確認する。

モニタリングと再評価
●低栄養や免疫力低下を防ぐための栄養アセスメント項目のモニタリングと再評価を行う。また，繰り返し入院する患者には，普段から食欲や体重の変化に気づけるようセルフチェック促し指導をする。

参考文献
日本呼吸器学会COPDガイドライン第6版作成委員会編『COPD（慢性閉塞性肺疾患）診断と治療のためのガイドライン2022（第6版）』メディカルレビュー社，2022

日本アレルギー学会喘息ガイドライン専門部会監修『喘息予防・管理ガイドライン2021』協和企画，2021

日本呼吸器学会成人肺炎診療ガイドライン2024作成委員会編『成人肺炎診療ガイドライン2024』メディカルレビュー社，2024

森田純仁「呼吸器系」上嶋繁ほか編『解剖生理学―人体の構造と機能及び疾病の成り立ち』南江堂，2020

森田純仁「呼吸器系」羽生大記ほか編『臨床医学―人体の構造と機能及び疾病の成り立ち』南江堂，2019

日本呼吸ケア・リハビリテーション学会呼吸リハビリテーション委員会ほか編「呼吸リハビリテーションマニュアル―患者教育の考え方と実践」照林社，2007，p.105

第18章 血液系の疾患・病態

I 総論

血液・血球とは

- 血液は，血球と血漿に大別される。
- 血球は，白血球，赤血球，血小板からなり，血液の約45％を占める。
- 血球は，骨髄中の造血幹細胞より分化する（図18-1）。
- 血液に占める血球の割合をヘマトクリット値といい，そのほとんどが赤血球で占められる。
- 血球を除いた液状成分が血漿である。
- 白血球は，顆粒球である好中球，好酸球，好塩基球のほかにリンパ球，単球からなり，感染防御機構に関与する。
- 赤血球は，中央部がくぼんだ円盤状の血球であり，核をもたない。ヘモグロビンを有しており，酸素と結合して運搬する役目がある。
- 血小板は，骨髄中の巨核球の細胞質から分離したものであり，止血機構に関与する。
- すべての血球は，骨髄中の造血幹細胞より分化する（図18-1）。

栄養ケアプロセスの考え方

- 鉄欠乏性貧血等の栄養性貧血，その他の原因による貧血，白血病をはじめとした白血球系の疾患，血小板減少や凝固機能異常による出血性疾患に分けられる。
- 貧血とは，末梢血のヘモグロビン濃度が減少した状態である。
- 貧血は，平均赤血球容積（MCV）によって大

表18-1 平均赤血球容積（MCV）による貧血の分類

貧血の分類	主な疾患
小球性貧血 （MCV80 fL以下）	鉄欠乏性貧血 慢性炎症性貧血
正球性貧血 （MCV81～100 fL）	銅欠乏性貧血 亜鉛欠乏性貧血※※ 溶血性貧血※ 腎性貧血 造血器腫瘍（白血病，骨髄異形成症候群など）※
大球性貧血 （MCV101 fL以上）	巨赤芽球性貧血

※ 大球性貧血となることもある
※※ 小球性貧血となることもある

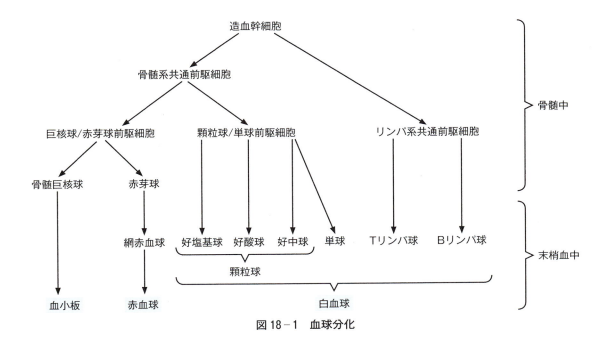

図18-1 血球分化

別される（表18-1）。
- 貧血の一般的な症状は，運動時の息切れ，顔面蒼白，立ちくらみなどがある。
- 貧血の原因として，鉄欠乏，ビタミンB_{12}欠乏，葉酸欠乏，銅欠乏，亜鉛欠乏といった栄養性貧血については，栄養介入が必要となる。
- 白血病は，急性白血病と慢性白血病に大きく分類されるが，栄養学的に問題となるのは，主に原疾患および治療の影響で免疫力の低下する急性白血病である。
- 急性白血病とその治療に対して，特に好中球減少による感染予防や抗がん剤による消化管の副作用については，栄養介入が行われる。
- 出血性疾患の原因としては，血小板数減少，血小板機能異常，血管結合組織異常，凝固因子の異常，線溶阻止因子の異常などがある。
- 栄養介入が特に必要な出血性疾患は，ビタミンK欠乏である。

II 各論

1 鉄欠乏性貧血

 病態

定義
- 鉄欠乏によるヘモグロビン合成の低下による小球性貧血である。

病態

❖(1) 生理
- 鉄の摂取量不足，鉄の吸収不全，鉄需要の増大等が原因としてあるが，最も多く臨床的に問題となることが多いのは，鉄喪失の増大である（表18-2）。
- 鉄喪失の増大の原因としては，以下に注意が必要となる。
① 子宮筋腫，子宮頸がん，子宮体がん等の婦人科疾患
② 胃・十二指腸潰瘍，消化管がん，痔疾等の消化管疾患
- 鉄の摂取量不足は，極端なダイエットや偏食，胃切除後等によって起こる。
- 鉄需要の増大は，成長期において認められる。

表18-2 鉄欠乏の原因

原因	
鉄喪失の増大	性器出血：過多月経，子宮筋腫，子宮頸がん，子宮体がん 消化管出血：胃・十二指腸潰瘍，消化管がん，炎症性腸疾患 その他：スポーツ貧血
鉄摂取の減少	摂食異常：動物性食品の不足，ダイエット，アルコール依存症 吸収障害：胃切除，萎縮性胃炎（胃酸分泌低下）
鉄需要の増大	成長期 妊娠・授乳

表18-3 鉄欠乏性貧血と慢性炎症性貧血の検査データによる鑑別

	鉄欠乏性貧血	慢性炎症性貧血
血清鉄値	低下	低下
平均赤血球容積	低下	基準値内～低下
総鉄結合能	上昇	低下
不飽和鉄結合能	上昇	低下
血清フェリチン値	低下	上昇～基準値内

❖(2) 症 状

●一般的な貧血の症状のほかに，さじ状爪（スプーンネイル），氷や米粒などの堅い物を好んで食べる異食症などがある。

●舌炎や嚥下障害を起こすプランマー・ビンソン症候群を認めることがある。

診 断

●ヘモグロビン値の低下，MCV の低下，平均赤血球ヘモグロビン濃度（MCHC）の低下による小球性低色素性貧血を認める。

●血清鉄の低下および総鉄結合能（TIBC）と不飽和鉄結合能（UIBC）の増加は，慢性炎症性貧血との鑑別に重要。

●慢性炎症性貧血は，鉄欠乏性貧血と同様に小球性貧血を示し血清鉄が低下するが，TIBC や UIBC が低下する（表 18-3）。

●血清フェリチン値の低下は貯蔵鉄の欠乏を反映し，治療モニタリングにも重要である。

治 療

❖(1) 非薬物治療法

●鉄の摂取については，植物性食品に含まれる非ヘム鉄と動物性食品に含まれるヘム鉄からなるが，わが国では非ヘム鉄からの摂取量が多い。

●鉄の吸収率は，非ヘム鉄（15%）に比べて，ヘム鉄（50%）のほうが高い。

●非ヘム鉄の摂取時にビタミンCを加えることにより吸収を促進することができる。

❖(2) 薬物治療法

●原則的に経口鉄剤を投与する。悪心，腹痛等の副作用が強い場合は，静脈用鉄剤を用いる。

表 18-4　鉄吸収に影響する因子

鉄吸収促進	鉄吸収抑制
体内の貯蔵鉄欠乏，ヘム鉄（非ヘム鉄に比較して），ビタミンC（非ヘム鉄の場合），胃酸分泌亢進	タンニン酸，胃酸分泌低下（萎縮性胃炎，胃切除）

表 18-5　鉄の食事摂取基準（mg/ 日）

性 別	男 性				女 性					
					月経なし		月経あり			
年齢等	推定平均必要量	推奨量	目安量	耐容上限量	推定平均必要量	推奨量	推定平均必要量	推奨量	目安量	耐容上限量
0～5（月）	―	―	0.5	―	―	―	―	―	0.5	―
6～11（月）	3.5	4.5	―	―	3.0	4.5	―	―	―	―
1～2（歳）	3.0	4.0	―	―	3.0	4.0	―	―	―	―
3～5（歳）	3.5	5.0	―	―	3.5	5.0	―	―	―	―
6～7（歳）	4.5	6.0	―	―	4.5	6.0	―	―	―	―
8～9（歳）	5.5	7.5	―	―	6.0	8.0	―	―	―	―
10～11（歳）	6.5	9.5	―	―	6.5	9.0	8.5	12.5	―	―
12～14（歳）	7.5	9.0	―	―	6.5	9.0	9.0	12.5	―	―
15～17（歳）	7.5	9.0	―	―	5.5	6.5	7.5	11.0	―	―
18～29（歳）	5.5	7.0	―	―	5.0	6.0	7.0	10.0	―	―
30～49（歳）	6.0	7.5	―	―	5.0	6.0	7.5	10.5	―	―
50～64（歳）	6.0	7.0	―	―	5.0	6.0	7.5	10.5	―	―
65～74（歳）	5.5	7.0	―	―	5.0	6.0	―	―	―	―
75以上（歳）	5.5	6.5	―	―	4.5	5.5	―	―	―	―
妊婦（付加量）　初期					+2.0	+2.5	―	―	―	―
中期・後期					+7.0	+9.5	―	―	―	―
授乳婦（付加量）					+1.5	+2.5	―	―	―	―

資料：厚生労働省「日本人の食事摂取基準（2025年版）」より引用

- 上記の副作用の少ない経口鉄剤も処方できるようになってきた。
- 体内から鉄を積極的に排出する機構が存在しないことより，特に静脈用鉄剤の投与については，鉄の総投与量を計算式で求める必要があった。
- 計算式で求める必要のない静脈用鉄剤が投与できるようになってきた。
- 鉄剤の投与期間は，貧血が改善した後も血清フェリチン値が基準値（25〜250 ng/mL）になるまで投与する必要がある。

予　後
- 鉄欠乏性貧血自体での予後は良好であるが，基礎疾患での予後に影響される。

1-2　栄養食事療法（栄養ケアプロセス）

栄養スクリーニング
- ヘモグロビン量の低下の程度による貧血の重症度。
- 血清フェリチン値による鉄貯蔵の推定。

栄養アセスメント
- 基礎疾患の有無や摂取量低下の有無。
- 特に消化管疾患が存在する場合は，基礎疾患による摂取量低下が考えられる。

栄養診断
- 鉄欠乏性貧血の状況と基礎疾患。
- ほかの栄養素の不足の有無。

栄養介入（計画と実施）
- ヘム鉄の元となる動物性食品の摂取により，鉄の吸収を促進させる。
- 非ヘム鉄の元となる植物性食品とビタミンＣを多く含む食品との併用した摂取。
- 胃液の分泌を促進することで吸収率が上昇するため，咀嚼を十分に行うとともに胃液分泌を促進する食品を摂取させる（表18-4）。
- 吸収阻害因子としては，タンニン酸，フィチン酸，食物繊維があるため，それらを多く含む食品については過剰摂取に注意。
- 年齢，性別による必要量や推奨量を考慮する（表18-5）。

栄養モニタリングと評価
- ヘモグロビン値と血清フェリチン値の持続的な検査。
- 鉄欠乏状態の改善後も予防的な栄養療法を行う。
- 食事摂取量の状況。

1-3　栄養治療の実際（症例）

栄養管理計画とその根拠

❖(1)　管理栄養士からみた症例のまとめ
- 鉄欠乏性貧血患者。便潜血陽性であることより消化器疾患からの慢性出血が原因である可能性がある。また，婦人科疾患の可能性も考慮する。

❖(2)　栄養管理計画書の作成

・栄養補給方法と内容の決定
- 経口摂取が可能であり，食形態の変更は必要ない。
- 本症例の場合は，ハリス・ベネディクトの式では，1,172 kcal となり，これに活動係数1.3をかけて1,523 kcal とする。
- 動物性食品に含まれるヘム鉄は，植物性食品に含まれる非ヘム鉄に比べて吸収率が高いために，

症例 14（鉄欠乏性貧血）

　45歳，女性。

[主訴] 運動時の息切れ。

[既往歴] 特記なし。

[現病歴] 以前より健診にて貧血を指摘されていた。3か月前より運動時の息切れを自覚するようになったため，血液内科外来受診。鉄欠乏性貧血と診断される。便潜血検査が陽性であるため，精査加療目的にて入院となる。

[身体所見] 身長 155 cm，体重 45 kg，BMI 18.73 kg/m^2。匙状爪を認める。

[検査所見] 白血球数 5,200/mm^3，赤血球数 405 × 10^4/mm^3，ヘモグロビン濃度 8.1 mg/dL，ヘマトクリット値 26.5%，血小板数 42.4 × 10^4/mm^3，平均赤血球容積（MCV）65.3 fL，平均赤血球ヘモグロビン濃度（MCHC）30.3%，網赤血球数 2.1‰，血清鉄 8 μg/dL，UIBC 400 μg/dL，TIBC 408 μg/dL。

[理学所見] 心電図は異常所見なし，胸部Ｘ線検査は異常所見なし。

[その他] 特に偏食はなし。

[主治医からの栄養指示書の内容] エネルギー：1,600 kcal，たんぱく質：65 g，鉄：15 mg。

計画作成日　××××.×.×

氏名　○○　○○　殿（男・⊘女⊘）
病棟　○○病棟
××××年×月×日生（40代）
担当医師名　○○　○○
入院日　××××.×.×
担当管理栄養士名　○○　○○

基本情報

身長 155 cm（測定日××××.×.×）　体重 45 kg（測定日××××.×.×）　標準体重 52.9 kg
BMI 18.73 kg/m²　基礎エネルギー消費量（H-B）BEE 1,523 kcal/日
入院時疾患名　鉄欠乏性貧血
入院時栄養状態に関するリスク

> 入院診療計画書において，特別な栄養管理の必要がある場合，判断基準が反映される。

○なし　●あり
□肥満　□るいそう　□褥瘡　□感染症　□悪心　□嘔吐　□便秘　□下痢　□脱水
□発熱　□嚥下機能障害　□イレウス　□食物アレルギー　□手術　□血糖コントロール不良
その他　消化管疾患の可能性がある。

栄養状態の評価と課題

> 治療計画では栄養管理上の問題点が反映される。食欲不振や鉄欠乏性貧血の原因となる基礎疾患の可能性も考慮する。

○なし　●あり
□低栄養　■食欲不振　■体重減少　□摂取困難　□過体重
その他＿＿＿＿＿＿＿＿＿＿

> 本症例では鉄分の喪失と摂取不足の解消により鉄欠乏性貧血の改善が期待できる。この目標に基づいて栄養指導計画を練る。

栄養管理計画

目標　○現状維持　○経過観察　●栄養状態改善　その他
　食欲　●なし　○あり　○不明
　食事摂取可能状況　○0 %　○10%　○20%　○30%　○40%　○50%
　　　　○現状維持　○経過観察　○60%　○70%　○80%　○90%　●100%

栄養食事相談に関する事項

　入院時栄養食事指導　□なし　■あり　実施日　××××.×.×
　入院時栄養食事相談　■なし　□あり
　退院時栄養食事指導　□なし　■あり　実施予定日　××××.×.×

その他栄養管理上解決すべき課題に関する事項

　その他栄養管理上の課題　■なし　□あり
　NSTサポート希望　■なし　□あり

栄養補給に関する事項

　栄養補給量　貧血食：
　　　　　　エネルギー：1,550 kcal　たんぱく質：65 g　脂質：40 g　炭水化物：230 g
　　　　　　Na（食塩相当量）：7 g未満
　　　　　　鉄分：15 mg
　　　　　　食物繊維：16 g
　　　　　　付加食品：なし
　　　　　　栄養剤：なし
　　　　　　注射：なし
　栄養補給方法　■経口　□経腸栄養　□静脈栄養
　食事内容　貧血食　1,550 kcal（たんぱく質65 g）
　留意事項

> 入院日数が短期の場合は，再評価は通常行われないが，基礎疾患がある場合この限りではない。

栄養状態の再評価の時期

○2週間後　○1週間後　●3日後（××××.×.×）　○　　月　　日

図 18−2　栄養管理計画書（鉄欠乏性貧血）

たんぱく質量にも配慮する必要があり、必要に応じて医師に提案する。

●本症例は、ヘモグロビン濃度は 10 g/dL 以下で、原因が鉄分の欠乏に由来するため、貧血食とした。特別治療食として加算の対象となる。

・栄養管理計画書の作成

●入院診療計画書において、特別な栄養管理の必要性が認められる場合は、栄養管理計画書を作成する（図 18 – 2）。

●ヘモグロビン濃度 10 g/dL 以下で、原因が鉄分の欠乏に由来する場合に貧血食として提供できるため、ヘモグロビン濃度を確認する。

●医師、看護師とともに栄養スクリーニングを行う。

●栄養スクリーニングを踏まえ、栄養状態の評価や消化器症状の有無等の課題を記載し、栄養管理計画を立てる。

●経口食の摂取状況を確認し、補助食品や栄養剤などの内容を確認し、特に鉄の補給に関する事項を記入する。

●摂取状況によって、食種変更の必要性や栄養補助食品の追加等を医師や看護師に提案する。

●基礎疾患が判明した場合は、栄養管理計画書の計画を通して、再評価を行う。

●退院に際しては、総合評価を行う。

❖(3) 栄養食事指導

●過多月経など特に原因疾患を認めない場合にも、再発する可能性もあるため、予防のために栄養食事指導が必要となる。

●病院内での貧血食をモデルとして、食習慣やライフスタイルに配慮した食事内容を指導する（表 18 – 6）。

献立での展開食の応用

●院内の食事基準（約束食事箋）に沿って貧血食

表 18 – 6　献立の例（鉄欠乏性貧血）

	本症例：貧血食（エネルギー・たんぱく質・鉄分コントロール食）1,650 kcal，たんぱく質 70 g，脂肪 40 g，鉄分 15 mg	参考：腎臓病食（エネルギー・たんぱく質コントロール食・カリウム制限）1,600 kcal，たんぱく質 65 g	参考：常食 1,800 kcal	参考：胃潰瘍食 1,600 kcal
朝食	米飯 180 g	米飯 180 g	米飯 200 g	全粥 300 g　袋みそ付
	みそ汁（ほうれんそう）	みそ汁（ほうれんそう）	みそ汁（ほうれんそう）	みそ汁（ほうれんそう）
	高野豆腐の煮物	高野豆腐の煮物	厚揚げの煮物	高野豆腐の煮物
	白菜の漬物	白菜の漬物	白菜の漬物	白菜コンソメ煮
	ヨーグルト 100 g	ヨーグルト 100 g	ヨーグルト 100 g	牛乳 200 mL
昼食	米飯 180 g	米飯 180 g	米飯 200 g	全粥 300 g　梅肉付
				みそ汁（たまねぎ）
	レバーのしぐれ煮 70 g	レバーのしぐれ煮 70 g	レバーのしぐれ煮 70 g	レバーしぐれ煮
	豆サラダ	白あえ	白あえ	白あえ
	こまつなのお浸し	こまつなのお浸し	こまつなのナムル	こまつなの煮浸し
	プルーンのレモン煮	ぶどうゼリー	ぶどうゼリー	
夕食	米飯 180 g	米飯 180 g	米飯 200 g	全粥 300 g　袋みそ付
	ビーフストロガノフ	ビーフストロガノフ	ビーフストロガノフ	ビーフシチュー
	ひじきのサラダ	ポテトサラダ	ポテトサラダ	じゃがいも野菜煮
	かぶとわかめの酢の物	かぶの酢の物	かぶとしらすの酢の物	かぶのスープ煮
	鉄強化ゼリー			みかん缶 50 g
	1,650 kcal P 70 g　F 40 g　C 250 g Fe 15 mg	1,600 kcal P 65 g　F 40 g　C 250 g Fe 15 mg	1,800 kcal P 75 g　F 45 g　C 280 g Fe 15 mg	1,600 kcal P 70 g　F 45 g　C 220 g Fe 15 mg

を展開する。
- 基礎疾患の有無によって，在院日数が異なる可能性があり，それに応じて見直しをしていく。
- 鉄の補給については，ヘム鉄や非ヘム鉄といった鉄分の種類やビタミンCによる吸収率の上昇を考慮しながら，食材と調理方法を考える。

2 巨赤芽球性貧血

2-1 病態

定義
- 栄養性あるいは薬剤性によって造血細胞のDNA合成の障害が起こり，大球性貧血を示す貧血である。

病態

(1) 生理
- 原因としては，ビタミンB_{12}や葉酸欠乏，代謝拮抗剤などの薬剤が多いが，ここでは，ビタミンB_{12}と葉酸欠乏について述べる。
- 胃から分泌される内因子は，ビタミンB_{12}と結合することにより，回盲部でのビタミンB_{12}の吸収率を20倍程度に増幅させる。
- 胃全摘や抗内因子抗体の出現によりビタミンB_{12}の吸収率が低下する（表18-7）。
- 抗内因子抗体による萎縮性胃炎が原因となるものを，悪性貧血という。
- ビタミンB_{12}は，体内に5,000μg程度貯蔵されており，1日2.5μg消費しても数年は枯渇しない。
- 葉酸は，体内貯蔵量が100日程度と少ないため，偏食や低栄養により不足に陥りやすい。
- 葉酸欠乏は，アルコールの多飲者，妊婦などに多い。

(2) 症状
- 舌の発赤や灼熱感，味覚障害を伴うハンター舌炎を認める。
- ビタミンB_{12}欠乏は，知覚障害や歩行障害などの神経障害を認めることがある。
- 葉酸欠乏では，神経障害は認めない。

診断
- ヘモグロビン濃度の低下とともに平均赤血球容積（MCV）の上昇があり，大球性貧血を示す。
- MCVは110 fL以上であることが多く，LDHが高値となる。
- 進行すると白血球減少をきたす。
- 血清ビタミンB_{12}値あるいは葉酸値の低下を認める。

治療

(1) 非薬物治療法
- ビタミンB_{12}を多く含む食品としては，肉，魚，乳製品などの動物性食品に多い。
- 内因子の欠乏の場合，ビタミンB_{12}を多く含む食品を摂取していても体内への吸収が不足するため，栄養療法だけでは改善，予防は見込めない。
- 葉酸は，レバー，アスパラガス，ほうれんそう，のりなど動物性食品や植物性食品を含めて多くの食品に含まれており，それらの食品を組み合わせて，バランスよく摂取することが重要である。

(2) 薬物治療法
- ビタミンB_{12}欠乏症については，非経口投与（筋肉内投与，静脈内投与）を行う。予防的にも投与を行う。
- ビタミンB_{12}欠乏が軽症の場合は，経口投与を行うこともある。
- 葉酸欠乏については，主として経口投与を行う。

表18-7　ビタミンB_{12}および葉酸欠乏の主な原因

ビタミンB_{12}欠乏	吸収障害	胃切除，悪性貧血（萎縮性胃炎），回腸切除，炎症性腸疾患
	摂取不足	極端な偏食（菜食のみ）
	薬物	メトホルミン，イソニアジドなど
葉酸欠乏	吸収障害	長期の大量飲酒，小腸疾患，盲係蹄症候群
	摂取不足	偏食
	需要亢進	妊娠，溶血性貧血
	薬物	メトトレキサート，ST合剤抗菌薬，経口避妊薬，テトラサイクリン抗菌薬など

予後

- ビタミンB$_{12}$および葉酸欠乏については，予後は良好である。
- 治療が遅れると神経障害が後遺症として残ることがある。
- ビタミンB$_{12}$欠乏は，消化管悪性腫瘍の合併を認めることがあり，予後はその疾患による。

3 正球性正色素性貧血

- 正球性貧血には，再生不良性貧血などがあるが，栄養性貧血としては，銅欠乏性貧血や亜鉛欠乏による貧血がある。

3-1 銅欠乏性貧血

- 銅欠乏性貧血は，主に静脈栄養や経腸栄養剤の長期投与で起こる。
- 亜鉛の過剰摂取により銅の吸収障害をきたすことがある。
- 骨異常，成長障害糖代謝異常など多彩な症状を示すことがある。
- 銅欠乏に対する経口薬や銅のみを含む静脈内投与薬はない。
- 銅欠乏に対しては，ココアなどの銅を多く含む食品の摂取が有効である。
- 銅欠乏の予防は，投与する栄養剤の銅含有量の確認と銅を多く含む食品の摂取である。

3-2 亜鉛欠乏による貧血

- 摂食障害，偏食，長期の非経口栄養法などが原因となる。
- 正球性または小球性貧血となる。
- アスリートは，汗からの排泄の増加により亜鉛欠乏をきたすことがある。
- 慢性腎臓病では，食欲不振やたんぱく質制限により亜鉛欠乏になることがある。

4 溶血性貧血

4-1 病　態

定　義

- 赤血球の破壊亢進により赤血球寿命が短縮する

ことによる。

病　態

- 先天性疾患と後天性疾患に分類される。
- 先天性疾患としては，赤血球膜異常や赤血球代謝異常などがある。
- 後天性疾患としては，自己免疫性溶血性貧血や発作性夜間ヘモグロビン尿症などがある。
- 以下，自己免疫性溶血性貧血について述べる。

(1) 生　理

- 赤血球膜上の抗原と反応する自己抗体が産生され，抗原抗体反応によって溶血する。
- 抗体が結合する至適温度により温式と冷式に分類される。
- 冷式には，寒冷凝集素症と発作性寒冷ヘモグロビン症がある。
- 以下，温式自己免疫性溶血性貧血について述べる。

(2) 症　状

- 貧血症状のほか，黄疸や脾腫をきたす。
- ヘモグロビン尿や胆石を伴うことがある。
- 特発性血小板減少性紫斑病との合併症であるEvans症候群では，出血症状をきたすことがある。

診　断

(1) 診断基準

- 溶血による貧血，網赤血球増加，血清間接ビリルビン値上昇，血清ハプトグロビン値低下を認める。
- 直接Coombs試験が陽性となる。

(2) 診断方法

- ヘモグロビン濃度，網赤血球，血清ビリルビン，LDH，ハプトグロビン。
- 直接Coombs試験。

治　療

(1) 非薬物治療法

- 脾臓摘出術。

(2) 薬物治療法

- 第一選択として，副腎皮質ステロイド薬を投与する。
- ヒト化抗CD20モノクローナル抗体を併用することもある。
- 第二選択として，免疫抑制薬を投与する。

⑤ 腎性貧血

5-1 病 態

定 義
●ヘモグロビンの低下に見合った十分量のエリスロポエチンが腎臓から産生されないことによる貧血である。

病 態
●エリスロポエチン産生細胞は，腎臓尿細管間質に分布している。
●腎機能低下に伴い，エリスロポエチン産生が低下する。
●腎不全には，低栄養や慢性炎症，鉄欠乏性貧血なども関連する。

❖(1) 生 理
●エリスロポエチン産生細胞は，腎臓尿細管間質に分布している。
●腎機能低下に伴い，エリスロポエチン産生が低下する。

❖(2) 症 状
●貧血症状のほか，貧血による日常生活動作が低下する。

診 断

❖(1) 診断基準
●ヘモグロビンの低下に見合った十分量のエリスロポエチンが腎臓から産生されないことによる貧血。

❖(2) 診断方法
●ヘモグロビン濃度，網赤血球。
●血中エリスロポエチン濃度。
●鉄欠乏性貧血を伴う場合は，血清フェリチン値。

治 療

❖(1) 非薬物治療法
●栄養療法や透析による残腎機能の保持。

❖(2) 薬物治療法
●赤血球造血刺激因子製剤の投与により不足しているエリスロポエチンを補充する。
●低酸素誘導因子プロリン水酸化酵素阻害薬の投与により，内因性エリスロポエチンを誘導するとともに鉄の利用効率を上げる。

●鉄欠乏も伴う場合は，鉄剤を併用する。

⑥ 白血病

6-1 病 態

定 義
●造血幹細胞に近い未分化な細胞が増殖能を獲得した造血器腫瘍である。

病 態
●急性白血病と慢性白血病に分けられる。
●急性白血病は，分化障害をきたす。
●以下，急性白血病について述べる。

❖(1) 生 理
●分化障害され，増殖能を獲得した芽球は，正常造血を抑制する。

❖(2) 症 状
●汎血球減少による易感染症状，貧血症状，出血症状をきたす。
●発熱，全身倦怠感，骨痛，肝脾腫，リンパ節腫脹，中枢神経症状をきたすことがある。

診 断

❖(1) 診断基準
●以前は，FAB（French American British Classification）分類が用いられていたが，最近はWHO分類を用いることが多い。

❖(2) 診断方法
●用手法による白血球分類による白血病細胞の検出。
●凝固・線溶系検査。
●LDH，尿酸。
●骨髄検査による骨髄芽球が20％以上を認める。
●フローサイトメトリー，染色体検査，遺伝子変異解析も行う。

治 療

❖(1) 非薬物治療法
●赤血球および血小板輸血。
●無菌室あるいは準無菌室の使用。
●造血幹細胞移植（コラム参照）。

❖(2) 薬物治療法
●多剤併用化学療法による寛解導入療法。
●化学療法後の顆粒球コロニー刺激因子による正

常白血球回復。

●造血幹細胞移植前処置による抗がん剤の大量投与。

●感染予防のための抗菌薬，抗真菌薬の投与。

6-2 栄養食事療法（栄養ケアプロセス）

栄養スクリーニング

●抗がん剤の投与による悪心・嘔吐，下痢，口内炎，味覚障害。

●好中球減少性発熱，感染症（特に日和見感染症）。

栄養アセスメント

●消化管症状の程度。

栄養診断

●白血球減少の状況。

●ほかの栄養素の不足の有無。

栄養介入（計画と実施）

●医師と相談し，前もって中心静脈栄養用のルートを確保してもらう。

●消化器症状が強い場合は，摂取可能なものに変更する。

●造血幹細胞移植の場合は，無菌室を使用し，無菌食とする。

●無菌食は，加熱殺菌処理した食事を提供する。

コラム

造血幹細胞移植

　造血幹細胞移植は，移植前に大量の抗がん剤や全身放射線照射を行い，白血病細胞などを破壊し，同時に破壊された造血幹細胞を補うために移植する方法である。

　造血幹細胞の種類は，前もって自らの造血幹細胞を採取する自家移植があるが，急性白血病で行われることはほとんどなく，ドナーとなる家族や他人からの同種移植となる。同種移植には，骨髄移植，末梢血幹細胞移植，臍帯血移植がある。

　16歳以上の急性骨髄性白血病の寛解期における同種造血幹細胞移植の5年生存率は，6割程度である。

　同種造血幹細胞移植を行った場合，移植片対宿主病（GVHD）予防のため，免疫抑制薬の投与が必要となる。

栄養モニタリングと評価

●ヘモグロビン値と血清フェリチン値の持続的な検査。

●食事摂取量の状況。

7 出血性疾患

●出血性疾患は，先天性と後天性に大別される。

●原因として，血小板の減少，血小板機能異常，血管結合組織の脆弱，凝固因子や線溶関連因子の異常などがある。

8 ビタミンK欠乏症

●凝固因子のなかで，第 II 因子，第 VII 因子，第 IX 因子，第 X 因子などはビタミンK依存性に産生される。

●ワルファリンは，ビタミンKに拮抗して抗凝固作用を示す。

●新生児はビタミンK欠乏を起こしやすい。

●成人では，抗菌薬投与や胆汁流出障害によって起こる。

●治療は，ビタミンK製剤の静脈投与により速やかに改善する。

参考文献

鈴木隆浩他編『専門医のための血液病学』医学書院，2022

日本鉄バイオサイエンス学会治療作成委員会編『鉄剤の適正使用による貧血治療指針改訂（第3版）』響文社，2015

日本病態栄養学会編『病態栄養専門医テキスト（改訂第3版）』南江堂，2021

第19章 筋・骨格疾患

I 総論

1 はじめに（ロコモティブシンドローム）

●本章で扱うのは、骨の病気である骨粗鬆症・骨軟化症・くる病、軟骨の病気である変形性関節症、筋肉の病気であるサルコペニア・廃用性筋萎縮である。最近、運動器の障害によって、介護・介助が必要になったり、そうなるリスクが高くなっていたりする状態を指す言葉として、日本整形外科学会によって、「ロコモティブシンドローム」が提唱されている。本章で扱う疾患は、ロコモティブシンドロームの構成要素である。

●これら疾患を列挙した場合、骨は血流が豊富で、活発に代謝を営む臓器であり、常に骨吸収・骨形成を繰り返している（骨のリモデリング）。また、骨粗鬆症に関しては、骨折抑制のしっかりしたエビデンスを持つ治療薬が数多く開発されている。

●一方、変形性関節症は、関節軟骨・椎間板の変性が病態の基本であるが、これらの組織は血管・神経が分布していないので、いったん起こった変性の修復は困難である。また、サルコペニアに関しても、加齢によって減少した筋肉量を増加させる薬物療法も容易ではない。

●すなわちロコモティブシンドロームにおける栄養療法の意義といっても、強力な治療薬のある骨粗鬆症と、変形性関節症やサルコペニアでは、事情が大きく異なり、本章の記述は、骨粗鬆症が中心となる。

●病気の分類には、腫瘍性疾患・炎症性疾患などと並んで、退行性疾患がある。これは加齢とともに、臓器・組織の機能が低下することによる疾患である。骨粗鬆症は骨、変形性関節症は軟骨、サルコペニアは筋肉の退行性疾患である。いずれも高齢者のADLやQOLを大きく低下させる。

2 解剖・生理と病態

2-1 骨

●骨は活発な代謝を営む臓器であり、一生古くなった部分を壊し（骨吸収）、新しい骨を作る（骨形成）ことを繰り返している。

●骨は2つの役割を果たしている。1つはもちろん硬い組織として、体を支えることだが、もう1つは、血清カルシウム濃度を維持するための、カルシウム貯蔵庫としての役割である。

●しばしば骨は建物に例えられる。鉄筋で枠組みを作った上にコンクリートが加わって骨ができるように、骨はコラーゲンで枠組みを作って、その上にリン酸カルシウムが沈着してできる。

●骨粗鬆症は、建物の鉄骨の本数が減ってまばらになった状態、くる病・骨軟化症は、鉄骨がむき出しでコンクリートのない状態、すなわちコラーゲンの枠組みはできているが、リン酸カルシウムが沈着していない状態（石灰化障害）である。

2-2 カルシウム代謝調節

●血清カルシウム濃度を正常に保つことは、生命の維持に欠かせない。このため血清カルシウム濃度は、厳密に調節されている。

❖(1) 副甲状腺ホルモン

●副甲状腺ホルモン（パラソルモン：PTH）は、血清カルシウム濃度低下を防ぎ、維持するのが、基本的作用である（表19-1）。

❖(2) ビタミンD

●ビタミンDは、PTHと協調して、血清カルシウム濃度を維持するのが、基本的役割である。

●ビタミンDを多く含む食品は限られており、ビ

表 19-1　PTH の作用

1）骨吸収の促進
2）腎臓の遠位尿細管におけるカルシウム再吸収の促進
3）ビタミンDの活性化促進
4）活性型ビタミンDによる腸管からのカルシウム吸収促進

タミンD_2はきのこ類に多く，ビタミンD_3は魚類や魚類の肝臓に多く含まれる。
●ビタミンDは，肝臓で25-，腎臓で1α-の水酸化を受けて，活性型である1,25(OH)$_2$Dになる。このうち腎臓での1α-水酸化反応が最も重要であり，慢性腎不全においては，この反応が障害されることが，慢性腎不全における骨異常の重要な成因となる。

2-3 軟骨・椎間板

●骨と骨のつなぎ目が関節であるが，硬い骨同士が接触しないように，表面は関節軟骨で覆われ，しかも全体が関節包という袋に包まれ，その中は関節液という潤滑油で満たされている。このことによって，関節の円滑な運動が可能となっている（図19-1）。
●隣接しているが，骨と軟骨は，非常に対照的な性質を持っている。骨は血流が豊富だが，軟骨は無血管の組織である。血流に富んだ組織の損傷は修復されるが，血流に乏しい組織に加わった損傷の修復は難しい。
●骨折を思い出せば分かるように，骨に加わった損傷は修復できるが，軟骨に一度損傷が及ぶと，修復は困難である。
●したがって，種々の治療薬が開発されている骨粗鬆症とは異なり，関節軟骨の変性が主な病変である変形性関節症の治療は難しい。

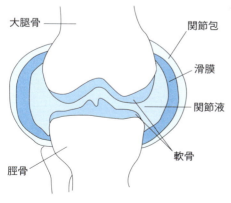

図19-1　関節の構造

3 栄養ケアプロセスの考え方

●骨に特化した栄養管理としては，カルシウム，ビタミンD，ビタミンKの補給を行うことである。ただし，骨粗鬆症は低体重，変形性関節症は過体重といったエネルギー管理の必要性，また，サルコペニアにおいてはたんぱく質摂取にも配慮する必要があるため，全般的な栄養管理を行った上で，上述の栄養素へのアプローチを行う。また，運動療法も併せて検討する。

Ⅱ　各　論

1 筋・骨格疾患

1-1 病　態

定義・病態

❖(1) 骨粗鬆症

●女性ホルモンは，過剰な骨吸収を抑制しており，このため閉経後骨吸収が亢進して骨粗鬆症になる。したがって骨粗鬆症は，閉経後女性で特に起こりやすい。女性の平均寿命が延びても，閉経はやはり50歳前後で起こるので，寿命が延びたのに平行して，骨粗鬆症患者は増加している。
●閉経後や加齢など，特別な原因によらないものを，原発性骨粗鬆症といい，特別な病態に伴うものを，続発性骨粗鬆症という。慢性腎不全に伴うものと，糖質コルチコイド過剰によるもの（ステロイド骨粗鬆症）が特に重要である。
●椎体圧迫骨折，大腿骨近位部骨折，橈骨遠位端

表19-2　骨粗鬆症の診断基準

Ⅰ．脆弱性骨折あり
1．椎体骨折または大腿骨近位部骨折あり
2．その他の脆弱性骨折があり，骨密度がYAMの80%未満
Ⅱ．脆弱性骨折なし
骨密度がYAMの70%以下または－2.5SD以下

資料：日本骨粗鬆症学会雑誌 21 (1)，9-21，2013

骨折の３つが，骨粗鬆症に伴って起こる骨折としては，最も頻度が高い。

●2017年の新発生患者数は約193,400人（男性：44,100人，女性：149,300人）であり，前回（2012年）の調査と比較して，約17,770人（男性：6,500人，女性：11,200人）増加し，25年間増加し続けている。大腿骨近位部骨折患者の受傷１年以内の死亡率は約10〜20％と高い上に，元の生活レベルに戻れないことが多い。寝たきりの原因として重要な疾患であり，骨折した後での治療ではなく，骨折の予防が重要である。

●椎体圧迫骨折の結果，「身長が低下した」「背中・腰が曲がった」などが起こる。単なる加齢現象と考えられがちだが，確実に内臓諸機能やQOLの低下をきたす。

●橈骨遠位端骨折は，「転びそうになって手をついたら，手首が折れた」という手首の骨折である。

●これらいずれの骨折も，特に強い外力が加わったのではなく，ささいなきっかけで起こっており，脆弱性骨折と呼ばれる。

❖(2) 骨軟化症，くる病

●小児期に起こったものをくる病，成人に起こったものを骨軟化症という。

●ビタミンDの最も基本的作用は，腸管からのカルシウム・リンの吸収促進である。したがってビタミンD欠乏症は，くる病・骨軟化症の重要な原因である。

❖(3) 変形性関節症

●変形性関節症と骨粗鬆症とでは，病態が大きく異なる。骨は活発な代謝を営む臓器である。一方変形性関節症における主病変は，関節軟骨（変形性膝関節症），椎間板（変形性脊椎症）の変性だが，これらは無血管の臓器であり，このためいったん生じた損傷の修復が困難であり，根本的治療薬の開発が難しい。薬物治療がこのような状態にある以上，変形性関節症に対する栄養の役割もまた，予防あるいは対症療法が中心とならざるをえない。

●肥満は変形性関節症の重要な危険因子である。管理栄養士による，体重管理を目標とした栄養指導は，糖尿病を初めとする生活習慣病が主な対象であり，ロコモティブシンドロームは，その対象

となってこなかったが，今後この点にも配慮が必要である。

❖(4) サルコペニア

●加齢により筋量・筋力は減少するが，これに対してサルコペニア（加齢性筋肉減少症）の名称が提案された。

●骨格筋のたんぱく質量は，合成と分解のバランスによって決まるので，サルコペニアにおいては，分解＞合成の状態となっているはずである。

●一方，高齢者においては，食後のアミノ酸による骨格筋たんぱく質合成促進作用が低下しており，食事による骨格筋たんぱく質同化作用に対する抵抗性（anabolic resistance）と呼ばれている。

●加齢に伴うサルコペニアであっても，まったく不可逆的なものではなく，栄養療法（おそらくは適切な運動療法との併用）によって，対処が可能であると考えられるが，この点はまだよくわかっていない。

❖(5) これら疾患相互の関連

●骨粗鬆症，変形性関節症，サルコペニアについて，個別に説明したが，これらは互いに独立した疾患ではない。

●大腿骨近位部骨折など，非椎体骨折（脊椎圧迫骨折以外の骨折）は，転倒がきっかけになって起こる例が非常に多い。これら骨折の予防には，骨密度を増加させるだけではなく，筋力強化による転倒予防も，重要な対策になる。したがってサルコペニアは，それ自身が重要であるだけではなく，骨折の重大な危険因子としても重要である。

●他疾患併存の意義は，ロコモティブシンドロームを構成する疾患相互に限られるものではない。たとえば肥満は，糖尿病などの危険因子であるだけではなく，変形性膝関節症の重要な悪化要因である。

診 断

❖(1) 骨密度（図19-2）

●骨密度測定結果は，T値とZ値という２つの表示がなされる。YAMとは，20〜40歳台の骨密度の平均であり，これを100％とした値に対して現在の骨密度が何％であるかを示したものがT値，同性・同年齢の平均値を100％とした値に対して

現在の骨密度が何％であるかを示したものがZ値である。
●診断は，日本骨代謝学会の診断基準に基づいて行う（表19-2）。脆弱性骨折とは，弱い外力によって骨折したものである。YAM（young adult mean）とは，20～40歳台の骨密度の平均であり，これを100％とした値に対して現在の骨密度が何％であるかを示したものをT値という。脆弱性骨折のない場合は，骨密度がYAMの80％以上は正常，70～80％は骨量減少，70％以下は骨粗鬆症とする。
●あなたの骨密度は何歳並みという表示がなされるが，これは正しい表示方法ではない。
●なお，ここで注意しておきたいのは，骨粗鬆症の診断は，骨密度のZ値ではなく，T値に基づいて行われることである。つまり，年齢相応かどうかではなく，若い頃からどの程度減少しているのかによって診断され，高齢者では骨密度が年齢相応であっても，骨粗鬆症と診断されるため，非常に有病率が高くなる。しかしこれは誤った診断ではなく，骨粗鬆症が，年齢とともに臓器の機能が低下する，退行性疾患の側面も持つためである。
●骨密度測定は，Dual Energy X-ray Absorptiometry（DXA）法によるのが標準である。DXA法は，エネルギーの異なる2種のX線を照射し，吸収率の違いから骨量を求めるものであり，再現性良好で被曝量も少ない。ただし放射線を用いるため，法的規制を受ける。また非常に大きな機器であり，持ち運びは困難である。そこで健診などでは超音波法による測定（qualitative ultrasound：QUS）がよく用いられる。

❖(2) 骨代謝マーカー（表19-3）

●他の疾患とは異なり，骨粗鬆症の診断は，骨折の有無・骨密度などによって診断され，血液・尿検査では診断できない。
●ただし血液・尿による骨代謝マーカー測定により，病態の把握・治療薬の選択には役立つ。たとえば，閉経後骨粗鬆症患者であれば，骨吸収亢進の結果，骨吸収マーカー（例：血清TRACP-5b（骨型酒石酸抵抗性酸性ホスファターゼ））が高値となる。それを代償するために，二次的に骨形成も亢進し，骨形成マーカー（例：血清BAP）も

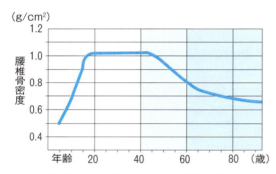

図19-2　女性の年齢と骨密度の関連

表19-3　現在臨床で使われている骨代謝マーカー

	検体	マーカー名	略語	測定法
骨吸収マーカー	血清 血清 血清	Ⅰ型コラーゲン架橋-N-テロペプチド Ⅰ型コラーゲン架橋-C-テロペプチド 酒石酸抵抗性酸性ホスファターゼ	NTX CTX TRACP-5b	EIA EIA，ECLIA EIA
	尿 尿 尿	デオキシピリジノリン Ⅰ型コラーゲン架橋-N-テロペプチド Ⅰ型コラーゲン架橋-C-テロペプチド	DPD NTX CTX	EIA，CLEIA EIA，CLEIA EIA
骨形成マーカー	血清 血清	骨型アルカリホスファターゼ Ⅰ型プロコラーゲン-N-プロペプチド	BAP P1NP	EIA，CLEIA RIA（intact P1NP） ECLIA（total P1NP）
骨マトリックス関連マーカー	血清	低カルボキシル化オステオカルシン	ucOC	ECLIA

EIA（enzyme immunoassay：酵素免疫測定法），ECLIA（electrochemiluminescence immunoassay：電気化学発光免疫測定法），CLEIA（chemiluminescent enzyme immunoassay：化学発光酵素免疫測定法），RIA（radioimmunoassay：放射性免疫測定法）
DPD，NTX，CTX，ucOCはCKDステージ3以上の腎機能障害の影響を受ける。
資料：骨粗鬆症の予防と治療ガイドライン作成委員会編「骨粗鬆症の予防と治療ガイドライン（2015年版）」2015，p.155

上昇する。このような病態を高回転型骨粗鬆症といい，骨吸収抑制薬が選択される。

●骨は，たんぱく質（主にＩ型コラーゲン）でできた枠組みの上に，リン酸カルシウムが沈着する形でできている。したがって骨吸収によって，Ｉ型コラーゲン分解産物が放出されるので，これらを測定すれば骨吸収の程度を評価できる（たとえば尿中DPD・NTX）。骨形成マーカーの代表は，骨型アルカリホスファターゼ（BAP）である。骨吸収亢進型では，これらが高値となる。また，治療後骨吸収マーカーの低下は，骨吸収抑制薬の効果判定に使える。

治　療

❖(1)　非薬物治療法

●食事指導：主としてカルシウム摂取量を高めることがあげられるが栄養素全体の摂取（たんぱく質，ビタミンＤ・Ｋなど）や食事バランスにも配慮する。

●カルシウムは「骨粗鬆症の予防と治療ガイドライン」で推奨される700〜800 mg/日を食事で摂取できるようにする。

●運動指導：運動（荷重運動，筋力訓練）の骨密度への効果は骨粗鬆症患者よりも閉経後女性での有効性が認められている。また，背筋強化訓練や

表 19-4　骨粗鬆症治療薬

分類	薬物名	骨密度	椎体骨折	非椎体骨折	大腿骨近位部骨折
カルシウム薬	L-アスパラギン酸カルシウム	B	B	B	C
	リン酸水素カルシウム	B	B	C	C
女性ホルモン薬	エストリオール	C	C	C	C
	結合型エストロゲン[1]	A	A	A	A
	エストラジオール	A	B	B	C
活性型ビタミンD₃薬	アルファカルシドール	B	B	B	C
	カルシトリオール	B	B	B	C
	エルデカルシトール	A	A	B	C
ビタミンK₂薬	メナテトレノン	B	B	B	C
ビスホスホネート薬	エチドロン酸	A	B	C	C
	アレンドロン酸	A	A	A	A
	リセドロン酸	A	A	A	A
	ミノドロン酸	A	A	C	C
	イバンドロン酸	A	A	B	C
SERM	ラロキシフェン	A	A	B	C
	バゼドキシフェン	A	A	B	C
カルシトニン薬[2]	エルカトニン	B	B	C	C
	サケカルシトニン	B	B	C	C
副甲状腺ホルモン薬	テリパラチド（遺伝子組換え）	A	A	A	C
	テリパラチド酢酸塩	A	A	C	C
抗RANKL抗体薬	デノスマブ	A	A	A	A
その他	イプリフラボン	C	C	C	C
	ナンドロロン	C	C	C	C

1）骨粗鬆症は保険適用外
2）疼痛に関して鎮痛作用を有し，疼痛を改善する（グレードA）
　薬物に関する「有効性の評価（A・B・C）」
　骨密度上昇効果　　　　　　　骨折発生抑制効果（椎体，非椎体，大腿骨近位部について）
　A：上昇効果がある　　　　　　A：抑制する
　B：上昇するとの報告がある　　B：抑制するとの報告がある
　C：上昇するとの報告はない　　C：抑制するとの報告はない
資料：骨粗鬆症の予防と治療ガイドライン作成委員会編「骨粗鬆症の予防と治療ガイドライン（2015年版）」2015，p.158

筋力訓練，バランス訓練が骨折予防に有効ということも示されている。ただし，骨粗鬆症患者に対する運動処方は年齢，活動性，転倒リスク，骨粗鬆症の重症度などを考慮することが重要である。

❖(2) 薬物治療法（骨粗鬆症）
● 変形性関節症やサルコペニアに対しては，現在のところ，有効な治療薬がないので，ここでは骨粗鬆症治療薬について述べる。
● 治療薬は大きく，骨吸収抑制薬・骨形成促進薬に分けられる。現在，臨床現場で用いられる薬剤のほとんどは，骨吸収抑制薬である（表19-4）。

① ビスホスホネート（図19-3）
● 強力な骨吸収抑制薬であり，骨密度増加作用・骨折抑制作用も顕著である。
● カルシウムへの結合力が強いため，必ず空腹時に水で服用する必要がある。
● 副作用としては，消化器症状が多い。

② 選択的エストロゲン受容体モジュレーター（selective estrogen receptor modulator：SERM）
● 女性ホルモンは骨密度増加・骨折予防効果は強いが，長期服用時，子宮・乳腺などでの副作用の懸念がある。
● SERMは，女性ホルモン誘導体であり，骨では女性ホルモン様作用を示すが，子宮・乳腺では示さないので，これら臓器での副作用の心配がない。

③ カルシトニン
● 骨吸収抑制薬だが，強力な鎮痛作用を持つので，むしろそちらを期待して，処方されることが多い。

④ 副甲状腺ホルモン（PTH）
● 副甲状腺機能亢進症のように，PTHの持続的過剰分泌の場合，骨吸収亢進が強くあらわれ，骨密度が減少するが，間欠的に注射すると，強力な骨形成促進作用を発揮する。

⑤ 抗RANKL抗体薬
● 骨芽細胞から産生されるRANKリガンド（RANKL）は破骨細胞の形成，機能などを促進する。抗RANKL抗体薬はRANKLに結合しRANKLの働きを阻害することで破骨細胞による骨吸収の亢進を抑制し，骨密度を高めることにより骨粗鬆症を改善する。

⑥ 活性型ビタミンD
● 臨床では，あらかじめ1α-を水酸化したアルファカルシドール［$1\alpha(OH)D_3$］誘導体のエルデカルシトールが用いられる。

⑦ ビタミンK
● ビタミンKの骨作用は，「日本人の食事摂取基準」には取り入れられていないが，骨に必要な栄

> **コラム**
> **ビスホスホネートの作用機構**
> 　ビスホスホネートは，ヒドロキシアパタイト（リン酸カルシウム）に対して，強い親和性を持っており，体内に入ると，骨に沈着し，破骨細胞が骨を吸収する際に，一緒に取り込まれる。生体内で骨吸収する能力を持つのは破骨細胞だけなので，この細胞内に，非常に高濃度に濃縮され，破骨細胞がアポトーシスを起こし，骨吸収亢進が抑制される。

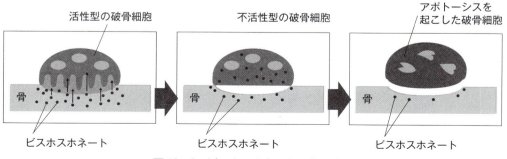

図19-3　ビスホスホネートの作用機構

養素と考えられ，臨床では超大量（1日45 mg）のビタミン K_2 が処方されている。

⑧　抗スクレロスチン抗体（ロモソスマブ）

●骨形成抑制因子スクレロスチンの作用を阻害する抗体であり，骨形成が著明に促進される（新しい薬剤であり表19-4には未掲載）。

1-2 栄養食事療法（栄養ケアプロセス）

❖(1) 骨粗鬆症

栄養スクリーニング

●低骨密度のリスク因子のうち，栄養に関係するものは，やせ，低栄養，運動不足（不動性）等がある。また，近年では糖尿病，脂質異常症，高血圧，心血管疾患，メタボリックシンドローム，慢性腎臓病，慢性閉塞性肺疾患，閉塞型睡眠時無呼吸症候群，睡眠障害が骨折リスクに関連することが報告されているため，これらの因子に女性であれば閉経についても確認し，リスクの有無を判定する。

●また，40～90歳を対象とした骨折リスク評価ツールとして fracture risk assessment tool (FRAX®) がある。これは，年齢，性別，体重，身長，骨折既往，両親の大腿骨近位部骨折歴，現在の喫煙，糖質コルチコイド，関節リウマチ，続発性骨粗鬆症，アルコール摂取，大腿骨の骨密度に関する情報を入力すると，10年間の骨折リスクを概算する。ただし，骨密度を介さず骨折リスクを高める2型糖尿病や慢性閉塞性肺疾患についてはリスクを過小評価する傾向がある。

栄養アセスメント

・身体計測

●身長，体重，BMI（若年時からの身長低下は，脊椎圧迫骨折の存在を示唆する重要な兆候であるとともに，患者にとって，胃食道逆流症，慢性腰背部痛など，種々の臨床症状の原因となる，低体重も骨粗鬆症の危険因子となるため評価を行う）。

・臨床検査

●骨代謝マーカー：

（骨形成マーカー）骨型アルカリホスファターゼ，I型プロコラーゲン-N-プロペプチド，I型プロコラーゲン-C-プロペプチド（骨吸収マーカー）

酒石酸抵抗性酸性ホスファターゼ，I型コラーゲン架橋C-テロプロペプチド，I型コラーゲン架橋N-テロプロペプチド，デオキシピリジノリンなど。

●栄養状態の指標：

血清25-水酸化ビタミンD［25(OH)D］濃度（ビタミンD栄養状態の最もよい指標），undercarboxylated osteocalcin：ucOC（Gla化されていないオステオカルシンで，この濃度が高いと骨でのビタミンK作用不足の可能性）を評価する。

（原発性骨粗鬆症の患者に対して，骨粗鬆症の薬剤治療方針の選択時に1回に限り算定できるようになった。）

・臨床診査

●重要な病歴：

栄養スクリーニングに示した通り，糖尿病，脂質異常症，高血圧，心血管疾患，メタボリックシンドローム，慢性腎臓病，慢性閉塞性肺疾患，閉塞型睡眠時無呼吸症候群，睡眠障害，女性では閉経の有無について聴取する。また，脊椎圧迫骨折患者においては，胃食道逆流症（逆流性食道炎：GERD）の頻度が極めて高いため，GERDについても確認する。

●家族歴：

骨密度や骨強度も遺伝的にある程度規定されているので，大腿骨近位部骨折を中心に，脆弱性骨折の家族歴は聴いておく必要がある。

●服薬歴：

糖尿病治療薬のチアゾリジン系糖尿病治療薬，メトホルミン，胃酸分泌抑制をするプロトンポンプ阻害薬の服用有無。

●喫煙・飲酒状況：

喫煙はカルシウムの吸収を妨げ，過剰なアルコール摂取（日本酒2合，ビール・発泡酒350 mL缶3本，ワイン4杯，焼酎3杯，ウイスキー（ダブル）2杯程度）はカルシウムやビタミンDの働きを抑制するため，禁煙および適正飲酒も重要である。

・食事調査

●エネルギー，たんぱく質，カルシウム，ビタミンD，ビタミンK摂取量を評価する。ビタミンD

の栄養状態には，日照量が大きく影響するため日照状況についてもあわせて調査する。

栄養診断
● 骨粗鬆症関連栄養素摂取量の過不足の評価。
● 骨粗鬆症に関連する疾病の管理状況。

栄養介入（計画と実施）
● エネルギー産生栄養素については，「日本人の食事摂取基準（2025年版）」を参考に，性・年齢・体格に見合った必要量を算出する。
● 高齢者では，たんぱく質摂取量の低下に留意する。骨粗鬆症において特に着目すべき栄養素として，カルシウム，ビタミンD，ビタミンKが「骨粗鬆症の予防と治療ガイドライン（2015年版）」に示されている（表19-5）。
● ビタミンDの栄養状態の最も重要な規定因子は，日照量と魚の摂取である。長期入院あるいは長期施設入居高齢者など日照の機会が乏しい場合は，ビタミンD欠乏・不足のリスクが高いので，必要に応じてビタミンDサプリメントを利用する。

栄養モニタリングと評価
● 体格評価，食事摂取量，生活状況を確認する。食事だけでなく運動も重要であり，閉経後の骨量減少および骨粗鬆症の女性に対する運動介入は，骨密度上昇に有効であることが示唆されているため，運動の状況もあわせて評価する。

❖(2) 骨軟化症，くる病
● ビタミンDの作用不足で発症するタイプと，リンの不足（腎におけるリンの再吸収障害によるリンの尿中排泄過剰）で発症するタイプに大別されるため，原因に基づいた栄養療法が必要となる。ビタミンD欠乏では基本的に薬物治療ないしはサ

プリメントでの介入となる。予防においては，カルシウムの摂取不足を回避することも必要である。

栄養スクリーニング
● 内反膝（O脚），外反膝（X脚）などの下肢変形，跛行，脊柱の弯曲，頭蓋癆，大泉門の開離，肋骨念珠，横隔膜付着部肋骨の陥凹，関節腫脹，病的骨折，成長障害の有無。

栄養アセスメント
・身体計測
● 体格の評価（特に成長期については年齢に応じた成長を示すか否かを評価する）。

・臨床検査
● 血清リン濃度低値または血清カルシウム濃度低値，血中アルカリホスファターゼ（ALP）高値，血中副甲状腺ホルモン濃度高値，血清25（OH）ビタミンD濃度低値。

・臨床診査
● くる病・骨軟化症の家族歴，母親のビタミンD不足，完全母乳栄養，食事歴，日光曝露状況，日焼け止め・紫外線カット化粧品の長期間使用や衣類で全身と顔を覆う習慣の有無，基礎疾患（消化管，肝，腎疾患，胆汁うっ滞性疾患など），抗てんかん薬の長期間使用（ビタミンDの不活性化の促進），早産児・低出生体重児など。

・食事調査
● ビタミンD，カルシウム摂取量を含めた食事調査。食事摂取量全体についても評価を行う。

栄養診断
● エネルギー摂取量不足の評価。
● ビタミンD，カルシウム摂取量不足の評価。
● くる病・骨軟化症に関連する疾病の管理状況。

栄養介入（計画と実施）
● ビタミンD欠乏が原因の場合には，食事からのビタミンD，カルシウム摂取量の増加が必要となるが，食事だけでは補いきれない場合も十分にあるため，サプリメントの利用も検討する。日照曝露が可能な場合には，日照の機会も増やし，ビタミンD供給増を図る。

栄養モニタリングと評価
● 体格評価，身体徴候の変化を評価する。ビタミンDおよびカルシウム摂取量の評価，日照曝露状

表19-5　ガイドラインにおける評価と推奨

栄養素	摂取量
カルシウム	食品から700〜800 mg（サプリメント，カルシウム薬を使用する場合には注意が必要である）（グレードB*）
ビタミンD	400〜800 IU（10〜20 μg）（グレードB*）
ビタミンK	250〜300 μg（グレードB*）

*グレードはA：行うよう強く勧められる，B：行うよう勧められる，C：行うよう勧めるだけの根拠が明確でない，D：行わないよう勧められる。
資料：骨粗鬆症の予防と治療ガイドライン作成委員会編「骨粗鬆症の予防と治療ガイドライン（2015年版）」2015，p.79

況についても評価する。

❖(3) 変形性関節症

●変形性関節症では，薬物治療も難しく，栄養療法においても予防あるいは対症療法が中心とならざるを得ない。

栄養スクリーニング

●肥満は変形性関節症の重要な危険因子であるため，肥満の有無について評価する。

栄養アセスメント

・身体計測

●BMI による体格判定。

・臨床診査

●外傷，感染症が原因となる場合（二次性）があるので，これらの有無について評価する。

栄養診断

●エネルギー摂取量過剰の評価。

栄養介入（計画と実施）

●適正体重維持のためのエネルギーコントロールを行う。過体重の場合，関節に負荷をかけない身体活動（水泳等）も取り入れる。

栄養モニタリングと評価

●体重の変化，食事摂取の状況および身体活動量の変化。

❖(4) サルコペニア

●加齢により筋量・筋力は減少するが，これに対してサルコペニア（加齢性筋肉減少症）の名称が提案されたものである。高齢期にみられる骨格筋量の減少と筋力もしくは身体機能（歩行速度など）の低下により定義される。EWGSOP 2（European working group on sarcopenia in older people 2）において示された新たな診断基準では，臨床的な疑いまたは SARC-F という筋力低下（握力，歩行，椅子からの立ち上がり，階段を昇る，転倒）を把握する自己記入式質問票を用いて，筋力低下がありと判断されれば，その時点でサルコペニア（疑い）として，評価と介入を開始することを推奨している。AWGS 2019（Asian working group for sarcopenia 2019）では下腿周囲長（CC），SARC-F，SARC-Calf（下腿周囲長と SARC-F を組みあわせた指標で，下腿周囲長がカットオフ値の場合にスコアを 10 追加して評価），または臨床

所見（機能低下や機能障害，意図しない体重減少がみられる，抑うつ症状，認知機能低下がみられる，転倒を繰り返す（低栄養），心不全，慢性閉塞性肺疾患，糖尿病，慢性腎臓病などの慢性疾患を有する）でスクリーニングを行い，サルコペニア（疑い）ありで，骨格筋量と骨格筋機能の両方を測定し診断する。サルコペニアは，転倒，骨折，寝たきりの原因となる。

栄養スクリーニング

●身体機能（歩行機能など）の低下の有無を評価する。また，やせの評価もする。

栄養アセスメント

・身体計測

●身長，体重，体格，上腕筋囲長（AMC），上腕筋面積（AMA）の評価。生体インピーダンス法による骨格筋量の評価。sarcopenic obesity の可能性もあるので，肥満についても体組成を踏まえて評価する。

・臨床検査

●血清アルブミン濃度，急速代謝回転たんぱく質などたんぱく質栄養状態を表す指標を中心に評価する。

・臨床診査

●既往歴，現病歴（心不全，慢性閉塞性肺疾患，糖尿病，慢性腎臓病などの慢性疾患の有無）るい痩，浮腫，食事摂取にかかわる咀嚼・嚥下機能も確認する。

・食事調査

●エネルギー，栄養素では特にたんぱく質の摂取量を評価する。フレイル，サルコペニアの予防には，65 歳以上の高齢者は少なくとも 1.0 g/kg 体重／日以上のたんぱく質が必要となることが示唆されている。

栄養診断

●エネルギー摂取量過不足の評価。

●たんぱく質摂取量不足の評価。

栄養介入（計画と実施）

●サルコペニアを予防するための栄養療法に関するエビデンスはまだ少ない。適正体重を維持するエネルギー摂取となるよう計画し，たんぱく質も推奨量を下回らないようにする。高齢者で食事摂

取量が低下している場合には，咀嚼・嚥下機能に配慮した栄養ルートを確保する。

●「リハビリテーション栄養学会診療ガイドライン」においても，リハビリテーションを実施している65歳以上の大腿骨近位部骨折の患者において，死亡率および合併症発症率の低下やADLおよび筋力の改善を目的として，術後早期からのリハビリテーションと併用して強化型栄養療法を行うことが推奨されているが，エビデンスレベルは低いとされている。

●強化型栄養療法の介入においては，高エネルギー・高たんぱく質栄養剤の追加による補助栄養療法や，管理栄養士によるカウンセリングや栄養サポートを考慮するとされている。

栄養モニタリングと評価

●体格，骨格筋量，筋力を評価する。体格維持にあたって，エネルギー摂取量が適切であるかも評価する。

●なお，ロコモティブシンドロームは，運動器自体の疾患（筋骨格運動器系）と，加齢による運動器機能不全を原因とする「運動器の障害」により，「要介護になる」リスクの高い状態を指す。具体的な原因としては，変形性関節症，骨粗鬆症，変形性脊椎症，脊柱管狭窄症，関節リウマチ，加齢による筋力低下（サルコペニア），持久力低下，反応時間延長，運動速度の低下，巧緻性低下，深部感覚低下，バランス能力低下などがあげられる。すなわち，ロコモティブシンドロームの栄養ケアプロセスは，上述の内容と同様であるため，本書では割愛する。

1-3 栄養治療の実際（症例） 発展

●本項では原発性骨粗鬆症を示す。なお，近年では，多職種のメディカルスタッフの連携によるチーム医療で骨粗鬆症治療を推進する取り組みである，骨粗鬆症リエゾンサービス®（Osteoporosis Liaison Service：OLS）が普及してきている。

●わが国では，骨粗鬆症の推定患者のうち治療を受けているのは約1/6であり，椎体骨折患者のうち1/3しか医療機関を受診しておらず，大腿骨近位部骨折患者のうち反対側骨折予防のための

治療を受けているのは，わずか20％程度と報告されている。

●また，骨粗鬆症の薬物治療では，治療開始から

症例15（骨粗鬆症）

80代，女性。

[主訴] 独居，2年前から腰痛の悪化により，外出時は杖を使用していた。1年前に骨粗鬆症を指摘され服薬開始，要支援2の介護認定を受ける。近年は外出頻度も減り，生活リズムの乱れから欠食も増え，食事の時間や回数も不規則であった。骨粗鬆症を指摘されてからは，カルシウムの摂取を意識して，乳製品は毎日積極的に摂取していた。今回，自宅のベッドから起き上がるときに足がふらつき転倒，救急搬送先で左大腿骨転子部骨折（近位部骨折）と診断され観血的整復固定術のため入院となる。

[既往歴] 60代：高血圧，腰椎変形すべり症　80代：骨粗鬆症

[身体所見] 身長146.0 cm，体重48.0 kg，BMI 22.5 kg/m²，血圧128/68 mmHg

入院前：握力　右17.0 kg/左13.2 kg，普通歩行速度10m/15.3秒（補助具杖あり）

[検査所見] WBC 5.6 × 10³/μL，RBC 431 × 10⁴/μL，HT 38.6％，PLT 15.9 × 10⁴/μL
Na 140 mEq/L，Ca 9.1 mg/dL，P 2.9 mg/dL，TP 7.2 g/dL，Alb 3.9 g/dL
AST 20 U/L，ALT 13 U/L，γ-GTP 10 U/L，TG 62 mg/dL，HDL-C 73 mg/dL，LDL-C 141 mg/dL，BS 108 mg/dL，HbA1c 5.3％
骨形成マーカー：total P1NP 12.1 ng/mL（服薬前 total P1NP 40.7 ng/mL，TRACP-5b 383mU/dL）

入院前：左大腿骨骨密度（total hip）DXA法 BMD 0.649 g/cm²，T値67％
（PRODIGY Fuga, GE HealthCare Japan）

[服薬] エルデカルシトールカプセル0.75 μg（活性型ビタミンD₃薬）
アレンドロン酸錠35 mg/週（ビスホスホネート薬）
イルベサルタン錠100 mg（ARB）
エホニジピン錠20 mg（カルシウム拮抗薬）

[主治医の治療方針]
食事の指示箋
エネルギー：1,400〜1,600 kcal，たんぱく質60g，食塩6g未満，グレープフルーツ禁忌

１年で約45％の患者が処方どおりに服薬できておらず，５年以内に50％以上が脱落するとされている。

●こういった問題点に対し，OLSでは骨粗鬆症の「治療率向上」と「治療継続率向上」を主な目的に，個々の患者の治療経過を通して，地域の医師やメディカルスタッフが連携しかかわっている。

栄養管理計画書とその解説

❖(1) 管理栄養士からみた症例のまとめ

●食事の時間や回数が不規則になっていたことにより偏食が考えられ，エネルギー不足だけでなく，筋肉や骨形成に必要なたんぱく質，ビタミンD，ビタミンK，亜鉛などの栄養素も不足している可能性がある。

❖(2) 栄養管理計画書の作成

・栄養補給方法と内容の決定

●本症例では，経口摂取が可能で食形態の変更は必要ない。

●エネルギー量が適切か。ハリス・ベネディクトの式や簡易式等を用いる。活動係数やストレス係数を考慮する（p.38参照）。

●本症例の場合は，BEE（ハリス・ベネディクトの式）996 kcal×活動係数は【1.2（ベッド上の安静）～1.3（ベッド以外で活動あり）】×ストレス係数1.2（手術の侵襲）から算出。

●本症例はジヒドロピリジン系カルシウム拮抗薬を服用しているため，グレープフルーツが禁忌となっている（詳細は第８章　薬と栄養・食事の相互作用を参照）。

●骨粗鬆症では「骨粗鬆症の予防と治療ガイドライン」より，カルシウム，ビタミンD，ビタミンKの推奨摂取量が示されている。

・栄養管理計画書の作成

●入院診療計画書（主に医師や看護師が作成する）において，特別な栄養管理の必要性が認められる場合は，栄養管理計画書（各施設で独自のものを使用）を作成する。

●本症例の栄養管理計画書を図19－4に示す。

●医師や看護師等が共同してスクリーニングし記載する。

●栄養スクリーニングを踏まえ，栄養状態の評価と課題の有無を記載する。

●リハビリ栄養の対象になるため，リハビリ栄養ケアプロセスの概念を取り入れた栄養管理計画を立てる（詳細はサルコペニアの栄養管理の実際）を参照）。

●関連職種から適宜情報を得て，栄養管理計画を立てる。

●管理栄養士は，経口食の摂取状況や，補助食品，栄養剤，静脈栄養などの内容等を確認し，栄養補給に関する事項を記載する。

●栄養価の合計を踏まえ，食種変更の必要性や栄養補助食品の追加等を，医師に提案する。

●栄養管理計画書の全体を勘案し，栄養状態の再評価の時期を決定する。

●その後も定期的に栄養状態の再評価を行っていく。また退院に際し，退院時および終了時の総合評価を行う。

●対象の患者に適切な栄養管理計画書が作成されないと，患者の不利益となるだけでなく，不備がある場合には入院基本料の返還にもなりかねない。栄養管理計画書は入院後７日以内に作成しなければならないため，多職種の理解を得て，迅速な対応が必要である。

❖(3) 栄養食事指導

●本症例は，明らかな低栄養の状態ではないが，日ごろの偏った食生活により軽度栄養障害が考えられ，手術の侵襲や疼痛により必要栄養素量と摂取量のバランスが崩れ低栄養に陥るリスクが高い。入院中に食事摂取量が減少する場合は，本人の嗜好にあった食事の提供や栄養補助食品なども取り入れ必要栄養素量を摂取できるように，継続した栄養管理を実施する必要がある。

●乳製品以外のカルシウムの摂取源となる食材についても提案する。

●一度骨折すると，次の骨折を起こすリスクが高まるため，転倒予防に対する生活指導も必要である。

献立での展開食の応用

●院内の食事基準（約束食事箋）に沿って，一般治療食から特別治療食までを展開する。

●一般的には平均在院日数等を考慮した，一定期

氏名　○○　○○　殿（男・⦿女）　　　　　　　　　計画作成日　××××.×.×
××××年×月×日生（80代）　　　　　　　　　　　　病棟　○○病棟
入院日　××××.×.×　　　　　　　　　　　　　　担当医師名　○○　○○
　　　　　　　　　　　　　　　　　　　　　　　　担当管理栄養士名　○○　○○

基本情報

身長 146.0 cm（測定日××××.×.×）　体重 48.0 kg（測定日××××.×.×）
標準体重 46.9 kg　BMI 22.5 kg/m²
入院時疾患名　骨粗鬆症による左大腿骨転子部骨折
入院時栄養状態に関するリスク
○なし　●あり

> 入院診療計画書において，特別な栄養管理の必要性がありとなった判断基準が反映される。

□肥満　□るいそう　□褥瘡　□感染症　□悪心　□嘔吐　□便秘　□下痢　□脱水
□発熱　□嚥下機能障害　□イレウス　□食物アレルギー　■手術　□血糖コントロール不良
その他　高血圧　高LDL-C血症

栄養状態の評価と課題

○なし　●あり

> 食事時間や回数が不規則な乱れた食生活により軽度栄養障害と考えられる。

□低栄養　□食欲不振　□体重減少　□摂取困難　□過体重
その他　栄養障害軽度

栄養管理計画

> 適正なエネルギー，たんぱく質の摂取を図る。骨粗鬆症改善のためカルシウム,ビタミンD，ビタミンKの摂取量も確認する。疾病に対する正しい知識を習得する。

目標　○現状維持　○経過観察　●栄養状態改善　その他　カルシウム，ビタミンD，ビタミンK
食欲　○なし　●あり　○不明
食事摂取可能状況　○0 %　○10%　○20%　○30%　○40%　○50%
　　　　　　　　　○60%　○70%　○80%　○90%　●100%

栄養食事相談に関する事項

入院時栄養食事指導　□なし　■あり　実施予定日　××××.×.×
入院時栄養食事相談　□なし　■あり　実施予定日　××××.×.×
退院時栄養食事指導　□なし　■あり　実施予定日　××××.×.×

その他栄養管理上解決すべき課題に関する事項

その他栄養管理上の課題　□なし　■あり
NSTサポート希望　■なし　□あり

> 手術の侵襲や，術後の食事摂取量の程度によっては，低栄養に陥る場合もあり，入院時より食事摂取状況を観察し，必要に応じて栄養相談を実施する。

> 術後に食事摂取量，Alb値・体重の低下がみられた場合は栄養介入を積極的に行う。

栄養補給に関する事項

栄養補給量　エネルギー・塩分コントロール食
　　　　　　エネルギー：1,400 kcal　たんぱく質：60 g　脂質：35 g　炭水化物：210 g
　　　　　　Na（食塩相当量）：6 g 未満
　　　　　　カルシウム：700-800 mg，ビタミンD：10～20 μg，ビタミンK：250～300 μg
　　　　　　付加食品：なし
　　　　　　栄養剤：なし
　　　　　　注射：なし
栄養補給方法　■経口　□経腸栄養　□静脈栄養
食事内容　エネルギー・塩分コントロール食　1,400 kcal（たんぱく質60 g）
留意事項　禁忌食品：グレープフルーツ

栄養状態の再評価の時期

○2 週間後　●1 週間後（××××.×.×）　○3 日後

図 19-4　栄養管理計画書（骨粗鬆症）

間のサイクルメニューが用いられるが，喫食率や季節など現状に応じて常に見直し，改善を行っていく。

●各施設の規模や調理機器，調理作業者の人員や時間，衛生管理，予定価格などさまざま考慮する。なにより，味つけ，見た目，季節感など，患者がおいしく食べてくれるものを提供できるよう努める。

献立の実際例（表19-6）

●減塩は，調味料の減量や，減塩タイプの調味料の利用，盛付量の変更等で対応する。

●エネルギー量は，調理法，食材の種類や部位，分量で調整する。分量は食品構成表をもとに調整する。

表19-6　献立の例（骨粗鬆症）

	本症例：腎臓病食（たんぱく質・ナトリウムコントロール食・カリウム制限）ビタミンD・ビタミンK強化　リン制限　1,600 kcal　たんぱく質 50 g	参考：腎臓病 D（たんぱく質・ナトリウムコントロール食・カリウム制限）1,750 kcal　たんぱく質 50 g（CKD ステージ 1～2 糖尿病性腎症）	参考：透析食（たんぱく質・ナトリウムコントロール食・カリウム制限）1,550 kcal　たんぱく質 55 g	常食 1,600 kcal　たんぱく質 65 g
朝食	米飯 160 g	米飯 180 g	米飯 150 g	米飯 150 g
	きざみオクラ	きざみオクラ	きざみオクラ	高野煮
	キャベツ炒め	キャベツ炒め	キャベツ炒め	みそ汁（わかめ・ねぎ）
	減塩のり佃煮	減塩のり佃煮	減塩のり佃煮	のり佃煮
	低リン牛乳 1 本（125 mL）	低リン牛乳 1 本（125 mL）	低リン牛乳 1 本（125 mL）	牛乳 200 mL
	マクトンクッキー ― 2 個（100 kcal）	マクトンクッキー ― 2 個（100 kcal）	マクトンクッキー ― 1 個（50 kcal）	バナナ 1/2 本
昼食	米飯 160 g	米飯 180 g	米飯 150 g	米飯 150 g
	さけの照り焼き 80 g	メルルーサのムニエル 80 g	メルルーサ照り焼き 80 g	メルルーサ照り焼き 80 g
	さつまいものサラダ	さつまいものサラダ	さつまいものサラダ	さつまいものサラダ
	きんぴらごぼう（ごぼう・にんじん・こんにゃく）	きんぴらごぼう（ごぼう・にんじん・こんにゃく）	きんぴらごぼう（ごぼう・にんじん・こんにゃく）	きんぴらごぼう（ごぼう・にんじん・こんにゃく）
	白菜のごまあえ（白菜・ささみ・すりごま）1/2	白菜のごまあえ（白菜・ささみ・すりごま）1/2	白菜のごまあえ（白菜・ささみ・すりごま）1/2	白菜のごまあえ（白菜・ささみ・すりごま）1/2
夕食	米飯 160 g	米飯 180 g	米飯 150 g	米飯 150 g
	マカロニグラタン	マカロニグラタン	エッググラタン	エッググラタン
				添え（カリフラワー）
	なすの素揚げ 60 g	なすの素揚げ 60 g	なすの素揚げ 40 g	長いもの素揚げ（レモン添え）
	こまつなのソティー	カリフラワーとハムのソティー	カリフラワーのソティー	コンソメスープ（たまねぎ・にんじん・ハム）
				高菜漬け
	みかん缶 50 g	みかん缶 50 g	みかん缶 50 g	みかん 1 個
基準値	参考：1,600 kcal　P 50 g F 45 g　C 250 g　食塩相当量 6 g 未満　ビタミン D 10～20 µg　ビタミン K 250～300 µg　カリウム 2,000 mg 以下	参考：1,750 kcal　P 50 g F 50 g　C 275 g　食塩相当量 6 g 未満　カリウム 2,000 mg 以下	参考：1,550 kcal　P 55 g F 40 g　C 255 g　食塩相当量 6 g 未満　カリウム 2,000 mg 以下	参考：常食　1,600 kcal P 65 g　F 40 g　C 240 g 食塩相当量 8 g 未満
栄養価	1,627 kcal　P 49 g　F 42 g　C 257 g　K 1,744 mg リン 736 mg　ビタミン D 26 µg　ビタミン K 301 µg 食塩相当量 5.0 g	1,750 kcal　P 50 g　F 46 g C 277 g　K 1,840 mg　リン 754 mg　ビタミン D 1 µg　ビタミン K 164 µg 食塩相当量 5.4 g	1,537 kcal　P 55 g　F 39 g C 233 g　K 1,913 mg リン 790 mg　食塩相当量 5.7 g	1,597 kcal　P 64 g　F 37 g　C 247 g　食塩相当量 7.5 g

※本症例は，保存期腎臓病（腎臓病 D）の米飯量を 160 g で提供している。

● たんぱく質コントロール食は，糖質や脂質を増量しエネルギーを補う。必要に応じて低たんぱく食品や補助食品を用いる。

● 食形態の特性を考慮し，食材の変更，切り方や調理法を変更する。

● 一般的にビタミン D，ビタミン K を強化した院内の食事基準はないので，今回は単品の食材を変更し，調整可能な例を表に示した。

● 本症例のようにカリウム制限があるにもかかわらずビタミン K を多く含む緑黄色野菜などの摂取が必要な場合には，ゆでこぼしなどの調理法を取り入れる。

調理上の問題点

● 調理作業者の人員や時間が不足しないか。

● 複雑な調理工程でないか。（例）塩焼きよりムニエルや揚げ物は工程が多い。

● 人員や時間の不足しがちな朝に提供できるか。

● 調理設備上の問題はないか。（例）すべて回転釜（煮物や炒め物），またはスチームコンベクションオーブン（蒸し物や焼き物）に偏っていないか。

● 盛付・配膳上の問題はないか。（例）温膳ばかりまたは冷配膳ばかりの献立でないか，豆腐など形が崩れやすい盛付でないか。

参考文献

骨粗鬆症の予防と治療ガイドライン作成委員会「骨粗鬆症の予防と治療ガイドライン（2015 年版）」ライフサイエンス出版，2015

「生活習慣病骨折リスクに関する診療ガイド（2019 年版）」ライフサイエンス出版，2019

日本内分泌学会・日本骨代謝学会「くる病・骨軟化症の診断マニュアル」http://jsbmr.umin.jp/pdf/diagnosticmanual2015.pdf2015

日本サルコペニア・フレイル学会「サルコペニア診療実践ガイド」ライフサイエンス出版，2019

「リハビリテーション栄養学会診療ガイドライン（2018 年版）」https://minds.jcqhc.or.jp/docs/gl_pdf/G0001083/4/rehabilitation_nutrition.pdf

第20章 免疫・アレルギー疾患

I 総論

1 免疫・アレルギーとは

- 生体を構成する正常な組織，細胞と異なる物質や細胞を排除し，生体を防御する機構を免疫系という（図20-1）。
- 非自己である異物を排除する反応が強く現れて，その反応自体が生体にとって不利益な症状を惹起する場合をアレルギーという。
- 免疫には自然免疫と獲得免疫がある。
- 時間的には自然免疫が働き，続いて獲得免疫が作動する。
- 自然免疫には，マクロファージなどが病原体や異物を貪食したり，NK細胞のような非特異的攻撃があったりする。貪食され，消化された抗原はMHCと結合して，マクロファージを抗原提示細胞に変える（図20-2）。
- 獲得免疫では，マクロファージで提示された抗原に特異的に結合する抗原受容体を選択的に活性化，増殖させる。
- 獲得免疫の大きな特徴には，①特異性，②抗原受容体の多様性，③免疫記憶，④免疫寛容（自己／非自己の区別）があげられる。
- 免疫不全とはこの生体防御機構が破綻した状態をいい，反復感染と感染の長期化を招く。
- 免疫寛容性が崩れると，自己免疫疾患を発症する。
- 免疫担当細胞。

① リンパ球

リンパ球はB細胞（リンパ球）とT細胞（リンパ球）に分けられる。B細胞は抗原と反応して抗体を産生する。T細胞は未熟リンパ球が胸腺で分

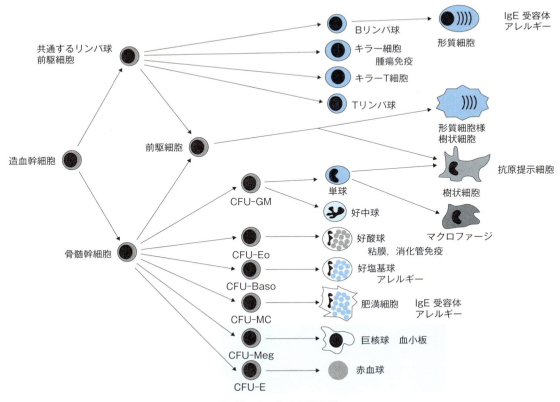

図20-1　免疫担当細胞

化したものでウイルスや異物，腫瘍細胞を破壊したり（キラーT細胞，NK-T），B細胞の働きを補助したり（ヘルパーT細胞），B細胞やT細胞の機能を抑制したり（サプレッサーT細胞），種々のリンホカインを放出してマクロファージを活性化して炎症反応を起こす。

② **抗体（免疫グロブリン）**

抗体はB細胞から分化した形質細胞で産生分泌され，血液中に存在する。1個の抗体は特定の抗原とのみ結合する。免疫グロブリンはIgG，IgA，IgM，IgEおよびIgDの5つのサブクラスに分けられる。抗体は抗原と結合することで毒性を消失させたり，補体を活性化し溶菌や細胞破壊をもたらしたりする。

③ **食細胞**

好中球と単球・マクロファージがこれに属する。主な機能は細菌や異物を取り込み排除し，またMHC-抗原複合体を細胞表面に提示して，その抗原に適合する受容体を有するリンパ球を活性化する。

④ **補 体**

血液中の補体も直接的な溶菌作用を持つと同時に，活性化されると好中球などの貪食細胞に対する走化因子となったり，オプソニンとして貪食を助けたりすることにより生体防御機構に役立つ。

2 栄養ケアプロセスの考え方

- 急性感染症では食事摂取量と水・電解質の維持につとめる。
- 慢性感染症（COPDや結核，慢性腸炎など）ではエネルギー摂取量が低下するため，特に三大栄養素の摂取と疾患特有の栄養素配分に注意する。
- 自己免疫疾患と免疫不全症の場合，感染防御機能が低下するため，十分な栄養素摂取と衛生面の管理が必要。
- アレルギー疾患では原則抗原除去であるが，抗原性除去も行う。

II 各 論

1 免疫不全症

1-1 病 態

定 義

- 免疫を担当するB細胞と抗体，T細胞，食細胞，補体のいずれかに欠陥があり，感染抵抗性の低下など生体防御不全を生じている状態を免疫不全症という。

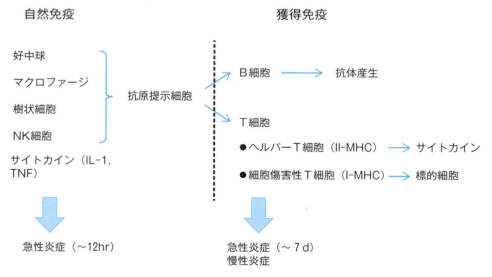

図20-2 自然免疫と獲得免疫

●主として遺伝性の生来の欠陥によるものを原発性免疫不全症といい，何らかの原因により免疫系が二次的に障害されることによるものを続発性免疫不全症（二次性免疫不全症）という。後者の原因としては薬剤，悪性疾患，ウイルスなどの感染，栄養障害などがある。

病態と診断

❖(1) 原発性免疫不全症

●生体の免疫系を構築するB細胞，T細胞，食細胞または補体のいずれか1つあるいは複数の欠陥により易感染性を示す。

●免疫機構を担当する細胞あるいは分子による分類がなされる。

① 複合免疫不全症

　TおよびB細胞両系に異常がみられるもので，生後まもなくより重篤な感染症を起こし，早期に診断・治療が行われないと死亡する。

② 抗体不全を主とする免疫不全症

　B細胞あるいはB細胞が抗体を産生するのを調節するT細胞側の異常によるもので，臨床的には抗体産生不全を示す。

③ 明確に定義された免疫不全症

　免疫不全症以外の特徴的な病像を示す。代表的疾患にウィスコット・アルドリッチ（Wiskott-Aldrich）症候群，ディジョージ（DiGeorge）症候群，チェディアック・ヒガシ（Chediak-Higashi）症候群などがある。

④ 補体不全症

　補体系の異常で全身性エリテマトーデス類似の症状やナイセリア感染症が多い。

⑤ 食細胞機能不全症

　好中球の機能不全症が主体であるが，その他の食細胞，NK細胞，リンパ球の異常を示す場合もある。

⑥ 先天性または遺伝性疾患に伴う免疫不全症

　染色体異常，骨格異常，成長障害，皮膚異常，代謝異常などに伴う免疫不全症である。

❖(2) 後天性免疫不全症候群（acquired immunodeficiency syndrome：AIDS）

●ヒト免疫不全ウイルス（human immunodeficiency virus：HIV）の感染により起こる続発性免疫不全症であり，CD4＋Tリンパ球が減少して細胞性免疫不全状態に陥ったものをいう。

●HIVの感染経路は，①性交渉，②HIVで汚染された血液や血液製剤，③母子感染の3通りがある。ニューモシスチス・カリニ肺炎などの日和見感染やカポジ肉腫などの悪性腫瘍が合併することが多い。

❖(3) AIDS以外の後天性免疫不全症

●白血病，悪性腫瘍および自己免疫疾患などで，疾患自体あるいは治療として行う薬物治療や放射線療法，臓器移植に用いる免疫抑制薬などによって免疫不全状態が生じる。原疾患の軽快に伴い回復することが多い。

治　療

❖(1) 非薬物治療法

●感染微生物に対する免疫能が著しく低下しているので，加熱殺菌した食事（無菌食）を無菌的に病室まで運ぶ。

●疾患により要求される無菌状態が異なる。

❖(2) 薬物治療法

●感染対策：免疫不全症は易感染性であり，難治性，不測の合併症，病原性の低い菌種による感染が起こる。そのため感染の兆候を見逃さず早期に抗菌薬などで治療する。

●免疫グロブリン置換療法：免疫グロブリン欠損症や抗体活性の欠損がある場合に投与。

●骨髄移植・幹細胞移植：補体欠損症以外の免疫不全症は血液細胞の異常であるため，正常な骨髄細胞の移植による骨髄造血の再建は治療につながる。

●胸腺移植：胸腺の欠損のためT細胞が正常に発現しない疾患（DiGeorge症候群）で適応となる。

●サイトカイン療法：リンパ球や単球が産生するサイトカインにはリンパ球や顆粒球を増殖させたり，機能を誘導したりするものがある。定期的な投与。

●遺伝子治療：患者の血液細胞に正常遺伝子を導入することにより正常遺伝子発現をする血球を生体にもたらす。

栄養食事療法（栄養ケアプロセス）

栄養スクリーニング
- 免疫異常に起因する栄養状態の過不足。

栄養アセスメント
- 栄養障害は免疫系の機能障害を引き起こす。一般的な栄養素不足の評価。
- また，免疫不全が下痢を合併して，消化障害を惹起して栄養不足の原因となる。

栄養診断
- 栄養素摂取の過不足。
- 摂取障害。
- 栄養素消化吸収障害。

栄養介入（計画と実施）
- 感染状況や治療等により食欲の低下がみられる。
- 喫食率が上がるような工夫が必要。
- 無菌食の提供。
- 治療薬の把握と薬剤・食物相互作用に配慮した食品選択。

栄養モニタリングと評価
- 栄養状態の把握と給食内容の再検討。
- 治療薬は変更されることから，常に食品との関係には注意する。

自己免疫疾患

病　態

定　義
- タイプ2MHCによる自己抗原の提示に結合するヘルパーT細胞は免疫系が形成されるときに消失する。このために自己抗原に対する免疫反応は発現しない。これを免疫寛容という。免疫寛容が崩れ，自己のたんぱくに対して免疫反応が引き起こされ，自己の細胞を攻撃してさまざまな病態が引き起こされることを自己免疫疾患という。

病　態
- 生体は自己免疫が生じないように監視しているが，その機構が何らかの原因で破綻し，自己抗体や自己反応性Tリンパ球により，自己の細胞や組織が破壊されて臓器障害を起こしたのが自己免疫疾患である。

- 自己免疫疾患患者の血清中に自己の細胞成分に対する多種類の自己抗体が検出される。
- この自己抗体が特定の疾患または臨床症状と密接な関係を持つことが示され，自己免疫疾患の診断，病型の分類，治療方針の決定などにおける臨床的有用性が認められている。
- 自己抗体には臓器特異的自己抗体と，ほとんどすべての臓器の細胞内または核内構成成分を抗原とする臓器非特異的自己抗体とがある。
- 臓器特異的自己抗体による疾患と自己抗体を示す（表20－1）。
- 臓器非特異的自己抗体の関与する疾患として，全身性エリテマトーデス（SLE），皮膚筋炎，多発性筋炎，強皮症（全身性硬化症），シェーグレン症候群，関節リウマチなどがある。これらの疾患は病因や病態が不明だった時代には膠原病と呼ばれた。
- また，自己免疫疾患や悪性腫瘍の危険性が増大する場合がある。
- 膠原病以外に，甲状腺機能亢進症，甲状腺機能低下症，1型糖尿病なども自己免疫疾患。

治　療
❖(1)　非薬物治療法
- 自己免疫疾患は全身臓器の障害を生じ得るが，栄養や食事形態に工夫が必要な状況としては，腎障害（全身性エリテマトーデス，シェーグレン症候群，血管炎症候群），嚥下障害（皮膚筋炎，全身性硬化症），腸管吸収障害（全身性硬化症，腸管型ベーチェット病），（偽性）腸閉塞（全身性硬化症）などがある。腎障害ではたんぱく質制限食や電解質，カルシウム，リン等の調整が必要となるときがある。
- 嚥下障害にはとろみをつけた食事形態やゼリー食，難治な腸管吸収障害には中心静脈栄養法が併用されることがある。また，腸閉塞が危惧される場合には低残渣食も考慮する。
- 副腎皮質ステロイド薬を使用することも多い。ステロイド薬の副作用として血圧や血糖，脂質の上昇，骨代謝異常などがあり，塩分，糖質，脂質やカルシウム・リンの調整や栄養指導が望ましい場合がある。

- 抗リン脂質抗体症候群は血栓形成を引き起こす疾患で，抗凝固療法にワルファリンが用いられることがある。納豆やクロレラはワルファリンの効果を減弱するビタミンKが多く，併用しないよう指導する。また，ビタミンKはモロヘイヤやほうれんそうといった野菜にも多く含まれており，多量摂取は控えることが望ましい。
- 副腎皮質ステロイド薬や免疫抑制薬を使用する場合には，二次性の免疫不全状態になるので，感染の恐れがある生ものを避けるなどの配慮も必要である。

❖(2) 薬物治療法

- 膠原病では免疫抑制薬や副腎皮質ステロイド薬，NSAIDs の使用が一般的であるが，個々の疾患で薬剤の選択には違いがある。
- 最近は TNF-α 阻害薬，IL-1 受容体拮抗薬，IL-6 阻害薬，B 細胞除去抗体，T 細胞共刺激分子，Janus kinase（JAK）阻害薬などの生物製剤が広く使用されるようになり，症状の改善に役立っている。

2-2 栄養食事療法（栄養ケアプロセス）

栄養スクリーニング
- 個々の疾患よって異なる。それぞれの項を参照。慢性疾患では一般的に低栄養に注意する。

栄養アセスメント
- 栄養障害はそれぞれの疾患により異なる。それぞれの疾患の項目を参照。

コラム

IgG4 関連疾患

最近注目された概念。免疫異常や血中 IgG4 高値を特徴とし，涙腺，だ液腺，すい管，胆管などの分泌腺や多臓器炎症性腫脹を生じる。自己免疫疾患，腫瘍と誤られやすい。関連疾患にシェーグレン症候群やミクリッツ病などがある。

栄養診断
- それぞれの疾患の項目を参照。

栄養介入（計画と実施）
- 疾患により，またその状況により異なるので，詳細はそれぞれの項を参照。疾患に使用する薬剤との禁忌食品や薬剤の副作用も考慮にいれた計画が必要。慢性疾患であるので，栄養教育に留意する。

栄養モニタリングと評価
- 治療薬が変更されることがあり，栄養状態の把握と薬剤との相互作用に注意して，必要であれば修正する。

アレルギー疾患

3-1 病 態

定 義
- 非自己である異物を排除する反応が強く現れて，その反応自体が生体にとって不利益な症状を惹起する場合をアレルギーという。

表 20-1 臓器特異的自己抗体と疾患

自己免疫疾患	臓器特異的自己抗体
自己免疫性溶血性貧血	抗赤血球抗体
特発性血小板減少性紫斑病	抗血小板抗体
特発性顆粒球減少症	抗顆粒球抗体
悪性貧血	抗胃壁細胞抗体，抗内因子抗体
バセドウ病	抗TSH受容体抗体
慢性甲状腺炎	抗サイログロブリン抗体，抗甲状腺ペルオキシダーゼ抗体
重症筋無力症	抗アセチルコリン受容体抗体
グッドパスチャー症候群	抗基底膜抗体
アジソン病	抗副腎皮質抗体
自己免疫性肝炎	抗LKM抗体
尋常性天疱瘡	抗デスモグレイン3抗体
1型糖尿病	抗インスリン受容体抗体，抗インスリン抗体，抗膵島細胞抗体，抗膵島細胞膜抗体

資料：伊藤節子「免疫とアレルギーの病気」嶋津孝・下田妙子編『臨床栄養学（疾病編）第 3 版』化学同人，2014，p.196

病態

- アトピー性皮膚炎，接触性皮膚炎，花粉症，喘息，食物アレルギー，薬物アレルギーなどがある。アレルギーは年齢により症状が異なるかたちで現れることから，そのような現象を"アレルギーマーチ"という（図20-3）。
- アレルギー反応の成り立ちは，I-IV型の4つに分類される（Gell & Coombs）（表20-2）。

症状

- アトピー性皮膚炎，接触性皮膚炎，花粉症，喘息，食物アレルギーなどの疾患に特徴的な症状。
- アナフィラキシーとは，急性で生命を脅かす可能性のあるIgE介在性のアレルギー反応で，すでに感作されている人が感作抗原に再曝露された場合に発生する。
- 症状は，皮膚症状や消化器症状，吸気性喘鳴，呼吸困難，呼気性喘鳴，低血圧に引き続きショックに至る。診断は臨床的に行う。治療はアドレナリンの筋肉注射による。気管支攣縮および上気道浮腫では，β作動薬やステロイド薬の吸入または注射，ときに気管挿管が必要になる。食物アレルギーは卵，牛乳，小麦，魚類，そば，エビ，果物，ナッツ類や大豆などで多くみられる。

診断

- 診断は，①アレルゲン（抗原）診断，②アレルギー反応の型の診断，③疾患名の診断の3つが必要である。
- アレルゲンの診断ではハウスダスト，イエダニ，花粉，真菌などの吸入抗原や卵，牛乳，小麦などの食物アレルゲン，また薬物などがある。
- 疾患名の診断では気管支喘息，アレルギー性鼻炎，食物アレルギー，アトピー性皮膚炎。

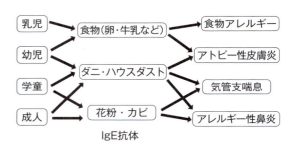

図20-3　アレルギーマーチ

表20-2　アレルギー反応の分類（Gellとoombs）

	同義語	抗体	抗原	メディエーターサイトカン	受身伝達	皮膚反応	代表疾患
I型反応	即時型 アナフィラキシー型	IgE IgG4(?)	外来性抗原 ハウスダスト，ダニ，花粉，真菌，TDI，TMA（ハプテン），薬剤（ハプテン）	ヒスタミン ECF-A ロイコトリエン PAFなど	血清	即時型15〜20分で最大の発赤と膨疹	アナフィラキシーショック アレルギー性鼻炎，結膜炎 気管支喘息 蕁麻疹 アトピー性皮膚炎（?）
II型反応	細胞障害型 細胞融解型	IgG IgM	外来性抗原（ハプテン） ペニシリンなどの薬剤 自己抗原 細胞膜・基底膜抗原	補体系	血清		不適合輸血による溶血性貧血 自己免疫性溶血性貧血 特発性血小板減少性紫斑病 薬剤性溶血性貧血・顆粒球減少症・血小板減少症 Goodpasture症候群
III型反応	免疫複合体型 アルサス型	IgG IgM	外来性抗原 細菌，薬剤，異種蛋白 自己抗原 変性IgG，DNA	補体系 リソソーム酵素	血清	遅発型3〜8時間で最大の紅斑と浮腫	血清病 SLE，RA 糸球体腎炎 過敏性肺炎（III+IV?） ABPA（I+III+IV?）
IV型反応	遅延型 細胞性免疫 ツベルクリン型	感作T細胞	外来性抗原 細菌，真菌 自己抗原	リンホカイン IL-2 IFN-r サイトカイン	T細胞	遅発型24〜72時間で最大の紅斑と硬結	接触性皮膚炎 アレルギー性脳炎 アトピー性皮膚炎（?） 過敏性肺炎（III+IV?） 移植拒絶反応 結核性空洞，類上皮細胞性肉芽腫

- 病歴と理学所見はアレルギー疾患の診断とアレルギーの程度，アレルゲンの推定，アレルギー反応の型の推定が重要である。また，家族歴よりアレルギー素因の有無が推測できる。

治 療
❖(1) 非薬物治療法
- アレルゲンの回避・除去（抗原の除去）：吸入アレルゲンは気管支喘息，アレルギー性鼻炎，アトピー性皮膚炎などの原因アレルゲンとなる。ハウスダスト，イエダニ，カビなどに対しては部屋の掃除，寝具の管理などの環境整備を指導する。
- 食物アレルゲンに対しては，正しい診断に基づいた必要最小限の食物除去を行う。

❖(2) 薬物治療法
- 抗アレルギー薬，気管支拡張薬，ステロイド薬などがある。
- アナフィラキシーでは，あらかじめ処方されたアドレナリン自己注射薬（エピペン®）を携帯している場合には筋肉内注射を行う。エピペン®には体重15〜30 kg用のエピペン®0.15 mgと体重30 kg以上用のエピペン®0.3 mgがある。医療的な処置が必要になる。
- 減感作療法：皮下または皮内に定期的にアレルゲンエキスを注射することにより感作状態を減少させる方法。吸入アレルゲン（花粉症）など完全に回避できない場合に適応となる。

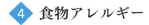

3-2 栄養ケアプロセス（栄養ケアプロセス）
- それぞれのアレルギー疾患の項目を参照。

4 食物アレルギー

4-1 病 態
定 義
- 食物アレルギーとは，「食物によって引き起こされる抗原特異的な免疫学的機序を介して生体にとって不利益な症状が惹起される現象」と定義される[1]。
- 食物中のたんぱく質が抗原となる。

病 態
- 食物アレルギーでは，IgE抗体が皮膚，腸粘膜，気管支粘膜，鼻粘膜，結膜などにいる肥満細胞（マスト細胞）に結合した状態で食物抗原と出会うことによりマスト細胞から化学伝達物質（ヒスタミン，ロイコトリエンなど）が放出されアレルギー反応が引き起こされる。
- 抗原特異的IgE抗体が関与する反応（表20-3）と特異的IgE抗体が関与しない反応，症状の出現時間からは，即時型反応と非即時型反応に分けられる。
- 即時型食物アレルギーでは摂取した食物が抗原性を残したまま腸から吸収された後，血液を介して皮膚，気管支粘膜，鼻粘膜，結膜などに到達してアレルギー反応が生じる。
- 即時型では食物摂取直後から2時間以内に症状が発現する。
- 遅延型は即時型と異なり食物を摂取してから数時間後に湿疹，掻痒などの皮膚症状を生じる。
- アレルゲンとなる食品は乳幼児期から年齢とともに変化する。

症 状
- 食物アレルギーによる症状を示す（表20-4）。

診 断
- 生活歴（環境：ペットとの接触の有無，栄養：母乳栄養か人工栄養か，離乳食との関係など）・家族歴・アレルギー病歴（各症状と食物との因果関係など）。
- スクリーニングとして総IgE，IgE CAP-RAST（特異的IgE抗体）の測定。
- 皮膚テストにてアレルゲン特異的IgE抗体の検出を行う。
- 食物負荷試験は，①除去試験後の確定診断，②多食物アレルゲン陽性症例で除去食を必要最小限にしたい場合，③耐性の獲得の有無，④幼児・学童で主観的な症状のみを訴える場合に実施する。
- 医師の指導下に，外来および食物日記を活用し在宅で食物負荷を行う。食物負荷試験は食物摂取で皮膚症状のみが誘発される場合，およびアレルゲン特異的IgE抗体が低く重篤な反応のないときに実施する。

●以前に重篤な反応や呼吸器症状を呈したような症例では入院での食物負荷試験になる。

●特殊な食物アレルギー。

① 口腔アレルギー症候群

果物や野菜を摂取したときのアレルギー反応をpollen-food allergy syndrome（PFAS）と呼ぶ。アレルギーを呈する花粉との交差反応性による。①カバノキ科花粉（シラカンバ，ハンノキ）はバラ科果物（リンゴ，モモ，サクランボなど），②マメ科，イネ科花粉（オオアワガエリ，カモガヤ）はウリ科果物（メロン，スイカなど），③キク科花粉（ブタクサ，ヨモギ）はセリ科野菜と交差反応がある（コラム参照）。

PFASでは，野菜や果物を食するとただちに口腔，咽頭，口唇粘膜の刺激感，かゆみなどが発症する。通常は軽症であるが，大豆（特に豆乳）やセロリ，スパイスではときにアナフィラキシーを起こすことがある。

ラテックスにアレルギーがあり，アボカド，キウイフルーツ，バナナ，パイナップル，栗などを食べたときに，口の中の違和感や蕁麻疹などのアレルギー症状を起こすことある。これをラテックス・フルーツ症候群という。

② 食物依存性運動誘発性アナフィラキシー

ある特定の食物と運動の組み合わせで蕁麻疹から始まりショック症状にいたる場合があり，食物依存性運動誘発性アナフィラキシーという。原因抗原として頻度の多いものは小麦（約60％），甲殻類（約30％）など。小麦，魚介類などを含む給食を食べた後，昼休みにサッカーなどの激しい運動をしたときに蕁麻疹の出現に始まり，喉頭浮腫，喘鳴などからアナフィラキシーショックにいたる場合がある。原因食物を摂取した場合，食後最低2時間（可能なら4時間）は運動を避ける。

③ 新生児・乳児消化管アレルギー

生後まもない児に粉ミルクを飲ませると嘔吐や

表20-4 食物アレルギーの臨床症状

① 皮膚粘膜症状
●皮膚症状：掻痒感，じんましん，血管運動性浮腫，発赤疹，湿疹
●結膜症状：眼結膜充血，掻痒感，流涙，眼瞼浮腫
② 消化器症状
●悪心・疝痛発作・嘔吐・下痢
●慢性の下痢によるたんぱく漏出・体重増加不良
③ 上気道症状
●口腔粘膜や咽頭の掻痒感・違和感・腫張
●咽頭喉頭浮腫
●くしゃみ・鼻水・鼻閉
④ 下気道症状
●咳嗽・喘鳴・呼吸困難
⑤ 全身性反応
●ショック症状（頻脈・血圧低下・活動性低下・意識障害など

表20-3 IgE依存性食物アレルギーの臨床型分類

臨床型	発症年齢	頻度の高い食物	耐性獲得（寛解）	アナフィラキシーショックの可能性	食物アレルギーの機序
食物アレルギーの関与する乳児アトピー性皮膚炎	乳児期	鶏卵，牛乳，小麦など	多くは寛解	（+）	主にIgE依存性
即時型症状（蕁麻疹，アナフィラキシーなど）	乳児期～成人期	乳児～幼児：鶏卵，牛乳，小麦，ピーナッツ，木の実類，魚卵など 学童～成人：甲殻類，魚類，小麦，果物類，木の実類など	鶏卵，牛乳，小麦などは寛解しやすい その他は寛解しにくい	（++）	IgE依存性
食物依存性運動誘発アナフィラキシー（FDEIA）	学童期～成人期	小麦，エビ，果物など	寛解しにくい	（+++）	IgE依存性
口腔アレルギー症候群（OAS）	幼児期～成人期	果物，野菜，大豆など	寛解しにくい	（±）	IgE依存性

FDEIA：food-dependent exercise-induced anaphylaxis
OAS：oral allergy syndrome
資料：食物アレルギー研究会『食物アレルギーの診療の手引き2023』

下痢，血便，腹部膨満などを引き起こすことがある。粉ミルクに含まれる乳たんぱく質によって起こる食物アレルギーである。症状が出るのは粉ミルクを飲んで24時間以内と比較的遅い。対応には医師の指示に基づいたアレルギー用ミルクを用いる。アレルギー用ミルクには，豆乳ミルク，ペプチドミルク，アミノ酸ミルク（乳たんぱくの酵素処理で抗原性を消失）などがあり消費者庁許可特別用途食品として定められている。1歳で半数以上，2歳で9割前後は治る。まれに母乳を飲んでいる児に症状が出ることもある[2]。

④ 食物アレルギーの関与する乳児アトピー性皮膚炎

生後1〜3か月頃から湿疹が顔から体幹（顔や頭，首，口や耳の周囲，手足の関節の内側）に広がりアトピー性皮膚炎様の症状を出すが，難治性であり，食物アレルギーが関与していることがある。鶏卵などに対する食物アレルギーによると考えられる。かゆみのある湿疹が主な症状で，よくなったり悪くなったりをくり返すのが特徴。

治 療

(1) 非薬物治療法
- 栄養食事療法（栄養ケアプロセス）の項を参照。
- 抗原除去食。
  たんぱく質の除去。
  大豆アレルギーでは大豆油の使用は可。
  ミルクアレルギーでの代替ミルク（加水分解乳，アミノ酸乳，大豆乳など）。
- 抗原性の消失。
  加熱によるたんぱく質変性と抗原性の失活：卵白（乳たんぱく質は失活しないので注意）。
  発酵処理：大豆アレルギーでしょうゆは使用可，みそは長期発酵のもの。

(2) 薬物治療法
- 治療は抗原除去による原因治療。
- 症状の軽減のために抗アレルギー薬（ヒスタミンタイプⅠ受容体拮抗薬）[3]およびステロイド薬。
- アナフィラキシーでは，救急搬送を要請し，アドレナリン自己注射薬（エピペン®）を携帯している場合には筋肉内注射を行う。

> **コラム**
>
> **交差反応性とは**
>
> 花粉と果物などのように異なるものでも，アレルゲンとなるたんぱく質の構造が両者で類似しているとき，花粉にアレルギーを有する人では果実にもアレルギー反応を起こすことがある。これを交差反応という。

4-2 栄養食事療法（栄養ケアプロセス）

栄養スクリーニング
- アレルギー症状発症の時期。
- 原因食品について。
- アレルギーを起こさない食品群についても聞き取り調査する。
- アレルギー発症時の症状と手当。

栄養アセスメント
- 医師からの食事指導指示箋に基づき，アレルギー物質の特定を行う。
- 食べられる範囲の確認（病院，学校等では完全除去も可）。

栄養診断
- 食物アレルギー（食材および食品群）。
- 完全除去または部分解除の決定。

栄養介入（計画と実施）
- 患者と医師，管理栄養士の関係を図20-4に示す。
- 原因食物でも，症状を誘発しない範囲の量や，加熱・調理により症状なく食べられるものは，除去せずに摂取するのが基本。
- 医師が決定する栄養食事指導指示食事箋で，アレルギー原因食品とその食べられる量を確認する。半年ごとに方針を再検討する。
- 小児では過度の除去により栄養障害にならないよう配慮する。不必要な食物除去や未摂取の食品がないか，摂取状況を確認する。
- 年齢による必要栄養量が充足する栄養計画を立てる。
- 病院などではアレルギー原因食品は完全除去せざるを得ないが，中長期的には，食べられる範囲に基づき調理に組み込む。
- アレルギー対策食が必要とされる患者に誤りな

く提供できるよう，除去食の提供の手順を間違いなく実行する。
- 調理，搬入，提供に間違いがないように，複数人でチェックする給食体制を確立する。

栄養モニタリングと評価
- 小児では，確実な抗原除去食の提供とともに成長評価も重要となる。
- アレルギー発症時には躊躇なくエピペン®を使用する（持参を確認）。特に，おかわりの提供時は十分な確認が必要。

栄養指導
- アレルゲンが含まれる食品に関する正しい情報を伝える。
- 完全除去の場合でも調味料（しょうゆ，みそ，油，だしなど）が摂取可能かどうか，医師に確認する。
- アレルギー表示の見方を指導し，加工食品の購入時に原材料表示を確認する習慣をつけてもらう。
- 生活の中での安全確保（兄弟との接触，取り違え，後かたづけなど）について指導する。重症な場合は，周りの人の手や箸を介した混入や接触に留意し，専用の調理器具や食器を用意するように指導する。
- 加工食品中の抗原物質については，食品表示に関する法律によるアレルギー表示で，7つの表示義務物質と，21の推奨物質が定められている（表20-5）。加工食品の表示の内容と読み方についての指導が必要。

4-3 栄養ケアの実際　発展

管理栄養士からみた症例のまとめ
- 医師からの栄養食事指導指示箋に基づき，アレルギー食品と食べられる範囲について確認する。この場合は卵たんぱく質アレルギーであり，症状が軽度であることから，外来での負荷試験により食べられる範囲を決定する。
- 学校や病院等では管理上の問題からアレルギー食品の完全除去による給食を提供することもあ

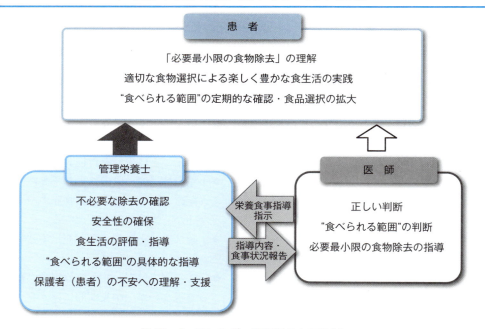

図20-4　アレルギー疾患児のケア体制

症例 16（食物アレルギー）

10 か月女児。生後半年頃より離乳食を開始。卵黄半量は問題なく摂取していたが，10 か月のときにゆで卵（黄身半量，白身小さじ 1 程度）を摂取したところ，蕁麻疹が出現したため来院。体重 7,880g。顔，体幹四肢に蕁麻疹。かゆみあり。皮膚は全体的に乾燥し，手首や足首などに落屑を伴う湿疹あり。もともと肌が弱く，兄はアトピー性皮膚炎と診断されている。父母は花粉症あり。非特異的 IgE 23.7 U/L RAST，卵白 1.8Ua/mL RAST，卵黄 0.45Ua/mL RAST，オボムコイド 0.86Ua/mL RAST の結果より，外来にて負荷試験を行い問題なく食べられる量を確認。自宅でも同量を継続し，2〜3 か月ごとに増量していく方針となった。

る。小児ではできるかぎり完全除去は防ぐ。

栄養管理計画書と栄養指導
- 医師からの栄養食事指導指示箋に基づき，食べられる範囲の決定。
- 指導内容はアレルギー食品の確認。
- 加工食品中のアレルギー食品含有量のみかた（表 20-5）。
- 小児では成長に関連する栄養素の要求が高いことから（10 か月の女子の kg 体重あたりの必要エネルギー量は成人の約 10 倍），不必要な除去を行わないようにする。
- 安全性の確認。医師，患者家族および管理栄養士でアレルギー発症時の対応を確認する。
- 定期的に栄養状態を把握して，アレルギーへの対応が成長に影響していないか確認する。

 ## 5 薬物アレルギー

 ### 5-1 病態

定義
- 薬物アレルギーは，「ある限られた薬剤にのみ反応する細胞，抗体により生じる免疫反応で自らを傷つけるような過度の反応」と定義される[4]。

病態
- 症状の惹起には生体側の因子の関与が大きいが，発現の予測は困難。
- 原因薬物の特定は難しく，以前は再投与でアレルギー反応の再発で診断することもあったが，現在では倫理的にも実施は難しい。

症状
- 薬物アレルギーは多彩であるが，皮膚症状（紅斑や蕁麻疹，固定疹，スティーヴンス・ジョンソン（Stevens-Johnson）症候群など），肝臓障害（肝細胞性，劇症肝炎），急性腎不全（急性尿細管壊死），肺炎，白血球減少症などいずれも重篤化する可能性があるので注意。
- アナフィラキシーを起こすこともある。

診断
- 皮内テスト（最近は行わない）。
- 少量の静脈内投与（造影剤）。
- リンパ球の感作試験。

治療
- 原因薬物の服薬中止。
- ただちに薬物による治療を開始する。抗ヒスタミン H1 遮断薬，副腎皮質ステロイド薬，ショック対策に β 刺激薬の筋肉注射（ボスミン®など）。
- ICU での治療が必要になることも。

表 20-5 アレルギー食品の表示

表示されるアレルゲン（特定原材料等について）必ず表示される 8 品目（特定原材料）	えび，かに，くるみ，小麦，そば，卵，乳，落花生（ピーナッツ）
表示が勧められている 21 品目（特定原材料に準ずるもの）	アーモンド，あわび，いか，いくら，オレンジ，カシューナッツ，キウイフルーツ，牛肉，くるみ，ごま，さけ，さば，大豆，鶏肉，バナナ，豚肉，マカダミアナッツ，もも，やまいも，りんご，ゼラチン

資料：消費者庁「食物アレルギー表示に関する情報」

5-2 栄養ケアプロセス （栄養ケアプロセス）

栄養スクリーニング
- 栄養摂取不足の評価。

栄養アセスメント・栄養診断・栄養介入
- アレルギーに基づく臓器障害に関連する栄養摂取への配慮。
- 必要に応じて臓器障害に有効な栄養成分の調整。

栄養モニタリングと評価
- 薬物中止の効果および評価。臓器障害の改善を評価し食事指導の内容を修正する。
- 薬物アレルギーによる臓器障害は多岐にわたるため，詳細はそれぞれの項目を参照。発症する各種疾患については，それぞれの項目を参照。

注
1) 日本小児アレルギー学会食物アレルギー委員会作成「食物アレルギー診療ガイドライン 2021」
2) 前掲 1)
3) ヒスタミンには H_1 受容体と H_2 受容体がある。H_1 受容体はアレルギー症状の発現に関係し，H_2 受容体は胃酸分泌を促進する。
4) 日本アレルギー学会編『アレルギー診療ガイドブック』診断と治療社，2012

第21章 感染症

I 総論

1 感染症（Infectious Disease）とは

● 病原体（病原微生物）が、ヒトなどの宿主の体表面、体内、組織内を汚染し、さらに定着・増殖し、生体反応が生じることを感染という。多くの場合は、生体防御機能により病原体は宿主から排除されるが、何らかの症状が現れると感染症となる。感染しても症状が現れない場合は不顕性感染という。

2 感染症の三要素

● 感染症が成立するには、①病原体、②感染経路、③宿主の3つの要素がある。感染対策においては、これらの要因のうち1つでも取り除くことが重要となる。病原体（病原微生物）には細菌、ウイルス、真菌、寄生虫などがある（表21-1）。
● 宿主が感染する要因には罹患歴、予防接種歴、易感染、基礎疾患などがある。感染経路は空気感染、飛沫感染、接触感染、媒介物感染がある（表21-2）。
● 医療機関においては、感染経路の遮断は感染拡大防止の重要なポイントである。感染の発症には、病原体の病原性と宿主の生体防御機能（自然免疫、獲得免疫など）のバランスが大きく影響し、たとえばワクチン接種により感染症の発症を予防できる。

3 感染源

● 感染源は、感染したヒトや動物の排泄物、嘔吐物、血液、病原体に汚染された食品や環境などがある。感染源は、存在する場所によって外因性感染と内因性感染に分けられる（表21-2）。
● 外因性感染には、ヒトからヒト、動物からヒトへ伝播する水平感染と母親から胎児に伝播する垂直感染がある。
● 内因性感染には、常在微生物叢が乱れる菌交代現象（菌交代症）、常在微生物が本来いる場所から別の場所に侵入する異所性感染、免疫能が低下した宿主に対して病原性を発揮する日和見感染がある。なお、日和見感染は病原性の弱い外因性の病原体が原因となることもある。

4 新興感染症と再興感染症

● 新興感染症とは、新しく認知され、局地的にあるいは国際的に公衆衛生上の問題となる感染症である。HIV感染症、エボラウイルス病、腸管出血性大腸菌感染症、鳥インフルエンザなどがあり、近年では新型コロナウイルス感染症（COVID-19）

表21-1 病原体の種類

分類			大きさ	自己増殖能	種類
真核生物	寄生虫	蠕虫	2 mm～数m	あり	回虫、ぎょう虫、吸虫、条虫、アニサキスなど
		原虫	1～80 μm	あり	赤痢アメーバ、マラリア原虫、膣トリコモナス、トキソプラズマ、サイクロスポーラ、サルコシスティス、クリプトスポリジウムなど
	真菌		2～10 μm	あり	白癬菌、カンジダ、アスペルギルス、クリプトコックスなど
原核生物	細菌		1 μm程度	あり	黄色ブドウ球菌、溶血性レンサ球菌、腸球菌、チフス菌、大腸菌、サルモネラ、肺炎球菌、結核菌、レジオネラ菌、破傷風菌、ヘリコバクター・ピロリ、淋菌、梅毒トレポネーマ、ペスト菌、レプトスピラ、炭疽菌、緑膿菌、コレラ菌、赤痢菌、ボツリヌス菌など
	ウイルス		20～300 nm	なし	ノロウイルス、インフルエンザウイルス、コロナウイルス、単純ヘルペスウイルス、サイトメガロウイルス、麻疹ウイルス、風疹ウイルス、ムンプスウイルス、肝炎ウイルス、ヒト免疫不全ウイルス（HIV）、狂犬病ウイルス、日本脳炎ウイルス、ヒトパピローマウイルス（HPV）など
	プリオン		100 nm以下	なし	プリオン（生物ではないが伝播する）

が記憶に新しい。
- 再興感染症は，予防接種や治療薬などにより抑制されていた感染症が再び流行する現象をいう。ワクチンの接種率の低下や薬剤耐性のある病原体の発生など複数の要因によって引き起こされる。結核，マラリア，狂犬病，コレラなどがある。
- 感染症は，感染力，罹患した場合の重篤性等に基づき，感染症法（感染症の予防及び感染症の患者に対する医療に関する法律）により1類～5類に分類される。

5 医療関連感染（HAI）

- 健常者が医療施設外で感染すると市中感染に分類され，病院，長期療養施設，在宅医療など医療行為が行われる場所で患者または医療従事者が感染すると医療関連感染（HAI：healthcare associate infection）に分類される。
- 主な医療関連感染には，カテーテル関連尿路感染，カテーテル関連血流感染，人口呼吸器関連肺炎，手術部位感染がある。
- 医療関連感染の原因となる代表的な細菌として，メチシリン耐性黄色ブドウ球菌（MRSA：Methicillin-resistant *Staphylococcus aureus*），バンコマイシン耐性腸球菌（VRE：Vancomycin-resistant *Enterococci*），多剤耐性緑膿菌（MDRP：Multidrug-resistant *Pseudomonas aeruginosa*）などがある。
- 医療関連感染の発生と拡大を抑えるために感染制御チーム（ICT：infection control team）があり，医師，看護師，薬剤師，臨床検査技師，管理栄養士，病院事務などの医療従事者から構成される。感染制御チームは，感染症発生時の対応，感染症予防の指導，マニュアルの策定，感染に関する相談や職員への教育などのコンサルテーション

表21-2 感染経路

分類	感染経路		主な疾患
外因性感染 水平感染	空気感染（飛沫核感染）	飛沫核（5μm以下）が空気中にただよい，数十mの距離で感染	結核，麻疹，水痘など
	飛沫感染	病原体を含む飛沫（5μm以上）を吸い込み，1～2mの距離で感染	インフルエンザ，風疹，細菌性肺炎など
	接触感染	感染源に直接接触して感染	皮膚感染症，咬傷感染（狂犬病など），性行為感染症，糞口感染（ノロウイルスなど）など
	媒介物感染	食品，血液，タオルなどの媒介物を通して感染	食中毒，針刺し事故などによるHBV，HCV，HIV感染症など
外因性感染 垂直感染	母子感染	胎盤，産道，母乳などを通じて感染	風疹ウイルス，トキソプラズマ，ヒトパピローマウイルス，HIVなど
内因性感染	常在微生物叢による感染	通常は病原性を示さないが，宿主の状態により病原性を発揮	外陰膣カンジダ症，膀胱炎，腎盂腎炎，腸球菌感染症など

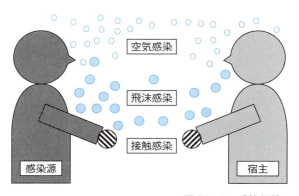
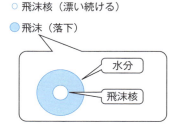

図21-1 感染経路

業務，感染症発生動向把握，薬剤耐性菌の検出率の把握などのサーベーランス業務がある。

● 食中毒は感染症の1つである。ノロウイルス，カンピロバクター，ウェルシュ菌，黄色ブドウ球菌，サルモネラ属菌，腸管出血性大腸菌などは感染症を引き起こす病原体である。よって病院給食の運営においては，HACCP（hazard analysis critical control point）の衛生管理手法，大量調理施設衛生管理マニュアルに基づいた衛生管理の徹底，医療法に基づいた医療施設内における医療安全管理，院内感染対策のための体制確保に努めなければならない。今後，管理栄養士の病棟配置が進められるため，より一層感染制御チームと連携し，感染症から患者と医療従事者を守る意識を高める必要がある。

6 予防策

6-1 標準予防策（スタンダードプリコーション）

● 人が集まり一定以上の時間を過ごす場所において有効な予防手段には次の①～④がある。病院ではすべての患者に対して行う。

① 感染症の有無にかかわらず，血液，体液，分泌液，排泄物などすべての湿性生体物質を感染性物質であると認識する。

② 手指衛生を徹底する。感染性物質に触れることが予想される場合，または粘膜や傷のある皮膚に触れる場合には手袋を着用し，接触した場合には直ちに手を洗う。

③ 感染性物質が飛散する可能性のある場合は，マスク，手袋，帽子，ガウン，ゴーグル，フェイスシールドなど個人防護具（PPE：personal protective equipment）を着用する。

④ 咳やくしゃみが出るときはマスク等を用いて鼻や口を覆い，分泌物で汚染されたら直ちに手を洗う。

6-2 感染経路別の予防策

● 感染症患者あるいは病原体保有者に対しては感染経路別に予防策をとる。

① 空気感染予防策

● 患者：陰圧個室に収容，移動時はサージカルマ

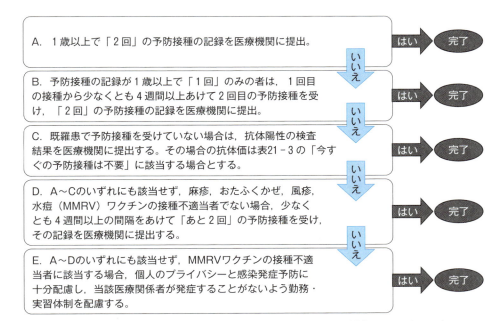

図21-2　医療関係者のワクチンガイドライン MMRV 対応フローチャート

麻疹（Measles：M），ムンプス（Mumps：M），風疹（Rubella：R），水痘（Varicella：V）

資料：日本環境感染学会ワクチン委員会「医療関係者のためのワクチンガイドライン（第3版）」『環境感染誌』35，suppl Ⅱ，2020，p.S 7

スク着用。
- 医療従事者：N95マスク着用。

② 飛沫感染予防策
- 患者：個別収容，集団隔離，技術隔離（ベッドの間隔を2mあけるなど），移動時はサージカルマスク着用。
- 医療従事者：サージカルマスク着用。

③ 接触感染予防策
- 患者：個室収容，集団隔離，医療器具の専用化。
- 医療従事者：手袋，プラスチックエプロン（ガウン）着用。

7 臨地実習

- 医療機関などの学生実習において実習生が感染症に罹患しないように，実習生が感染源にならないように腸内細菌検査に加え，ワクチン接種の記録や免疫の有無の確認が必要となる場合がある。図21-2に医療関係者のワクチンガイドラインのフローチャート，表21-3にMMRV（麻疹，ムンプス，風疹，水痘）抗体価と必要予防接種回数を示す。
- 予防接種は抗体獲得までの期間と予防効果持続期間を考え，実習の前年度から計画的に接種する必要がある。なお，ワクチンガイドラインにおける医療関係者とは，事務職，医療職，学生を含めて，受診患者と接触する可能性のある常勤，非常勤，派遣，アルバイト，実習生，指導教官，業務として病院に出入りする者等に加えて，救急隊員，処方箋薬局で勤務する者を含む。

II 各 論

1 感染症

1-1 病 態

定 義
- 感染症（Infectious Disease）は細菌，ウイルス，真菌，寄生虫などの病原体が感染経路を通して宿主の組織・臓器に定着・侵入・増殖し，生体に何らかの症状が生じた（発症した）状態である。感染が成立しても症状のない場合は，感染症ではない。

病 態
- 全身の炎症症状として発熱，全身倦怠感などを生じる。中枢神経の症状として頭痛，悪心・嘔吐，意識障害，痙攣などがある。呼吸器の症状として咳嗽，喀痰，胸痛などがある。消化器症状として嘔吐，下痢，腹痛などがある。

診 断
- 発熱，咳嗽，下痢，痙攣などの症状，白血球数，CRPなどの血液所見から評価し，画像検査による感染臓器特定などを行う。最終的な確定診断は，病変部位から採取した検体を用いた培養検査，顕微鏡検査，遺伝子検査（分子生物学的検査），免疫学的検査により病原体を同定する。

表21-3 MMRV抗体価と必要予防接種回数（予防接種の記録がない場合）

	あと2回の予防接種が必要	あと1回の予防接種が必要	今すぐの予防接種は不要
麻疹	EIA法（IgG）2.0未満 中和法　1：4未満 FIA法（F）抗体価0.4AI未満	EIA法（IgG）2.0以上16.0未満 中和法　1：4 FIA法（F）抗体価0.4AI以上1.5AI未満	EIA法（IgG）16.0以上 中和法　1：8以上 FIA法（F）抗体価1.5AI以上
風疹	HI法　1：8未満 EIA法（IgG）（A）2.0未満	HI法　1：8，1：16 EIA法（IgG）（A）2.0以上8.0未満	HI法　1：32以上 EIA法（IgG）（A）8.0以上
水痘	EIA法（IgG）2.0未満 IAHA法　1：2未満 中和法　1：2未満	EIA法（IgG）2.0以上4.0未満 IAHA法　1：2 中和法　1：2	EIA法（IgG）4.0以上 IAHA法　1：4以上 中和法　1：4以上
おたふくかぜ	EIA法（IgG）2.0未満 FIA法（F）抗体価0.7AI未満	EIA法（IgG）2.0以上4.0未満 FIA法（F）抗体価0.7AI以上1.3AI未満	EIA法（IgG）4.0以上 FIA法（F）抗体価1.3AI以上

A：デンカ生研株式会社（ウイルス抗体EIA「生研」ルベラIgG），F：バイオ・ラッド ラボラトリーズ株式会社（BioPlex MMRV IgG）
資料：日本環境感染学会ワクチン委員会「医療関係者のためのワクチンガイドライン（第4版）」『環境感染誌』39，suppl II，2024，p.S 9を一部改変

治　療

●感染症の治療は宿主の免疫を助ける，または病原体の病原性を低下させるための治療を組み合わせる。

❖(1)　非薬物治療法

●感染症からの回復を助ける目的で安静，睡眠，水分補給，栄養補給が必要である。

❖(2)　薬物治療法

●化学療法：病原体の殺滅，増殖抑制目的に抗菌薬，抗ウイルス薬，抗真菌薬，抗原虫薬，抗蠕虫薬を投与する。

●血清療法：発症予防や発症時の軽症化を目的として，抗破傷風ヒト免疫グロブリン，抗HBsヒト免疫グロブリンなどを投与する。

●対症療法：症状の緩和を目的に，解熱・鎮痛薬を使用する。

予　後

●インフルエンザ感染症など治療薬により数日で回復する場合がある一方，エボラウイルス病の致死率は25〜90％であり，感染症により予後は異なる。また，基礎疾患のある患者や乳幼児，高齢者は重症化しやすい。

1-2 栄養食事療法（栄養ケアプロセス）

●感染症では炎症や発熱のために代謝が亢進し，消化器症状（嘔吐・下痢）や食欲不振を発症することが多いため早期の栄養介入が必要である。

栄養スクリーニング・アセスメント

●栄養状態：食事量の変化，食欲低下などを評価する。

●身体計測：BMI，体脂肪率，骨格筋量，体重変化率などを評価する。

●臨床検査値：血圧，呼吸数，乳酸値，Alb，RTP，CRP，BUN，Cr，ビリルビン，白血球数，血糖値，脱水，尿量，Na，K，Mg，Pなどを評価する。

●臨床症状：発熱，下痢，嘔吐などを評価する。

栄養介入

●悪心・嘔吐：胃腸が安静するまで食事をとらないようにする。症状の改善に合わせて流動食，五分粥食，全粥食，軟食，常食へと移行する。

●下痢：喪失した水・電解質を補給し，脱水症状が激しいときは輸液を行う。

●発熱・炎症：基礎代謝は，体温1℃につき10〜13％亢進するため，エネルギー摂取量を増やす。

●エネルギー：糖新生が亢進するため，一般的に30〜35 kcal/kg/日とする。易消化，易吸収の糖質によりエネルギーを補給する。

●たんぱく質：体たんぱく質の異化が亢進するため，1.5〜2.0 g/kg/日程度を目安にする。

●脂質：代謝亢進にともない貯蔵脂肪の分解が亢進するが，下痢などの消化器症状の回復に合わせて徐々に開始する。

●ビタミン・ミネラル：代謝の亢進によりビタミンの需要が増大するため，必要なビタミンを摂取（投与）する。下痢などで電解質が喪失する場合は，酸塩基平衡の是正が必要である。

●経口摂取が難しい場合は，経腸栄養，静脈栄養により栄養補給を行う。

❷　敗血症

2-1 病　態

定　義

●敗血症（Sepsis）は「感染症によって重篤な臓器障害が引き起こされる状態」と定義される。感染症に対する免疫反応が調節不能となり，致命的な臓器障害を引き起こす。さらに，急性循環不全により細胞障害および代謝異常が重度となることを，敗血症性ショックという。

病　態

●敗血症の病態は，免疫反応により生体内のサイトカインが過剰となり，血管透過性亢進，血管拡張，血管内細胞の障害と血栓形成から臓器障害を引き起こす。臓器障害により，意識障害，頻呼吸，血圧低下，乏尿，肝不全，腎不全などが起こる。

診　断

●一般病棟では，感染症あるいは感染症が疑われる場合には，敗血症のスクリーニングとしてquick SOFA（qSOFA）（表21-4）を評価する。qSOFAは，①意識変容，②呼吸数≧22回/分，③収縮期血圧≦100 mmHgの3項目で構成される。

●感染症あるいは感染症が疑われる状態において，qSOFA の２項目以上が満たされる場合に敗血症を疑い，早期治療開始や集中治療医に紹介される。集中治療室（ICU）では，SOFA（sequential organ failure assessment）スコア（表21-5）を用いる。敗血症の診断は，①感染症もしくは感染症の疑いがあり，かつ②SOFA スコアの２点以上の急上昇である。

治　療

●敗血症の治療の主軸は，抗菌薬の早期投与と感染源のコントロールである。さらに，輸液と昇圧薬による組織低灌流状態の是正と酸素供給バランスの改善を行う。

❖(1)　非薬物治療法

●感染源のコントロール：感染巣の除去（手術），カテーテルの抜去，排膿，壊死組織の除去を行う。

表21-4　quick SOFA（qSOFA）スコア（ICU 以外の患者を対象）

・意識変容 ・呼吸数≧22回/分 ・収縮期血圧≦100 mmHg
感染症あるいは感染症を疑う病態でqSOFAスコアの3項目中2項目以上が存在する場合に敗血症を疑う。

資料：日本集中治療医学会・日本救急医学会『日本版敗血症診療ガイドライン2020（J-SSCG 2020）』

●輸液により体内循環を回復させる。
●酸素投与（人工呼吸管理）を行う。
●栄養管理：経腸栄養を優先し，必要に応じて静脈栄養を併用する。
●回復後のリハビリテーション：ICU-AW（acquired weakness）対策，集中治療後症候群（PISC：post intensive care syndrome）対策をする。

❖(2)　薬物治療法

●抗菌（抗真菌）薬（細胞壁合成阻害薬，たんぱく質合成阻害薬，核酸合成阻害薬など）を投与する。
●低血圧持続の場合はノルアドレナリンを投与する。
●ステロイドを投与する。
●血糖管理を行う。

予　後

●敗血症性ショック患者の致死率は 30～40%である。早期に積極的な治療を開始しなかった場合，経過が不良となることがある。

2-2 栄養食事療法（栄養ケアプロセス）

●敗血症では異化が亢進し栄養障害が進行する。栄養障害は感染率，人工呼吸期間，致死率，病院

表21-5　SOFA スコア（ICU の患者を対象）

スコア（点）	0	1	2	3	4
意識 Glasgow coma scale	15	13-14	10-12	6-9	<6
呼吸 PaO_2/FiO_2（mmHg）	≧400	<400	<300	<200および呼吸補助	<100および呼吸補助
循環 循環作動薬の使用 （μg/kg/分）	平均血圧 ≧70 (mmHg)	平均血圧 <70 (mmHg)	ドパミン<5 μg/kg/分 あるいはドブタミン使用	ドパミン5-15μg/kg/分 あるいはノルアドレナリン≦0.1μg/kg/分 あるいはアドレナリン≦0.1μg/kg/分	ドパミン>15μg/kg/分 あるいはノルアドレナリン>0.1μg/kg/分 あるいはアドレナリン>0.1μg/kg/分
肝 血漿ビリルビン値 （mg/dL）	<1.2	1.2-1.9	2.0-5.9	6.0-11.9	≧12.0
腎 血漿クレアチニン値 （mg/dL） 尿量（mL/日）	<1.2	1.2-1.9	2.0-3.4	3.5-4.9 <500	≧5.0 <200
凝固 血小板（×10³/μL）	≧150	<150	<100	<50	<20

資料：日本集中治療医学会・日本救急医学会『日本版敗血症診療ガイドライン 2024（J-SSCG 2024）』

滞在日数などの増加につながるため，適切な栄養介入が必要である。

栄養スクリーニング・アセスメント

- 栄養状態：食事量の変化，食欲低下などを評価する。
- 身体計測：BMI，体脂肪率，骨格筋量，体重変化率などを評価する。
- 臨床検査値：血圧，呼吸数，乳酸値，Alb，RTP，CRP，BUN，Cr，ビリルビン，白血球数，血糖値，脱水，尿量，Na，K，Mg，Pなどを評価する。
- 臨床症状：発熱，下痢，嘔吐などを評価する。

栄養介入

- 経口摂取が可能であれば症状の改善に合わせて流動食，五分粥食，全粥食，軟食，常食へと移行する。
- 経腸栄養は，腸内細菌叢と腸管粘膜の構造を維持し，バクテリアルトランスロケーションを抑制するため，早期（重症病態への治療開始後24〜48時間以内）から行うことが推奨されている。
- 治療開始初期は，経腸栄養剤を消費エネルギーよりも少なく投与する。病態が急性期を乗り越えた場合，あるいは1週間程度を超えた時期からは，必要エネルギー（たんぱく質を含めて25〜30 kcal/kg/日程度）を満たす投与量が必要と考えられている。
- 急性期は1 g/kg/日未満のたんぱく質（ペプチド，アミノ酸）を投与することが推奨されている。急性期以降は，筋合成や窒素バランスを考慮し2 g/kg/日程度まで増やす。ESPEN（欧州静脈経腸栄養学会）ガイドラインでは，集中治療患者において漸増して1.3 g/kg/日のたんぱく質量を目標とすること，ASPEN（米国静脈経腸栄養学会）ガイドラインでは，1.2〜2.0 g/kg/日のたんぱく質量が必要であると推定している。
- 経腸栄養を実施しても投与エネルギー量が不足する場合は，補足的経静脈栄養を併用する。
- エネルギー代謝が亢進するとビタミンB_1，ビタミンB_2，ナイアシンの需要が増加する。また，ビタミンC，ビタミンDの投与も推奨される。
- 循環動態不安定な敗血症性ショックの患者において，経腸栄養を行わない。
- 高血糖は免疫能に影響を与え，感染症を増悪させる可能性があり，血糖管理は重要である。敗血症患者の目標血糖値は144〜180 mg/dLとされる。

コラム

新型コロナウイルス感染症（COVID-19）

SARS-CoV-2（RNAウイルス）を原因とするCOVID-19によるパンデミックは，グローバル化した現代社会に前例のない非常事態をもたらした。特に医療現場への影響は大きく，最大限の感染防止対策がとられた。そのようななかにあっても，病院や高齢者福祉施設の入院患者への食事提供は中止，遅延することなく安全で栄養バランスのとれた食事提供が継続された。これは，普段から管理栄養士が感染症に対する危機管理を実践し，緊急事態に備えていたからにほかならない。

実際の対応としては，フェイスシールド着用，ゴーグル（アイガード）着用，N95マスク着用により感染防止対策が徹底された。また，二次感染防止としてディスポ食器の使用，感染患者専用の食器・洗浄・配膳ルートを設け，COVID-19の発生・拡大が抑えられた。一方，外来栄養食事指導の中止，管理栄養士のベッドサイド立ち入り制限やミールラウンドの自粛があったため，遠隔機器を用いた栄養指導の導入が期待される。

COVID-19の治療と予防に関しては，日本臨床栄養代謝学会（JSPEN）から次の12項目の栄養学提言が発表された。1. 栄養評価の実施，2. 低栄養患者の栄養状態改善とNST活動の推奨，3. エネルギーとたんぱく・アミノ酸投与の強化，4. 微量栄養素の適正投与，5. 隔離・待機状態における継続的な運動と感染対策，6. 経口的栄養補給の勧め，7. 経口摂取不十分症例に対する経腸栄養の勧め，8. 経腸栄養不可症例に対する経静脈栄養の実施，9. 経腸栄養＋静脈栄養の重視，10. 気管挿管症例に対する適正栄養管理の実施，11. 感染症例に対するNST活動の注意事項，12. 社会栄養学の実践−予防が最大の治療。

COVID-19においても，感染症患者の回復と予防に栄養管理が必要不可欠である。

参考文献

NIID国立感染症研究所HP　https://www.niid.go.jp/niid/ja/（2023年12月閲覧）

感染症の予防及び感染症の患者に対する医療に関する法律 平成10年法律第114号 https://elaws.e-gov.go.jp/document?lawid=410AC0000000114（2023年12月閲覧）

日本環境感染学会ワクチン委員会「医療関係者のためのワクチンガイドライン（第3版）」『環境感染誌』35, Suppl Ⅱ, 2020

日本環境感染学会ワクチン委員会「医療関係者のためのワクチンガイドライン（第4版）」『環境感染誌』39, Suppl Ⅱ, 2024

日本集中治療医学会・日本救急医学会『日本版敗血症診療ガイドライン2020』The Japanese Clinical Practice Guidelines for Management of Sepsis and Septic Shock 2020（J-SSCG 2020）『日本集中治療医学会雑誌』28, Supplement, 2021

感染症診療の手引き編集委員会編著『感染症診療の手引き―正しい感染症診療と抗菌薬適正使用を目指して（新訂第4版）』シーニュ, 2023

新型コロナウイルス感染症（COVID-19）の治療と予防に関する栄養学的提言 https://www.jspen.or.jp/wp-content/uploads/2020/06/5bdc239305f0713ca6502e51174ea20f.pdf 一般社団法人 日本臨床栄養代謝学会（2023年12月閲覧）

第22章 がん

I 総論

1 がんとは

●正常な細胞の遺伝子が傷つきできた異常な細胞が，無秩序に増え続けて発生する疾患である。

●腫瘍とは，異常な細胞のかたまりで，細胞の増え方や広がり方の違いから，悪性腫瘍と良性腫瘍に分けられ，このうち悪性腫瘍が「がん」である。がんは転移や浸潤によって全身に広がっていく。

●最初に発生したがんの部位は「原発巣」と呼ばれ，がん細胞が最初に発生した部位から，別の臓器や器官へ移動し，そこで増えることを「転移」という。

●転移には，リンパ液の流れが集まるリンパ節への転移（リンパ行性転移），肺，肝臓，脳，骨など血液の流れが豊富な場所への転移（血行性転移）がある。また，がんのできた臓器からがん細胞が剥がれ落ち，近接する体内の空間（胸腔や腹腔）に散らばるように広がる転移が「播種」である。発生した場所だけでなく，周りの器官にもがんが広がることを「浸潤」という。

1-1 がんの診断

●がんは，画像検査による発生部位，進行度と，細胞診・生検によるがん細胞の組織型や分化度（浸潤・増殖能力）により診断される。

●がんのステージ分類としては，国際対がん連合の「TNM分類」がある[1]。T：原発腫瘍の進展度，N：リンパ節転移の有無やその程度，M：遠隔転移の有無の3つの要素から，病期（stage）0期からⅣ期の5段階に分類する。stage Ⅳ期がもっとも進行している状態である。

1-2 がんの症状

●がんは，増殖する過程で，周りの組織を刺激したり圧迫したりする。刺激は痛みとなり，圧迫は組織の働きの妨げになり，がんの症状として身体に現れる。ただし，症状はがんの原発部位によって大きく異なる。たとえば，比較的大きなスペースがある場所（腹腔内など）は，がんが大きくなるまでほかの組織に影響が出にくく症状も出にくいが，小さな場所（咽頭や食道など）にできたがんは，すぐにほかの組織に影響が出るため，症状が出やすい。倦怠感や長引く風邪症状，意図しない体重減少もがんの症状となっている場合がある。

2 がんの治療

●がん治療は各臓器の診療ガイドラインに沿って行われ，手術療法，薬物療法，放射線療法などがある。がんの種類や進行度によっては，それぞれ単独の治療法では十分な効果を得られない場合があり，より高い治療効果を目指して，これらの治療法を組み合わせて治療する集学的治療が行われることがある。

> **コラム**
>
> **「癌」と「がん」はちがう**
>
> 　漢字で表記する「癌」は上皮細胞（外界と接している細胞：肺がん，胃がん，乳がん等の器官や消化管）に由来する悪性腫瘍を指す。一方，筋肉・線維・骨・脂肪・血管・神経など非上皮性の細胞から発生した悪性腫瘍を「肉腫」と呼ぶ。癌と肉腫は，病変が腫瘤を形成することから，合わせて固形腫瘍と呼ばれることもある。これに対してひらがなで表記する「がん」はすべての悪性腫瘍を指す。

2-1 手術療法

●第23章参照。

2-2 薬物療法

●薬物療法は全身療法であり，根治的治療，延命治療，緩和的治療がある。抗がん剤の効果はがんの種類によって異なる。使用される抗がん剤は単剤ではなく，多剤併用療法が主流である。薬物療法で用いられる薬剤には従来からの「化学療法」に，「内分泌療法薬（ホルモン療法薬）」「分子標

的薬」「バイオ製剤」「免疫チェックポイント阻害薬」などの新たな薬剤が加わり，がん薬物療法は大きく変化している。化学療法という言葉がよく使われるが，「殺細胞性抗がん薬」という種類の薬を使う治療のことをいう。

● 治療効果の判定は，CT 検査などの画像診断で行われ，判定結果は，がんの兆候がすべてなくなる「完全奏効［完全寛解］（complete response：CR）」（必ずしも治癒ではない），状態が改善した「部分奏効［部分寛解］（partial response：PR）」，状態が悪化した「進行（progressive disease：PD）」，変化がみられない「安定（stable disease：SD）」の 4 つに分類される。

● 殺細胞性抗がん薬の副作用と発現時期を図 22－1 に示す[2]。薬物療法施行時の食事にかかわる有害事象は，食欲不振，味覚障害，嘔気，嘔吐など多岐にわたるが，有害事象の共通用語基準（Common Terminology Criteria for Adverse Events CTCAE v5.0）[3]（表 22－1）に基づいて評価することが推奨される。管理栄養士は，医師・薬剤師と協働しながら副作用対策を行うことが求められる。

2-3 放射線療法

● 放射線療法は，手術療法と同じく局所療法であるが，手術と違い病巣を切り取らない治療法であるため機能を温存できるメリットがある。治療の目的は，完治を目指す場合と苦痛を緩和する場合の 2 つに分かれる。栄養障害をもたらす放射線治療の有害事象を表 22－2 に示す[4]。

3 緩和ケア

3-1 緩和ケア

● 緩和ケアとは，生命を脅かす病に関連する問題に直面している患者とその家族の QOL（Quality of Life：生活の質）を，痛みやその他の身体的・心理社会的・スピリチュアルな問題を早期に見出

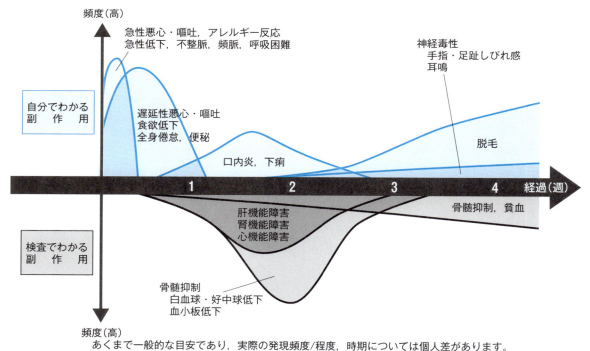

図 22－1 殺細胞性抗がん薬の副作用と発現時期

資料：国立がん研究センターがん情報サービス「薬物療法とは」
https://ganjoho.jp/public/dia_tre/treatment/drug_therapy/dt02.html

し，的確に評価を行い対応することで，苦痛を予防し和らげることを通して向上させるアプローチであると定義されている（WHO　2002 年）[5]。

●緩和ケアは，診断時から治療と並行して行われるべきものとされ，がんのすべての経過にかかわるものである。診断時から痛みなどの症状がある場合には鎮痛薬などの処方がなされ，病名告知による気持ちの落ち込みには心理的な支援がなされる。治療中の副作用予防や対処など，これらはすべて緩和ケアである。

3-2 緩和ケアチーム

●緩和ケアチームとは，患者とその家族等のQOL を向上させるために，緩和ケアに関する専門的な臨床知識・技術により，病院内および地域の医療・福祉従事者に対するコンサルテーション活動を行うチームである[6]。

●医師（身体症状担当・精神症状担当），看護師，薬剤師，ソーシャルワーカー，医療心理に携わる専門職（臨床心理士，公認心理師），リハビリテ

表 22-1　有害事象の共通用語基準

有害事象	Grade 1	Grade 2	Grade 3	Grade 4	Grade 5
口内乾燥	症状があるが（例：口内乾燥や唾液の濃縮），顕著な摂食習慣の変化がない；刺激のない状態での唾液分泌が＞0.2 mL/min	中等度の症状；経口摂取の変化（例：多量の水，潤滑剤，ピューレ状および/または軟らかく水分の多い食物に限られる）；刺激のない状態での唾液分泌量が0.1-0.2 mL/min	十分な経口摂取が不可能；経管栄養またはTPNを要する；刺激のない状態での唾液分泌量が＜0.1 mL/min	－	－
口腔粘膜炎	症状がない，または軽度の症状；治療を要さない	経口摂取に支障がない中等度の疼痛または潰瘍；食事の変更を要する	高度の疼痛；経口摂取に支障がある	生命を脅かす；緊急処置を要する	死亡
悪　心	摂食習慣に影響のない食欲低下	顕著な体重減少，脱水または栄養失調を伴わない経口摂取量の減少	カロリーや水分の経口摂取が不十分；経管栄養/TPN/入院を要する	－	－
嘔　吐	治療を要さない	外来での静脈内輸液を要する；内科的治療を要する	経管栄養/TPN/入院を要する	生命を脅かす	死亡
食欲不振	摂食習慣の変化を伴わない食欲低下	顕著な体重減少や栄養失調を伴わない摂食量の変化；経口栄養剤による補充を要する	顕著な体重減少または栄養失調を伴う（例：カロリーや水分の経口摂取が不十分）；静脈内輸液/経管栄養/TPNを要する	生命を脅かす；緊急処置を要する	死亡
味覚不全	食生活の変化を伴わない味覚変化	食生活の変化を伴う味覚変化（例：経口サプリメント）；不快な味；味の消失	－	－	－

表 22-2　栄養障害をもたらす放射線治療の有害事象

照射部位		早期有害事象	晩期有害事象
脳		嘔気，嘔吐，脳浮腫，脳圧亢進臭覚低下	白質脳症，脳壊死臭覚障害
頭頚部	口腔粘膜	充血，浮腫，びらん，白苔，潰瘍味覚障害	線維化，瘢痕，潰瘍味覚異常
	唾液腺	アミラーゼ上昇，粘調唾液，口腔乾燥	口腔乾燥，齲歯
	咽　頭	嚥下障害，咽頭炎	
胸　部	食　道	嚥下障害，食道炎	
腹部・骨盤部（胃，小腸，大腸，直腸）		食欲低下，嘔気，嘔吐，腹痛	下痢，消化吸収不良，胃潰瘍
		下　痢	穿孔，腸管狭窄，潰瘍，瘻孔形成

ーション専門職（作業療法士，理学療法士，言語聴覚士），管理栄養士によって構成される。

●チームの介入を必要とする患者の多くは食・栄養に関する問題を有している。食事は生命維持という役割のほか，「口から食べること」は知覚や感覚に影響を与え，喜びや療養生活の充実につながる。

●緩和ケアチームに所属する管理栄養士は，緩和医療における栄養療法の専門家として個々の病態や病状に応じた適切な栄養管理と食事の提案を実施し，患者の症状改善やQOLの維持・向上に貢献することが求められる。

4 終末期医療（ターミナルケア）

●終末期という言葉は臨床現場でよく用いられるが，現在までに確たる定義はなされていない。一般的に，がん終末期とは「病状が進行して，生命予後が半年あるいは半年以内と考えられる時期」と定義されることが多い。

●終末期の栄養管理は，積極的な栄養補給による過剰なエネルギー，水分を抑制し，身体機能への負荷を軽減するギアチェンジを行う。これは，積極的な栄養療法が，体液貯留，気道分泌量の増加，下痢などの症状を助長させるためである。

●ただし，緩和医療は諦めの医療ではなく，患者の価値観を大切に，尊厳を保ち，最後まで能動的に生きていくことを支える医療であるため，日本緩和医療学会「終末期がん患者の輸液療法に関するガイドライン」において，必要エネルギー量確保のための輸液療法を検討する前に，経口摂取量

低下をきたしている病態を探索し，治療可能な要因に対する治療を行うことが推奨されている[7]。

●そのなかには，食事のにおいや味，量などの調整を管理栄養士が行うことが記されているほか，口内炎や高血糖などの代謝異常，便秘，消化器異常などの医学的要因や精神的要因など経口摂取量低下をきたす要因に対しチーム医療で対応することの重要性が示されている。

5 がん悪液質

●EPCRC（European Palliative Care Research Collaborative：ヨーロッパ緩和ケア共同研究）の定義によると，「がん悪液質は（脂肪量の減少の有無にかかわらず）骨格筋量の維持的な減少を特徴とする多因子症候群で，従来の栄養サポートで改善することは困難な進行性の機能障害をもたらす。病態生理学的には，種々の程度の経口摂取量の減少と代謝異常による負のタンパク，エネルギーバランスを特徴とする」とされている[8]。

●EPCRCの定義とともに発表されたがん悪液質診断基準（表22-3）では，「過去6か月間で5％以上の体重減少」，「BMI＜20kg/m²かつ2％以上の体重減少」，「サルコペニアかつ2％以上の体重減少」のいずれかに該当し，経口摂取不良，全身性炎症を伴うものとされている。

●また，がん悪液質のステージが「前悪液質」，「悪液質」，「不可逆性悪液質」の3段階に分類されており，悪液質の状態や栄養管理の方針の整理に有用である。

●がん悪液質は，複数の要因が複雑に影響し合っ

表22-3　がん悪液質診断基準

病期	前悪液質 (pre-cachexia)	悪液質 (cachexia)	不可逆性悪液質 (refractory cachexia)
治療介入	集学的な早期介入（薬物・栄養・運動・心理療法など）が必要		緩和医療を主体とする
臨床的特徴	・過去6か月間の体重減少≦5％ ・食欲不振 ・代謝異常	・経口摂取不良/全身性炎症を伴う	・悪液質の症状に加えて，異化亢進を認め，化学療法に抵抗性を示す ・PS不良（WHO基準でPS3または4） ・予測生存期間＜3か月
診断基準		① 過去6か月間の体重減少＞5％ ② BMI＜20，体重減少＞2％ ③ サルコペニア，体重減少＞2％ 上記①〜③のいずれか	

て食欲不振や早期満腹感，悪心などの身体症状につながる病態であることから，単一の栄養療法では効果がなく，運動療法や心理社会的介入などを合わせた集学的治療が推奨されており，チーム医療として多職種協働で取り組むべきである。

●がん悪液質に対しては，前悪液質の段階から早期に栄養介入することが推奨されている一方で，前悪液質を正確に診断する方法はないため，がん患者における体重減少や食欲不振の程度を管理栄養士が早期からとらえることの役割は大きい。特に，胃がん，膵がんなどの消化器がん，肺がん，

コラム

AYA 世代について

AYA 世代（Adolescent and Young Adult：AYA）とは思春期・若年成人のことをいい，15歳から39歳の患者をさす。この世代は，小児がんと成人に好発するがん，どちらも発症する可能性がある。AYA 世代の患者にとって，がん治療以外にも学業や，就職，結婚や妊娠などライフステージの変化が起こる時期であるため，より個別の支援を要する。成長期の患者も含むため，必要栄養量の設定の際には成長に必要な栄養素が不足しないよう注意が必要である。

コラム

がん患者の体重減少

進行がん患者の体重減少の原因として「がん関連性体重減少」と「がん誘発性体重減少」の2つの機序が考えられる。

「がん関連性体重減少」は，栄養摂取量の低下，特にがんの進行，集学的治療に伴う経口摂取量の低下に起因するが，具体的な要因として嚥下障害，消化管通過障害，下痢，腹痛，がん性疼痛，告知に伴う摂食不良，抑うつ状態などがあげられる。

「がん誘発性体重減少」はがんそのものにより惹起される代謝異常が本態の体重減少である。

この2つは単独で存在することは少なく，両者は混在して低栄養や体重減少を惹起しており，がんの病勢進行に伴いがん誘発性体重減少が優位になることが多い。常にこの2つの病態が混在していることを視野に入れて，がん患者の栄養ケアを行うことが重要である。

頭頸部がんで初診時からがん悪液質を発症する症例が多いとされている。

●現在，がん悪液質に対する適応を有する日本初の薬剤であるアナモレリン塩酸塩（選択的グレリン様作用のある経口薬）が使用できるようになった。がん悪液質による除脂肪体重減少抑制や，食欲を改善させる効果が期待されている[9]。

6 栄養ケアプロセスの考え方

●がん患者では，低栄養は治療成績に悪影響を及ぼし，予後不良となることが報告されている。

●がん治療は手術療法・薬物療法・放射線療法・免疫療法が中心となるが，どの治療法においても有害事象が伴い，摂取不良や栄養障害をきたす有害事象も少なくない。

●低栄養以外にも，ホルモン療法やステロイド薬使用による肥満・過栄養や，がん悪液質などの代謝異常にも注意が必要である。

●治療前からの体重の詳細な変化を聴取し，栄養介入により解決，改善すべき栄養に関する特異的な課題を明確化することが極めて大切である。

●がん治療を終了した終末期においても，栄養状態の維持・改善はもちろんのこと，患者の苦痛を軽減するために過剰な静脈栄養を避けるなどの管理も重要である。

6-1 がんの栄養管理

●栄養アセスメントは，がん患者の栄養管理をすすめていくうえで重要となる。栄養状態の把握は主観的評価・客観的評価の両面から行う。特に脱水や浮腫も含めた体重の評価が重要である。

●投与栄養量のモニタリングにより，栄養素などの欠乏を評価し，早期対応を行う。

6-2 必要栄養量の設定

❖(1) エネルギー必要量

●身長・体重・年齢・性別により Harris-benedict 式から求められた基礎代謝量に活動係数，ストレス係数を乗じて暫定的にエネルギー必要量を設定する。がん患者の代謝状態は変動が大きく，エネルギー消費量が増大しているという報告もある

が，がんの種類によっても大きく異なるため，体重や血液生化学検査結果等をモニタリングしながら決定していく。エネルギー必要量の設定に関しては，間接熱量計による実測安静時エネルギー消費量（resting energy expenditure：REE）を求めることが最も望ましい。

❖(2) たんぱく質の必要量
- 24時間蓄尿を行って窒素出納をみることが望ましいが，実測が難しい場合には，非たんぱくエネルギー/窒素（NPC/N）比から窒素出納維持量を算出する。必要たんぱく質量＝たんぱく質摂取量(g)÷6.25－尿中尿素窒素(g/日)＋4で求めるほか，簡易的に1.0～1.5g/体重kg/日を目標にして個別に決定する。
- がん患者は，炎症性サイトカインやたんぱく質分解誘発因子の作用により，体たんぱく質は異化亢進しており，筋肉量を維持するための十分なたんぱく質摂取が望ましい。筋肉量の評価としてインピーダンス法を用いて体組成測定を行うほか，上腕周囲径などの身体計測を用いて評価するが，浮腫などの影響もあるため，血液生化学検査を併用しながら総合的に食事摂取量を評価する。

❖(3) 脂質の必要量
- 日本人の食事摂取基準に準じてエネルギー比率20～30%で設定する。

❖(4) 炭水化物の必要量
- 日本人の食事摂取基準に準ずると，エネルギー比率50～65%となるが，がん患者ではインスリン抵抗性が亢進し耐糖能異常を呈すことも多く，またがん患者に経静脈的に栄養補給を行う場合にはブドウ糖によって水やナトリウムが貯留傾向となるため，胸水や腹水がある患者には注意が必要である。

6-3 栄養投与ルート
- 消化管機能を考慮して，経口・経腸・経静脈の栄養投与ルートを検討する。必要に応じてこれらを組み合わせる。特に，経腸・経静脈栄養を選択した場合には，エネルギーや水分，ミネラル，微量栄養素の過不足にも注意する。
- 頭頸部がんや食道がんなどの化学放射線療法中には，消化管機能に問題はないが，治療中からしばらくの期間，経口摂取が困難な状況が続くため，治療前に胃瘻を造設することもある。
- また，外科治療やがんの進行（がん性腹膜炎）により乳び胸水や腹水がみられる際には，経口・経腸からの脂質投与は控え，経静脈的に投与する。

Ⅱ 各 論

食道がん

病 態

病 態
- 組織学的には，扁平上皮がんと腺がんが2大組織型である。わが国の食道がんの90%が扁平上皮がんで，危険因子としては，喫煙・飲酒があげられる。欧米に多い，腺がんの危険因子としては，胃食道逆流症によるバレット食道とされている。男女比は約6：1と男性に多く，年齢は60～70代に好発する。

症 状
- 初期には自覚症状がないことがほとんどである。がんが進行するにつれて，飲食時の胸の違和感，つかえ感，体重減少，胸や背中の痛み，咳，嗄声（声のかすれ）などの症状が出る。

診 断
- 上部消化管内視鏡検査で行われ，周囲臓器への浸潤，リンパ節や多臓器への転移の診断にはCT検査やPETが用いられる。

治 療
- 内視鏡治療，手術，化学療法，放射線療法があり，「食道癌診療ガイドライン2022年版」では臨床病期に応じて治療アルゴリズムが決められている。

1-2 栄養食事療法（栄養ケアプロセス）
- 粘膜下層までの病変では症状がなく，検診などで発見されるが，筋層以深におよぶ病変では，狭窄感や嚥下困難などの症状が出現し，すでに栄養障害をきたしている場合も多い。縫合不全などの

術後合併症を避けるためにも術前の栄養管理が重要である。治療に伴う嚥下障害，唾液分泌不全，放射線療法に伴う嚥下時痛などに対し，管理栄養士は食事形態の調整や，経腸栄養剤を併用して栄養管理を行う。

❷ 胃がん

2-1 病　態

病　態
- 胃がんは，胃壁の最も内側にある粘膜内の細胞が，何らかの原因でがん細胞になり，無秩序に増殖を繰り返して起こる。
- 胃がんの発生要因には，ヘリコバクター・ピロリ（Helicobacter pylori：ピロリ菌）の感染と喫煙がある。そのほか，食塩・高塩分食品の摂取が，胃がんが発生する危険性を高めることが報告されている。

症　状
- 初期には自覚症状がほとんどなく，かなり進行しても症状がない場合もある。代表的な症状としては，胃の痛み・不快感・違和感，胸やけ，吐き気，食欲不振などである。また，がんから出血することによって，貧血が起こることや，血便が出る場合もある。

診　断
- 診断は主に上部消化管内視鏡検査で行い，がんの広がりや深達度などを評価する。胃X線検査は粘膜面に病変の露出の少ないスキルス胃がんの診断や，切除範囲を定めるために必須の検査である。腹部超音波検査やCT検査では，がんの場所や大きさに加えて，転移の有無や周辺臓器への広がりを調べるために行われる。

治　療
- 「胃癌治療ガイドライン第6版」に基づいて治療方針が決定される。遠隔臓器やリンパ節への転移がなく，がんの深達度が粘膜層までの場合は，内視鏡的切除が行われる。がんが粘膜下層に達しているときは，手術療法となり，切除した病変の病理分類を行い，必要に応じて術後に薬物療法が行われることがある。遠隔臓器への転移がある場合には，状況によって，薬物療法が検討される。

2-2 栄養食事療法（栄養ケアプロセス）
- 胃がんでは，腫瘍による狭窄，閉塞に加えて出血などに伴い食事摂取が困難となり，治療前から低栄養となり，体重減少を伴う症例もしばしばみられる。特に進行胃がんで，狭窄などによって経口摂取が困難な場合には，経鼻胃管チューブからの経腸栄養が推奨される。

❸ 大腸がん

3-1 病　態

病　態
- 大腸がんは，大腸（結腸・直腸）に発生し，腺腫（良性のポリープ）ががん化して発生するものと，正常な粘膜から直接発生するものがある。日本人の好発部位は，直腸とS状結腸である。
- 大腸がん家族歴はリスク因子である。食事でのリスク要因は，赤身肉，加工肉，飲酒とされている。また，体脂肪・腹部肥満といった体型も大きなリスクとされている。

症　状
- 早期には自覚症状がほとんどなく，進行に伴い，血便や下血，便の表面に血液が付着する。がんが進行し，慢性的に出血することで貧血症状があらわれることもある。
- がんによって，腸が狭くなることによる便秘や下痢，便が細くなる，残便感，腹部膨満感などの症状が起こる。さらに進行すると腸閉塞を発症し，腹痛や嘔吐などの症状が起こる。

診　断
- 診断には下部消化管内視鏡検査や注腸造影検査が施行される。リンパ節転移，肺肝転移，周囲臓器への浸潤検索にはCT検査，MRIを行う。
- 腫瘍マーカー検査は，がん診断の補助や，診断後の経過や治療の効果をみることを目的に行われる。大腸がんでは，手術後の再発や薬物療法の効果判定補助のために，血液中のCEA，CA19-9が測定される。

治 療
- 大腸がん治療は，病期に応じて治療アルゴリズムが決められており，「大腸癌治療ガイドライン2022年版」に基づいて内視鏡的切除術，外科的切除術，薬物療法，放射線治療が施行される。
- また，stage Ⅳに対する治療では，原発巣だけでなく転移巣の切除の可能性も考慮して治療方針が決められる。

3-2 栄養食事療法（栄養ケアプロセス）
- 大腸がんはかなり進行しないと症状が出ないが，通過障害がみられる場合には，腹部膨満感，腹痛，便秘，下痢などによって食欲不振をきたし，低栄養につながることがある。通過障害による閉塞性大腸炎をきたさぬよう，狭窄症状がある場合にはステント挿入が検討されるほか，食事形態の検討が必要となる。症状をきたさない程度の食事量とすることも効果的である。また，不溶性食物繊維を控えた食事とすることや，狭窄が高度な場合には経腸栄養の選択も一案である。
- また，肥満が問題となることも多く，術前減量に対して管理栄養士の役割は大きい。

4 肝がん

4-1 病 態

病 態
- 肝がんは，原発性肝がんと転移性肝がんに分類される。原発性肝がんの90％以上が肝細胞がんである。男性は女性の2倍多い。
- わが国においては，近年のC型肝炎ウイルス治療の進歩や新規ウイルス感染者の減少から，C型肝炎ウイルスが原因の肝がんは漸減し，変わって食の欧米化に伴う，非アルコール性脂肪肝炎（nonalcohoilc steatohepatitis：NASH）や非アルコール性脂肪性肝疾患（nonalcoholic fatty liver disease：NAFLD）などによる肝がんが増加している（第11章参照）。

症 状
- 肝機能が低下することで，浮腫や皮膚の掻痒感，倦怠感などの症状があらわれる。肝臓は「沈黙の臓器」と呼ばれ，炎症やがんがあっても初期には自覚症状がほとんどないため，医療機関での定期的な検診や，ほかの病気の検査時に，異常を指摘されることも少なくない。

診 断
- 超音波，CT，MRIの画像検査で行われる。画像検査で悪性か良性かの区別が難しい場合には，病変の一部を採って調べる生検が行われる。

治 療
- 「肝癌診療ガイドライン2021年版」によると，肝機能が比較的良好で，遠隔転移がなく腫瘍数が3個以内であれば，肝切除またはラジオ波やマイクロ波による焼灼療法が勧められている。そのほか，肝動脈（化学）塞栓療法，薬物療法，放射線治療がある。
- 手術療法としては，肝移植も行われており，日本では，主に近親者から肝臓の一部を提供してもらう「生体肝移植」や，近年では脳死後のドナー（臓器提供者）から肝臓を提供してもらう「脳死肝移植」も施行されている。

4-2 栄養食事療法（栄養ケアプロセス）
- 肝硬変を合併している場合には，肝硬変の栄養ケアに準ずる（第11章参照）。近年では，サルコペニアが肝がん患者の生存率や再発率に関係している報告もあり，骨格筋量の低下を防ぐための栄養療法が重要である。アルコール摂取や肥満，糖尿病などがある場合には，食習慣の改善を治療早期から行う必要がある。

5 膵がん

5-1 病 態

病 態
- 膵がんの罹患数は年々増加傾向にある。危険因子としては近親者の膵がん罹患，糖尿病，肥満，慢性膵炎，喫煙，飲酒などであり，生活習慣病との関連も認められる。

症 状
- 早期には自覚症状がほとんどなく，早期発見が難しいがんである。進行に伴い，腹痛，食欲不振，

腹部膨満感，黄疸，腰や背中の痛みなどが起こる。急に糖尿病を発症することや，増悪によって膵がんが疑われる場合もある。

診　断
●超音波，CT，MRI の画像検査で行われ，近年は超音波内視鏡下穿刺吸引細胞診による病理学的診断が行われる。

治　療
●手術療法，薬物療法，放射線治療があり，「膵癌診療ガイドライン 2022」に基づいて決定される。

5-2 栄養食事療法（栄養ケアプロセス）

●糖尿病患者において増悪を契機に発見されることもあるが，食事摂取量を確保して体重維持を目指すことが第一優先であるため，病態によってはインスリン療法を取り入れながら，管理栄養士は食事量低下をきたさないようなかかわりが重要である。
●膵外分泌機能の悪化は栄養状態の悪化をきたしやすく，診断時には低栄養に陥っていることが多いため，治療開始前から栄養介入することが望ましい。

6 肺がん

6-1 病　態

病　態
●肺がんは日本人におけるがん死の第 1 位であり，発生率は 50 歳以上で急激に増加する。原発性肺がんは小細胞肺がんと，非小細胞肺がんに分類される。
●リスク因子としては，喫煙，職業的曝露（アスベスト），慢性閉塞性肺疾患である。喫煙者が肺がんに罹患するリスクは非喫煙者に対し，男性で4.4 倍，女性で 2.8 倍と高い。

診　断
●胸部 X 線，胸部 CT のほか，喀痰細胞診や腫瘍マーカー，FDG-PET などを組み合わせて診断が行われる。

治　療
●手術治療，放射線治療，薬物療法があり，「肺

癌診療ガイドライン 2021 年版」に基づいて決定される。非小細胞がんでは，ⅢA 期の一部までが手術療法の適応となり，ⅢB 期，Ⅳ期は薬物療法もしくは放射線療法を追加する。

6-2 栄養食事療法（栄養ケアプロセス）

●肺がん診断時のがん悪液質の診断が，全生存期間を短縮する報告があり，肺がんの栄養状態は予後に影響すると考えられる。また，肺がん患者ではサルコペニアを高率に合併することもいわれている。以上より，早期に栄養アセスメントを行い栄養ケアを行っていくことが重要である。
●放射線療法施行時には，照射範囲に食道周囲が含まれることがあり，嚥下時痛などの症状をきたしている場合もあるので，飲み込みにくさなどがないか問診し，食事形態に注意する。

コラム

放射線治療と消化障害

　放射線療法は，手術療法，薬物療法とともにがん治療における 3 本柱の一つである。基本的には手術療法と同様に局所療法である。放射線療法は目的によって，根治照射，予防照射，緩和照射に分けられ，がんの種類・進行度によって目的は変わるが，がん治療の早期から進行期の全段階で適応がある。頭頸部や消化管腫瘍など摂食・嚥下・吸収に直接かかわる臓器に対して放射線療法を行われる際には，食事や栄養摂取に関わる有害事象の発生を伴いやすい。また，消化管以外の腫瘍でも，肺癌や食道癌などの胸部，また婦人科・泌尿器癌のような骨盤部への放射線治療でも有害事象を伴う。治療完遂へ向けた栄養・食事サポートや，治療が終了した後も，2〜数か月後に発症する晩期障害によって栄養摂取に支障をきたすことがあるため，治療前後で適切な栄養管理が重要である。

注
1）James D Brierley, Mary K Gospodarowicz, Christian Wittekind, UICC 日本委員会 TNM 委員会訳『TNM 悪性腫瘍の分類（第 8 版）日本語版』金原出版，2017，p.276

2）国立がん研究センターがん情報サービス「薬物療法とは」https://ganjoho.jp/public/dia_tre/treatment/drug_therapy/dt02.html,（参照 2023-12-15）

3）日本臨床腫瘍研究グループ「有害事象共通用語規準 v5.0 日本語訳 JCOG 版」http://https://jcog.jp/assets/CTCAEv 5 J_20220901_v25_1.pdf,（参照 2023-12-15）

4）「放射線療法における栄養の意義」日本病態栄養学会編『がん病態栄養専門管理栄養士のためのがん栄養療法ガイドブック 2019（改訂第 2 版）』南江堂, 2019, p.48

5）大坂巌・渡邊清高・志真泰夫他「わが国における WHO 緩和ケア定義の定訳―デルファイ法を用いた緩和ケア関連 18 団体による共同作成」Palliative Care Research, 14（2）, 61-66, 2019

6）加藤雅志・吉岡とも子・橋本百世編「緩和ケアチーム活動の手引き（追補版）緩和ケアチームメンバー職種別手引き」特定非営利活動法人日本緩和医療学会, 2020

7）日本緩和医療学会緩和医療ガイドライン委員会「終末期がん患者の輸液療法に関するガイドライン 2013 年版」金原出版, 2013

8）Kenneth Fearon, Florian Strasser, Stefan D Anker, et al. Definition and classification of cancer cachexia: an international consensus. Lancet Oncol, 2011, 12（5）: 489-95.

9）Tateaki Naito. "Emerging Treatment Options For Cancer-Associated Cachexia: A Literature Review". Ther Clin Risk Manag. 15 ed., 2019, p.1253-1266.

第23章 手術・周術期

I 総論

●術前・術後の栄養管理は侵襲の大きい手術において必要となる。術前は，術後の免疫機能の低下による感染症予防のため栄養補給が不可欠である。栄養量が不足すると術後に低栄養状態になってしまう。術前・術後の栄養管理を学習する。

1 手術・周術期と栄養ケアプロセスの考え方

1-1 栄養アセスメント

●術前・術後の栄養管理に必要。

❖(1) 栄養スクリーニング

●体重の変化，食物摂取量，消化器症状，歩行できるかどうか，疾患からのストレス，身体検査の情報。

❖(2) 栄養アセスメント

●アルブミン値で評価することが多い。術後の急性期には，半減期が短いトランスフェリン，トランスサイレチン等で評価する。これらがはかられていない場合はアルブミン，総コレステロール，ヘモグロビン等を組み合わせて評価する。
●術前・術後の生化学検査値は，栄養摂取量と比例しないが摂取栄養量と体重変化からアセスメントすることが重要である。

1-2 術前の栄養管理

●低栄養患者が手術を受ける場合，術後の合併症の発症率や死亡率が高く，入院日数も延長する。
●術前栄養療法の必要な期間は，生理的な機能を回復させるために4～7日間，さらに体内たんぱく質の回復を目標とした場合は7～14日の栄養療法が必要。
●高度な低栄養状態では，手術を遅らせても7～14日の術前の栄養管理を行うことが推奨されている。

❖(1) 創傷治癒

●胃の全摘手術，食道がんの手術等侵襲の大きな手術の場合，体重を減らさないことと亜鉛不足にならないようにすると手術部位の治癒を促進するという報告がある。

❖(2) 術前の絶飲食

●手術前の絶飲食時間は，周術期の誤嚥性肺炎を予防するために重要。
●清澄水（水，お茶など）の摂取は，麻酔導入2時間前まで安全。
●固形物は少なくとも術前6時間以上の絶食時間を設ける。
●脂質を多く含む食事は8時間以上の絶食時間が望ましい。

1-3 術後の栄養管理の原則

❖(1) 標準的な周術期の回復過程

●フランシス・ダニエルズ・ムーアは，標準的な周術期の回復過程の4つの段階を提唱した（表23-1）。
●北欧を中心に始まった，早期回復のための周術期管理の包括的プロトコルであるERAS（enhanced recovery after surgery）では，①早期離床，②できるだけ早期に経口摂取を開始，③悪心・嘔吐を防止，④十分な疼痛管理，⑤膀胱・輸液カテーテルなどは早期に抜去するなどが推奨されている。

❖(2) 留意点

●原則的には経腸栄養・経口栄養を第一選択とする。
●経口摂取開始にあたっては，嚥下機能や消化管機能に問題がないことを確認する。
●一般に水分が多くやわらかく調理した食事から開始する。
●手術の内容や患者の全身状態などにより回復度は異なる。患者の状態をみながら，流動食，三分粥食，五分粥食，七分粥食，全粥食，経腸栄養補助（ONS：oral nutrition supplements）などが選択される。
●経口が不可能もしくは目標エネルギー量の60％以下しか摂取できない場合は，経管栄養を追加する。

●消化管が安全に使用できない場合は静脈栄養を行う。

●イレウスや腸の閉塞，高度の循環不全，消化管の虚血や高度の出血などのときは周術期の経腸栄養は禁忌であり，静脈栄養の適応となる。

●術後に7日間，経口もしくは経腸栄養で必要エネルギー量の50％以下しか投与できない場合は，静脈栄養との併用を考慮する。

●経腸栄養の場合，短期（4〜6週未満）であれば経鼻胃管栄養を，長期（4〜6週以上）では胃瘻・腸瘻を選択する。静脈栄養の場合，短期（2週未満）であれば末梢静脈栄養を，長期（2週以上）であれば中心静脈栄養を選択する（図5−1，図5−3参照）。

・血　糖

●高血糖は感染症の増加などの悪影響がある。一方，インスリンによる血糖管理は低血糖のリスクがある。

●180 mg/dL以上の高血糖を呈した場合，インスリン投与を開始する。

●血糖コントロールを行う際には，目標血糖値は144〜180 mg/dLとする。

●強化インスリン療法（インスリンを用いて血糖値を80〜110 mg/dLに維持する）は低血糖のリスクがあるため行わない。

・水　分

●手術中の出血や体液の喪失により循環器系に負荷がかかりやすい。特に高血圧，心疾患が既往にある患者や高齢者は水分出納や電解質を経時的にモニタリングする。

●肺疾患の合併症予防のために水分量を少なくしすぎると不整脈を起こすことがある。

・肝機能

●手術侵襲，麻酔，薬剤の影響で機能が一時的に

低下する。中心静脈栄養が長期にわたり脂肪乳剤を投与しない場合，脂肪肝を生じることがある。

1-4 栄養補給

❖(1)　栄養素の補給の基本

・エネルギー

●ハリス・ベネディクトの式から基礎エネルギーBEE（basal energy expendicture）を算出し術後の活動係数（表4−17参照）とストレス係数（表4−18参照）を乗じて求める。

男性［$BEE = 66.47 + 13.75W + 5.0H − 6.76A$］
女性［$BEE = 655.1 + 9.56W + 1.85H − 4.68A$］
W：体重（kg），H：身長（cm），A：年齢（年）

●患者の全エネルギー消費量（total energy expenditure：TEE）はBEEをもとに算出され次式で表わされる。

［$TEE = BEE ×活動係数×ストレス係数$］

・たんぱく質

●エネルギー摂取の不足により，たんぱく質がエネルギー源として使われると異化亢進が進む。代謝亢進のレベルや低アルブミン血症の程度により必要量を決める（表23−2）。

●また，非たんぱく質エネルギー（NPC：non-protein calorie）／窒素（N）比が一般に150〜200程度になるよう算出する方法もある。ただし，急性腎不全・透析前の慢性腎不全および非代償性の

表23−2　代謝亢進レベル

代謝亢進レベル	たんぱく質・アミノ酸必要量 g/kg/日
非侵襲（正常）	0.8〜1.0
軽度侵襲	1.0〜1.2
中等度侵襲	1.2〜1.5
高度侵襲	1.5〜2.0

表23−1　標準的な周術期の回復過程の4つの段階

相	名　称	期　間	特　徴
1	傷害期	術後2〜3日	外科的高血糖，循環血液量減少，尿量減少，発熱他
2	転換期	術後3〜5日（1〜3日間）	循環動態の正常化，疼痛軽減，平熱，利尿期
3	同化期（回復期）	術後6日から数週間	組織の新生（創傷治癒），バイタルサイン安定，食欲回復
4	脂肪蓄積期	第3相から数か月	体重増加，脂肪組織の蓄積，月経・排卵再開（女性）

肝障害増悪期では窒素負荷に伴う病態悪化を避けるため 0.6〜0.8 g/kg/ 日程度（NPC/N 比 300〜350）とし，逆に重度熱傷のように代謝亢進・たんぱく需要増大があれば 2.0〜4.0 g/kg/ 日（NPC/N 比 80〜120）まで増量する。

・脂　質
- 日本人の食事摂取基準よりエネルギー比率は 20〜30％にする。代謝合併症予防のため 2 g/kg/ 日は超えないようにし，必須脂肪酸欠乏症防止のために最低 50 g/ 週を目安に投与する。静脈栄養の場合，必須脂肪酸欠乏を予防するために脂肪乳剤の投与も必要である。糖尿病や慢性呼吸器不全では糖質を下げ，脂質を 60％近くまで上げる場合がある。

・糖　質
- 現体重 1 kg あたり 7 g/ 日（50 kg では 350 g）。
- 静脈栄養では代謝合併症を防ぐため最大投与速度を 5 mg/kg/ 分とされている。
- 一方，ケトーシス・体たんぱく異化抑制のため最低 100 g 以上必要。

・ビタミン，ミネラル
- 創傷の治癒に必要なビタミン A・C，亜鉛の必要量が増加する。呼吸器疾患では，活性酸素の産生が多くなるため抗酸化作用のあるビタミン E・C を多くとる。

・水　分
- 体重 1 kg あたり 40 mL を乗じて算出する。必要エネルギーに 1 mL を乗じて算出する場合もある。また，尿・不感蒸泄・代謝水・発熱・糞便に異常がある場合や脱水，浮腫などの症状を経過観察し水分出納を計算する。

II 各　論

1 胃

1-1 病　態

- 胃がんの発生には，過剰な塩分摂取や喫煙習慣，ヘリコバクター・ピロリの感染等が関与している。がんの進行度により，内視鏡的治療（内視鏡的粘膜切除術，内視鏡的粘膜下層剥離術），胃切除術（部分切除術，全摘出術），リンパ節郭清，他臓器合併切除術（肝・脾・膵など），術後化学療法等を行う（図 23−1）。

1-2 治療と合併症

❖(1) 栄養療法の重要性
- 周術期栄養療法は，術後の感染性合併症の発生を減少させる，入院期間を短縮するなどの効果が報告されている。

❖(2) 術後の原則
- 再建された消化管の機能回復を待つ間，朝昼夕 3 食と間食 2〜3 回の合計 5〜6 回の少量分割食から始める。1 回の食事は 30 分を目標にゆっくりとよく噛んで食べる。

図 23−1　胃全摘，幽門側胃切除の術式
資料：日本胃癌学会編『胃がん治療ガイドラインの解説（第 2 版）』金原出版，2004，pp.24-26 を一部改変

●手術後3か月くらいまでは消化のよい食品を選び，油を控えめに，よく加熱してやわらかめに調理したものを食べる。残った胃や，胃のかわりをしている腸に負担をかけないようにするには，ゆでる，煮る，蒸すといった調理法がよい。

❖(3) ダンピング症候群

●高濃度の消化物が急激に胃から十二指腸，空腸へと排泄されることや，胆汁・膵液消化ホルモンの分泌低下により生じる。早期と後期がある。

・早期ダンピング症候群

●食後20～30分以内に起こり，発汗，頻脈，熱感や腹部膨満，下痢などが出現し，45分くらい続く。
●予防のためには，たんぱく質・脂質を中心とした食物をゆっくりとよく咀嚼し，数回に分けて食べる。

・後期ダンピング症候群

●食後2～3時間頃に生じ，食後の急激な糖吸収による高血糖状態がインスリンの分泌過剰をきたし，発汗，頻脈，めまい，倦怠感などの低血糖症状を起こす。
●予防のためにはたんぱく質・脂質を中心とした食事とし，吸収のよい飴や袋入り砂糖など糖分の高いものを常に携行し，症状があらわれそうなときは少量口にすることで防ぐ。

❖(4) 貧　血

●鉄吸収障害による鉄欠乏性貧血（術後数か月～1年後）や，胃全摘出術後のビタミンB_{12}吸収障害による巨赤芽球性貧血（術後4～5年後）がみられる。鉄剤やビタミンB_{12}投与が有効。

❖(5) 骨代謝障害

●カルシウムやビタミンDの吸収障害により，骨粗鬆症や骨軟化症様の所見を呈する。カルシウムやビタミンDを多く含む食事の摂取。日光浴や運動を勧める。必要に応じてカルシウム製剤，活性型ビタミンD_3製剤の補充やビスホスホネート製剤投与を行う。

❖(6) 食事療法

・喫食状況の把握

●毎食，主食・副食をどの程度食べたか誤嚥はないか等を確認する。食べられていないときは飲みやすい経腸栄養剤や栄養補助食品の付加を考慮する。

・指導時のポイント

●必要に応じて，消化吸収のよい食品や経腸栄養食品について説明する。また，通常の3回の食事では毎食，肉・魚・卵・大豆などのたんぱく質を1品とるように心がけ，食事はゆっくりよく噛んで頻回食を強調しておく。早食いの人は痛みがなくなると術前の食習慣に戻り体調をくずすことが多いことも説明する。
●ダンピング症候群についてはなぜ症状が起こるかを説明し，腹部状態（腹痛，腹部膨満感，嘔気）の有無・程度，時間を把握できるように指導する。後期ダンピング症候群を起こす人には前ぶれの段階で袋砂糖や飴を少量とれば防げることを指導する。

❷ 食　道

2-1 病　態

●食道がんは，喫煙と飲酒が明らかな危険因子である。初期には症状があまりなく，健診などで内視鏡検査により発見されることが多い。進行すると食物のつかえ感などの症状が出現する。食道がんの治療には，内視鏡的切除，手術，放射線治療，化学療法があり，がんの進行度や患者の状態などにより，治療法が選択される。

2-2 治療と合併症

❖(1) 術前の原則

●合併症を防ぐためにも栄養療法は重要である。症状のない早期がんでは栄養状態の変化は少ない。食道狭窄等症状がある場合は食事摂取量が減り，栄養状態が低下していることが多い。一般に3か月間に7～8％以上体重が減少すると低栄養状態である。
●飲み込みが難しい場合には早めに入院して経管栄養を鼻腔から行う。狭窄があり難しい場合は中心静脈栄養を行い，栄養状態を整える。

❖(2) 術後の原則

●食道がん手術の多くは，切除された食道の代わりに再建臓器として胃が用いられることが多い。この場合，胃が径2～3cmほどの管上に形成さ

れる（胃管）ため，貯留能が失われる（図23－2）。逆に，胃管に食物が貯留してしまうと容易に逆流が生じ，誤嚥性肺炎の原因となる。
- 胃管に求められる機能は十二指腸への良好な食物の排泄である。そのため，食道がん術後にもダンピング症候群を生じることがある。
- 食道がん手術は消化器がん手術のなかでも最も侵襲の大きな術式の１つであり，①反回神経麻痺，②呼吸器合併症，③縫合不全などの合併症をきたしやすい。

① **反回神経麻痺**
- 第10脳神経の迷走神経からの枝である反回神経の障害で起こる。反回神経が麻痺すると，声帯の動きが悪くなるため，声がかすれる（嗄声），咳が弱くなる，声門が閉鎖できなくなり誤嚥しやすくなるなどの症状がでる（反回神経麻痺）。
- 反回神経麻痺の場合，固形物は比較的安全に摂取できるが，水分は声門の隙間から入り込むため誤嚥のリスクが高くなる。
- 嚥下リハビリテーションを行う。
- 両側反回神経麻痺では呼吸困難のため気管切開を行うこともある。

② **呼吸器合併症**
- 無気肺や肺炎などが起こりやすい。
- 禁煙，術前の口腔ケア，呼吸器訓練などを行う。
- 肺炎には抗菌薬投与。

③ **縫合不全**
- 減圧チューブの留置や経管栄養などで改善することが多いが，緊急手術を行うこともある。

❖**(3) 食事療法**
- 食道は食物が通過するところであり，食道自体には消化・吸収機能はない。
- 縫合不全がなく飲水ができるようになったら流動食から開始し，経過をみながら食事形態を上げていく。

・通過障害
- 吻合部に食物が引っかかったりする場合は，残渣の少ない低残渣食や嚥下訓練食にする。

・食事状況の確認
- 食材が固くないか，１回の量が多すぎないか，通過障害を起こしていないか，水分をとっている

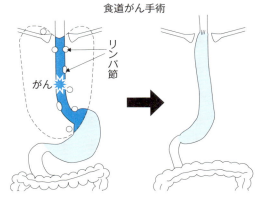

図23－2　胸部食道がん切除術

資料：大阪府立成人病センターホームページ「大阪がん情報提供コーナー」

か，ダンピング症候群が起きていないかを確認する。
- ダンピング症候群の予防のため，「大食い」と「早めし」をさけ，食間の低血糖を防ぐために間食を勧め，症状が出現した際は，あめやジュースを摂取するように指導する。

・粘膜を刺激するものは禁止
- たばこ，熱いものは禁止。

・アルコール
- 適量で度数の低いもので発泡のないものであればよいが，度数が高いものを飲む習慣があった人は低いもので量を制限する。

3 大　腸

3-1 病　態

- 大腸がんは，盲腸，結腸，直腸などに発症する。手術に伴って発生する機能障害は部位や深さ，摘出される腸の範囲，リンパ節の範囲によって異なり，排便・排尿・性機能に関するものがあり，肛門を温存できない場合，人工肛門が必要となる。

3-2 治療と合併症

❖**(1) 術前の原則**
- 早期がんで症状がなければふだんの食事と同じでよい。進行がんでは胃がんと同様に術後の縫合不全や免疫機能低下を防ぐための栄養食事療法を

行う。
- 通過障害がある場合は，静脈栄養を行う場合が多いが，軽度の場合は残渣の少ない経腸栄養剤を投与する。

❖(2) 術後の原則
- ガスが出て，縫合不全がなく，吻合部の通過障害がなければ，経口摂取は，術後4～5日目に開始する。食事の形態は，流動食から常食まで1日ごとに段階的に進める。

・下痢や便秘
- 消化管症状や1回の食事量や食べる時間の問題，消化に負担をかける食品の摂取などが原因で摂取量が増加しない場合があるので，確認して指導する。

・通過障害
- 縫合した部位を食べた物がうまく通らず，吐き気，便秘が生じることがある。特に開腹手術の後には食物の通過が悪くなり吐き気や腹部膨満感などの症状が出現し腸閉塞になることもある。この場合は，食事を中止する。縫合不全がなければ徐々に落ち着いてくる。縫合不全がある場合，中心静脈栄養を行う。

・排便障害
- 盲腸からS状結腸までが切除されると便を固形化できず，下痢便や軟便になりやすい。直腸の一部や全切除術では，下痢便，便失禁，便秘などの排便障害が発生し，人工肛門を造設した場合は障害が強くなる。
- 便の回数が多い場合，水溶性食物繊維や乳酸菌，整腸薬を服用し回数を減らす。低位前方切除では，1日に4～5回排便があるため回数に慣れるようにする。
- 便秘は適度な運動と水分を多めにとることを意識する。緩下剤を利用する。
- 術後，2週間経過すると腸の動きも安定し排便回数も減り便もかたちある状態になる。しかし，術前と同じ状態にまで回復しない人もいる。

短腸症候群

病　態
- 原因となる疾患は癒着性または絞扼性イレウ

ス，壊死性腸炎，クローン病，外傷などである。小腸を大量切除すると吸収面積の減少，通過時間の短縮によりさまざまな栄養素の吸収障害が起こる。残存された小腸が成人では150 cm（小児75 cm）以上あれば経管・経腸栄養または経口摂取で栄養状態を維持できるが，60 cm未満では中心静脈栄養法が必須となることから，いかに離脱するかが重要である。

治療と合併症
- 術後直後は下痢によって電解質と水分の喪失，低たんぱく血症がみとめられるため中心静脈栄養になる。術後，数か月からおおむね1年くらいで糖質，たんぱく質の吸収が回復するが脂肪の吸収障害は残る。中心静脈栄養の量を減らしてモニタリングする。症例によっては1年から数年かかることもあるが食事，経腸栄養と進めて残存された小腸の適応を促して中心静脈栄養から離脱する。

・術前のポイント
- Ⅰ総論の1-2術前の栄養管理（p.319参照）に

表23-3　多量に食べない方がよい食品

	多量に食べない方がよい食品
穀類	中華そば，焼きそば，ラーメン，チャーハン，日本そば，赤飯
いも類	こんにゃく，しらたき，さつまいも
野菜類	れんこん，ごぼう，たけのこ，うど，長ねぎ，せり，ふき，しょうが，らっきょう，ぜんまい，にら，きのこ類，からし菜，セロリ
海藻類	わかめ，ひじき，きりこんぶ
魚介類	かき以外の貝類，いか，たこ，干物，さば，うなぎ，かまぼこ
肉類	脂身，ベーコン，ハム，サラミ
卵類	筋子，数の子
大豆類	炒り豆，固い煮豆，濃いあん
乳製品	生クリーム
油類	ラード，ヘット
果物	夏みかん，ハッサク，レモン，干した果物（レーズン，パイン）
香辛料	こしょう，からし，カレー，わさび，しょうが，ニンニク
嗜好品	コーヒー，炭酸飲料，漬け物，塩蔵品（佃煮，塩辛）
	控えたほうがよい調理方法
調理法	揚げる（天ぷら，フライ），炒める

準じるが，腸の閉塞，高度の循環不全，大量出血などで緊急手術となることも少なくない。

・術後のポイント
●摂取量が不足するとエネルギー，たんぱく質のみ不足するわけでなく，ビタミン，ミネラルも不足するので経腸栄養剤や栄養補助食品等で補給する。エネルギーの少ない野菜，海藻より魚，肉，卵，大豆製品，乳製品等で補給する。

・食事の量とバランス
●主食，主菜，副菜をそろえ，バランスを整える。量をとり過ぎると，下痢や腸閉塞を起こしやすくなるため，量は腹七〜八分目とする。不足分は補食でとる。
●多量に食べないほうがよい食品（表23-3）は食べ過ぎると下痢や頻便の原因となりやすいので，よくかんで消化吸収を助ける。

コラム

入退院支援における管理栄養士の役割

　手術前の栄養管理は，術後の回復能力に影響する。術後，順調に回復させるため，管理栄養士による栄養サポートを通じ栄養リスク評価を行い準備をする。
　術前の低栄養，サルコペニア（筋肉量減少）は，術後回復の妨げになる。また糖尿病，肥満があるときには，合併症を防ぐために普段以上の管理が必要である。
　個別の食事量調整，食物アレルギー対応や咀嚼・嚥下状態に合わせた食事形態など，栄養サポートは重要である。
　在宅へ向けた食事療法も入院中に栄養指導する。

参考文献

Fearon, K. C. et al. : Enhanced recovery after surgery : A consensus review of clinical care for patients undergoing colon resection. ClinicalNutrition, 24, pp.466-477, 2005

Mousawi AA, et al. : Metabolism in surgical patients. Sabiston Textbook of Surgery, 19 th edition, ed. by Townsend, Jr.

C.M. et al. ELSEVIER Saunders, pp.120-150, 2012

大熊利忠・金谷節子編『キーワードでわかる臨床栄養（改訂版）』羊土社，2011

小林国男「侵襲に対する反応－代謝」杉本侃他編『図説救急医学講座』第1巻　救急医学総論，メジカルビュー社，1989，pp.242-251

日本病態栄養学会編『病態栄養専門医テキスト（改訂第3版）』南江堂，2021

横山正尚編『新戦略に基づく麻酔・周術期医学　麻酔科医のための診療ガイドライン活用術』中山書店，2020

第24章 クリティカルケア

I 総論

1 解剖・生理と病態

- 炎症反応とは，外傷，感染，熱傷，化学的損傷，免疫学的障害などの侵襲に対する生体の反応である。
- 急性炎症の古典的徴候として，セルススの4徴候（発赤，腫脹，熱感，疼痛）や，これに機能障害を加えたガレノスの5徴候がある。
- 炎症によって起こる局所変化として，血管拡張，血管透過性亢進，滲出液の出現などがある。
- 炎症局所に好中球が浸潤してくる。引き続いてマクロファージやリンパ球などが出現し，生体防御に働く。
- 炎症が慢性化しない場合，肉芽組織によって組織は修復される。
- ショックには，循環血液量減少性，心原性，敗血症性，アナフィラキシーショックなどがある。
- 心臓が停止すると，15秒以内に意識が消失し，3～4分以上そのままの状態が続くと脳機能の回復は困難となる。
- 一次救命処置は，自動体外式除細動器（automated external defibrillator：AED）や感染防護具などの簡便な器具以外には特殊な医療資材を必要とせず，特別な資格がなくても誰でも行うことができる救命処置である。
- 一次救命処置には，心肺蘇生，AEDを用いた除細動，異物で窒息をきたした場合の気道異物除去がある。
- 二次救命処置は，救急救命士や医師により，一次救命処置と並行して薬剤や気道確保器具などを利用して行われる救命処置である。
- 成人の突然死の原因には，急性心筋梗塞や脳卒中があり，成人の突然死を予防するためには，危険因子の検索や生活習慣病の管理が重要となる。

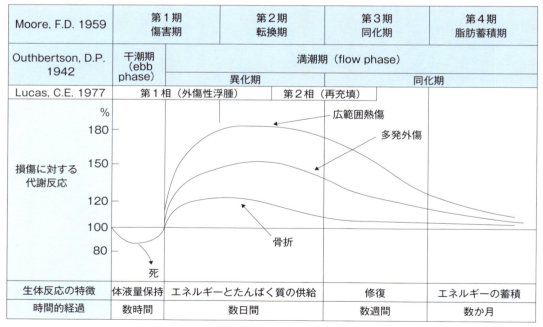

外傷や熱傷などの大きな侵襲時には，安静時エネルギー消費量は一過性に低下する。その後は逆に増加し，数週間持続する。

図24-1 侵襲後の代謝の変動と栄養管理

資料：平澤博之編『クリティカルケアにおける栄養管理』克誠堂出版，2009，p.149を一部改変

2 栄養ケアプロセスの考え方

- クリティカルケアとは，生命および機能に重大な障害があり，速やかに医療処置をしないと救命できないか，あるいは大きな後遺症が生じる可能性のある患者に対して行う医療行為をいう。
- クリティカルケアにおける栄養ケアの目的は，全身状態や創部など局所の状態を安定・改善させ，予後の向上や早期社会復帰を目指すことにある。
- 重症外傷や広範囲熱傷などの侵襲に対する生体反応には次のような特徴がある。
- 侵襲後の代謝変動は，概して干潮期（ebb phase）と，満潮期（flow phase）に分けられる（図24-1）。

❖(1) 干潮期

① 侵襲直後からおよそ数時間〜48時間までの，安静時エネルギー消費量が一過性に低下する時期。心拍出量の減少やショックを伴うことが少なくない。
② 侵襲に対して，血糖上昇ホルモン（カテコールアミン，糖質コルチコイド，グルカゴンなど）の分泌が亢進する。しかし，血糖上昇に見合うインスリンの分泌が起こらず高血糖になりやすい。
③ 末梢組織の循環不全や低酸素症のためTCAサイクルがうまく働かず，嫌気的解糖が行われ乳酸が産生される。高乳酸血症は代謝性アシドーシスを引き起こす。

❖(2) 満潮期

① 干潮期を過ぎると，心拍出量，酸素消費量，エネルギー消費量とも増加し，体温も上昇する。
② 安静時エネルギー消費量（resting energy expenditure：REE）は，多発外傷で10〜30％，重症感染症で25〜60％，広範囲熱傷で80〜100％程度，健常時に比べて増加する。
③ 外傷や熱傷などで感染症を併発するとREEはさらに増加する。
④ 体温が1℃上昇するごとにREEはおよそ13％の割合で増加する。
⑤ 干潮期における血糖上昇ホルモンの分泌亢進は，満潮期でも認められる。ただし，高血糖に応答してインスリンが分泌されるようになり，干潮期にみられた高血糖は改善してくる。
- 重症外傷や広範囲熱傷などの大きな侵襲時には，エネルギー基質としてのブドウ糖の利用が著しく制限される。このため，骨格筋のたんぱく質が分解されてエネルギー基質として利用され，窒素バランスは負に傾く（たんぱく質異化亢進）（図24-2）。
- アミノ酸のうち，特に分枝アミノ酸（バリン，ロイシン，イソロイシン）がエネルギー源として消費されやすい。
- 肝臓におけるC-反応性たんぱく（CRP）をはじめとする急性期反応たんぱくの誘導や，免疫系の賦活もREEを増大させる（p.38，C-反応性たんぱく（CRP）参照）。
- クリティカルケアの栄養ケアでは，以上のような侵襲に対する生体反応の特徴を理解し，全身状態や代謝動態の変化に速やかに対応していくことが重要である。

II 各 論

1 外 傷

1-1 病 態

定 義
- 外傷とは，外的要因による組織または臓器の損傷をいう。

病態生理
- 物理的，化学的，熱的，電気的，放射線などさまざまな原因によって起こりうる。

症 状
- 外傷の部位や程度などによる。
- 特に血圧低下，心拍数増加，尿量減少，皮膚蒼白などのショック症状，出血や脳損傷などの生命にかかわる徴候を見逃さない。

診 断
- 呼吸，循環，意識レベルなどの生理学的徴候を迅速に評価。

- 見逃すと致命的となる損傷・病態には，気道閉塞，肺挫傷を伴うフレイルチェスト（胸壁動揺），開放性気胸，緊張性気胸，大量血胸，心タンポナーデ，腹腔内出血，後腹膜出血，生命を脅かす中枢神経系の傷害，低体温などがある。
- 心電図，パルスオキシメーター，血圧測定装置の装着。
- 状態により直腸温・膀胱温の測定，観血的動脈圧モニター。
- 画像診断（X線検査，超音波検査，CT検査など）。
- 創部の汚染の状態，深さ，軟部組織損傷の程度を評価。
- 外傷における重症度の指標として，生理学的指標（血圧，呼吸数，意識レベル），解剖学的指標（損傷部位）などがある。

治 療

(1) 非薬物治療法
- 放置すると致命的となる病態の治療を優先し，全身管理を行う。
- 手術療法，骨折に対する固定。
- 創部の処置（止血処置，汚染創の処置，縫合処置，ドレッシング，感染対策）。

(2) 薬物治療法
- 出血（輸液，輸血）。
- 感染対策（抗菌薬，破傷風トキソイド，破傷風免疫グロブリン）。
- 疼痛（鎮痛薬）。
- 麻酔薬（局所，全身）。

予 後
- 出血，臓器損傷，感染症併発，挫滅症候群などでは予後が悪くなる可能性がある。

1-2 栄養食事療法（栄養ケアプロセス）

- 総論で述べた侵襲に対する生体反応の特徴を踏まえた栄養ケアが必要である。
- 干潮期には，原疾患の治療と呼吸・循環の管理が中心となる。栄養管理においてもエネルギーの補給よりも，水分・電解質の補正，血糖値の是正などに重点がおかれる。
- 大量出血などの不安定な循環動態に対しては迅速な輸液療法が必要である。一方で，過剰輸液による肺水腫や腎障害にも注意する。
- エネルギー消費量が増大する満潮期には，栄養管理が非常に重要となる。

(1) 投与エネルギー量の決定
① ハリス・ベネディクトの式により基礎エネルギー消費量（BEE）を算出し，活動係数とストレス（傷害）係数を乗じる方法。

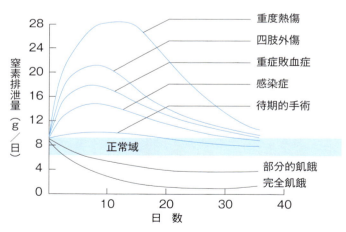

外傷や熱傷などが起こると，特に筋たんぱく質分解が亢進し，体たんぱく質量の減少，窒素排泄量の増加が起こる。

図24-2 たんぱく質代謝における窒素動態

資料：Long CL et al, 1979

② エネルギー必要量(kcal/日) ＝ BEE×活動係数×ストレス係数。
③ 活動係数は，寝たきり（1.0～1.1），ベッド上安静（1.2），ベッドを離れ活動できる（1.3）。
④ ストレス係数は，骨折（1.15～1.3），多発外傷（1.4），重症感染症（1.5～1.6），人工呼吸器を使用した複合外傷（1.5～1.7），発熱（36℃から1℃上昇するごとに0.1～0.2増加）。
⑤ 間接熱量計を用いることで，より正確にエネルギー消費量を測定できる。ただし，人工呼吸器管理中や高濃度酸素投与時には誤差を生じてしまう。

❖(2) たんぱく質
① 外傷では，たんぱく質異化の亢進や創部からの喪失により，たんぱく質の必要量は増加する。
② たんぱく質必要量は，エネルギー代謝亢進の程度によって，軽度では1.0～1.2，中等度では1.2～1.5，重度では1.5～2.0 g/kg 現体重/日とする。ただし，高齢者や腎機能低下例では注意を要する。
③ アミノ酸の組成について，分枝アミノ酸（BCAA）含有率の多いものが用いられる。BCAAは侵襲時にたんぱく質崩壊を抑え，窒素バランスを改善するためである。

❖(3) 脂 肪
① 脂肪の投与は総投与エネルギーの20～30%とする。
② n-3系脂肪酸には抗炎症作用，免疫能を高める作用がある。
③ 最大投与量は，1.0～1.5 g/kg 現体重/日を超えないようにする。

❖(4) 糖 質
① 静脈内投与時は，生体の処理能力を考慮して4～5 mg/kg 現体重/分を超えないようにする。
② 過剰なブドウ糖投与は，易感染性，創傷治癒遅延，脂肪肝などの危険がある。
③ 高血糖をきたす場合はインスリンを使用し，積極的な血糖コントロールを行う。
● 栄養の投与経路は早期経腸栄養が原則である。通常は入院48時間以内に経腸栄養を開始する。
● ビタミンや微量元素の不足に注意する。亜鉛は創傷治癒にも重要。

❖(5) 栄養指標
① 血清たんぱく質濃度や身体計測が栄養状態を正確に反映しないことがある。
② 血清アルブミン値は，血管透過性亢進や急性相におけるたんぱく質合成の影響をうける。
③ 全身や局所の浮腫などにより身体計測に誤差を生じやすい。
● 肥満や浮腫などによる体重増加を認めるときの必要量は，標準体重を用いて計算する。

2 熱 傷

2-1 病 態

定 義
● 熱傷とは，温熱，化学物質，電撃，放射線などが原因で起こる組織傷害である。低温熱源の直接接触によっても生じうる（低温熱傷）。

病態生理
● 広範囲熱傷における受傷直後から回復に至る過程は，次の4期に分けられる。

❖(1) 熱傷ショック期（受傷後0～48時間）
① エネルギー代謝変動における干潮期にほぼ一致した時期。
② 血管透過性亢進や受傷部位からの出血などにより，血管内の水分が大量に失われる。
③ 循環血液量減少性ショックを防ぐために大量の輸液が必要である。

❖(2) ショック離脱期（受傷後48時間～4日間）
① 血管透過性亢進は回復し，間質に貯留した細胞外液が循環血液中に戻ってくる。
② 血管内に水分が戻ることで，血圧上昇，尿量増加，浮腫の消退がみられる。
③ 心不全，肺水腫が起こりやすい。

❖(3) 修復・感染期（受傷後数日～数週間）
① ショック期を離脱し，創部が皮膚で覆われるまでの時期。
② 創部が感染しやすい時期である。

❖(4) 機能回復期（数か月～数年）
① 創部の瘢痕拘縮による運動制限が起こり，リハビリテーションや局所の形成外科的な治療が

必要となる時期。

症　状
●小範囲の熱傷であれば局所症状のみであるが，広範囲では全身に症状が及び，生命を脅かす。

診　断
●熱傷面積は，全体表面積に対するパーセンテージ（%total body surface area：%TBSA）で表現される。

❖(1)　熱傷面積（%TBSA）の測定
① 熱傷面積の推定方法として，成人では「9の法則」がある。
② 「9の法則」は，頭部（頸部・顔面含む：9％），1側上肢（9％），体幹前面（前胸部9％＋腹部9％），体幹後面（胸背部9％＋腰背部・殿部9％），外陰部（1％），1側下肢（大腿9％＋下腿9％）の計100％として計算する。
③ 幼児や小児では頭部の占める割合が大きく「5の法則」を用いる。
④ 「5の法則」は，幼児の場合，頭部顔面（20％），1側の上肢（10％），体幹（前面20％＋後面20％），1側の下肢（10％）の計100％，小児の場合，頭部顔面（15％），1側の上肢（10％），体幹（前面20％＋後面20％），1側の下肢（15％）の計105％として計算する。
⑤ 受傷した人の片方の手のひらの面積は，体全体の約1％である。

❖(2)　熱傷深度の測定
●肉眼的観察法あるいはレーザー・ドップラー血流計測法などを併用して第Ⅰ～Ⅲ度に分類する。
① 第Ⅰ度熱傷
●皮膚の表皮内にとどまるもの。
●通常，受傷部皮膚の発赤のみで瘢痕を残さずに治癒する。
② 第Ⅱ度熱傷
●水泡が形成されるもので，皮膚の壊死は真皮に達している。
●真皮でも浅い層に限局する浅達性Ⅱ度熱傷と，それより深い層に達する深達性Ⅱ度熱傷に分けられる。
●表皮のバリア機能が失われるため感染の危険性が高い。

●深達性Ⅱ度熱傷では感染などで容易にⅢ度熱傷に移行してしまう。
●浅達性Ⅱ度熱傷では上皮形成し治癒する。
●深達性Ⅱ度熱傷も上皮形成して治癒するが，瘢痕を残す可能性が高い。
③ 第Ⅲ度熱傷
●壊死が皮下組織や筋肉に達するもので，容易に感染をきたしてしまう。
●表皮を再生する細胞の死滅により，植皮術を行わないと瘢痕をきたす。

❖(3)　重症度の評価法としてバーンインデックス（Burn Index：BI）がある。
① BI＝［Ⅱ度熱傷面積（%）×1／2＋Ⅲ度熱傷面積（%）］。
② BIが10～15以上は重症熱傷である。

❖(4)　気道熱傷の評価
① 口腔・咽頭内スス付着，嗄声，呼吸音の聴診。
② 気管支ファイバースコープ，胸部単純X線撮影。

治　療
❖(1)　非薬物治療法
●感染症防止（清潔な手袋着用，マスク着用，個室管理）。
●特に次のような場合には，感染症を併発しやすい。
① 広範囲熱傷（細胞性免疫が低下する）。
② 糖尿病，肝硬変，免疫不全など。
③ カテーテル留置，創部の汚染，気道熱傷合併。
●気道熱傷に対して，気管挿管，人工呼吸管理など。
●広範囲熱傷に対して早期手術，同種皮膚移植，自家培養皮膚移植。

❖(2)　薬物治療法
●全身管理（輸液療法，カテコールアミン，抗菌薬）。
●外用剤（外用感染治療剤，壊死組織除去剤，褥瘡・皮膚潰瘍治療剤，湿潤環境維持）。

予　後
●予後推定因子として，年齢，%TBSA，BI，気道熱傷の有無，Ⅲ度熱傷面積などがある。
●感染症・敗血症の併発，糖尿病・心疾患・慢性腎不全などの基礎疾患合併例では重症化しやすい。

2-2 栄養食事療法（栄養ケアプロセス）

●熱傷における代謝変動は，外傷と同様に，干潮期・満潮期の存在，エネルギー消費の増加，たんぱく質異化亢進で特徴づけられる。

●エネルギー，各種栄養素（たんぱく質，脂肪，糖質，ビタミン，微量元素）の投与量は，外傷における栄養ケアと同様である。

●投与経路も，外傷の場合と同様に，できるだけ早期の経腸栄養が原則である。

●熱傷患者ではビタミンB_1をはじめ，種々のビタミンの需要が高まる。また，滲出液からは鉄，亜鉛，セレンなどが失われるため，不足に注意する。

❖(1) エネルギー投与量

① エネルギー必要量を計算式で算出する場合，ストレス係数を熱傷範囲10％ごとに0.2増加させる。ただし2.0を最大とする。

② 熱傷では，カレーリ（Curreri）の公式も用いられる。

③ この公式での成人のエネルギー必要量（kcal/日）は(25×現体重(kg))＋(40×熱傷面積(％))。

④ この公式を用いると実測値よりも過大評価される傾向がある。特に熱傷面積が広範囲である場合に著しい。

❖(2) たんぱく質

① たんぱく質必要量は，成人の中等度熱傷では1.5 g/kg現体重/日程度，重度熱傷では1.5〜2.0 g/kg現体重/日とする。

② 非たんぱく質カロリー/窒素比（NPC/N比）は100〜120とする。

③ 外傷の場合と同様，高齢者や腎機能低下例では注意を要する。

❖(3) 輸液療法

① 熱傷ショック期における循環血液量減少性ショックを防ぐために輸液療法は非常に重要である。

② 熱傷面積が成人で全体表面積の15％以上小児で10％以上では，初期輸液が推奨される。

③ 初期輸液は，受傷後できるだけ速やかに開始する（熱傷受傷後2時間以内が望ましい）。

④ 初期輸液には，細胞外液とほぼ等張の電解質輸液（乳酸リンゲル液など）を使用する。

⑤ アルブミンなどのコロイド輸液を併用することもある。

⑥ 気道熱傷合併例では，非合併例より多くの輸液を要する。

❖(4) 成人における初期輸液

① 初期輸液は，乳酸リンゲル液などにより受傷後24時間でおおむね4 mL/kg現体重/％熱傷面積を目安とし，最初の8時間にその1/2量，次の16時間に残りの1/2量を投与。

② 輸液の投与速度は，0.5 mL/kg現体重/1時間もしくは30〜50 mL/時間以上の尿量を指標に輸液速度を調節。

❖(5) 小児（14歳未満あるいは体重40 kg未満）における初期輸液

① 体重をもとに計算される量よりも多くの輸液を要する。

② 1.0〜2.0 mL/kg現体重/1時間以上に尿量を維持するように輸液速度を調節。

③ 小児では低血糖を防ぐために輸液による糖質補給が行われることがある。

③ 集中治療

3-1 病　態

定　義

●集中治療とは，呼吸，循環，代謝そのほかの重篤な急性機能不全の患者に対して強力かつ集中的に行われる治療である。

●通常，集中治療室（intensive care unit：ICU）において呼吸・循環管理を中心に全身管理が行われ，状態に応じて人工呼吸器や人工心肺装置などが用いられる。

病態生理

●集中治療において重要な病態に以下のものがある。

❖(1) 全身性炎症反応症候群（systemic inflammatory response syndrome：SIRS）

① 各種の侵襲に対して生体反応が過剰となり，全身性の炎症反応をきたした状態。

② 原因となる侵襲は外傷，熱傷，膵炎，感染症

などさまざま。

③ SIRSのうち，感染によって引き起こされたものを敗血症（sepsis）と呼ぶ。

④ 侵襲によってマクロファージなどの免疫担当細胞から放出される腫瘍壊死因子（TNF）-α，インターロイキン（IL）-1，IL-6などの炎症性サイトカインがSIRSの病態に大きくかかわっている。

⑤ SIRSでは，エネルギー代謝の亢進，血管透過性亢進，たんぱく質の血管外漏出とそれに伴う膠質浸透圧低下による浮腫などがみられる。

⑥ 次のうち，2項目以上を満たせばSIRSと診断する。①体温38℃以上または36℃以下，②心拍数90回/分以上，③呼吸数20回/分以上またはPaCO$_2$ 32 mmHg以下，④末梢血白血球数12,000/μL以上または4,000/μL以下，あるいは未熟顆粒球が10%以上。

❖(2) 代償性抗炎症反応症候群(compensated anti-inflammatory response syndrome：CARS)

① 侵襲時には，IL-4，IL-10，IL-11などの抗炎症性サイトカインも誘導される。

② 炎症性サイトカインが過剰な状態であるSIRSに対して，抗炎症性サイトカインが過剰な状態をCARSという。

③ 過剰な抗免疫反応により免疫能は低下し（免疫麻痺），感染症の重症化や臓器不全などの危険が高くなる。

❖(3) 多臓器不全(multiple organ failure：MOF)

① 重要臓器(肺，肝臓，腎臓，消化管，血液系，心血管系，中枢神経系，代謝内分泌系)のうちの2つ以上が短時間に連続的に機能不全に陥った状態。不全臓器数が増すにつれ死亡率が高くなる。

② SIRSとCARSのどちらの病態が重症化しても，MOFへと進展してしまう。

症 状

●病態により，呼吸不全や循環不全などの症状がみられる。

●SIRSでは原因疾患の症状に加えて，発熱，頻脈，頻呼吸，白血球増多などの全身的な症候が，

CARSでは遷延化する感染症の症候が認められる。

●MOFでは，障害された臓器によって，呼吸不全，肝不全，腎不全などの症状が出現し，全身状態は極めて悪い。

診 断

●バイタルサイン（血圧，脈拍数，呼吸，体温，意識レベル）の把握が最重要。

●頻回のモニタリングによる状態の把握と評価。

●意識障害の評価。

●収縮期血圧90 mmHg以下，頻脈や微弱な脈拍，皮膚蒼白，乏尿などのときはショックを疑う。ただし血圧が正常なショックもあり注意を要する。

●敗血症性ショックの初期には末梢血管は拡張し四肢は温かい（ウォームショック）。

治 療

❖(1) 非薬物治療法

●常に優先順位を考えて治療が行われる。呼吸，循環の安定化を最優先する。

●心停止では，ただちに心肺蘇生法が行われる。

●心室細動に対しては，除細動施行が最優先される。

●治療によっても無呼吸や低酸素血症を認めるときは，人工呼吸管理の適応。

●心原性ショックなどで循環動態が安定しないときには，大動脈内バルーンパンピング法（IABP）や経皮的心肺補助装置（PCPS）などの補助循環が用いられる。

●ショックに対しては，病態に応じて昇圧剤（カテコールアミン製剤），輸液療法，輸血療法などを行う。

●栄養療法についても，頻回の診察と評価を行い，急激な状態の変化に対して速やかに対応していく。

❖(2) 薬物治療法

●カテコールアミン（心停止，ショック）。

●輸液，輸血。

●プロトンポンプ阻害薬，ヒスタミンH$_2$受容体拮抗薬（消化管出血）。

●抗菌薬。

●アトロピン（徐脈）。

●リドカイン（期外収縮）。

●ニトログリセリン（狭心症）。

- 組織プラスミノーゲンアクティベータ（心筋梗塞，脳梗塞）。
- ジアゼパム（不安，抑うつ）。
- モルヒネ（疼痛）。

予　後
- 急速に変化する病態に対して，速やかに医療処置を行わないと，生命および機能に重大な障害を残してしまう。病態に応じた適切な栄養療法を行っていくことは極めて重要である。

3-2 栄養食事療法（栄養ケアプロセス）

- 集中治療では，呼吸・循環管理を中心とした全身管理が行われる。集中治療においても栄養管理は重要であり，患者の予後や合併症の出現などに大きくかかわる。
- 重症患者の栄養管理について，日本集中治療医学会のガイドラインをもとに示す。

❖(1)　栄養療法の開始
① 栄養投与ルートはできるだけ経腸栄養を選択。
② 目標エネルギー必要量は，間接熱量計，ハリス・ベネディクトの式，簡易式（25〜30 kcal/体重 kg/ 日）などに基づいて算出。
③ 急性期における初期1週間のエネルギー投与量は，エネルギー消費量よりも少なく投与。

- ハリス・ベネディクトの式を用いる場合，日本人の体格を考慮して，過剰栄養投与とならないように注意。

❖(2)　経腸栄養
① 可能な限り治療開始後24時間以内，遅くとも48時間以内に経腸栄養を開始。
② ただし，循環動態が不安定な場合は経腸栄養の開始を控える。
③ 経腸栄養時にショックや非閉塞性腸管壊死などの徴候を認めた場合は経腸栄養を中断。
④ 胃食道逆流や，胃排泄遅延を認める場合は，胃内への投与から経空腸投与への切り替えを考慮する。
⑤ 重症化前に栄養障害がない場合，はじめの1週間はエネルギー消費に見合うエネルギー投与量を目指さない。
⑥ 重症化以前に栄養障害がある場合，リフィー

ディングシンドロームに注意。
⑦ 経腸栄養開始7〜10日に至っても目標エネルギーに到達できない場合は，静脈栄養の併用を考慮。

❖(3)　逆流による誤嚥予防のための手段
① 経腸栄養の注入中と注入後は，ベッドの頭側（上半身）を30〜45°挙上する（挙上による血圧低下がないことを確認）。
② 間欠投与から持続投与への切り替え。
③ 栄養チューブ先端を十二指腸以遠に留置。
④ できるだけ口径の小さなチューブを選択。
⑤ 腸管蠕動改善薬の使用（小児では使用しない）。

❖(4)　経腸栄養において，次のような特殊栄養素が用いられることがある
① グルタミン(抗酸化,免疫賦活,腸管機能維持)。
② n-3系多価不飽和脂肪酸（EPA：抗炎症作用）＋γ-リノレン酸（過剰な炎症を調節）＋抗酸化物質（βカロテン，ビタミンC，ビタミンE，亜鉛，セレン）。
③ プレ/プロ/シンバイオティクス[1] 製剤（消化管内の細菌叢改善，便秘・下痢の改善）。

- 重症患者にはアルギニンを強化した免疫調整剤は用いない（アルギニンのもつ一酸化窒素を介した血管拡張作用により，循環動態が不安定になってしまう）。
- 重症患者には不溶性食物繊維は用いない（腸閉塞を起こす可能性がある）。
- 小児には免疫調整経腸栄養剤を投与しない。

❖(5)　静脈栄養
① 経腸栄養が不可能な場合は静脈栄養を考慮。
② ブドウ糖単独での静脈栄養は行わない。
③ 総合ビタミン剤，微量元素製剤を投与。
④ リフィーディングシンドロームが予想される場合，血中リン，マグネシウム，カリウムをモニタリング。
⑤ 浸透圧比3以上の輸液製剤を用いる場合には中心静脈ルートを使用。
⑥ 中心静脈カテーテルの挿入時にはマキシマムバリアプレコーション[2]を実施。
⑦ 中心静脈カテーテルはカテーテル関連血流感染が疑われる場合のみ交換。

⑧　末梢静脈カテーテルは点滴漏れや感染など臨床的に問題がある場合に交換。

❖(6)　血糖管理

①　成人の血糖値は 180 mg/dL 以下を目標とし，これを超える場合は経静脈的インスリン持続投与を行う。

②　低血糖を回避するため，強化インスリン療法は行わない。

③　小児の血糖値は 215 mg/dL 以下を目標。

④　血糖値とインスリン投与量が安定するまで 1 ～ 2 時間ごとに，安定したのちは 4 時間ごとに血糖値を測定。

⑤　血糖値測定は血液ガス分析器あるいは中央検査室で測定（簡易血糖測定法は誤差が大きいため用いない）。

Ⅲ　薬物治療の解説

● クリティカルケアで用いられる薬物の例として以下のようなものがある。

❖(1)　カテコールアミン製剤（アドレナリン，ノルアドレナリン，ドパミンなど）

● 昇圧作用，強心作用などを有しており，ショックのときに用いられる。アドレナリンは心停止時や気管支喘息の発作時などにも用いられる。

❖(2)　アンチトロンビン

● 播種性血管内凝固症候群（DIC）の治療薬として推奨されている。

❖(3)　プロポフォール注射液

● 集中治療の人工呼吸中の鎮静薬や全身麻酔薬として静脈内に持続注入される。

● 薬液中に 1.0 mL あたり約 0.1g の脂質を含有するため，脂質の過剰投与に注意する。

注

1）プロバイオティクスに用いられる有用微生物（ビフィズス菌，乳酸菌など）と，その働きを助けるプレバイオティクス（オリゴ糖，食物繊維など）の両者を合わせたものをシンバイオティクスという。

2）マキシマムバリアプレコーション：中心静脈カテーテル挿入時に，手の衛生に加え，帽子，マスク，長袖の滅菌ガウン，滅菌手袋，大型の滅菌ドレープ（覆布）を用いて無菌操作すること。中心静脈カテーテル関連血流感染症の予防に有効である。

参考文献

東口髙志編著『重症患者の栄養管理Ｑ＆Ａ（第3版）』総合医学社，2012

日本静脈経腸栄養学会編『日本静脈経腸栄養学会静脈経腸栄養テキストブック』南江堂，2017

日本病態栄養学会編『病態栄養ガイドブック（改訂第6版）』南江堂，2019

日本熱傷学会編「熱傷診療ガイドライン（改訂第3版）」2021

日本皮膚科学会創傷・褥瘡・熱傷ガイドライン策定委員会編「創傷・褥瘡・熱傷ガイドライン 2018」金原出版，2018

平澤博之編『クリティカルケアにおける栄養管理』克誠堂出版，2009

日本外傷学会監修「外傷専門診療ガイドライン JETEC（改訂第2版）」2018

日本集中治療医学会編「日本版重症患者の栄養療法ガイドライン」2016

第25章 身体・知的障害

I 総論

障害者とは

- 「身体障害，知的障害，精神障害（発達障害を含む。）その他の心身の機能の障害（以下「障害」と総称する。）がある者であつて，障害及び社会的障壁により継続的に日常生活又は社会生活に相当な制限を受ける状態にあるものをいう。」（障害者基本法第2条第1号）
- 障害には，視覚障害，聴覚障害，平衡機能障害，肢体不自由，内部障害（心臓・腎臓・呼吸器・膀胱または直腸・小腸機能障害など），知的障害，発達障害，認知症，高次脳機能障害，精神障害があるが，この章では，肢体不自由を主とした身体障害および知的障害，精神障害を取り上げる。

2 栄養ケアプロセスの考え方

- 障害者への栄養ケアの目的は，食行動の制限が加わることによる二次的な肥満や低栄養により健康を損ない，ひいては生命の維持にもかかわってくる障害に対して，その障害に対応した栄養療法を見極めて，生命の維持や成長へとつなげていくことである。
- 障害者の栄養状態や食生活には，障害の程度や障害の原因となっている疾患，摂食・嚥下機能，治療状態などが複雑に関係しており，管理栄養士・栄養士以外の他職種との連携が重要となってくる。

II 各論

身体障害

病態

定義

- 身体障害者とは，「身体障害者福祉法に掲げる身体上の障害があり，都道府県知事から身体障害者手帳の交付を受けたものをいう」（身体障害者福祉法第4条）。先天的あるいは後天的な理由により，身体機能に障害を生じている状態をいう。「肢体不自由」とは，四肢や体幹が病気や外傷で損なわれ，長期にわたり歩行などの日常生活動作に困難が伴う状態をいう。

病態

❖(1) 原因
- 原因はさまざまであり，全身性疾患や外傷，先天性のものも含む。肢体不自由の原因としては，脳性疾患，進行性筋ジストロフィー，筋萎縮性側索硬化症などがある。

❖(2) 症状
- 身体上の障害には，視覚障害，聴覚または平衡障害，音声機能・言語障害・咀嚼機能の障害，肢体不自由，内部障害（心臓・腎臓・呼吸器・膀胱または直腸・小腸機能障害など）があり，症状は障害の種類によって異なる。
- 肢体不自由者は，肢体不自由の状態が，補装具によっても日常生活における基本的な動作が困難な程度のものである。
- 特に栄養にかかわる機能的嚥下障害は，脳血管障害のほか，脳性麻痺，筋ジストロフィーなどの神経学的要因が関与している。

診断

- 身体障害者手帳の申請には，身体障害者診断書・意見書が必要である。
- 身体障害者診断書・意見書は，身体障害者福祉法第15条第1項の規定による指定医師に記載してもらう。

治療

❖(1) 非薬物治療法
- リハビリテーション（理学療法，作業療法，言語聴覚療法，義肢装着指導など）。
- 心理評価，治療。

❖(2) 薬物治療法
- 基礎疾患への原因療法と対症療法が原則となる。
- 内臓機能障害に対しては，高血圧，糖尿病などの危険因子の排除を行う。

1-2 栄養食事療法（栄養ケアプロセス）

栄養スクリーニング
- 関連職種と連携し，情報の収集と低栄養あるいは過栄養の状態の有無やそれらのリスクについて把握する。

栄養アセスメント
- 摂食機能を発達段階に応じて評価する。
- 栄養に関連した日常生活動作（ADL）と手段的日常生活動作（IADL）の確認。
- 身体計測：重度障害の場合，姿勢の変形や麻痺などのために困難なことがあるので，メジャーや膝高計測による身長測定や車いす式体重計を用いる。
- 栄養に焦点を当てた身体所見として，関節可動性，筋力低下，嚥下機能の障害などの評価。
- 個人履歴として，視力障害，聴覚障害，四肢障害など複数の障害の有無。
- 処置・治療として，瘻孔造設術，手足の切断などの評価。

栄養診断
- 摂取量，特にエネルギー出納と経口・静脈栄養補給に注意する。
- 嚥下障害，噛み砕き・咀嚼障害の有無。
- 行動と生活環境，特に身体活動不足，食物や食事を準備する能力の障害，自発的摂食困難の有無。

栄養介入（計画と実施）
- 自らの力で食事できる場合は，残存機能をいかして，自助具を用いて喫食しやすくするなどの工夫を行う。
- 食事形態，座席・配食方法の検討。

栄養モニタリングと評価
- 食事摂取量，食事形態，体重，ADL，検査データのモニタリング。
- 経管栄養を施行している場合は，食物繊維，ビタミン類，微量元素の不足に注意する。
- 心臓・腎臓・呼吸器機能障害や基礎疾患によっては，予後不良な場合がある。
- 関連職種や家族からの情報を含めた評価を行う。

知的障害

病　態

定義
- 知的障害は，法律上の定義はないが，2000年に厚生省が行った知的障害児（者）基礎調査によると，「知的機能障害が発達期（概ね18歳まで）にあらわれ，日常生活に支障が生じているため，何らかの特別な援助を必要とする状態にあるもの」とされている。

病　態
❖(1) 原　因
- 感染（風疹症候群など），先天性代謝異常，染色体異常（ダウン症候群など），周産期異常などがあるが，不明なことも多い。

❖(2) 症　状
- 言語発達の遅れなどで，自らの気持ちを伝えるのが困難になる。
- 新しい環境への適応やADLに支障をきたす。
- 学習能力が低下する。特に抽象的な概念をとらえることが難しい。

診　断
- 標準化された知能検査（ビネー式知能検査，WISC-IV知能検査等）を用いることが多い。

治　療
❖(1) 非薬物治療法
- 原因となる疾患により障害や後遺症を防げる場合がある。
- 食事療法（先天性代謝異常など）。

❖(2) 薬物治療法
- 原因となる疾患によっては投与される場合がある。

2-2 栄養食事療法（栄養ケアプロセス）

栄養アセスメント
- 過食や拒食，偏食などがある場合は，食生活の改善を導く必要があるが，自覚が得られにくいことも多いので，保護者などを介して食行動，食生活の改善を促していく。
- 肥満の頻度が高いとされており，体重の変化や

表 25-1　知的障害のある人の好ましい食品と好ましくない食品

好ましい食品	好ましくない食品
容易に咀嚼できるもの 混ぜ物のない主食 ゆでた野菜やいも類	硬すぎるもの 口腔内で食塊になりにくいもの 咀嚼に時間がかかるもの 丸呑みの危険があるもの 口腔内に皮が残りやすいもの 弾力が強いもの 独特の匂いがあるもの

生活習慣病の合併にも注意する。

栄養診断
- 行動と生活環境として，食物・栄養関連の知識不足，不規則な食事パターン，栄養関連の提言に対する遵守の限界を把握する。

栄養介入（計画と実施）
- 食物の嗜好，嚥下状態や異食などの食行動異常の有無に留意（表25-1）。

栄養モニタリングと評価
- 嚥下状態や体重の変化をチェック。

❸ 精神障害

3-1 病　態

定　義
- 精神障害とは，「統合失調症，精神作用物質による急性中毒又はその依存症，知的障害，精神病質その他の疾患を有する」（精神保健及び精神障害者福祉に関する法律第5条）。

病　態

(1)　原　因
- 原因は，内因性，外因性，心因性に分類される。
- 内因性は，脳そのものに原因があるとされるが，未解明なものが多い。
- 外因性は，感染（ヘルペス脳炎など），代謝異常（肝性脳症，先天性代謝異常など），薬物（アルコール，覚せい剤など）といったものがある。
- 心因性は，過度のストレスなどがあるが，未解明のものもある。

(2)　症　状
- 知的機能障害。
- 思考障害。
- 記憶障害。
- 気分や感情，思考の障害。
- 睡眠障害。
- 意欲，行動の障害。
- 意識障害。

診　断
- DSM（精神疾患の診断と統計マニュアル）-5-TR（アメリカ精神医学会）
- ICD（国際疾病分類）-11（WHO）

治　療

❖(1)　非薬物治療法
- 精神療法，心理療法。
- 行動療法。
- 作業療法。
- 原因となる薬物との断絶。

❖(2)　薬物治療法
- 気分障害のなかで，うつに対しては，選択的セロトニン再取り込み阻害薬（SSRI）などを投与する。
- 統合失調症に対しては，非定型抗精神病薬の投与が増えてきた。
- アルコール依存症には，嫌酒薬を投与する場合もある。

3-2 栄養食事療法（栄養ケアプロセス）

栄養アセスメント
- アルコール依存症では，ビタミンB_1の欠乏（ウェルニッケ・コルサコフ症候群）や葉酸欠乏による巨赤芽球性貧血，肝障害に注意する。
- 統合失調症や気分障害では，原疾患による栄養障害が現れることもあるが，抗精神病薬の影響による栄養障害も考慮しなくてはいけない。
- 服薬による栄養状態への影響の有無。

栄養診断
- 行動と生活環境として，食物・栄養関連の知識不足，不規則な食事パターン，栄養関連の提言に対する遵守の限界を把握する。

栄養介入（計画と実施）
- うつ病では，味覚の変化や食欲減少を伴うことが多い。栄養状態の改善が治療に重要であることを説明し，負担を軽減することも念頭に食事基準を設定する。

栄養モニタリングと評価
- 抗精神病薬の副作用と栄養状態の把握。

❹ 発達障害

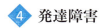

定義
- 発達障害とは，「自閉症，アスペルガー症候群その他の広汎性発達障害，学習障害，注意欠陥多動性障害その他これに類する脳機能の障害であってその症状が通常低年齢において発現するものとして政令で定めるものをいう」（発達障害者支援法第2条）。DSM-5においては，自閉スペクトラム障害（autism spectrum disorder：ASD）はそれまでの広汎性発達障害と称されていたもので，自閉症やアスペルガー症候群と呼ばれていたものも含む。発達障害は，他に注意欠陥多動性障害（attention-deficit hyperactivity disorder：ADHD）や学習障害などがある。

病　態
❖(1) 原　因
- ASDは，複数の遺伝子の組み合わせが関連しているとされているが，詳しい成因は不明である。
- ADHDは，脳内ネットワーク不全や脳の衝動抑制の障害などが関連しているとされているが，詳しい成因は不明である。

❖(2) 症　状
- ASDは，社会的なコミュニケーションの障害と行動や興味の限定された反復的様式である。
- ADHDは，綿密に注意できない，注意を持続することが困難，話を聞いていないように見えるなどがあり，学業や社会において支障をきたすことがある。

診　断
- DSM-5（アメリカ精神医学会）。
- ICD-11（WHO）。

治　療
❖(1) 非薬物治療法
- ASDでは，他者と適応を高めるための早期からの療育が必要となり，両親へのペアレントトレーニングの効果が注目されている。
- ADHDでは，認知行動療法，心理・社会的支援などがある。

❖(2) 薬物治療法
- ASDでは，不眠，易興奮などに対して，向精神病薬やSSRIを少量投与する場合もある。
- ADHDでは，メチルフェニデートやアトモキセチンを投与することがある。

栄養アセスメント
- 感覚の過敏や低反応といった感覚情報の調整機能障害の程度の把握，特に視覚や食感への過敏性。
- 偏食や異食の有無。
- 丸呑みや口に詰め込むなどの咀嚼・嚥下の問題。
- 姿勢，離席などの食事時間中の行動。
- 服薬による栄養状態への影響の有無。

栄養診断
- エネルギー出納におけるエネルギー摂取不足あるいは過剰。
- 臨床栄養における嚥下障害，噛み砕き・咀嚼障害。
- 行動と生活環境におけるセルフモニタリングの欠如などの知識と信念およびセルフケアの管理能力などの身体の活動と機能。

栄養介入（計画と実施）
- 望ましい食習慣を身につけるための栄養教育や栄養カウンセリング。
- 養育者への心理教育と指導。
- 他の医療関係者等との栄養管理の調整。

栄養モニタリングと評価
- 服薬の副作用および栄養状態や食行動の把握。

参考文献

社会福祉士養成講座編集委員会編『新・社会福祉士養成講座1 人体の構造と機能及び疾病（第3版）』中央法規出版，2015

大和田浩子・中山健夫『知的・身体障害者のための栄養ケア・マネジメントマニュアル』建帛社，2009

北川泰久・寺本明・三村將・飯盛眞喜雄・内山真一郎・片山容一・岸本年史・水澤英洋監・編「神経・精神疾患診療マニュアル」『日本医師会雑誌』142，特別号（2），2013

渡邉早苗・寺本房子・石山麗子編者『福祉・保健・医療のための栄養ケア入門─多職種連携の栄養学』建帛社，2019，pp.97-110

第26章 妊産婦・授乳婦疾患

I 総論

1 妊産婦・授乳婦の疾患とは

- 妊娠期とは，受精卵が子宮内膜に着床することで妊娠が成立し，母体から胎児および胎児付属物が分娩されるまでの期間をいう。
- 正常妊娠とは，女性の体内で胎児が発育し続けていることをいう。
- 妊娠期間は最終月経初日から起算した日数，週数で示し，約40週（280日）である（図26-1）。
- 妊娠期は，妊娠初期（～13週6日），妊娠中期（14週0日～27週6日），妊娠後期（28週0日～）の3区分に分けられる。
- 妊娠期間は，妊娠の進行に伴って体重が増加する。妊娠期間を通じた正常な体重増加量および1週間あたりの推奨体重増加量は，妊娠前の体格によって異なる（表26-1，表26-2）。
- 妊娠40週ごろには，胎児が約3,000g，身長は約50cmとなる。胎児付属物は，胎盤（約500g）羊水（約700g），子宮（約1,000g），さらに母体の乳房の増大，循環血液量の増加，体たんぱく質や体脂肪の蓄積などが起こり，約7～15kgの体重増加となる。
- 妊娠期間中の適正な体重増加は，胎児の正常な発育のために大切である。胎児が子宮内胎児発育遅延や低出生体重となった場合，成長後に生活習慣病になるリスクが高い（バーカー仮説）。
- 胎児期だけでなく，新生児期・乳児期を含めた出生前後の環境因子の影響が生活習慣病の素因を形成する。この機序は環境要因が遺伝子配列や遺伝子がもたらす作用に変化を与えることで，具体的にはヒストンやDNA，およびそれらに関連するたんぱく質上のメチル化レベルに変化をもたらし，遺伝子の発現を制御するという仕組みである。DOHaD（Developmental origins of health and disease）学説といわれる。

2 栄養ケアプロセスの考え方

- 妊娠中の栄養管理を考えるうえで，特に留意するべき点は，まず妊娠・分娩・産褥に伴って体重やホルモン分泌，つわりなど，母体の変化が大きいことである。
- 妊娠時の栄養に関しては，「日本人の食事摂取基準（2025年版）」において，非妊娠時の健康の

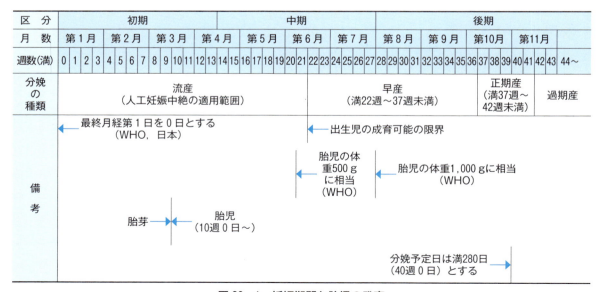

図26-1 妊娠期間と胎児の発育

表 26-1 体格区分別　妊娠全期間を通しての推奨体重増加量

体格区分	推奨体重増加量
低体重（やせ）：BMI 18.5未満	12〜15 kg
ふつう：BMI 18.5以上25.0未満	10〜13 kg
肥満（1度）：BMI 25.0以上30.0未満	7〜10 kg
肥満（2度以上）：BMI 30.0以上	個別対応（上限5kgまでが目安）

資料：厚生労働省「妊娠前からはじめる妊産婦のための食生活指針」2021

表 26-2 体格区分別　妊娠中期から末期における1週間あたりの推奨体重増加量

体格区分	1週間あたりの推奨体重増加量
低体重（やせ）：BMI 18.5未満	0.3〜0.5 kg/週
ふつう：BMI 18.5以上25.0未満	0.3〜0.5 kg/週
肥満：BMI 25.0以上	個別対応

体格区分は非妊娠時の体格による。
妊娠初期については体重増加に関する利用可能なデータが乏しいことなどから、1週間あたりの推奨体重増加量の目安を示していないため、つわりなどの臨床的な状況を踏まえ、個別に対応していく。

維持に必要な量に加え、胎児の成長を含めた妊娠に伴って起こる必要量の増加が付加量として示されている。

● 妊婦や授乳婦については、非妊時の女性の栄養に加え、妊娠や授乳に伴って必要となる栄養量を付加して必要量が定められている。神経管閉鎖障害のリスク低減のため、葉酸の適切な摂取が重要である。

● エネルギーの付加量は初期に＋50kcal/日、中期に＋250kcal/日、後期に＋450kcal/日である。

● たんぱく質の付加量は、中期に推定平均必要量＋5g、推奨量＋5g、後期に推定平均必要量＋20g、推奨量＋25gとなり、脂質、炭水化物は非妊娠時と同じである。

● ビタミンの付加量は、ビタミンAは後期に推定平均必要量＋60μgRAE/日、推奨量＋80μgRAE/日。ビタミンB_1とビタミンB_6は妊婦（妊娠期を通して）で推定平均必要量、推奨量ともに＋0.2mg/日。ビタミンB_2は推定平均必要量＋0.2mg/日、推奨量＋0.3mg/日。ビタミンB_{12}は目安量4.0μg/日。葉酸は推定平均必要量＋200μg/日、推奨量＋240μg。ビタミンCは推定平均必要量、推奨量とも＋10mg/日である。

● ミネラルの付加量は、マグネシウムは妊娠期を通して推定平均必要量＋30mg/日、推奨量＋40mg/日。鉄は初期に推定平均必要量＋2.0mg/日、推奨量＋2.5mg/日、中・後期に推定平均必要量＋7.0mg/日、推奨量＋8.5mg/日。亜鉛は中・後期に推定平均必要量、推奨量ともに＋2.0mg/日。銅は推定平均必要量、推奨量ともに＋0.1mg/日。ヨウ素は推定平均必要量＋75μg/日、推奨量＋110μg/日。セレンは推定平均必要量、推奨量ともに＋5μg/日である。

● 併発症や合併症は母体だけでなく、妊娠の継続や胎児の発育や状態にかかわってくるため、母体と胎児の状態をみながら生活習慣の修正や栄養ケアを進めていく必要がある。

II 各 論

1 妊娠糖尿病

1-1 病 態

定 義

● 妊娠中の糖代謝異常は、以下3つに分けられる（表26-3）。
① 妊娠糖尿病（gestational diabetes mellitus：GDM）
② 妊娠中の明らかな糖尿病（overt diabetes in pregnancy）
③ 糖尿病合併妊娠（pregestational diabetes mellitus）
● 妊娠前から糖尿病の診断がついている者が妊娠した場合は③糖尿病合併妊娠といい、妊娠糖尿病と区別する。

病 態

❖(1) 生 理
● 胎盤性ホルモン（humanplacental lactogen：hPL）は、脂質の分解を促進させる。
● 妊娠20週以降になると、胎盤性ホルモンなど

が増加し，母体の筋・脂肪細胞にインスリン抵抗性を引き起こす。

●インスリン抵抗性により母体は膵臓からの取り込みの促進のため，インスリン分泌を亢進させる。

●妊娠時にインスリン抵抗性を引き起こす原因として，胎盤性ホルモンのほかにアディポネクチン低下，TNF-α の増加などがいわれている。

❖(2) 症　状（表26-4）

① 母体への影響

●妊娠すると胎盤でインスリン拮抗ホルモン（プロゲステロン，プロラクチン，コルチゾールなど）が分泌される。さらに，脂肪組織からは，インスリン作用を抑制するサイトカインも産生される。インスリンが正常に作用しなくなる「インスリン抵抗性」の状態になりやすくなり，高血糖が母体に以下のような悪影響を及ぼす。

① 流産，早産
② 妊娠高血圧症候群
③ 糖尿病合併症の増悪

●その他，羊水量の異常，肩甲難産，網膜症・腎症およびそれらの悪化が起こる。また，膀胱炎，腎盂腎炎等の感染症の併発リスクや，帝王切開率が上昇する。

② 胎児への影響

●高血糖によって血管障害や母体アシドーシスが生じ，栄養や酸素を胎児に供給しにくくなる。

① 子宮内胎児発育遅延
② 胎児機能不全（胎児ジストレス）
③ 胎児死亡

●多量のグルコースは胎盤通過性があるため，濃度依存性に胎児へ移行してしまう。母体のインスリンは胎盤通過性がない。

① 先天奇形
② 羊水過多症
③ 呼吸窮迫症候群（RDS）
④ 多血症
⑤ 高ビリルビン血症
⑥ 低カルシウム血症

●高血糖を感知した胎児の膵 β 細胞が過形成をきたし，インスリンの分泌が過剰となり，グリコーゲン，脂肪，たんぱく質の合成が促進される。

① 巨大児

●出生後も β 細胞がインスリンを過剰に分泌し続ける。

② 新生児低血糖

●糖代謝異常合併妊娠の場合，生まれた児は将来

表26-3　妊娠中の糖代謝異常の診断基準

1）妊娠糖尿病　gestational diabetes mellitus（GDM）		
75 gOGTTにおいて次の基準の1点以上を満たした場合に診断する。		
①空腹時血糖値 ≧92 mg/dL（5.1 mmol/L）	②1時間値 ≧180 mg/dL（10.0 mmol/L）	③2時間値 ≧153 mg/dL（8.5 mmol/L）
2）妊娠中の明らかな糖尿病　overt diabetes in pregnancy[注1]		
以下のいずれかを満たした場合に診断する。		
①空腹時血糖値　≧126 mg/dL	②HbA1c値　≧6.5%	
＊随時血糖値≧200 mg/dLあるいは75 gOGTTで2時間値≧200 mg/dLの場合は，妊娠中の明らかな糖尿病の存在を念頭に置き，①または②の基準を満たすかどうか確認する。[注2]		
3）糖尿病合併妊娠　pregestational diabetes mellitus		
①妊娠前にすでに診断されている糖尿病	②確実な糖尿病網膜症があるもの	

注1．妊娠中の明らかな糖尿病には，妊娠前に見逃されていた糖尿病と，妊娠中の糖代謝の変化の影響を受けた糖代謝異常，および妊娠中に発症した1型糖尿病が含まれる。いずれも分娩後は診断の再確認が必要である。

注2．妊娠中，特に妊娠後期は妊娠による生理的なインスリン抵抗性の増大を反映して糖負荷後血糖値は非妊時よりも高値を示す。そのため，随時血糖値や75 gOGTT負荷後血糖値は非妊時の糖尿病診断基準をそのまま当てはめることはできない。

資料：日本糖尿病・妊娠学会と日本糖尿病学会との合同委員会「妊娠中の糖代謝異常と診断基準の統一化について」
　　　https://dm-net.co.jp/jsdp/information/024273.php
　　　日本糖尿病・妊娠学会，2015[1]

的に肥満，糖尿病，脂質異常症，高血圧をきたすリスクが正常時よりも高くなるといわれている。
●その他，肩甲難産による分娩時外傷，形態異常，心臓の肥大，電解質異常，黄疸などのリスクがある。

診　断

❖(1)　診断基準
●妊娠中に発見される糖代謝異常は，表26-3に示す診断基準により診断する。

❖(2)　診断方法
●耐糖能のスクリーニングを全妊婦に行う。
●スクリーニングは以下の2段階法を用いる。
①　妊娠初期に随時血糖測定（カットオフ値は各施設で独自に設定するが95mg/dLまたは100mg/dLのいずれかの使用が推奨される）。
②　妊娠24〜28週に50gのブドウ糖を飲み，1時間後に採血を行うGCT（glucose challenge test）（≧140mg/dLを陽性），あるいは随時血糖測定（≧100mg/dLを陽性）。
●スクリーニング陽性妊婦には診断検査（75gOGTT）を行う。①空腹時血糖値≧92mg/dL，②1時間値≧180mg/dL，③2時間値≧153mg/dLの1つでも満たした場合，妊娠糖尿病と診断される。ただし，臨床診断における糖尿病と診断されるものは除外する。

表26-4　糖代謝異常妊婦における母児併発症

母体合併症	児併発症
1）糖尿病併発症 糖尿病網膜症の悪化 糖尿病性腎症の悪化 糖尿病ケトアシドーシス 低血糖 2）産科併発症 流産 早産 妊娠高血圧症候群 羊水過多症 巨大児に基づく難産	1）胎児・新生児併発症 胎児死亡 先天異常 形成異常 巨大児 肩甲難産に伴う分娩時外傷 新生児低血糖症 新生児ビリルビン血症 新生児呼吸窮迫症候群 新生児低カルシウム血症 新生児心筋症 新生児多血症 胎児発育不全 2）将来の併発症 肥満・メタボリックシンドローム・糖尿病

資料：日本糖尿病学会，2019[2]

治　療

❖(1)　非薬物治療法
●運動療法は正常分娩の率をあげる。
●妊娠中の食事に関しては「1-2栄養食事療法」を参照。
●血糖コントロールの方法は，まずは食事療法で経過観察し，HbA1c 7.0%未満を目指す（7.0%は妊娠許可基準の1つ）。
●GDMの診断基準のカットオフ値が1点のみ陽性で妊娠前BMIが25kg/m²以上の場合，あるいは2点以上陽性の場合は，自己血糖測定（self-monitoring of blood glucose：SMBG）を行う。
●血糖管理目標を食前100mg/dL以下，食後2時間120mg/dL以下とする。
●HbA1cは6.2%以下を目標とする。

❖(2)　薬物治療法
●食事療法だけでは血糖値が改善されない場合は，インスリン注射で血糖値を下げることがある（極端な高血糖や糖尿病ケトアシドーシスなどを認めないかぎり，最初から行わない）。
●経口血糖降下薬は，催奇形性に関してまだ安全性が確立されていないことや，胎盤通過性もあることから，投与は禁忌とされている。
●通常は速効型（または超速効型）および中間型インスリン皮下注射による強化インスリン療法を行い，適切なインスリン量を調節していく。
●分娩時にはインスリン需要量が変化するため，必要に応じてインスリン量を増減し，より注意深い血糖管理が必要となる。

予　後

●血糖コントロール不良により併発症が起こることがある（表26-4）。
●妊娠糖尿病の場合，分娩後は耐糖能が正常域に戻る場合もあるが，戻っても2型糖尿病を発症しやすい。また，分娩後も耐糖能は異常のままで，境界型や糖尿病型と診断されることもある。
●糖尿病合併妊娠・妊娠糖尿病の場合，出産後も糖尿病の継続的な管理が必要となる。
●出産後は，胎盤性ホルモン（hPLなど）の低下に伴ってインスリン需要量が急速に低下する。分娩後はインスリン投与量を分娩前の約半分にし

て経過をみる。

 1-2 栄養食事療法（栄養ケアプロセス）

栄養スクリーニング
- GDM のスクリーニングはリスク因子の有無だけでは見逃される症例が多いため，血糖検査によるスクリーニング法を併用することが望ましい。
- リスク因子は，尿糖陽性，糖尿病家族歴，肥満，過度の体重増加，巨大児出産の既往，加齢など。
- 血糖検査には随時血糖，空腹時血糖，GCT などを行う。
- 国際的には妊娠 24～28 週に行うことが推奨されているが，日本では妊娠初期に発見されることから，初診時にも行うことが望ましい。
- 本来は妊娠前の耐糖能スクリーニングが必要であるが，少なくとも妊娠判明後，速やかにスクリーニングを行うことが重要である。

栄養診断
- 血糖管理状況とリスク評価。
- 肥満，糖尿病の合併症の管理状況。
- これらの病態に対する栄養上の問題点を列挙する。

栄養介入（計画と実施）
❖(1) 適正なエネルギー摂取
- 食事療法では，妊婦の非妊時の体重から適切なエネルギー量を算出する。非妊時の BMI が 25kg/m² 未満の妊婦の場合は，標準体重 × 30kcal ＋付加量（妊娠時期によって異なる），BMI が 25kg/m² 以上の場合は，標準体重 × 30kcal を適正エネルギー量とする。
- 糖尿病に準じた食事療法とする。
- 血糖値は，食前 100mg/dL 未満，食後 2 時間値 120mg/dL 未満を目標に管理する。
- 妊娠中は空腹時の血糖値が低く，食後の血糖値が高くなりやすいため，食後の急激な血糖値の上昇をさけるため，1 日の食事量を 4～6 回に分ける「分食」を行う場合もある。

栄養モニタリングと評価
- 身体的および血液検査データの経時的な評価。
- 栄養診断での問題点に対する解決状況を評価。
- インスリン治療から生じる栄養治療上の変更点。

 1-3 栄養治療の実際（症例） 発展

> **症例 17（妊娠糖尿病）**
> 30 代妊娠 8 週目。妊娠前は糖尿病歴がなかったが，問診にて糖尿病の家族歴，軽度肥満を有した。妊娠前の身長 158cm，体重 62.4kg，BMI 25 kg/m²。HbA1c 5.3％，空腹時血糖値 92.3mg/dL，尿たんぱく質（－），潜血（－），糖（＋）。75g OGTT を施行し，1 時間値 152mg/dL，2 時間値 182mg/dL を認めた。GDM と診断された後，速やかに 4 日間の教育入院を行った。

栄養管理計画とその解説
❖(1) 管理栄養士からみた症例のまとめ
- 妊娠糖尿病患者。軽度肥満が認められる。空腹時血糖値が基準を超えており，尿糖が陽性である。
- 入院中に設定したエネルギーの食事を摂取し，毎食前，毎食 2 時間後の血糖値を測定した。

❖(2) 栄養管理計画書の作成
・栄養補給方法と内容の決定
- 医師からの指示内容とそれに合う病院食の提案。一般食か，特別食か。
- 経口摂取が可能か。どのような食形態の変更が必要か。きざみ食，ミキサー食，軟菜食，嚥下調整食など。経口摂取が不十分な場合は経腸栄養や静脈栄養で補う。
- 本症例では経口摂取が可能で，食形態の変更は必要ない。
- エネルギー量が適切か。妊娠前の BMI および妊娠期間中の体重変化をみて設定する（表 26－5）。
- 本症例では，BMI ≧ 25kg/m² であるため，妊娠時期にかかわらず付加量はなしとし，標準体重

表 26－5　糖代謝異常妊娠における食事エネルギー量

	食事エネルギー量
妊娠初期	非肥満（非妊時BMI＜25）：標準体重×30＋50 kcal 肥満（非妊時BMI≧25）：標準体重×30 kcal
妊娠中期	非肥満（非妊時BMI＜25）：標準体重×30＋250 kcal 肥満（非妊時BMI≧25）：標準体重×30 kcal
妊娠後期	非肥満（非妊時BMI＜25）：標準体重×30＋450 kcal 肥満（非妊時BMI≧25）：標準体重×30 kcal

計画作成日　××××.×.×

氏名　○○　○○　殿（男・⨀女）
××××年×月×日生（30代）
入院日　××××.×.×

病棟　○○病棟
担当医師名　○○　○○
担当管理栄養士名　○○　○○

基本情報

妊娠8週目　身長158 cm（測定日××××.×.×）　現在体重65.2 kg
妊娠前体重62.4 kg（測定日××××.×.×）　BMI 25 kg/m² 標準体重54.9 kg
基礎エネルギー消費量（H-B）BEE 1,422 kcal/日
検査所見：OGTT結果　血液検査
既往歴
妊娠前の血糖コントロールの状況
第○子
入院時疾患名　妊娠糖尿病　受診までの経過と症状
入院時栄養状態に関するリスク

> 入院診療計画書において，特別な栄養管理の必要性がありとなった判断基準が反映される。

○なし　●あり
■肥満　□るいそう　□褥瘡　□感染症　□悪心　□嘔吐　□便秘　□下痢　□脱水
□発熱　□嚥下機能障害　□イレウス　□食物アレルギー　□手術　■血糖コントロール不良
その他＿＿＿＿＿＿＿＿＿

栄養状態の評価と課題

> 治療計画において，栄養管理上の問題点が反映される。本症例では妊娠前肥満が妊娠糖尿病発症の一因といえる。

○なし　●あり
□低栄養　□食欲不振　□体重減少　□摂取困難　■過体重
その他＿＿＿＿＿＿＿＿＿

> 本症例では肥満の解消により血糖コントロールの改善が期待できる。この目標に基づいて栄養指導計画を練るべきである。

栄養管理計画

目標　○現状維持　○経過観察　●栄養状態改善　その他
　食欲　○なし　●あり　○不明
　食事摂取可能状況　○0 %　○10%　○20%　○30%　○40%　○50%
　　　　　　　　　　○60%　○70%　○80%　○90%　●100%

栄養食事相談に関する事項
　入院時栄養食事指導　□なし　■あり　実施日　××××.×.×
　入院時栄養食事相談　□なし　■あり
　退院時栄養食事指導　□なし　■あり　実施予定日　××××.×.×

その他栄養管理上解決すべき課題に関する事項
　その他栄養管理上の課題　■なし　□あり
　NSTサポート希望　■なし　□あり

栄養補給に関する事項
　栄養補給量　エネルギー調整食：妊娠時の標準体重：54.9 kg×30 kcal＝1,648 kcal
　　　　　　　エネルギー：1,650 kcal　たんぱく質：70 g　脂質：40 g　炭水化物：240 g
　　　　　　　Na（食塩相当量）：6 g未満
　　　　　　　食物繊維：16 g
　　　　　　　付加食品：なし
　　　　　　　栄養剤：なし
　　　　　　　注射：なし
　栄養補給方法　■経口　□経腸栄養　□静脈栄養
　（主治医からの栄養指示書の内容）
　食事内容　貧血食　1,650 kcal（たんぱく質：70 g）
　留意事項

> 妊娠期に入ってからの発症であり，入院時と退院時のみで判断が難しいため，妊娠の経過を見ながら再評価をしていく。

栄養状態の再評価の時期
　○2週間後　○1週間後　○3日後（××××.×.×）　○　　月　　日

図26-2　栄養管理計画書（妊娠糖尿病）

第26章　妊産婦・授乳婦疾患

に 30kcal を乗じたエネルギー（妊娠時の標準体重：54.9kg × 30kcal=1,648kcal）で設定した。

●エネルギー：1,648kcal，食塩：6g 未満
●設定エネルギーに基づき1日6回の分割食を，2〜3時間の間隔をあけて摂取するよう指導した。
●主病以外の疾病には（本症例では肥満），指示がなくとも管理栄養士が炭水化物量やたんぱく質量等にも配慮すべきであり，必要な変更は，医師に提案する。
●病院の食事基準（約束食事箋）のなかで最も適切なものを選択する。

・栄養管理計画書の作成
●入院診療計画書（主に医師や看護師が作成する）において，特別な栄養管理の必要性が認められる場合は，栄養管理計画書（各施設で独自のも

のを使用）を作成する。
●本症例での栄養管理計画書を図26-2に示す。
●医師や看護師等が共同してスクリーニングし記載する。
●栄養スクリーニングを踏まえ，栄養状態の評価と課題の有無を記載する。
●関連職種から適宜情報を得て，栄養管理計画を立てる。
●管理栄養士は，経口食の摂取状況や，補助食品，栄養剤，静脈栄養などの内容等を確認し，栄養補給に関する事項を記載する。
●栄養価の合計を踏まえ，食種変更の必要性や栄養補助食品の追加等を担当医に提案する。
●栄養管理計画書の全体を勘案し，栄養状態の再評価の時期を決定する。必要に応じてNSTチー

表26-6 献立の例（妊娠糖尿病）

	本症例：エネルギー調整食 1,650 kcal，たんぱく質 70g，脂肪 40g，炭水化物 240g	参考：産褥食 2,100 kcal，たんぱく質 85g，脂質 55g，炭水化物 300g	参考：常食 1,800 kcal たんぱく質 75g，脂質 45g，炭水化物 280g，食塩 7.9g	参考：全粥食 1,600 kcal，たんぱく質 65g，脂質 40g
朝食	米飯 170g	米飯 200g	米飯 200g	全がゆ 300g
	みそ汁（わかめ・だいこん）	みそ汁（わかめ・あさり）	みそ汁（わかめ・あさり）	
	モロヘイヤ納豆	モロヘイヤ納豆	モロヘイヤ納豆	モロヘイヤ納豆
	れんこんの梅サラダ	れんこんの梅サラダ	れんこんの梅サラダ	だいこんとにんじんの煮物
昼食	米飯 170g	米飯 200g	米飯 190g	米飯 160g
	肉豆腐	肉豆腐	肉豆腐	肉豆腐
	ナムルサラダ	ナムルサラダ	ナムルサラダ	ほうれんそうとにんじんのお浸し
	いちご	いちご	いちご	いちご
夕食	米飯 170g	米飯 200g	米飯 190g	全がゆ 300g
	吉野汁	吉野汁	吉野汁	吉野汁
	いわしのパン粉焼き	いわしの南蛮漬け	いわしの南蛮漬け	いわしの煮つけ
	こまつなえのき茸のごまあえ	こまつなとツナのサラダ	こまつなえのき茸のごまあえ	こまつなえのき茸のごまあえ
間食	ホットミルク さつまいも茶巾	ミルクココア スウィートポテト		
	1,650 kcal P 60g F 40g C 250g Na.6.5g未満 葉酸 480μg	1,800 kcal P 85g F 55g C 300g Na.6.5g未満 葉酸 480μg	1,800 kcal P 75g F 45g C 280g Na.6.5g未満 葉酸 480μg	1,600 kcal P 65g F 40g C 250g Na.6.5g未満 葉酸 480μg

ム等が介入する。

●その後も定期的に栄養状態の再評価を行っていく。また退院に際し，退院時および終了時の総合評価を行う。

●対象の患者に適切な栄養管理計画書が作成されないと，患者の不利益となるだけでなく，不備がある場合には入院基本料の返還にもなりかねない。

❖(3)　栄養食事指導

●栄養食事指導が必要な場合は，医師からの依頼がなければ提案する。病院食をモデルとし，患者個々の食習慣やライフスタイルに配慮した食事内容を指導する。

献立での展開食の応用

●院内の食事基準（約束食事箋）に沿って，一般治療食から特別治療食までを展開する。

●一般的には平均在院日数等を考慮した一定期間のサイクルメニューが用いられるが，喫食率や季節など現状に応じて常に見直し改善を行っていく。

●各施設の規模や調理機器，調理作業者の人員や時間，衛生管理，予定価格などさまざま考慮する。味付け，見た目，季節感など，患者がおいしく食べてくれるものを提供するよう努める。

献立の実際例（表26-6）

●減塩は，調味料の減量や，減塩タイプの調味料の利用，盛付量の変更等で対応する。

●エネルギー量は，調理法，食材の種類や部位，分量で調整する。分量は食品構成表をもとに調整する。

●食種の特性を考慮し，食材の変更，切り方や調理法を変更する。

調理上の問題点

●調理作業者の人員や時間が不足しないか。

●複雑な調理工程でないか。

●人員や時間の不足しがちな朝に提供できるか。

●調理設備上の問題はないか。（例）すべて回転釜（煮物や炒め物），またはスチームコンベクションオーブン（蒸し物や焼き物）に偏っていないか。

●盛付・配膳上の問題はないか。（例）温膳ばかりまたは冷配膳ばかりの献立でないか，豆腐など形が崩れやすい盛付でないか。

表26-7　妊娠高血圧症候群の定義と分類

○妊娠高血圧腎症：preeclampsia（PE）

1）妊娠20週以降に初めて高血圧が発症し，かつたんぱく尿を伴うもので，分娩12週までに正常に復する場合。
2）妊娠20週以降に初めて発症した高血圧に，たんぱく尿を認めなくても以下のいずれかを認める場合で，分娩12週までに正常に復する場合。
　ⅰ）基礎疾患のない肝機能障害（肝酵素上昇【ALTもしくはAST＞40 IU/L】，治療に反応せず他の診断がつかない重度の持続する右季肋部もしくは心窩部痛）
　ⅱ）進行性の腎障害（Cr＞1.0 mg/dL，他の腎疾患は否定）
　ⅲ）脳卒中，神経障害（間代性痙攣・子癇・視野障害・一時性頭痛を除く頭痛など）
　ⅳ）血液凝固障害（妊娠高血圧症候群に伴う血小板減少【＜15万/μL】播種性血管内凝固症候群・溶血）
3）妊娠20週以降に初めて発症した高血圧に，たんぱく尿を認めなくても子宮胎盤機能不全（胎児発育不全【FGR】，臍帯動脈血流波形異常，死産）を伴う場合。

○妊娠高血圧：gestational hypertension（GH）

妊娠20週以降に初めて高血圧を発症し，分娩12週までに正常に復する場合で，かつ妊娠高血圧腎症の定義に当てはまらないもの。

○加重型妊娠高血圧腎症：superimposed preeclampsia（SPE）

1）高血圧が妊娠前あるいは妊娠20週までに存在し，妊娠20週以降にたんぱく尿，もしくは基礎疾患のない肝腎機能障害，脳卒中，神経障害，血液凝固障害のいずれかを伴う場合。
2）高血圧とたんぱく尿が妊娠前あるいは妊娠20週までに存在し，妊娠20週以降にいずれかまたは両症状が増悪する場合。
3）たんぱく尿のみを呈する腎疾患が妊娠前あるいは妊娠20週までに存在し，妊娠20週以降に高血圧が発症する場合。
4）高血圧が妊娠前あるいは妊娠20週までに存在し，妊娠20週以降に子宮胎盤機能不全を伴う場合。

○高血圧合併妊娠：chronic hypertension（CH）

高血圧が妊娠前あるいは妊娠20週までに存在し，加重型妊娠高血圧腎症を発症していない場合。

資料：日本妊娠高血圧学会「妊娠高血圧症候群　新定義・臨床分類」より作成

妊娠高血圧症候群

2-1 病態

定義
- 妊娠時に高血圧を認めた場合，妊娠高血圧症候群（pregnancy induced hypertension：PIH）とする。
- 妊娠高血圧症候群は，妊娠高血圧腎症，妊娠高血圧，加重型妊娠高血圧腎症，高血圧合併妊娠の4つに分類される（表26－7）。

病態
(1) 生理
- 妊娠高血圧症候群における高血圧の病態生理については，以下のように考えられている。
- 妊婦は循環血漿量が20～25％増加する。
- 血漿レニン活性が亢進し，血液中のアルドステロン濃度が上昇する。
- 妊娠高血圧症候群においては，血管内皮細胞が傷害されて末梢血管抵抗の上昇が起こり，血圧が上昇する。
- 血管の攣縮によって腎血流が低下し，高血圧，浮腫，たんぱく尿を起こす。脳血管の攣縮によって子癇，脳血管障害を起こす。肝血管の攣縮によりHELLP（hemolysis, elevated liver enzyme, low platelet）症候群を起こす。胎盤血流が低下すれば，子宮内胎児発育遅延（intrauterine growth restriction：IUGR）や胎児ジストレスを起こす。

(2) 症状
- 初期は，多くの場合症状の訴えがないが，急激な体重増加，顔面のむくみ感，乏尿感，頭重感などが本人の意識しないうちに進行していることがある。
- 合併症，続発症にかかわる症状。
① 腎機能不全：乏尿，無尿，むくみ感
② 子癇：前駆症状は，持続する強い頭痛，眼症状（眼華閃発，弱視，視野暗黒，網膜剥離，視野狭窄など），上腹部痛症状：意識障害，痙攣
③ 脳血管障害（脳梗塞，脳出血，頭蓋内出血）：頭痛，意識障害，痙攣，神経学的症状

④ 浮腫性網膜剥離：視野・視力障害
⑤ 肺水腫：呼吸困難，起坐呼吸，咳
⑥ 胸水：呼吸困難
⑦ HELLP症候群，急性妊娠性脂肪肝，肝実質出血：上腹部痛，嘔気・嘔吐，黄疸，出血傾向
⑧ DIC（播種性血管内凝固症候群）：出血傾向，紫斑
⑨ 常位胎盤早期剥離：性器出血，持続的下腹部痛，胎動感消失
⑩ 切迫早産：陣痛様子宮収縮感，性器出血
⑪ 深部静脈血栓：下肢痛，下肢のむくみ
⑫ 胎児機能不全・胎児死亡：胎動感減少

診断
- 高血圧の診断基準は，収縮期血圧140mmHg以上，または拡張期血圧90mmHg以上とする。
- たんぱく尿の診断は，24時間尿でエスバッハ法などによって300mg/日以上のたんぱく尿が検出された場合，または随時尿で尿たんぱく／クレアチニン比が0.3mg/mgCrである場合とする。

(1) 重症度分類
- 軽症・重症の2つに分けられ，分類の方法は表26－8に示す。

(2) 発症時期による分類
- より早く発症した方が重症化する可能性が高い。
- 妊娠34週未満に発症するものを早発型（early onset type：EO）。
- 妊娠34週以降に発症するものを遅発型（late onset type：LO）。

表26－8 重症度分類

	高血圧	たんぱく尿
軽症	血圧がいずれかに該当する場合 （1）収縮期血圧が140 mmHg以上で160 mmHg未満 （2）拡張期血圧が90 mmHg以上で110 mmHg未満	原則として24時間尿を用いた定量法で判定し，300 g/日以上で2 g/日未満の場合
重症	血圧がいずれかに該当する場合 （1）収縮期血圧が160 mmHg以上 （2）拡張期血圧が110 mmHg以上	2 g/日以上の場合随時尿を用いる場合は複数回の新鮮尿検査で，連続して3＋（300 mg/dL）以上の場合

治療

● PIH は妊娠が原因で起こるため，根本的な治療は妊娠の終結である。特に胎盤の排泄により劇的に変化がみられるため，重症化して母体や胎児の不利益になると判断すると，誘発分娩や帝王切開術などで妊娠を終結させる。しかし，胎児が未熟な段階では，母児の状態を厳重に管理しながら妊娠継続させる。

❖(1) 非薬物治療法

● 安静：安静にすることで，交感神経の緊張がとれ，血圧の低下，子宮への血流増加。ストレスを避け，子癇発作予防のために部屋を暗くする。

● 食事：適切な体重管理が重要。「1－2栄養食事療法」参照。

❖(2) 薬物治療法

● 重症化すると安静や食事ではコントロールできなくなるため，降圧薬（ヒドララジン，メチルドパ，マグネシウム）により母体の高血圧性脳症や脳出血，心不全を予防する。

● RAS 阻害薬は早産，流産の原因となるので，禁忌である。

予後

● 妊娠高血圧症候群は発症すると，出産まで改善することはほぼない。

● 妊娠高血圧症候群の既往のある者は，次の妊娠においても高率に発症し，重症化することが多い。長期にわたり生活習慣病のリスクを回避する適切な生活習慣を維持していくことが重要である。

2-2 栄養食事療法（栄養ケアプロセス）

栄養スクリーニング

● 血圧，たんぱく尿の有無，体重や合併する疾患について情報を集める。

● 次にヘマトクリット，血小板，血清クレアチニン，尿酸値，肝逸脱酵素などの評価を行う。

栄養アセスメント

● エネルギー，たんぱく質，水分，食塩，カルシウム，マグネシウム，カリウム，食物繊維，ビタミン C，E など血圧関連栄養素の過不足に留意する。

● 重症化や合併症の発症状況を把握する。

栄養診断

● 妊娠高血圧症候群の状況とリスク評価。

● 高血圧関連栄養素の過不足の評価。

栄養介入（計画と実施）

● 栄養指導の具体的な方法は表26-9に示す。

● 適正なエネルギー摂取。

● 1日の総エネルギー摂取をコントロールする。

・非妊娠時　BMI 24 kg/m^2 以下の妊婦

表26-9　栄養指導の具体的な方法

1．生活指導
　＊安静
　＊ストレスを避ける
　［予防には軽度の運動，規則正しい生活が勧められる］

2．栄養指導（食事指導）
　a）エネルギー摂取（総エネルギー）
　　非妊時BMI 24以下の妊娠：30 kcal×標準体重（kg）＋200 kcal/日
　　非妊時BMI 24以上の妊娠：30 kcal×標準体重（kg）/日
　　［予防には妊娠中の適切な体重増加が勧められる
　　BMI（Body Mass Index）＝体重（kg）/（身長（m））^{2}
　　BMI<18では10〜12 kg増，BMI 18〜24では7〜10 kg増，BMI>24では5〜7 kg増］
　b）食塩（食塩相当量）摂取
　　7〜8 g/日限度とする〔極端な食塩（食塩相当量）制限は勧められない〕［予防には10 g/日以下が勧められる］
　c）水分摂取
　　1日尿量500 mL以下や肺水腫では前日尿量に500 mLを加える程度にするが，それ以外は制限しない。
　　口渇を感じない程度の摂取が望ましい。
　d）たんぱく質摂取量
　　標準体重×1.0 g/日
　　［予防には標準体重×1.2〜1.4 g/日が望ましい］
　e）動物性脂肪と糖質は制限し，高ビタミン食とすることが望ましい
　　［予防には食事摂取カルシウム（900 mg/日）に加え，1〜2 g/日のカルシウム摂取が有効との報告もある。また海藻中のカリウムや魚油，肝油（不飽和脂肪酸），マグネシウムを多く含む食品に高血圧予防効果があるとの報告もある］

資料：日本産婦人科学会，1998

（30kcal ×標準体重）＋200kcal/ 日

・非妊娠時　BMI 24kg/m² 以上の妊婦

（30kcal ×標準体重）／ 日

●水分制限はしない。口渇を感じない程度の摂取とする。ただし，1日の尿量が500mL 以下の場合や肺水腫では，前日の尿量に 500mL を加えるくらいの水分に制限する。

●適切な塩分摂取。血圧上昇に対する極端な塩分制限は勧められない。7 ～ 8 g/ 日限度とされる。

●たんぱく質摂取。たんぱく質摂取量＝標準体重× 1.0g/ 日。腎機能に合併症がある場合は，必要に応じて低たんぱく食（50g 未満／日）とする。

● 1 日に 900mg のカルシウムの摂取，また妊娠高血圧症候群の予防には 1 日に 1,000～2,000mg のカルシウム摂取が有効といわれる。

●PIH の発症予防や重症予防のためには適切な体重管理が重要になる（表 26‐9）。

栄養モニタリングと評価

●身体的および血液検査データの経時的な評価。

●栄養診断での問題点に対する解決状況を評価する。

注

1) 日本糖尿病学会編・著『糖尿病治療ガイド 2024』文光堂，2024，p.98
2) 日本糖尿病学会編・著『糖尿病診療ガイドライン 2019』南江堂，2019，p.283

参考文献

佐川典正・杉山隆・関博之「クリニカルカンファレンス（周産期領域）：1. よりよい妊婦健康診査をめざして」2007

日本糖尿病・妊娠学会「妊娠中の糖代謝異常と診断基準（平成 27 年 8 月 1 日改訂）」

中井章人『周産期看護マニュアル―よくわかるリスクサインと病態生理』東京医学社，2008

日本妊娠高血圧学会『妊娠高血圧症候群の診療指針 2015 ‐Best Practice Guide‐ 第 2 版』メジカルビュー社

第27章 乳幼児・小児疾患

I 総論

- 小児は，生後4週までの新生児期，1歳未満までの乳児期，就学前までの幼児期，就学後の学童期のほかに，思春期（男：12〜18歳頃，女：10〜16歳頃），青年期などに分けられる。小児科では15歳までを対象とすることが多いが，成長を続けている間を小児期として，成人とは異なる栄養の特徴があり，それぞれの時期に適切な栄養摂取が必要となる。
- 小児の疾患は，感染症等の急性疾患が多いが，慢性疾患で治療が長くなる場合も，発育に必要な栄養摂取が必要となる。

1 小児の成長（発育）・発達とは

- 小児は，身体の形態学的増大である成長（発育）と，機能的成熟過程である発達がある。

1-1 小児の成長（発育）

- 身長を基準とする成長速度は，乳児期が最も大きく，しばらく徐々に大きくなり，思春期の第2次成長で再び大きくなり，その後2〜3年で身長の伸びは止まる（図27-1）。成長には，主に成長ホルモンがかかわるが，甲状腺ホルモンや第2次成長に関連する性ホルモンの影響もある。骨は，骨端が開いている間は成長するが，性ホルモンが分泌するようになると骨端が閉じて，成長は止まる。
- 小児の身体的成長を評価するものとして，体重・身長の成長曲線が用いられている。成長曲線には，パーセンタイル曲線とSD曲線があるが，就学時までは，計測値の低いものから並べるパーセンタイル曲線を用い，就学時以降は，平均値からの隔たりを見るSD曲線を用いることが多かったが，全年齢のパーセンタイル曲線によって，全年齢における変化を評価することができるようになった。パーセンタイル曲線では，10パーセンタイル未満，90パーセンタイルを超えたときを要注意として経過観察し，3パーセンタイル未満，97パーセンタイルを超えたときには，原因についての精査が必要となる。
- 小児の成長が栄養状態の判定として用いられるものとして，発育指数がある。乳幼児ではカウプ指数，学童以降ではローレル指数を用い，以下の計算式で判定する。

カウプ指数＝体重（g）/身長^2（cm）× 10
　　　　　＝体重（kg）/身長^2（m）
（正常範囲：15〜18）
ローレル指数＝体重（g）/身長^3（cm）× 10^4
　　　　　（正常範囲：110〜160）

- 就学前と就学後で別になっている身長・体重曲線を用いることもでき，栄養状態の変化についても評価できる。

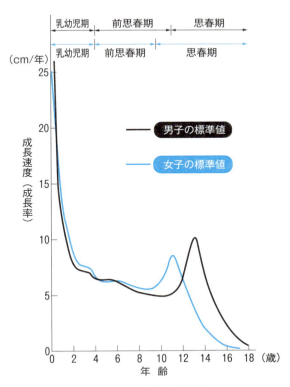

図27-1 身長の成長速度

資料：tanner,j.m:Growth at Adolescence, 2nd ed, 1978

1-2 小児の発達

●小児の発達は，運動発達と精神発達があり，それぞれ個人差があるが，90％の子どもが通過する月齢までに達成できていないときは，経過観察する。

●運動発達は，生後3か月くらいまでみられる吸啜反射，把握反射，モロー反射などの原始反射が消えた頃から自発運動の発達がみられるようになる。粗大運動は，4か月頃に首が座り，6か月頃には寝返り，11か月頃につかまって立ち上がる，18か月までには，一人歩きができるようになる。微細運動は，6か月までには物に手を伸ばし，11か月までには親指を使ってつまむ，20か月にはスプーンを使うことができるようになる。

●精神発達は，言語発達と社会発達があり，環境の影響が強く出る。言語発達は，3か月頃から声を出す喃語がみられ，18か月までには意味のある単語を話すようになり，2歳頃までには2語文を話すようになる。社会的発達では，10か月頃には，バイバイなどの物真似ができるようになり，3歳頃になるとごっこ遊びができるようになる。

1-3 小児のエネルギー・栄養代謝

●小児の食事摂取は，「日本人の食事摂取基準」に基づき行う（表27-1）。

❖(1) エネルギー

●小児では，日常活動のエネルギーのほかに成長のためのエネルギーが必要となる。乳児では100～120kcal/kg/日，幼児では100kcal/kg/日で，体重あたりは，成人の3倍必要である。

❖(2) 水　分

●幼少ほど，体の水分割合が高く，不感蒸泄も多く，腎濃縮力が低いため水分の必要量が多い。乳児は体重あたりの水分必要量が，成人の3倍である。

❖(3) たんぱく質

●乳児では，母乳と人工乳では必要量が異なる。0～5か月では，母乳は1.5g/kg/日なのに対し，人工乳では2.5g/kg/日で，人工乳は母乳と比べてたんぱく質利用率が70％である。

❖(4) 脂　質

●小児では，エネルギー源として利用率が高く，乳児では，母乳栄養で50％，離乳期で30～40％，幼児期以降では，20～30％を摂取する。

❖(5) 炭水化物

●脂質と糖質の比率は1：2とされ，1歳以上では，総エネルギーの50～70％となる。小児では，糖質摂取量が少ないと，低血糖になって，ケトーシスになりやすい。

2 小児の栄養ケアの考え方

2-1 母乳と人工乳の違い

●母乳は，たんぱく質や脂肪の吸収も良く，消化管への負担も少ない（表27-2）。出産後1週間の初乳には分泌型IgAが含まれ，腸管感染症の予防となり，低出生体重児では，積極的に勧められる。また，人工乳ではアレルギー疾患の原因となりやすい。一方，母乳不足になることもあり，母乳中に不足しているビタミンKの補充が必要である。また，成人T細胞白血病ウイルスの感染や母親の服用している薬剤の移行や母乳汚染のリスクもある。

2-2 離乳食の進め方

●離乳とは，栄養の主体が液体の乳汁から固形食に移行することである。離乳の開始により，食物を舌と歯ぐきでつぶして飲み込むことに発達していく。生後5か月くらいから1日1回から始め，食品を少しずつ増やしながら，1日2回，3回と増やしていき，ドロドロ状のものから少しずつ食物の硬さを増していくようにする。栄養素の大半を乳汁以外の食物でとれるようになることを離乳の完了といい，13か月くらいまでには完了し，1日3回の食事と1～2回の補食としての間食を摂取し，粉乳または牛乳は1日300mL前後をコップで与える（表27-3）。離乳食が進まないときに牛乳や乳汁を余分に与えていると貧血になっていくので注意する。

成長期の食事

- 幼児期は，自立して食事を行えるような食習慣や，さまざまな食物を食べて偏食にならないようにすること，味の濃いものや甘いものに偏らず，薄味中心の食事にすることなどが大切である。
- 学童期になると基礎代謝量が増加し，運動量も増えてくるので，栄養必要量は増加する。成長期に必要なたんぱく質の摂取が大切で，脂肪や炭水化物のとりすぎに注意する。月経開始後の女子では，貧血予防のために鉄分の多い食品を摂取する。

Ⅱ 各 論

1 消化不良症

- 下痢については p.155 参照。

 病 態

定 義

- 下痢や嘔吐により，水分や電解質が失われる状態で，小児の場合，ウイルスや細菌により急性胃腸炎を起こすことがほとんどである。

表 27-1 乳幼児期・学童期の食事摂取基準

| | 推定エネルギー必要量（kcal/日） ||||||たんぱく質（推定平均必要量，推奨量，目安量：g/日，目標量：%エネルギー）||||||||
| | 身体活動度Ⅰ（低い） || 身体活動度Ⅱ（普通） || 身体活動度Ⅲ（高い） || 推定平均必要量 || 推奨量 || 目安量 || 目標量 ||
	男	女	男	女	男	女	男	女	男	女	男	女	男	女
0〜5か月	―	―	550	500	―	―	―	―	―	―	10	10	―	―
6〜8か月	―	―	650	600	―	―	―	―	―	―	15	15	―	―
9〜11か月	―	―	700	650	―	―	―	―	―	―	25	25	―	―
1〜2歳	―	―	950	900	―	―	15	15	20	20	―	―	13〜20	13〜20
3〜5歳	―	―	1,300	1,250	―	―	20	20	25	25	―	―	同上	同上
6〜7歳	1,350	1,250	1,550	1,450	1,750	1,650	25	25	30	30	―	―	同上	同上
8〜9歳	1,600	1,500	1,850	1,700	2,100	1,900	30	30	40	40	―	―	同上	同上
10〜11歳	1,950	1,850	2,250	2,100	2,500	2,350	40	40	45	50	―	―	同上	同上
12〜14歳	2,300	2,150	2,600	2,400	2,900	2,700	50	45	60	55	―	―	同上	同上
15〜17歳	2,500	2,050	2,850	2,300	3,150	2,550	50	45	65	55	―	―	同上	同上

| | 脂質（%エネルギー） |||| 炭水化物（%エネルギー） ||
| | 目安量 || 目標量 || 目標量 ||
	男	女	男	女	男	女
0〜5か月	50	50	―	―	―	―
6〜11か月	40	40	―	―	―	―
1〜2歳			20〜30	20〜30	50〜65	50〜65
3〜5歳	―	―	同上	同上	同上	同上
6〜7歳	―	―	同上	同上	同上	同上
8〜9歳	―	―	同上	同上	同上	同上
10〜11歳	―	―	同上	同上	同上	同上
12〜14歳	―	―	同上	同上	同上	同上
15〜17歳	―	―	同上	同上	同上	同上

資料：厚生労働省「日本人の食事摂取基準（2025年版）」

表27-2 母乳，粉乳，牛乳の成分比較

乳汁成分表（100 mL中）

	ヒト成熟乳	調製粉乳	牛乳
エネルギー（kcal）	61	66〜68	61
たんぱく質（g）	1.1	1.5	3.3
脂質（g）	3.5	3.5〜3.6	3.8
糖質（g）	7.3	7〜7.3	4.7
ミネラル（g）	0.2	0.3	0.7
Ca（mg）	27	44〜51	110
P（mg）	14	25〜28	93
鉄（mg）	0.04	0.7〜0.9	0.02

資料：「日本食品標準成分表（八訂）増補2023年」

表27-3 離乳の進め方

離乳の開始 ━━━━━━━━━━━━━━━━━━━━━━━━▶ 離乳の完了

以下に示す事項は，あくまでも目安であり，子どもの食欲や成長・発達の状況に応じて調整する。

	離乳初期 生後5〜6か月頃	離乳中期 生後7〜8か月頃	離乳後期 生後9〜11か月頃	離乳完了期 生後12〜18か月頃
食べ方の目安	○子どもの様子をみながら1日1回1さじずつ始める。 ○母乳や育児用ミルクは飲みたいだけ与える。	○1日2回食で食事のリズムをつけていく。 ○いろいろな味や舌ざわりを楽しめるように食品の種類を増やしていく。	○食事リズムを大切に，1日3回食に進めていく。 ○共食を通じて食の楽しい体験を積み重ねる。	○1日3回の食事リズムを大切に，生活リズムを整える。 ○手づかみ食べにより，自分で食べる楽しみを増やす。
調理形態	なめらかにすりつぶした状態	舌でつぶせる固さ	歯ぐきでつぶせる固さ	歯ぐきで噛める固さ
1回当たりの目安量				
Ⅰ 穀類（g）	つぶしがゆから始める。すりつぶした野菜等も試してみる。慣れてきたら，つぶした豆腐・白身魚・卵黄等を試してみる。	全がゆ 50〜80	全がゆ90 〜軟飯80	軟飯90 〜ご飯80
Ⅱ 野菜・果物（g）		20〜30	30〜40	40〜50
Ⅲ 魚（g）		10〜15	15	15〜20
又は肉（g）		10〜15	15	15〜20
又は豆腐（g）		30〜40	45	50〜55
又は卵（個）		卵黄1〜全卵1/3	全卵1/2	全卵1/2〜2/3
又は乳製品（g）		50〜70	80	100
歯の萌出の目安		乳歯が生え始める。	1歳前後で前歯が8本生えそろう。	
				離乳完了期の後半頃に奥歯（第一乳臼歯）が生え始める。
摂食機能の目安	口を閉じて取り込みや飲み込みが出来るようになる。	舌と上あごで潰していくことが出来るようになる。	歯ぐきで潰すことが出来るようになる。	歯を使うようになる。

※衛生面に十分配慮して食べやすく調理したものを与える

資料：厚生労働省「授乳・離乳の進め方ガイド」2019，p.34
　　　https://www.mhlw.go.jp/content/11908000/000496257.pdf

病態生理
- 小児の場合、原因ウイルスとして多いのは、ロタウイルス、ヒトカルシウイルス（ノロウイルス、サポウイルス）など、細菌では、カンピロバクター、サルモネラ、病原性大腸菌がある。病原性大腸菌 O157 では、溶血性尿毒症を合併して、腎不全となることもある。

症状
- 小児の急性胃腸炎の場合、発熱に嘔吐、下痢を伴うと脱水症になりやすい。乳幼児に多いロタウイルスによる場合は白色下痢便で、カンピロバクター、サルモネラ、病原性大腸菌が原因のときには、粘血便になる。
- 小児の脱水症では、尿量の減少、皮膚の緊張低下がみられる。また、低血糖にもなりやすく、食欲不振、全身倦怠がみられる。

診断
- 下痢、嘔吐などの症状で診断する。原因を確定するときには、便の細菌培養、ウイルス抗原検査などを行う。脱水症の診断では、尿回数の減少、血液検査で BUN の上昇などが認められる。低血糖では、尿のケトン体の検出が認められる。

治療
(1) 非薬物治療法
- 症状に合わせた食事療法を行う。経口補水では、塩分と糖分の補充も必要である。

❖(2) 薬物治療法
- 嘔吐では制吐薬を用いることもあるが、下痢では小児では止痢薬は用いず、整腸薬を投与する。細菌性腸炎では難治性以外は抗菌薬を投与することはない。食事療法、経口薬で改善しない、脱水の程度がひどいときには、輸液を行う。

1-2 栄養食事療法（栄養ケアプロセス）

栄養スクリーニング
- 水分の消失による脱水症の程度と電解質の異常、小児の場合、低血糖の有無をチェックする。

栄養アセスメント
- 嘔吐、下痢の症状が出現してからの期間、水分、経口食物の摂取量、尿量、そのほかの症状から重症度を評価する。尿量が保たれていても食欲不振が続く場合は、糖分の不足に留意する。

栄養診断
- 体重、電解質、血糖値、尿中ケトン体の有無などを検査する。下痢の性状や原因ウイルス抗原チェック、細菌培養の結果より、経過を予測する。

栄養介入
- 軽症では、消化の良い食物と経口補水を行う。中等症以上では、固形物の摂取を制限し、経口補水や野菜スープのみにするが、症状が改善しないときには、禁食して輸液を行う。

栄養モニタリングと評価
- 身体症状、血液データより、回復の程度を評価し、徐々に、発症前の食事形態に戻す。

周期性嘔吐症

病 態

定義
- 感染症や精神的ストレスにより嘔吐を繰り返し、糖質が不足し、脂肪がエネルギー源として使われてケトン体が産生される病態。幼児から学童期までみられ、2～10歳に多い。アセトン血性嘔吐症、自家中毒症ともいう。

病態生理
- 原因は不明だが、年齢とともに自然に改善することから、中枢神経、自律神経の発達の未熟性に由来すると考えられる。感染やストレスによって、大脳辺縁系が興奮し、嘔吐中枢、自律神経中枢、視床下部―下垂体を刺激するため、頻回の嘔吐を繰り返す。

症状
- 嘔吐、腹痛が急に発症し、2～3日続く。呼気はアセトン臭となる。全身倦怠感があり、重症では意識混濁となる。

診断
- 血中のケトン体（アセト酢酸、3-ヒドロキシ酪酸、アセトン）の上昇、尿中ケトン体の検出。

治療
❖(1) 非薬物治療法
- 嘔吐発作が治まるまでは安静とし、絶食として経口補水を行う。

❖(2) 薬物治療法

●嘔吐に対し，制吐薬を投与するが，それを用いても治らないときは，輸液療法を行う。

2-2 栄養食事療法（栄養ケアプロセス）

栄養スクリーニング

●年齢と他の原因疾患がないこと，身体症状と今までの経過，血糖値，尿中ケトン体を参考にする。

栄養アセスメント

●尿中のケトン体の検出，尿量，体重より脱水症の程度を評価する。

栄養診断

●体重，電解質，血糖値，尿中ケトン体の有無などを検査する。

栄養介入

●嘔吐発作が続いているときは絶食とし，経口補水で嘔吐するときには，絶飲食として輸液を行う。症状が回復したら，糖水から始め，低脂肪食とし，脂質は少しずつ増量して常食に戻していく。

栄養モニタリングと評価

●身体症状の改善，尿中ケトン体を参考としながら，常食へ移行する。

3 アレルギー疾患

●アレルギー疾患については p.295 も参照。

3-1 病　態

定　義

●非自己を排除して自己を守る免疫反応の一種で，生体に不利な反応をアレルギーという。小児に多いアレルギー疾患としては，食物アレルギー，アトピー性皮膚炎，気管支喘息，花粉症などがある。症状発現の原因となるアレルゲンと接触して短時間で複数の臓器に症状が出現し，重篤な症状となることをアナフィラキシーという。

病態生理

●小児の食物アレルギーの原因となる食物は，鶏卵，乳製品，小麦が多く，学童期以後では，甲殻類，魚類，そば，ピーナッツなどが増加する。年齢があがると，食べられるようになることが多い。アトピー性皮膚炎では，食物のほか，動物，ダニ，ハウスダストなどがアレルゲンになり，皮膚を掻き壊すことで悪化し，皮膚感染症にもなりやすい。気管支喘息では，ハウスダスト，ダニが主なアレルゲンで，運動や寒暖差，感染症や疲労で悪化することが多い。花粉症は，スギ，ヒノキが原因のことが多く，近年低年齢化している。果物などによる口腔違和感の出る口腔アレルギーは，花粉症と関連していることも多い。

●アレルギー症状で，複数の臓器に症状を起こすアナフィラキシーは，食物のほか，薬品，虫刺されでも起こることがあり，短時間で重篤なアナフィラキシーショックとなる。小児の場合，学童期以降に食物を食べたときには症状が出ないが，食後1時間以内に運動するとアナフィラキシーとなる運動誘発アナフィラキシーとなることがある。

症　状

●食物アレルギーの症状は多様で，最も多いのは蕁麻疹などの皮膚症状で，次いで目のかゆみや充血などの目の症状，下痢嘔吐などの消化器症状，口腔違和感である。咳や喘鳴などの呼吸器症状が出てきたときには，アナフィラキシーになる可能性が高くなる。

●気管支喘息では，発作的に喘鳴が出て呼気性の呼吸困難になり，ひどくなると食べられない，眠れない状態になる。

●アトピー性皮膚炎では，皮膚がかさかさになり，かゆみを伴い，皮膚を掻き壊したところに，感染しやすくなる。乳児のときは，顔や体幹部に湿疹様にできるが，成長するにつれ，肘や膝の裏にできやすくなる。

●花粉症では，原因となる花粉が舞う時期になるとくしゃみ，鼻水，目がかゆくなる，涙が出るなどの症状が出る。

診　断

●食物アレルギーでは，食物の種類を記載した食事日誌を参考にして疑いのある食物を除去して症状が消えるか（除去試験），逆に食べたときに症状が増悪するか（負荷試験）を行うと同定できるが，負荷試験は症状を引き起こすので，慎重に行う必要がある。

●負荷試験を行うことが難しい場合や，原因アレ

ルゲンが不明のときには，血清IgE，抗原特異的IgE検査で原因アレルゲンを推定できる。原因アレルゲンを摂取していないときは，検出されなかったり，検出されていても症状が出なかったりすることもあるので，臨床症状から総合的に判断する。

●生体の状態をより直接的に診断する方法として，アレルゲンエキスを使う皮内テスト，プリックテスト，パッチテストがある。皮内テストは，皮内に注射，プリックテストは皮膚の表面を出血しない程度に穿刺，パッチテストは絆創膏で貼り付けて，皮膚の反応を見て判断する。

治療

❖(1) 非薬物治療法

●食物アレルギーでは，保育所におけるアレルギー疾患生活管理指導表（表27-4）に基づいて，原因となる食物を除去する。症状が出やすいときには，調理器具や調理場所を食物によって分ける。原因となる食物成分が皮膚や目に触れたり，噴霧したものを吸い込んだりしないようにも注意する。長期的には，症状が改善してくることが多いので，アレルギーの原因となっている食物を少しずつ摂取して食べられるようにする。

●症状の程度を見ながら，少しずつ摂取量を増やして食べられるようにする経口免疫療法は医師の指導のもとに行う。

●気管支喘息では，発作時には水分を多めにとって，呼吸が苦しそうなときには体を起こすが，話ができないくらいに苦しいときには，医療機関を受診する。

●アトピー性皮膚炎では，皮膚を清潔にして，なるべく掻かないようにする。かゆみがひどいときには，冷たいタオルなどで皮膚を冷やす。

●花粉症では，マスクやゴーグル着用で花粉に触れないようにする。

❖(2) 薬物治療法

●食物アレルギーの症状が出ているときには，抗ヒスタミン薬，症状が改善しないときには，ステロイド薬を投与することもある。アナフィラキシーを起こしたことがあるときには，アドレナリン自己注射（エピペン®）を処方する。

●気管支喘息では，発作時には，β_2刺激薬吸入，ステロイド薬投与し，重症となったときには，酸素吸入やイソプロテレノールの持続吸入を行う。長期管理としては，ロイコトリエン受容体拮抗薬や吸入ステロイド薬を発作の頻度に応じて用いる。

●アトピー性皮膚炎では，皮膚を清潔にした後に保湿剤を用いるスキンケアと，外用ステロイド薬とタクロリムス軟膏を症状に応じて塗布する。かゆみがひどいときには，抗ヒスタミン薬の内服も行う。

●花粉症では，抗アレルギー薬の点鼻，点眼，内服のほか，ステロイド薬の点鼻，点眼などを行う。

3-2 栄養食事療法（栄養ケアプロセス）

栄養スクリーニング

●食物アレルギーでは，食事と関連して症状を起こすので，食事日誌をつけて，症状との関連を探る。

栄養アセスメント

●原因食物を除去したときに代替となる栄養素を補充できているか，日々の食事を評価する。

栄養診断

●除去食で症状が改善し，再び食物を摂取して症状が出ることで診断できる。

栄養介入

●食物アレルギーでは，原因食物の除去を行うが，発育評価をしながら，代替食で成長に必要な栄養素が摂取できるように指導する。

●集団生活で給食を行うときには，毎年保育所におけるアレルギー疾患生活管理指導表（表27-4）を提出してもらい，調理担当者と配膳担当者と誤食や食物混入がないように手順を確認する。

栄養モニタリングと評価

●成長曲線を参考にしながら，必要な栄養素が摂取できているか評価する。

●除去食を解除するときには，医師の生活管理指導表をもとに自宅で除去していた食物を摂取して症状が出現しないか確認してから集団生活の給食で解除する。経口免疫療法を行っているときには，医師の診断のもとに摂取する食物の種類と量を決定する。

第27章　乳幼児・小児疾患

表27-4 保育所におけるアレルギー疾患生活管理指導表（食物アレルギー・アナフィラキシー・気管支ぜん息）

名前　　　　　　　　男・女　　　　年　　月　　日生（　　歳　　ヶ月）　　　　　組　　　　提出日　　　年　　月　　日

※この生活管理指導表は、保育所の生活において特別な配慮や管理が必要となった子どもに限って、医師が作成するものです。

食物アレルギー・アナフィラキシー（あり・なし）

病型・治療

A. 食物アレルギー病型
1. 食物アレルギーの関与する乳児アトピー性皮膚炎
2. 即時型
3. その他（新生児・乳児消化管アレルギー・口腔アレルギー症候群・食物依存性運動誘発アナフィラキシー・その他：　　　　　）

B. アナフィラキシー病型
1. 食物（原因：　　　　　　　　　　）
2. その他（医薬品・食物依存性運動誘発アナフィラキシー・ラテックスアレルギー・昆虫・動物のフケや毛）

C. 原因食品・除去根拠
該当する食品の番号に○をし、かつ《　》内に除去根拠を記載

[除去根拠] 該当するもの全てを《　》内に番号を記載
①明らかな症状の既往
②食物負荷試験陽性
③IgE抗体等検査結果陽性
④未摂取

1. 鶏卵　　　　　　《　　》
2. 牛乳・乳製品　　《　　》
3. 小麦　　　　　　《　　》
4. ソバ　　　　　　《　　》
5. ピーナッツ　　　《　　》
6. 大豆　　　　　　《　　》
7. ゴマ　　　　　　《　　》
8. ナッツ類*　　　《　　》（すべて・クルミ・カシューナッツ・アーモンド・　　）
9. 甲殻類*　　　　《　　》（すべて・エビ・カニ・　　）
10. 軟体類・貝類*　《　　》（すべて・イカ・タコ・ホタテ・アサリ・　　）
11. 魚卵*　　　　　《　　》（すべて・イクラ・タラコ・　　）
12. 魚類*　　　　　《　　》（すべて・サバ・サケ・　　）
13. 肉類*　　　　　《　　》（鶏肉・牛肉・豚肉・　　）
14. 果物類*　　　　《　　》（キウイ・バナナ・　　）
15. その他　　　　　《　　》

「*は（　）の中の該当する項目に○をするか具体的に記載すること」

D. 緊急時に備えた処方薬
1. 内服薬（抗ヒスタミン薬・ステロイド薬）
2. アドレナリン自己注射薬「エピペン®」
3. その他（　　　　　）

保育所での生活上の留意点

A. 給食・離乳食
1. 管理不要
2. 管理必要（管理内容については、病型・治療のC. 欄及びC. 欄を参照）

B. アレルギー用調整粉乳
1. 不要
2. 必要　下記該当ミルクに○、又は（　）内に記入
ミルフィーHP・ニューMA-1・MA-mi・ペプディエット・エレメンタルフォーミュラ
その他（　　　　　）

C. 除去食品においてより厳しい除去が必要なもの
病型・治療のC. 欄で除去の際に、より厳しい除去が必要となるもののみに○をつける
※本欄に○がついた場合、該当する食品を使用した料理については、給食対応が困難となる場合があります。
1. 鶏卵：卵殻カルシウム
2. 牛乳・乳製品：乳糖
3. 小麦：醤油・酢・麦茶
6. 大豆：大豆油・醤油・味噌
7. ゴマ：ゴマ油
12. 魚類：かつおだし・いりこだし
13. 肉類：エキス

D. 食物・食材を扱う活動
1. 管理不要
2. 原因食材を教材とする活動の制限（　　　　　）
3. 調理活動時の制限（　　　　　）
4. その他（　　　　　）

E. 特記事項
（その他に特別な配慮や管理が必要な事項がある場合には、医師が保護者と相談のうえ記載。対応内容は保育所が保護者と相談のうえ決定）

記載日　　　　年　　月　　日
医師名
医療機関名
電話

緊急連絡先
★保護者
電話：
★連絡医療機関
医療機関名：
電話：

気管支ぜん息（あり・なし）

病型・治療

A. 症状のコントロール状態
1. 良好
2. 比較的良好
3. 不良

B. 長期管理薬（短期追加治療薬を含む）
1. ステロイド吸入薬　剤形：　　　投与量（日）：
2. ロイコトリエン受容体拮抗薬
3. DSCG吸入薬
4. ベータ刺激薬（内服・貼付薬）
5. その他（　　　　　）

C. 急性増悪（発作）治療薬
1. ベータ刺激薬吸入
2. ベータ刺激薬内服
3. その他（　　　　　）

D. 急性増悪（発作）時の対応
（自由記載）

保育所での生活上の留意点

A. 寝具に関して
1. 管理不要
2. 防ダニシーツ等の使用
3. その他の管理が必要（　　　　　）

B. 動物との接触
1. 管理不要
2. 動物への反応が強いため不可　動物名（　　　　　）
3. 飼育活動等の制限（　　　　　）

C. 外遊び、運動に対する配慮
1. 管理不要
2. 管理必要
（管理内容：　　　　　）

D. 特記事項
（その他に特別な配慮や管理が必要な事項がある場合には、医師が保護者と相談のうえ記載。対応内容は保育所が保護者と相談のうえ決定）

記載日　　　　年　　月　　日
医師名
医療機関名
電話

●保育所における日常の取り組み及び緊急時の対応に活用するため、本表に記載された内容を保育所の職員及び消防機関・医療機関等と共有することに同意しますか。
・同意する
・同意しない

保護者氏名

（参考様式）　※「保育所におけるアレルギー対応ガイドライン」（2019年改訂版）

4 小児肥満

- 肥満・肥満症については，p.98 参照。

4-1 病 態

定 義
- エネルギー摂取がエネルギー消費を上回り，生体内に脂肪組織が過剰に蓄積した状態である。小児期は，基礎疾患のない単純性肥満がほとんどで，まれに脳腫瘍，内分泌疾患による症候性肥満がある。

病態生理
- 遺伝的素因に運動不足や過度のエネルギー摂取などの環境因子が加わって，皮下脂肪や内臓脂肪が蓄積する。

症 状
- 小児の場合は，日常活動性が低下する。学童期以降の肥満は，改善せずに固定化して，成人の生活習慣病に移行することが多い。小児でも進行すると高血圧症や糖尿病を合併することがある。

診 断
- 標準体重からの実測体重の偏位を百分率として，肥満度として評価する。

> 肥満度＝（実測体重－標準体重）／標準体重×100（%）

- 幼児では肥満度 15% 以上は太りぎみ，20% 以上はやや太りすぎ，30% 以上は太りすぎとされ，学童では肥満度 20% 以上を軽度肥満，30% 以上を中等度肥満，50% 以上を高度肥満という。

治 療
- 小児の単純性肥満では，個人の原因によるというよりは，家庭環境や心理的な要因によることが多い。家族一緒に食事療法を行い，家族も含めた心理的な要因に対するカウンセリングも行う。
- また，規則正しい生活習慣として，起床，就寝，食事の時間を一定にし，間食をしないようにする。運動療法では，具体的な運動時間や運動内容についてエネルギー消費を増加するように指導する。

4-2 栄養食事療法（栄養ケアプロセス）

栄養スクリーニング
- 肥満については，肥満度やいつから肥満になったか，食事内容，食事時間，運動量，家庭環境についての情報を集める。合併症の有無として，糖尿病，脂質異常，高血圧の有無についての情報を集める。

栄養アセスメント
- 食事内容としては，標準体重のエネルギー摂取量と比較し，成長のための栄養素が摂取できているか評価する。また，エネルギー摂取過多になっている原因について評価する。たとえば間食などで余分なエネルギー摂取があるかチェックする。食事時間は，摂取する時間が不規則になっていないか，1 回の食事時間が短すぎないかなどを評価する。運動量は，外遊びの時間などを評価する。家庭環境は，家族関係や心理状態を評価する。合併症として，糖尿病，脂質異常，高血圧がある場合は，薬物治療を行っているかの情報を把握する。

栄養診断
- 食事内容のエネルギーと標準体重のエネルギー摂取量を比較する。エネルギー摂取過多となる原因について診断し，医療機関との連携が必要か，個別の栄養指導が必要か判断する。

栄養介入
- エネルギー摂取量は，中等度肥満では推奨量の 85〜90% とし，高度肥満では，推奨量とする。その他の栄養素は，「日本人の食事摂取基準」の推奨量を満たす量とする。

栄養モニタリングと評価
- 子どもの成長に合わせて，定期的に面談し，評価をし直す。一度改善しても再燃する場合，成長とともに悪化する場合などさまざまなケースがある。

5 小児糖尿病

- 糖尿病については p.107 参照。

5-1 病 態

定 義
- 食事によって血中に増える血糖を下げる作用の

あるインスリンが欠如することや，血糖値に対しインスリンの作用が不足することで，高血糖が持続する状態である。インスリンの分泌が低下する場合を1型糖尿病，血糖値を下げるのに十分なインスリンの分泌が足りなかったり，インスリンが分泌していても抵抗性で効果がなかったりする場合を2型糖尿病という。

●小児期に発症する糖尿病は，1型糖尿病が多いが，生活習慣と関連する2型糖尿病も増加している。1型糖尿病では，自己抗体が出現する自己免疫性（1A型），自己免疫が関係しない特発性（1B型）に分類される。

病態生理

●1型糖尿病は，ウイルス感染等を契機として膵臓のβ細胞が破壊され，インスリンの分泌が低下して起こる。急に高血糖となり，ケトン体が増加して代謝性アシドーシスとなる。

●2型糖尿病では，遺伝的素因が関連し，過食やストレス，運動不足などの生活習慣により，インスリンの作用不足やインスリンの抵抗性によって，発症する。

症　状

●1型糖尿病は，急に高血糖の症状が出現し，口渇，多飲多尿，全身倦怠感，体重減少が起こり，重症となるとケトアシドーシスになり，過呼吸，昏睡となる。

●小児の2型糖尿病も最近はみられるようになり，徐々に症状が出現し，最初は無症状で健診時に気がつかれることも多い。生活習慣を改めることで改善することもあるが，高血糖の状態が長く続くと腎症，網膜症，神経症などの合併症を起こす。糖尿病性腎症になり，腎不全になったときには，透析が必要となり，糖尿病性網膜症になったときには，失明することもある。糖尿病性神経症となって，手足の感覚がなくなることもある。

診　断

●多飲多尿，全身倦怠，体重減少があり，高血糖があれば，診断できる。検尿で偶然尿糖を発見された軽症の場合は，経口ブドウ糖負荷試験を行うこともある。血中インスリンの低下やインスリンの前駆物質のプロインスリンが分解される際に生

成されるCペプチドの低下で内因性インスリンが低下していれば，1型糖尿病と診断される。GAD抗体やIA-2抗体などの自己抗体が存在すれば，自己免疫性となる。

●2型糖尿病の場合では，肥満があり，空腹時血糖値は126mg/dL以上で，経口ブドウ糖負荷試験で2時間値血糖値が200mg/dL以上で糖尿病と診断され，インスリン分泌は保たれていることで2型と診断される。

●血糖値のコントロールの目安としては過去1～2か月の血糖値を反映する糖化ヘモグロビンであるHbA1cが，6.5%以下となるようにする。

治　療

❖⑴　非薬物治療法

●2型糖尿病では，食事療法と運動療法が基本である。食事のエネルギー計算を行い，標準体重になるようにする。

❖⑵　薬物治療法

●1型糖尿病の発症期にみられる糖尿病性のケトアシドーシスのときには，脱水の補正を行いながら，インスリン療法を行い，高血糖を改善する。慢性期には，インスリン療法と食事療法を行う。インスリン療法を行っているときには，低血糖となり，高度の空腹感，倦怠感から，顔面蒼白，冷や汗，手足のふるえ，重症になるとけいれん，意識障害になることがある。低血糖を自覚したときには，糖分を補充する。

●インスリンは速効型，中間型，持続型などを組み合わせて自己注射するが，小児では持続皮下インスリン注入を行うことが多い。

●2型糖尿病では，食事療法と運動療法で，コントロールが不十分な場合は経口糖尿病薬を使用する。

●経口糖尿病薬でコントロールが不十分のときには，インスリン療法を行う。

5-2 栄養食事療法（栄養ケアプロセス）

栄養スクリーニング

●体重の変化，血糖値とHbA1cと合併症の情報を集め，食事摂取量とエネルギー量，運動量をチェックする。

栄養アセスメント

●年齢ごとのエネルギー必要量と摂取している食事のエネルギー量を比較する。

栄養診断

●エネルギー必要量よりエネルギー摂取量の方が多い場合は，その原因をさぐる。具体的な食事内容が実行可能か家族環境から指導内容をチェックする。

栄養介入

●小児の食事療法では，正常な成長発育と日常生活に必要なエネルギーを摂取して，栄養バランスに配慮する。小児の1日エネルギー必要量は以下の式より計算される。

> エネルギー摂取量（kcal/ 日）= 1,000 +（年齢 − 1）× 100
> 炭水化物：脂肪：たんぱく質＝ 5 ： 3 ： 2

栄養モニタリングと評価

●体重，糖尿病のコントロール状態を定期的にチェックして，日常生活で食事の仕方がコントロールできているかチェックする。小児の場合，家族の協力が不可欠だが，思春期になると本人の心理的な影響でコントロールが難しくなることもあるので，面談を行い，必要に応じて心理カウンセリングも行う。

⑥ 小児腎疾患

●小児の慢性腎臓病については p.226 参照。

6-1 病　態

定　義

●小児の腎疾患として多いものは，急性に糸球体に障害を起こす急性糸球体腎炎，尿所見の異常が1年続く慢性糸球体腎炎，尿中に血清たんぱくが大量に漏れるネフローゼ症候群，血管性紫斑病後の紫斑病性腎炎などがある。

病態生理

❖(1)　急性糸球体腎炎

●A 群 β 溶血性連鎖球菌（溶連菌）感染による抗原抗体反応が原因で，溶連菌の抗原とこれに対する抗体とで免疫複合体が糸球体に沈着して起こる。

❖(2)　慢性糸球体腎炎

●免疫反応が関与していると思われるが，原因は不明である。代表的疾患の IgA 腎症では，糸球体に IgA 抗体の免疫複合体が付着している。

❖(3)　ネフローゼ症候群

●小児のネフローゼ症候群は，原因不明の特発性が多く，光学顕微鏡ではほとんど変化がない微小変化型が多い。糸球体上皮細胞のたんぱくの透過性が亢進することが想定されている。

❖(4)　紫斑病性腎炎

●4 ～ 7 歳に好発する血管性紫斑病（アレルギー性紫斑病）は，皮膚症状，関節症状，腹部症状を呈する全身性の血管炎で半数近くで腎炎を合併する。IgA が関与する免疫複合体が関係していると考えられている。

症　状

●小児の腎疾患は，検尿で偶然発見されるか，溶連菌感染後や血管性紫斑病後の経過観察の検尿で発見されることが多い。急性糸球体腎炎の急性期は，浮腫，高血圧，血尿とともに乏尿を認める。ネフローゼ症候群は，高度のたんぱく尿と低たんぱく血症で，全身浮腫と食欲不振を認め，進行すると，腹水と乏尿を伴う。

診　断

●急性糸球体腎炎では，溶連菌の検出，溶連菌抗体価（ASK，ASO）の上昇，一過性の補体（CH_{50}）の低下を認める。尿所見ではたんぱく尿，血尿を認める。

●慢性糸球体腎炎では，血尿やたんぱく尿を認め，IgA 高値を認めることが多い（IgA 腎症）。腎生検の組織所見では，腎糸球体のメサンギウム領域の増殖と IgA の優位な沈着が認められる。

●ネフローゼ症候群では，高度のたんぱく尿があり，進行すると乏尿となる。低たんぱく血症，高コレテロール血症を認め，腎生検の組織所見では，微小変化型を示す。

●紫斑病性腎炎では，微少血尿だけのものから，血尿とたんぱく尿を伴うものとさまざまである。高度のたんぱく尿となるネフローゼ症候群になったものは，腎不全になるものが多い。組織所見は，巣状分節性増殖性変化がみられ，IgA のメサ

ンギウム領域に顆粒状沈着がみられ，半月体の形成がみられる場合に腎不全に進行することが多い。

治 療

(1) 非薬物治療法
●安静，食事療法が基本である。

(2) 薬物治療法
●急性糸球体腎炎では高血圧の治療として降圧薬，利尿薬の投与，溶連菌が検出されたときには，抗菌薬を投与する。
●慢性糸球体腎炎では，たんぱく尿が多いときには，ステロイド薬，免疫抑制薬，抗凝固薬，抗血小板薬などを投与する。

6-2 栄養食事療法（栄養ケアプロセス）

栄養スクリーニング
●診断，病期によって食事療法が異なる。腎機能の低下，尿量減少の有無，高血圧の有無，浮腫の有無，治療の有無についての情報を集める。

栄養アセスメント
●ステロイドなどの免疫抑制薬の副作用も評価する。浮腫があると体重が治療により変動するので，身長相当の標準体重あたりのエネルギー摂取量と比較する。

栄養診断
●ネフローゼ症候群では，低たんぱく血症，脂質代謝異常が持続しているときには，長期間の食事療法が必要となる。

栄養介入
●急性糸球体腎炎では，急性期は食塩，たんぱく，水分の制限をし，利尿期には尿量に注意しながら水分制限を緩め，回復期には，食塩，たんぱくの制限も緩める。ネフローゼ症候群では，乏尿期，浮腫がある間は水分，塩分を制限する。回復期は塩分のみ制限する。エネルギー摂取量は乏尿期は少し制限し，症状が改善したら制限しない。たんぱく質制限は小児の場合，成長の遅れをきたさないように，慢性腎不全のときに慎重に行う（表27-5，表27-6，表27-7）。

栄養モニタリングと評価
●血圧や腎機能，浮腫の有無で食事制限を解除するか判断する。

7 新生児疾患

7-1 病 態

定 義
●生後4週までの新生児は，周産期の合併症として仮死，出生後の呼吸不全，低血糖，新生児黄疸，出血傾向による新生児メレナなどがある。また，予定日より早い在胎37週未満の出生児を早産児といい，在胎28週未満の出生児を超早産児という。標準体重より少ない2,500g未満の出生児を低出生体重児といい，1,500g未満の出生児を極低出生体重児，1,000g未満の出生児を超低出生体重児という。

表27-5 小児急性腎炎の食事療法

区分	対象	総エネルギー(kcal/kg/日)	たんぱく(g/kg/日)	食塩(g/kg/日)	水分(mL/kg/日)
急性期(乏尿期)	乳児	70	1.0	0	30（mL/kg/日）＋尿量（mL）
	幼児	50	0.8	0	25（mL/kg/日）＋尿量（mL）
	学童	40	0.6	0	20（mL/kg/日）＋尿量（mL）
利尿期	乳児	80	1.5	0.05	30（mL/kg/日）＋尿量（mL）
	幼児	60	1.2	0.05	25（mL/kg/日）＋尿量（mL）
	学童	50	1.0	0.05	20（mL/kg/日）＋尿量（mL）
回復期	乳児	90	2.5	0.1	制限せず
	幼児	70	1.5	0.1	
	学童	55	1.2	0.1	
治癒期	乳児	100	3.0	0.2	制限せず
	幼児	75	2.5	0.2	
	学童	55	1.5	0.2	

資料：腎疾患患者の生活指導・食事療法に関するガイドライン，日本腎臓学会誌，39，26（1997）

病態生理

❖(1) 新生児仮死

●出生児の第 1 呼吸が遅れて呼吸循環動態が障害された状態で，出生後 1 分の Apgar スコア（心拍，呼吸，筋緊張，反射，皮膚の色で判断し 10 点満点で 8 点以上が正常）が 7 〜 4 点を軽症仮死，3 点以下を重症仮死という。仮死のときには，適切な蘇生処置がとられないと，低酸素脳症による後遺症で脳性麻痺となることもある。早産児は，早産であるほど仮死になりやすい。

❖(2) 呼吸不全

●在胎 34 週未満で出生すると，肺サーファクタントの産生障害により，肺胞の拡張不全により，多呼吸，陥没呼吸，チアノーゼとなる呼吸急迫症候群となる。

●正期産児で，胎内で仮死となって，胎便が子宮内で排泄され，出生時に胎便を吸引する胎便吸引症候群，出生後に肺胞内の肺水の吸収が遅れて多呼吸となる新生児一過性多呼吸などがある。

❖(3) 低血糖

●新生児は母体からのブドウ糖の供給がなくなるため，高インスリン血症があったり，貯蔵不足や供給不足があったり，糖の利用増加があったりすると低血糖になりやすい。低出生体重児や新生児仮死，母体が糖尿病のときにはなりやすい。

❖(4) 新生児黄疸

●赤血球の崩壊によるビリルビンを適切に排泄できないと黄疸となる。新生児は，赤血球の寿命が短く肝臓のビリルビン処理が未熟なため，生後 1 週間は生理的黄疸となるが，高ビリルビン血症となると脳細胞にビリルビンが沈着して核黄疸となり，脳障害をきたす。

❖(5) 新生児メレナ

●新生児が吐血やタール便の下血を示し，消化管

表 27 - 6　小児慢性腎炎の食事療法

区分	対象	総エネルギー （kcal/kg/日）	たんぱく （g/kg/日）	食塩 （g/kg/日）	水分 （mL/kg/日）
安定期	乳児 幼児 学童	100 75 55	3.0 2.2 1.7	制限せず	制限せず
急性増悪期	乳児 幼児 学童	急性腎炎症候群に 準ずる	急性腎炎症候群に 準ずる	急性腎炎症候群に 準ずる	急性腎炎症候群に 準ずる
進行期	乳児 幼児 学童	100 75 55	3.0 2.2 1.7	0.2 0.2 0.2	制限せず

資料：腎疾患患者の生活指導・食事療法に関するガイドライン，日本腎臓学会誌，39，27（1997）

表 27 - 7　小児ネフローゼ症候群の食事療法

区分	対象	総エネルギー （kcal/kg/日）	たんぱく （g/kg/日）	食塩 （g/kg/日）	水分 （mL/kg/日）
乏尿浮腫期	乳児 幼児 学童	70 50 40	3.0 2.5 1.5	0 0 0	30 （mL/kg/日）＋尿量 （mL） 25 （mL/kg/日）＋尿量 （mL） 20 （mL/kg/日）＋尿量 （mL）
利尿期	乳児 幼児 学童	80 60 50	3.0 2.5 1.5	0.05 0.05 0.05	30 （mL/kg/日）＋尿量 （mL） 25 （mL/kg/日）＋尿量 （mL） 20 （mL/kg/日）＋尿量 （mL）
回復期	乳児 幼児 学童	90 70 55	3.0 2.5 1.5	0.1 0.1 0.1	制限せず
寛解期	乳児 幼児 学童	100 75 55	3.0 2.5 1.5	0.2 0.2 0.2	制限せず

資料：腎疾患患者の生活指導・食事療法に関するガイドライン，日本腎臓学会誌，39，27（1997）

からの出血をきたす状態で，出血傾向の疾患が原因のことが多い。新生児は腸管細菌叢がないため，ビタミンKを産生していないので，出生後ビタミン$K_2$2mgの予防投与を行うが，新生児メレナではビタミンK欠乏症が原因のことが多い。母乳にはビタミンKが含まれていないので，生後1か月以降も予防投与が必要となる。

❖(6) 早産児

● 在胎37週未満で生まれた新生児で，早産であればあるほど，仮死，呼吸障害，低血糖，新生児黄疸になりやすく，低体温や腸管感染症になりやすい。在胎34週以前では未熟児網膜症の合併もある。

症 状

● 新生児黄疸では，皮膚や眼球結膜の黄染があるが，核黄疸となるとけいれん，筋緊張低下，哺乳力低下となる。低血糖では，治療が遅れるとけいれん，意識障害となる。

診 断

● 新生児仮死は出生後1分のApgarスコアで判断し，治療による予後については，出生後5分のApgarスコアで判断する。

● 呼吸不全は，多呼吸，陥没呼吸，鼻翼呼吸があり，経皮酸素飽和度モニターSpO_2の低下で診断する。原因検索のため胸部X線検査，血液検査も行い，酸素投与が必要になったら血中二酸化炭素濃度も測定する。

● 血糖は，リスクのある新生児では，経口開始前に検査し，黄疸は黄疸計で高値が出たら，血中ビリルビンを測定する（図27-2）。

● 新生児メレナでは，母体血を飲み込んだ仮性メレナとの鑑別でApt試験を行う。真性メレナのときには，凝固系，血小板の異常がないか検査する。ビタミンK欠乏症の場合は，ヘパプラスチンテストの低値などで診断する。

治 療

❖(1) 非薬物治療法

● 早産児，低出生体重児は低体温になりやすく，SpO_2，心電図などのモニターをして観察は必要となるので保育器に入れる。毎日，体重測定を行

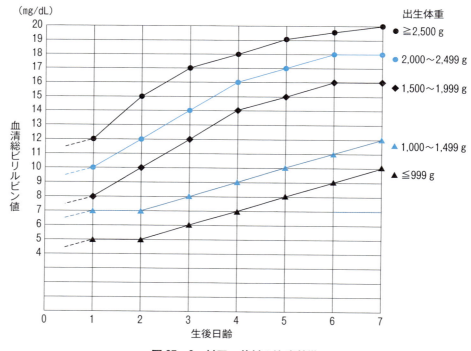

図27-2　村田・井村の治療基準

注1：日齢，出生体重から基準線を超えた時に光線療法を開始する。
資料：日本医療研究開発機構「早産児ビリルビン脳症（核黄疸）診療の手引き」2020

い，経口での哺乳が難しいときには，口より経管栄養を行う．

❖(2) 薬物治療法
●新生児仮死では心肺蘇生，呼吸不全では酸素投与・人工換気，サーファクタントの補充，低血糖では速やかにブドウ糖の静注，黄疸では光線療法を行って改善がない重症黄疸では交換輸血を行う．新生児メレナは原因疾患の治療を行うが，ビタミンK欠乏の場合は，ビタミンK_2の静注を行う．未熟児網膜症の予防と治療のため，定期的な眼科診察を行う．

栄養食事療法（栄養ケアプロセス）

栄養スクリーニング
●経口摂取ができるかどうか，低血糖があるかをチェックする．

栄養アセスメント
●経口摂取が可能かどうかは，嘔吐があるか，呼吸状態が改善しているか，胃に挿入した経管から残渣がないかで判断する．経管栄養の際に，注入量の増加は，体重と残渣で決める．

栄養診断
●低血糖のときは，改善されるまで血糖値を測定する．毎日体重を測定し，体重増加となるまで注入量，哺乳量を増加する．

栄養介入
●新生児仮死，呼吸障害，新生児メレナなどで経口摂取ができない場合は，輸液で糖分，電解質を補充する．経口摂取が可能となっても，哺乳により症状が悪化するときには，経管栄養で乳汁や調整乳を投与する．新生児は，鼻呼吸を行っているので，経管は口から入れて固定する．早産児では，腸管感染症予防のため，なるべく搾乳した母乳を用い，調整乳を用いるときには，体重増加を促すために濃度が濃く，エネルギー量やたんぱく量が多い低体重ミルク（LWミルク）を用いる．

栄養モニタリングと評価
●臨床症状と体重で評価する．

8 先天性代謝異常症

病　態

定　義
●特定の酵素たんぱくが先天的に異常をきたし，代謝産物が異常蓄積したり欠乏したりする疾患である．
●蓄積，欠乏する物質により，表27-8のように分類され，疾患としては，数百種類ある．

病態生理
●大部分が，常染色体劣性遺伝病である．
●アミノ酸異常の代表疾患のフェニルケトン尿症は，フェニルアラニンヒドロキシナーゼ欠損により，フェニルアラニンが蓄積して，発育期の脳が阻害される．メープルシロップ尿症では，分岐鎖ケト酸デヒドロゲナーゼ欠損によって分岐鎖ケト酸および前駆アミノ酸が上昇する．ホモシスチン尿症では，シスタチオニン合成酵素欠損により，ホモシスチン，メチオニンが上昇する．
●糖質代謝異常の代表疾患であるガラクトース血症では，ガラクトース代謝経路の酵素欠損によりガラクトースなどが上昇する．乳糖不耐症は，乳糖分解酵素の先天的欠損がある．
●グリコーゲンの代謝に関連する酵素欠損で，グリコーゲンが蓄積する糖原病は，次節で詳述する．

表27-8　先天性代謝異常の分類

分類	体内で上昇または欠乏する物質
1．アミノ酸代謝異常症	アミノ酸
2．有機酸代謝異常症	有機酸，脂肪酸
3．糖質代謝異常症	糖質
4．ムコ多糖症	ムコ多糖
5．脂質代謝異常症 　1）高脂血症 　2）リピドーシス	脂質 （主に血中で上昇） （主に組織に蓄積）
6．核酸代謝異常症	核酸
7．ビリルビン代謝異常症	ビリルビン
8．色素代謝異常症	ポルフィリン，ヘモグロビン類
9．銅代謝異常症	銅
10．腎尿細管輸送異常症	アミノ酸，糖質，電解質など
11．ビタミン代謝異常症	アミノ酸，有機酸，糖質など

資料：山口清次：先天代謝異常，『標準小児科学（第8版）』医学書院，2013，p.167

症状

- フェニルケトン尿症は，治療しないと知的障害，けいれん，行動異常をきたし，皮膚は白く，赤茶色になる。メープルシロップ尿症は，哺乳力低下，嘔吐，けいれん，意識障害となる。ホモシスチン尿症は，知的障害，くも状指，水晶体脱臼，けいれんなどがある。ガラクトース血症は，Ⅰ型では，肝障害，低血糖，白内障，発達遅延などで，Ⅱ型は白内障，Ⅲ型は無症状である。乳糖不耐症では，下痢，脱水，嘔吐，発育障害がある。

診断

- 蓄積する異常代謝物質が検出される。酵素活性測定，遺伝子診断などを行って，診断を確定する。新生児の血液をろ紙に染み込ませて乾燥させて検査するマススクリーニングにタンデムマス法が導入され，20種類以上の疾患が早期発見できるようになった（表27-9）。発見頻度は，フェニルケトン尿症が1：6万，メープルシロップ尿症が1：40万，ホモシスチン尿症が1：80万，ガラクトース血症が1：7万である。

治療

❖(1) 非薬物治療法

- 体内に蓄積する物質またはその前駆物質の摂取を制限する方法が多く行われている。

❖(2) 薬物治療法

- フェニルケトン尿症で低フェニルアラニン食とする。メープルシロップ尿症では，分枝アミノ酸制限食とする。古典型では急性期には透析，交換輸血を行い，チアミン反応型では，チアミン投与も行う。ホモシスチン尿症では，低メチオニン高シスチン食で治療する。ビタミンB_1，B_2や葉酸で反応する病型もある。ガラクトース血症では，Ⅰ型，Ⅱ型では乳糖除去食，Ⅲ型では無症状なので，治療は不要である。乳糖不耐症では，乳糖除去食，乳糖分解酵素製剤の投与である。

8-2 栄養食事療法（栄養ケアプロセス）

栄養スクリーニング

- 診断がついたら，各疾患に合わせた特殊ミルクを用いる。離乳食が開始されたら必要な栄養素が

表27-9　新生児マススクリーニング対象疾患の発見数と発見率（1974〜2017年度）

分類		疾患名	発見数	発見率
先天性代謝異常症	アミノ酸代謝異常症	フェニルケトン尿症	72	1/56466
		メープルシロップ尿症	10	1/406553
		ホモシスチン尿症	5	1/813106
		シトルリン血症1型	0	―
		アルギニノコハク酸尿症	0	―
	有機酸代謝異常症	メチルマロン酸血症	1	1/605415
		プロピオン酸血症	11	1/55038
		イソ吉草酸血症	0	―
		メチルクロトニルグリシン血症	5	1/121083
		ヒドロキシメチルグルタル酸血症	0	―
		複合カルボキシラーゼ欠損症	0	―
		グルタル酸血症1型	1	1/605415
	脂肪酸代謝異常症	中鎖アシルCoA脱水素酵素欠損症	4	1/151354
		極長鎖アシルCoA脱水素酵素欠損症	7	1/86488
		三頭酵素欠損症	1	1/605415
		カルニチンパルミトイルトランスフェラーゼ-1欠損症	0	―
	糖質代謝異常症	ガラクトース血症	60	1/67759
先天性甲状腺機能低下症			99※	1/2012
先天性副腎過形成症			147	1/19984

資料：公益財団法人東京都予防医学協会　　　　　　　　　　　　　　　※2016〜2017年度を対象

摂取できているか成長をチェックする。

栄養アセスメント
- 身長，体重が成長曲線の標準範囲に入っているか，合併症はないかの情報を集める。

栄養診断
- 必要な栄養素が摂取できていないときには，具体的な食事内容をチェックする。

栄養介入
- フェニルケトン尿症では，たんぱく質に含まれるフェニルアラニンの摂取量を少なくし，不足した栄養素は，フェニルアラニン除去ミルクで補う。フェニルアラニンが多く含まれる食べ物である肉類，魚類，卵，大豆製品，乳製品などを控え，少ない食べ物である野菜，いも類，油脂，砂糖，藻類などを中心に摂取し，年齢により決められた最小必要量を摂取するようにする。メープルシロップ尿症，ホモシスチン尿症も同様に低たんぱく食とする。
- ガラクトース血症では，乳糖除去食とするが，乳糖は乳製品以外にもパン類や調味料にも含まれているので，注意する。

栄養モニタリングと評価
- フェニルケトン尿症では，血中フェニルアラニン濃度を測定しながら，年齢により決められた最小必要量を摂取するようにする。メープルシロップ尿症では，血中ロイシン濃度，ホモシスチン尿症では，血中メチオニン濃度を定期的に検査する。
- ガラクトース血症では，血中ガラクトース，ガラクチトールを定期的に検査し，合併症の白内障が発症していないかチェックする。

⑨ 糖原病

9-1 病　態

定　義
- 先天性代謝異常症の糖質代謝異常の1つである。グリコーゲンの代謝に関連する酵素を先天的に欠損し，肝臓や筋肉にグリコーゲンが蓄積する疾患である。

病態生理
- グリコーゲンが蓄積する臓器によって，肝型，筋型，全身型に分けられ，欠損酵素によってⅠ～Ⅷ型に分けられる。大半は常染色体劣性遺伝である。

症　状
- 病型によって異なるが，肝型では肝腫大，低血糖，低身長が多い。筋型では筋力低下，全身型では，乳幼児期に死亡することが多い。

診　断
- グルコース負荷試験で病型診断をし，酵素活性測定と遺伝子診断で行う。

治　療

(1)　非薬物治療法
- 対処療法が主体で，低血糖を伴うときには，頻回の食事などを行う。

(2)　薬物治療法
- 低血糖時に経口摂取ができないときは，グルコースの静注を行う。代謝性アシドーシスがあるときには，炭酸水素ナトリウムを静注して補正する。慢性の場合は，クエン酸カリウムを経口投与する。頻回食を行うときは，糖原病用のフォーミュラか非加熱コーンスターチを用いる。

9-2 栄養食事療法（栄養ケアプロセス）

栄養スクリーニング
- 病型によって，血糖値，肝機能，腎機能，筋力，心電図，心エコー，身長などの身体測定値をチェックする。

栄養アセスメント
- 病型によって，症状，合併症が異なるのでそれに合わせて評価する。
- 糖原病Ⅰ，Ⅲ型では，低血糖が問題となるので，食事の仕方，成長によって変化するか定期的にチェックする。

栄養診断
- 合併症があるときには，症状に対する診断，評価が必要となる。心不全，呼吸不全，肝障害，筋力低下に応じた栄養評価を行う。

栄養介入
- 低血糖を起こす糖原病Ⅰ型では，高糖質を少量頻回を摂取する。

栄養モニタリングと評価
- 身長の測定値と合併症の有無で評価する。

10 成長障害

10-1 病　態

定　義
●遺伝因子と環境因子がかかわり，標準範囲の成長から外れる場合のことである。

病態生理
●遺伝因子としては，人種，家族，性別，染色体異常のほかに成長ホルモン欠損や甲状腺ホルモン低下，思春期早発症などの内分泌疾患も含まれる。環境因子としては，慢性疾患や心理的要因，家庭環境など二次性の要因によるものである。

症　状
●標準範囲から外れる身長，体重の成長がみられる。原因により，随伴症状を伴う。甲状腺ホルモン低下症では，便秘，低体温，知的発達の遅れがある。思春期早発症では，二次成長が早く開始するが，最終身長は標準より低くなる。

診　断
●成長ホルモン欠損では，2種類以上の負荷試験を行って，成長ホルモン分泌不全を診断する。標準範囲より−2.5SD 未満の低身長のときに治療の対象となる。甲状腺ホルモン低下症では，甲状腺機能検査で診断する。思春期早発症では，骨年齢の進行で確認し，脳腫瘍，卵巣腫瘍などの原因疾患がないか確認する。

治　療

❖(1) 非薬物治療法
●不適切な栄養，不適切な養育が原因のときには改善を指導する。

❖(2) 薬物治療法
●成長ホルモン，甲状腺ホルモン低下のときは，ホルモン補充を行う。思春期早発症では，腫瘍などの原因疾患があったときには，原因疾患を治療する。思春期を遅らせる薬剤を投与することもある。

10-2 栄養食事療法（栄養ケアプロセス）

栄養スクリーニング
●体重，身長の幼少時からの経過を成長曲線として，評価する。

コラム

成長障害の原因

　小児の低身長では，成長ホルモン分泌不全症，甲状腺機能低下症などホルモン分泌異常以外にもさまざまな原因がある。染色体異常では，ターナー症候群の場合は，知的障害が伴わないので思春期に二次性徴が発来しないで気がつかれることがある。全身の骨の病気で軟骨低形成症のこともある。子宮内発育不全で出産時の発育不全が成長しても改善しないこともある。心臓，腎臓，肝臓など全身の成長にかかわる病気で低身長になることもある。思春期早発症では，第二次性徴が早まることで，身長が同年齢の小児より一時高くなるが，最終身長が低くなる可能性もある。愛情遮断によって，低身長になることも知られている。いずれの場合も早期発見をして正しい診断と治療が必要となる。

　また，体重の変化では，心理的な要因で過食や少食となることもある。小児の場合は，心理的要因を自分で説明できないことが多いので，家族関係の変化，友人関係，学校生活など背景となる要因を丁寧に聞き取ることが大切である。

栄養アセスメント
●手根骨の骨年齢，身体測定，診察，血液検査で慢性疾患を合併していないか評価する。思春期早発症では，頭部 MRI，腹部エコーも行う。

栄養診断
●食事内容のバランスがとれているか判断する。

栄養介入
●ホルモン補充療法を行いながら，成長に必要なたんぱく質を摂取するようにする。

栄養モニタリングと評価
●治療開始後の成長曲線や定期的な血液検査，骨年齢の変化で評価する。

参考文献
内山聖監修『標準小児科学（第8版）』医学書院，2013

原寿郎監修『標準小児科学（第9版）』医学書院，2022

厚生労働省「日本人の食事摂取基準（2025年版）」

厚生労働省「保育所におけるアレルギー対応ガイドライン2019改訂版」

厚生労働省科学研究班「食物アレルギーの栄養食事指導の手引き」2017

日本医療研究開発機構「食物アレルギーの診療の手引き」2017

日本医療研究開発機構「早産児ビリルビン脳症（核黄疸）診療の手引き」2020

日本糖尿病学会・日本小児内分泌学会「小児・思春期糖尿病コンセンサスガイドライン」南江堂, 2015

丸山彰一監修「エビデンスに基づくネフローゼ症候群診療ガイドライン2017」東京医学社, 2017

小児慢性腎臓病（小児CKD）・小児の「腎機能障害の診断」と「腎機能評価」の手引き編集委員会「小児の『腎機能障害の診断』と『腎機能評価』の手引き」2019

「日本食品標準成分表2020年版」

第28章 摂食機能の障害

I 総論

摂食機能の基礎知識

❖(1) 摂食嚥下の5ステージ

●摂食機能障害は，食物の認識から始まり，口腔，咽頭，食道胃に食物が輸送される一連の過程に生じる障害である。摂食嚥下には表28-1に示した5ステージがあり，これらの機能は，神経機構と筋活動の協調により維持されている。

① **先行期（認知期）**
●視覚，嗅覚，触覚などから食物を認識して口に運ぶ前の時期。口に運ぶものが食べ物であるかどうか，食物なら何をどのくらい，どのように食べるか，硬さや一口で口に入れることができる大きさなどを判断する。

② **準備期**
●食物を口に入れ咀嚼する時期。口腔内に食物を送り込み，咀嚼をして，食塊を形成する時期。食塊は顎，舌，頬，歯を使って，唾液と混ぜ合わせて形成される（図28-1 ii）。

③ **口腔期（嚥下第1期）**
●舌，頬，口唇などを使い，食物（食塊）を咽頭へ送りやすい形にして，口腔から咽頭へ移送する時期。舌を口蓋（口の上側）に接触させ，口腔内の圧を高め送り込む動作を促す（図28-1 iii, iv）。

④ **咽頭期（嚥下第2期）**
●嚥下反射によって，食塊を咽頭から食道入り口へ移送する時期。軟口蓋が挙上して鼻腔との交通を遮断，舌骨，喉頭が前上方に挙上して食道入り口部が開大するのと同時に喉頭蓋谷が下降する。声門は閉鎖し気道防御機構が働くことで誤嚥を防止する（図28-1 iv）。

⑤ **食道期（嚥下第3期）**
●食物（食塊）を蠕動運動と重力によって食道から胃へ送り込んでいく時期。食道入り口部の筋肉は収縮し，食塊が逆流しないように閉鎖する（図28-1 v）。

❖(2) 摂食嚥下障害の原因

●発生要因として，意識障害，脳血管障害や認知症などの神経疾患，口腔から食道までの消化管障害（がん，炎症，術後等），精神障害（うつ病など），摂食障害（神経性やせ症，神経性大食症など），加齢に伴う生理的変化，寝たきり状態，薬剤，口腔内乾燥，歯の噛み合わせ障害，などさまざまある（表28-2）。

表28-1 摂食・嚥下運動の分類（Leopold）

	主な機能	運動	時間	支配神経
先行期（認知期）	高次脳機能，食物の認知			
準備期	食物の摂取・咀嚼・食塊の形成			
口腔期（嚥下1期）	舌による咽頭への送り込み	随意運動	1～3秒	三叉・舌下
咽頭期（嚥下2期）	咽頭通過・嚥下反射	不随意運動	1秒	舌下・迷走・三叉・舌咽
食道期（嚥下3期）	食道通過・蠕動運動	不随意運動	3～5秒	迷走

資料：藤島一郎「嚥下障害の評価」『臨床リハ』1 (8)，1992，pp.705-708を一部改変

表28-2 誤嚥をきたしやすい病態

神経疾患	脳血管障害（急性期・慢性期） 中枢性変性疾患 パーキンソン病 認知症（脳血管性・アルツハイマー型）
口腔の異常	歯の噛み合わせ障害 口内乾燥 口腔内悪性腫瘍
胃食道疾患	食道憩室 食道運動異常（アカラシア・強皮症） 悪性腫瘍 胃食道逆流（食道裂孔ヘルニア） 胃切除（全摘・亜全摘）
医原性疾患	鎮静剤・睡眠剤 抗コリン剤などの口腔乾燥をきたす薬剤 経管栄養
その他	意識障害（原因疾患を問わず） 摂食障害・うつ病など 寝たきり状態（原因疾患を問わず）

資料：日本呼吸器学会「呼吸器感染症に関するガイドライン」2002を一部改変

2 栄養ケアプロセスの考え方

●摂食行動は人間の本能であり，障害や疾患があっても，生命の維持には必須な生命活動といえる。摂食機能障害は，食物認識に始まり，口腔，咽頭，食道，胃に至る過程で発生する障害であり，その原因は，表28-2に示したように広い範囲に及ぶ。よって，その栄養ケアには，各病態に合わせたプランが必要となる。栄養の目的は，医学的治療としての栄養補給のみに限定されるのではなく，QOLの維持，向上にも向けられるべきである。したがって，本人の摂食嚥下機能および病態の変化に合わせ，以下のような栄養投与方法を適宜選択する必要がある。

(1) 経口栄養法
(2) 経腸栄養法　①経鼻経管法　②ペグ：胃ろう・腸ろう
(3) 静脈栄養法　①末梢静脈　②中心静脈

II 各論

1 意識障害

1-1 病態

定義・病態

●意識とは，自己と外界との関係を認識できる状態をいう。したがって，覚醒して，周囲の状況を正しく認識して，適切な反応を示す状態を「意識清明」と定義する。意識は脳幹－間脳－大脳半球の連合により制御されているため，脳幹，視床下部，大脳皮質の障害があると意識障害が発生する。
●意識障害は，意識水準の低下と意識内容の変容[1]に分けられる。

原因

●原因疾患としては，脳血管障害や脳外傷，脳腫瘍などの脳内病変に伴う一次性脳障害と全身性疾患心不全や低酸素症，電解質異常など）に伴い脳神経機能を傷害する二次性脳障害に分類される。

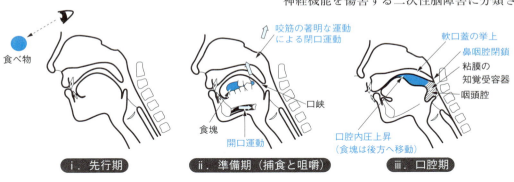
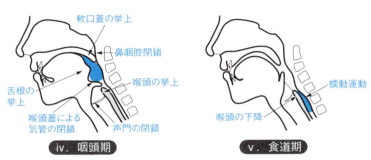

図28-1　嚥下運動

資料：竹田すずよ『食介護実践論 食べることへの支援 基本情報編』第一出版, p.72

診断法・判定法

- 原因の診断には，頭部CT，頭部MRI，脳波などを用いる。
- 意識水準の判定方法（表28-3）。
- 意識水準は，意識清明から深昏睡までの意識レベルで評価する。

❖(1) ジャパン・コーマ・スケール(Japan Coma Scale：JCS)

- 日本で作成され広く使われている評価法で桁数にて表記する。Ⅱ群（2桁）では誤嚥リスクが高まり，Ⅲ群（3桁）では経口摂取は不可能となる。

❖(2) グラスゴー・コーマ・スケール(Glasgow Coma Scale：GCS)

- 国際的に使用されている評価法で，開眼（E），言語応答（V），運動応答（M）に分けて評価し総合点で判定する。

治　療

- 全身状態，意識レベル，麻痺などを評価して，栄養投与方法を適宜選択する。

1-2 栄養食事療法（栄養ケアプロセス）

- 意識障害により日常的に食事摂食量が減少していると栄養状態も低下する。栄養アセスメントを行う際は意識レベルに合った栄養補給法が行われているかもあわせて確認し，経口摂取が困難と判断された場合は，経腸栄養の併用または経腸栄養のみに栄養摂取の手段を切り替え，安全に必要栄養量が摂取できるよう考える。

栄養スクリーニング

- SGA。
- MNA-SF（mini nutritional assessment-short form）。
- 臨床検査値：アルブミン，総たんぱく質。

栄養アセスメント

- 食事摂取量。
- 体重減少率。
- 身体計測値：AC，AMC，TSFなど。
- 臨床検査値：血清アルブミン値，血清総たんぱ

表28-3　ジャパン・コーマ・スケール（JCS）とグラスゴー・コーマ・スケール（GCS）

A.　ジャパン・コーマ・スケール（JCS）	B.　グラスゴー・コーマ・スケール（GCS）		
Ⅰ.　刺激しないでも覚醒している状態（1桁で表現） 　　（delirium, confusion, senselessness） 　1.　大体意識清明だが，今ひとつはっきりしない 　2.　見当識障害がある 　3.　自分の名前，生年月日が言えない	1.　開眼 　　（eye opening）	自発的に（spontaneous） 言葉により（to speech） 痛み刺激により（to pain） 反応なし（nil）	E4 3 2 1
Ⅱ.　刺激すると覚醒する状態—刺激をやめると眠り込む— 　　（2桁で表現） 　　（stupor, lethargy, hypersomnia, somnolence, drowsiness） 　10.　普通の呼びかけで容易に開眼する 　　　〔合目的な運動（例えば，右手を握れ，離せ）をするし，言葉も出るが間違いが多い〕 　20.　大きな声または体を揺さぶることにより開眼する 　　　〔簡単な命令に応じる．例えば離握手〕 　30.　痛み刺激を加えつつ呼びかけを繰り返すと辛うじて開眼する	2.　発語による反応 　　（verbal response）	見当識あり（oriented） 会話混乱 　　（confused conversation） 不適当な言葉 　　（inappropriate words） 理解不能な音声 　　（incomprehensible sounds） 反応なし（nil）	V5 4 3 2 1
Ⅲ.　刺激しても覚醒しない状態（3桁で表現） 　　（deepcoma, coma, semicoma）． 　100.　痛み刺激に対し，払いのけるような動作をする 　200.　痛み刺激で少し手足を動かしたり，顔をしかめる 　300.　痛み刺激に反応しない	3.　運動による反応 　　（best motor response）	命令に従う（obeys） 刺激部位を認識（localises） 逃避反応（withdraws） 異常屈曲（abnormal flexion） 伸展反応（extensor response） 反応なし（nil）	M6 5 4 3 2 1
注．R：Restlessness, I：Incontinence, 　　A：Akinetic mutism, apallic state 記載例：100—Ⅰ；20—RI ＊何らかの理由で開眼できない場合	記載例：E2, V3, M4, Coma score9（＝E＋V＋M）		

資料：太田富雄他『急性期意識障害の新しいGradingとその表現法 いわゆる3-3-9度方式』脳卒中の外科研究会講演集，3巻，61-68, 1975
Teasdale, G., & Jennett, B.:Assessment of coma and impaired consciousness: a practical scale. The lancet, 304,1974,81-84.

く質値。
- 栄養補給法の適合評価。

栄養診断
- 栄養状態，脱水の評価。
- 必要栄養量に対する充足状況。
- 栄養補給法の適否。

栄養介入（計画と実施）
- 意識レベルがJCS Ⅱ群（2桁）では，誤嚥リスクが高まるため，短時間で安全に食事摂取ができるよう，食事形態の調整や栄養補助食品の使用，経腸栄養や静脈栄養の併用を検討する。また，JCS Ⅲ群（3桁）では，経口摂取は困難であるため，栄養補給法を経腸栄養に変更することを検討する。
- 意識レベルに適した食事形態の調整，栄養補給法の選択を行う。
- 在宅療養など，主調理者が食事形態の調整や経腸栄養剤の使用に慣れていない場合は，摂食嚥下機能に適した食材の選び方や調理方法，とろみの調整や栄養補助食品の種類や，購入方法についても情報の提供を行う。
- 経腸栄養の投与準備と方法についての指導および経腸栄養剤の種類や購入方法について，情報の提供を行う。

栄養モニタリングと評価
- 栄養摂取量や必要栄養量の充足率をモニタリングし，安定して摂取できているかを評価する。
- 体重の変化，身体計測値（AC，AMC，TSFなど）や臨床検査値（血清アルブミン値など）をモニタリングし，正常域から逸脱していないかを確認する。

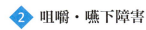

2 咀嚼・嚥下障害

2-1 病態

定義・病態
- 口腔内で咀嚼された食物が，咽頭から食道へ送られる過程で起こる障害で，摂食嚥下の5ステージの中の口腔期（嚥下第1期），咽頭期（嚥下第2期），食道期（嚥下第3期）に発生する障害である。

症状
- 物が飲み込みにくい，食物通過時のつかえ感，飲み込むときのむせ，咳き込み，などが出現する。嚥下時に気道が閉塞する窒息が起こると，顔面蒼白，チアノーゼなどが認められる。

診断法・評価法
(1) 嚥下機能評価
- 嚥下機能評価には標準化したスクリーニング・ツールがある。
- 改訂水飲みテスト：3 mLの冷水を嚥下後，反復嚥下を2回行い，嚥下の有無，むせや呼吸状態を点数化して評価。3回以下は陽性。
- 反復唾液嚥下テスト：指で舌骨と甲状軟骨を触知し30秒間唾液を連続して何回ゴックンと飲み込めるか（嚥下反射）の回数で判定。3回未満は陽性。
- 食物テスト：レトルトパックのプリンや粥などを摂食し，嚥下やむせの有無，呼吸の変化，湿声嗄声の有無，追加嚥下の有無，口腔内残留の有無などの項目を5段階で点数化し評価する。スコア3以下は陽性「障害あり」。

(2) 嚥下機能の精査
- 嚥下造影検査（VF：videofluoroscopic examination of swallowing）：造影剤を添加した検査食を飲んで嚥下状態を観察。
- 嚥下内視鏡検査（VE：videoendoscopic examination of swallowing）：内視鏡を使用して，食事摂取させて嚥下状態を観察。

治療
(1) 非薬物治療法
- 原因疾患の治療や薬剤などの見直し。
- 嚥下障害から誤嚥までの予防。
- 栄養状態を良好に保つこと。
- 食物形態の工夫（刻み食，ペースト，ミキサー食，ゼリー食などの嚥下食）。
- 摂食訓練：
・基礎訓練は，食べ物を使用せずに行う訓練で，食前に食べるために必要な筋肉を動かしたり，刺激を加えたりすることで，口腔周辺の運動や感覚機能を促し，摂食による誤嚥の予防を目的とする。例として，以下の方法がある。

嚥下体操：嚥下にかかわる首や肩，胸郭，口腔器官の運動を行い，嚥下を行いやすくするための体操。

咳嗽訓練：腹部が膨らむことを意識しながら深く息を吸い，「えへん」と声を出しながら息を吐き咳込みを誘導する方法。

のどアイスマッサージ：嚥下反射誘発部位に冷却刺激を与えて嚥下反射を促進する方法。

・直接（摂食）訓練は，「食べ物を用いる訓練」で，VF検査などで重症度を評価後に適応の有無を判断して行う。誤嚥を防ぐための体位や肢位，食形態の工夫などを行いつつ，30分程度の食事時間と7割以上の摂取量を目安に，安全かつ適切な難易度の食事を段階的に進める方法。

●摂食体位の調整：90度に近い座位でやや顎を引いた姿勢。座位が無理な場合には30度右側臥位とする。

●**誤嚥性肺炎**の予防：口腔ケアにより口腔内細菌数を減少させる。

●重度の誤嚥では，胃ろうや小腸ろうから栄養補給を開始（流動食など）し，軽快に応じて経口食へ移行。長期にわたる場合には，中心静脈栄養などの補液製剤を用いる。

●経口摂取が困難な場合には，点滴や経管栄養にて栄養補給をする。

❖(2) 薬物治療法

●誤嚥性肺炎などでは，抗菌薬を用いる。

予 後

●誤嚥性肺炎を繰り返す場合には，免疫力低下が増進され予後はよくない。

●嚥下障害により経口摂取困難になると，栄養状態の悪化，脱水を起こすので注意を要する。

2-2 栄養食事療法（栄養ケアプロセス）

●摂食場面を直接観察し，食事に要する時間，摂食ペースや一口量など，食べ方の問題点や改善すべき点を確認する（表28-4）。嚥下機能評価に基づいて，嚥下調整食学会分類2021（以下，学会分類2021）より嚥下機能に見合う食事形態に調整し，誤嚥リスクの低減を図る（表28-5，表28-6，図28-2）。日本摂食嚥下リハビリテーション学会では，施設ごとに定義されていた嚥下調整

表28-4 摂食場面の観察ポイント

観察項目・症状	観察ポイント	考えられる主な病態・障害
食物の認識	ボーッとしている，キョロキョロしている	食物の認知障害，注意散漫
食具・食器の使用	口に到達する前にこぼす	麻痺，失調，失行，失認
食事内容	特定のものを避けている	口腔期障害，咽頭期障害，味覚，唾液分泌低下，口腔内疾患
一口量	一口量が多い	癖・習慣，口腔内の感覚低下
口からのこぼれ	こぼれてきちんと飲み込みにつながらない	取り込み障害，口唇・頬麻痺
咀嚼	下顎の上下運動だけで回旋運動がない 硬いものが噛めない	咬筋の障害， う蝕，義歯不適合，歯周病　など
嚥下反射が起こるまでに時間がかかる	長時間口にため込む，努力して嚥下している 上を向いて嚥下している	口腔期障害，咽頭期障害 送り込み障害
むせ	特定のもの（汁物など）でむせる 食事の初めにむせる 食事の後半にむせる	誤嚥，咽頭残留 誤嚥，不注意，痙性亢進 誤嚥，咽頭残留，疲労，筋力低下，胃食道逆流
咳	食事中，食事後に咳が集中する	誤嚥，咽頭残留，胃食道逆流
声の変化	食事中，食後に声が変化する	誤嚥，咽頭残留
食事時間，摂食のペース	一食に30～45分以上かかる 極端に早く口に頬張る	認知障害，取り込み障害，送り込み障害　など
食欲不振	途中から食欲がなくなる	認知障害，誤嚥，咽頭残留，体力低下
疲労	食事の途中から元気がない，疲れる	誤嚥，咽頭残留，体力低下

資料：聖隷三方原病院嚥下チーム『嚥下障害ポケットマニュアル（第4版）』医歯薬出版，2019，p. 43

表 28-5 学会分類 2021（食事）早見表

コード【Ⅰ-8項】		名称	形態	目的・特色	主食の例	必要な咀嚼能力【Ⅰ-10項】	他の分類との対応【Ⅰ-7項】
0	j	嚥下訓練食品0j	均質で，付着性・凝集性・かたさに配慮したゼリー 離水が少なく，スライス状にすくうことが可能なもの	重度の症例に対する評価・訓練用 少量をすくってそのまま丸呑み可能 残留した場合にも吸引が容易 たんぱく質含有量が少ない		（若干の送り込み能力）	嚥下食ピラミッドL0 えん下困難者用食品許可基準Ⅰ
	t	嚥下訓練食品0t	均質で，付着性・凝集性・かたさに配慮したとろみ水 （原則的には，中間のとろみあるいは濃いとろみのどちらかが適している）	重度の症例に対する評価・訓練用 少量ずつ飲むことを想定 ゼリー丸呑みで誤嚥したりゼリーが口中で溶けてしまう場合 たんぱく質含有量が少ない		（若干の送り込み能力）	嚥下食ピラミッドL3の一部（とろみ水）
1	j	嚥下調整食1j	均質で，付着性，凝集性，かたさ，離水に配慮したゼリー・プリン・ムース状のもの	口腔外で既に適切な食塊状となっている（少量をすくってそのまま丸呑み可能） 送り込む際に多少意識して口蓋に舌を押しつける必要がある 0jに比し表面のざらつきあり	おもゆゼリー，ミキサー粥のゼリーなど	（若干の食塊保持と送り込み能力）	嚥下食ピラミッドL1・L2 えん下困難者用食品許可基準Ⅱ UDF区分かまなくてもよい（ゼリー状） （UDF：ユニバーサルデザインフード）
2	1	嚥下調整食2-1	ピューレ・ペースト・ミキサー食など，均質でなめらかで，べたつかず，まとまりやすいもの スプーンですくって食べることが可能なもの	口腔内の簡単な操作で食塊状となるもの（咽頭では残留，誤嚥をしにくいように配慮したもの）	粒がなく，付着性の低いペースト状のおもゆや粥	（下顎と舌の運動による食塊形成能力および食塊保持能力）	嚥下食ピラミッドL3 えん下困難者用食品許可基準Ⅲ UDF区分かまなくてもよい
	2	嚥下調整食2-2	ピューレ・ペースト・ミキサー食などで，べたつかず，まとまりやすいもので不均質なものも含む スプーンですくって食べることが可能なもの		やや不均質（粒がある）でもやわらかく，離水もなく付着性も低い粥類	（下顎と舌の運動による食塊形成能力および食塊保持能力）	嚥下食ピラミッドL3 えん下困難者用食品許可基準Ⅲ UDF区分かまなくてもよい
3		嚥下調整食3	形はあるが，押しつぶしが容易，食塊形成や移送が容易，咽頭でばらけず嚥下しやすいように配慮されたもの 多量の離水がない	舌と口蓋間で押しつぶし可能なもの 押しつぶしや送り込みの口腔操作を要し（あるいはそれらの機能を賦活し），かつ誤嚥のリスク軽減に配慮がなされているもの	離水に配慮した粥など	舌と口蓋間の押しつぶし能力以上	嚥下食ピラミッドL4 高齢者ソフト食 UDF区分舌でつぶせる
4		嚥下調整食4	かたさ・ばらけやすさ・貼りつきやすさなどのないもの 箸やスプーンで切れるやわらかさ	誤嚥と窒息のリスクを配慮して素材と調理方法を選んだもの 歯がなくても対応可能だが，上下の歯槽堤間で押しつぶすあるいはすりつぶすことが必要で舌と口蓋間で押しつぶすことは困難	軟飯・全粥など	上下の歯槽堤間の押しつぶし能力以上	嚥下食ピラミッドL4 UDF区分舌でつぶせるおよびUDF区分歯ぐきでつぶせるおよびUDF区分容易にかめるの一部

資料：『日摂食嚥下リハ会誌』25（2）：135-149，2021

食の食事形態を，医療，福祉，在宅の全場面において統一し，共通理解のもとに使用することで転院，退院後もシームレスな栄養管理が可能となることを目的として，2013年に食事（嚥下調整食）およびとろみについて段階分類を示した学会分類2013を提唱した。2021年には新たな知見を加え，さらに実用的なものに改訂した（学会分類2021）。嚥下機能に合わせてコード0からコード4まで5段階に分類されており，幅広い嚥下機能レベルに対応している。

● 嚥下障害は初期から水分でむせることが多く，液体のとろみの調整も重要である。また，とろみ調整剤の種類によりとろみの程度の表現がまちまちでわかりづらかったこともあり，液体のとろみについても早見表（表28-6）による統一が図られている。とろみの程度は「段階1：薄いとろみ」から「段階3：濃いとろみ」までの3段階に分類され，性状についても「飲んだとき」と「見たとき」で説明され，わかりやすく示されている。また，学会分類2021では簡便な試験方法として10mLシリンジを用いた10秒後の残存量を示すなど，より実践的な内容となった。

● 摂食・嚥下機能に適した食事が提供できていないと摂取量が減少し，低栄養や脱水をきたす。低栄養は体力の低下を招き誤嚥リスクを高める。ま

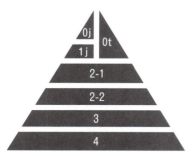

図28-2　日本摂食・嚥下リハビリテーション学会
　　　　嚥下調整食分類2021

資料：『日摂食嚥下リハ会誌』25（2）：135-149，2021

表28-6　学会分類2021（とろみ）早見表

	段階1 薄いとろみ 【Ⅲ-3項】	段階2 中間のとろみ 【Ⅲ-2項】	段階3 濃いとろみ 【Ⅲ-4項】
英語表記	Mildly thick	Moderately thick	Extremely thick
性状の説明 （飲んだとき）	「drink」するという表現が適切なとろみの程度 口に入れると口腔内に広がる液体の種類・味や温度によっては，とろみが付いていることがあまり気にならない場合もある 飲み込む際に大きな力を要しない ストローで容易に吸うことができる	明らかにとろみがあることを感じ，かつ「drink」するという表現が適切なとろみの程度 口腔内での動態はゆっくりですぐには広がらない 舌の上でまとめやすい ストローで吸うのは抵抗がある	明らかにとろみが付いていて，まとまりがよい 送り込むのに力が必要 スプーンで「eat」するという表現が適切なとろみの程度 ストローで吸うことは困難
性状の説明 （見たとき）	スプーンを傾けるとすっと流れ落ちる フォークの歯の間から素早く流れ落ちる カップを傾け，流れ出た後には，うっすらと跡が残る程度の付着	スプーンを傾けるととろとろと流れる フォークの歯の間からゆっくりと流れ落ちる カップを傾け，流れ出た後には，全体にコーティングしたように付着	スプーンを傾けても，形状がある程度保たれ，流れにくい フォークの歯の間から流れ出ない カップを傾けても流れ出ない （ゆっくりと塊となって落ちる）
粘度（mPa・s） 【Ⅲ-5項】	50-150	150-300	300-500
LST値（mm） 【Ⅲ-6項】	36-43	32-36	30-32
シリンジ法による 残留量（mL） 【Ⅲ-7項】	2.2-7.0	7.0-9.5	9.5-10.0

資料：『日摂食嚥下リハ会誌』25（2）：135-149，2021

た，免疫力も低下させ，誤嚥から肺炎を発症した場合には回復が遅れるため，栄養状態を良好に保つことも重要である。

栄養スクリーニング

- SGA。
- MNA-SF。
- 臨床検査値：アルブミン，総たんぱく質。

栄養アセスメント

- 食事摂取量。
- 体重減少率。
- 身体計測値：AC，AMC，TSF など。
- 臨床検査値：血清アルブミン値血清総たんぱく質値。
- 咀嚼・嚥下機能の評価結果（残歯の状態，義歯の調整，嚥下機能評価）と食事形態（学会分類2021）の適合を評価。

栄養診断

- 栄養状態，脱水の評価。
- 嚥下機能の評価。

栄養介入（計画と実施）

- 経口摂取訓練開始時は，ミキサー食，ゼリー食など，嚥下機能のレベルの低い段階での食事形態は水分量が多く，容量の割に栄養価が低くなる。必要栄養量を満たすために，栄養補助食品の使用や経腸栄養，静脈栄養の併用を検討する。
- 咀嚼・嚥下機能評価に基づいた食事形態の調整を行うことはもちろんであるが，必要に応じて摂食にかかわる多職種で連携して嚥下機能の維持・改善に努める。
- 嚥下機能評価に基づき，食事形態を調整する（学会分類2021 食事，表28‐5）。
- 使用する食材の特性を理解し，誤嚥しやすい食品の使用を控える（表28‐7）。
- 嚥下調整食の調理においては，物性，咀嚼したときの口腔内での食物の状態，食欲への配慮（嗜好，温度）も行う（表28‐8）。
- 水分摂取においてもとろみの強さを調整し（表28‐6），誤嚥リスクの低減を図る。

表28‐7　誤嚥しやすい食品

不向きな食品	食品例	食べやすくする工夫
さらさらとした液体	水，お茶，ジュース，汁物	とろみをつける　ゼリー状にする
硬いもの	固まり肉，いか，こんにゃく，きのこ類，ごま	ミキサーで粉砕し，つなぎや酵素入り増粘剤を加えてかたさを調整する
食物繊維の多いもの	青菜類，ごぼう，れんこん，魚類	
パサパサしているもの	焼いたパン，ゆで卵，いも類	油脂類を加えてまとまりやすくする
すすらないと食べられないもの	麺類，お茶漬け	麺類は適度な長さに切る　汁にとろみをつける
酸味の強いもの	酢，柑橘類など	酢は加熱により酸味をとばしたり，量を加減したり，薄めたりする
塊の大きいもの，のどに詰まりやすいもの	餅，ピーナッツ，大豆など	切り方を工夫し，工夫しても難しい場合は取り除く

資料：聖隷三方原病院嚥下チーム『嚥下障害ポケットマニュアル（第4版）』医歯薬出版，2019，p.235

表28‐8　嚥下調整食の条件

物性	流動性が強くなく，適度な粘性がある　温度により食べ物の形状，質が変化しにくい 液体と固体など複数の物性が混在しない
咀嚼の視点	硬すぎず，軟らかすぎず，適度に咀嚼しやすい 咀嚼してもバラバラになりにくく，口腔内でまとまりやすい 歯や口腔内，のどにくっつきにくい
嗜好	見た目がおいしそうに感じられる　味付けがはっきりしており，香りが良い
温度	嚥下反射を誘発しやすい冷たいもの（10～15℃）　温かいもの（60℃前後）
量	ティースプーンにのるくらいの大きさのもの　全体量が多くないもの

資料：聖隷三方原病院嚥下チーム『嚥下障害ポケットマニュアル（第4版）」医歯薬出版，2019，p.233

表 28 - 9　高齢者の食事　常食から咀嚼・嚥下に問題がある人への対応の考え方

		常食	(g)	咀嚼に問題がある場合の対応	嚥下に問題がある場合の対応
朝食	米飯	白飯	180	全粥（300g）に変更。 ＊約70kcal減となる。	粥ゼリーに変更。 ＊全粥をミキサーにかけた後，酵素入りのゲル化剤で固形化する。全粥をミキサーにかけただけでは唾液の影響を受けて離水するか，喉に粘りが残りかえって危険。
	みそ汁	ほうれんそう みそ だし汁	30 11 150	＊ほうれんそうは葉先の柔らかい部分を使用。	
	切り干し大根と厚揚げの炒め煮	厚揚げ 切り干し大根（乾） にんじん 大豆油 清酒 みりん 濃口しょうゆ 砂糖 食塩 だし汁 絹さや	46 9 5 2 4 3 2 1 0.3 55 2	切り干し大根を大根（40g）の拍子切りに変更。 ＊切り干し大根は水で戻しても繊維質が残りやすいのでだいこんに変更する。拍子切り，または千切りで軟らかくなるまで炒めてから煮る。	食材を細かく刻んだりミキサーにかけたりする際は，色の濃いものはそれぞれに行う。すべての材料を混ぜてしまったり，いっぺんにミキサーにかけたりすると見た目に食欲をそがれる。色のメリハリをつけ，使用している食材が想像できるように形態の調整を行うことでQOLが維持される。食材を細かく刻む際は，必ずとろみ調整剤を使用してまとまりを持たせる。
	だし巻き卵	鶏卵 濃口しょうゆ 食塩 砂糖 だし汁 大豆油	35 1 0.2 1 5 1.5		卵豆腐に変更，またはミキサーにかける。
	バナナヨーグルト	バナナ ヨーグルト（全脂無糖）	30 80		バナナはミキサーにかけると変色し見た目を損なう。熟したバナナなら細かく切ってヨーグルトに混ぜ込む。
昼食	天ぷらそば	そば（半生） 根深ねぎ（軟白） みりん 濃口しょうゆ だし汁 しし唐辛子 なす 車エビ 小麦粉 鶏卵 水 大豆油	180 6 8 8 150 8 40 50 15 5 20 15	とろろそばに変更。 天ぷらの材料を 　長いも（100g） 　うずらの卵（10g）に変更 ＊天ぷらそばからとろろそばに変更することで272kcal減 そばは柔らかくなるまでゆでる。	そば粉があればそばがきにする。 無理にそばを使わず，粥ゼリーで対応してもよい。粥ゼリーにするのであれば，とろろを副食の一品として添える。
	たけのことさといもの炊き合わせ	たけのこ さといも にんじん 清酒 みりん 濃口しょうゆ だし汁	60 50 30 4 4 6 35	たけのこをかぼちゃに変更。 ＊たけのこは固くて噛みづらいことから使用できないが，単に材料から抜くだけでなく全体のボリュームを損なわないように食材を変更する。また，全粥にしたことで減ってしまった分のエネルギーが少しでも補えるように考える。	さといも，かぼちゃ，にんじんは，それぞれに細かくするか，ミキサーにかけ，色味を損なわないようにする。 ミキサーにかける際に加える水分には煮汁をだし汁でのばしたものを使用し，食味を損なわないようにする。
	ツナのおろしポン酢	だいこん ツナ（まぐろ） 大葉 ポン酢しょうゆ	30 5 0.2 5		フードプロセッサーで全体を細かくしながら混ぜるか，ミキサーにかける。水分が分離しやすいのでとろみ調整剤を用いて全体のまとまりをつける。
夕食	米飯	白飯	180	全粥に変更	粥ゼリーに変更
	サーモンステーキ付け合わせ	サーモン（トラウト） 食塩 こしょう 有塩バター オリーブオイル レモン トマト ブロッコリー	80 0.4 0.1 5 3 25 40 30	トマトは湯むきをして種を取る。 軟らかくなるまでゆでる。	サーモンはオリーブオイルでソテーした後で細かくし，とろみ調整剤でまとまりを持たせる。 または，ミキサーにかけてからゲル化剤を用いてムース状に固形化すると見た目も良く食べやすい。トマト，ブロッコリーはそれぞれに形態調整を行う。少量でミキサーにかけにくいときは，粉末状のにんじんやほうれん草を使用して彩りを近づける。
	キャベツとクルミのサラダ	キャベツ くるみ きゅうり りんご サウザンアイランドドレッシング	50 4 30 25 10	キャベツはさっとゆでておく。 くるみは使用しない。またはすり鉢で粉砕し，ドレッシングに混ぜ込む。 りんごは皮をむき，軽くレンジで火を通す。	
	野菜のスープ	たまねぎ にんじん 本しめじ 食塩 固形ブイヨン こしょう	5 3 25 0.3 1.3 0.1	具材が軟らかくなるまでよく煮込む。	しめじを除き，具材ごとミキサーにかけ，とろみ調整剤を用いてポタージュ状にする。
間食	牛乳寒天	牛乳 砂糖 粉寒天 温州みかん（缶詰）	120 10 2 20		寒天は粉ゼラチンに変更。みかんはミキサーにかけ，とろみ調整剤でみかんソースにしてゼリーにかける。 ＊寒天はまとまりにくく，かけらを吸い込み誤嚥しやすいので嚥下機能が低下している場合は使用しない。
	1,991kcal　たんぱく質80g　脂質59g			1,848kcal　たんぱく質76g　脂質41g	全量摂取が難しく食事量が減る場合は，不足分を栄養補助食品で補う。

●義歯の不適合やう蝕など口腔機能の問題により咀嚼がうまくできずに摂食量が低下している場合は，歯科医師に治療や義歯の調整を依頼する。

●経口摂取だけでは十分な栄養摂取ができない場合は，経腸栄養や静脈栄養の併用を検討する。

●嚥下機能の維持・向上のために，言語聴覚士に嚥下リハビリを依頼する。

●在宅療養など，主調理者が食事形態の調整に慣れていない場合は，摂食嚥下機能に適した食材の選び方や調理方法，とろみの調整や栄養補助食品の使用，誤嚥しにくい食事介助のポイントについて指導し，とろみ調整剤や栄養補助食品の種類と購入方法についての情報提供も行う。

栄養モニタリングと評価

●食事摂取量をモニタリングし，必要栄養量が安定して摂取できているかを評価する。

●体重の変化，身体計測値（AC，AMC，TSFなど）や臨床検査値（血清アルブミン値など）をモニタリングし，正常域から逸脱してないかを確認する。

食品選択と調理の工夫

❖(1) 咀嚼に問題がある場合の対応

●咀嚼力の低下や残歯数の減少などにより咀嚼に問題がある場合は，固い食品や噛みにくい食品を避ける。あらかじめ食品を細かく刻んだ状態で調理をしたり，調理後に咀嚼レベルに合った大きさに刻んだりするなど食べやすい食事形態に調整する。また，細かく刻んでおいたとしても咀嚼が十分に行えないことで食塊が形成できず，食品が口腔内に散らばりやすい。内頬と歯肉の間に残った残渣物を誤嚥する可能性もあることから，嚥下後に口腔内の残渣の確認を行う。口腔内に残渣物が多いときには，細かく刻んだ後でとろみ調整剤を用いてまとまりを持たせておくと誤嚥のリスクを減らすことができる。

●パンなど水分を吸収する食品は，咀嚼により唾液と混合されて軟らかく変形しやすくなり，水分と一緒にとることで多少の流動性を持ち飲み込みやすくなる。しかし，咀嚼に問題がある場合は食品が細かくならずに唾液や水分との混合も不十分なまま飲み込むことになり，嚥下の途中でつかえて窒息するリスクが高くなる。咀嚼に問題がある場合は，パンは禁止することが望ましい。または，パン粥やフレンチトーストなど，適度に水分を含み咀嚼しやすいように調理法を工夫する。

❖(2) 嚥下に問題がある場合

●嚥下に問題がある場合は，「誤嚥しやすい食品」を参考に，食品を変更する（表28-7）。学会分類2021に基づいた食事形態に調整し，嚥下レベルに見合う食事で提供する。嚥下調整食は形態の調整の過程で加水することが多く容量が多くなりがちである。栄養価ばかりに気をとられていると摂取可能な食事量ではなくなり，食べ残しが多くなってしまう。摂取可能な量で提供し，不足する栄養分は栄養補助食品の使用や間食で補うなど，無理な食事量にならないように考える。

●学会分類2021のコード2では，主食はペースト状の粥となっているが，単に全粥をミキサーにかけただけでは付着性が強く，また，唾液の影響を受けて水分のとろみが摂食や温度変化とともに失われ，誤嚥リスク高くなる。ミキサーにかける際に嚥下調整食専用の炭水化物分解酵素を添加してべたつきを除いたうえでとろみ調整剤を用いてちょうど良いとろみの強さに調整する。コード1ではペースト状にした粥に炭水化物分解酵素を含んだゲル化剤を用いてムース状に固め，副食と交互嚥下をしながらとるようにする。

●また，マンパワーの問題から，1つの献立を1回のミキサーやフードプロセッサーにかけてしまうと，見た目が悪くなり食欲を損なう。色味の強い食品は，少量でもその食品ごとに形態を調整して彩りや食品の味が活かされるように考えながら形態調整を行う。たとえ食事形態が変わったとしても，食事としての質を保ち，食べる人のQOLが維持できるように工夫する。

●表28-9に高齢者など，咀嚼・嚥下に問題がある人への対応の考え方をまとめた。

3 消化管通過障害

3-1 病　態

●口腔から胃までの消化管に発生する障害。器質

的な障害としては，口腔がん，食道がん，胃がんなどで，機能的な障害としては，胃食道逆流症，食道アカラシアなどである。症状や診断法，治療法はそれぞれの疾患の章を参照。

3-2 栄養食事療法（栄養ケアプロセス）

- 可能な限り経口摂取を選択するが，口腔から胃までの消化管に発生する器質的，機能的障害を伴う疾患では，安全に必要栄養量の摂取が行えることを優先し，なるべく早期に適切な食事形態や栄養補給法を選択する。
- 栄養状態は，血清アルブミン値プレアルブミン（トランスサイレチン）値などを用いて評価する。詳細は各疾患の章を参照。

4 摂食障害：神経性食欲不振症・神経性過食症

- 第16章参照。

注

1) 意識内容の変容：意識水準の低下に異常な精神運動活動が加わる状態で，「せん妄」などがある。

参考文献

藤島一郎「嚥下障害の評価」『臨床リハ』1 (8)，1992，pp.705-708

藤島一郎『脳卒中の摂食・嚥下障害（第2版）』医歯薬出版，2005，pp.19-29

日本呼吸器学会「呼吸器感染症に関するガイドライン」2002

亀山正邦他編「意識障害」『今日の診断指針（第4版）』医学書院，2000，p.113

日本摂食・嚥下リハビリテーション学会医療検討委員会「摂食嚥下の評価」『日摂食嚥下リハ会誌』15 (1)，2011，pp.96-101

第29章　高齢者の疾患

I　総論

1　高齢者に関する基礎知識

(1) 老化の定義
● 老化とは，成熟期以降の加齢に伴う生理機能の減退とともに体の恒常性維持機能が崩壊する過程で，「生理的老化」と「病的老化」に分けられる。前者は疾病などに罹患することなく自然な加齢に伴う不可避的・不可逆的な生理機能の低下現象をいい，後者は疾患や環境因子が加わることで生理的老化が顕著に加速される現象である。

(2) 老化による生理機能の変化
● 体成分構成は若年者に比して脂肪が2倍に増量し，除脂肪体重[1]は減少する。また，体水分は低下（細胞内液量の減少）する。
● 臓器の実質細胞数は減少し，その結果臓器は萎縮し生理機能は低下していく。この変化は臓器により差異があり，また個人差も大きい。顕著な機能低下は最大換気量と腎血流量など呼吸器や腎臓で認められ，比較的維持される機能は神経伝導速度，基礎代謝，細胞内水分量などである。臓器の生理機能低下は日常生活で負荷がかかったときに気づかれることが多い。
● 消化吸収機能における生理的変化（表29-1）が起こる。

(3) 高齢者に特有な状態，症状や疾患
● 高齢者の疾患の多くは，老化を背景にして発生しておりその特徴を示す（表29-2）。また，高齢者に多発する疾患は多岐に及ぶ（表29-3）。

2　栄養ケアプロセスの考え方

(1) 高齢者栄養スクリーニングと栄養アセスメント
● 栄養スクリーニングにより，栄養学的にリスクのある患者を判断し，栄養アセスメントにて，問診（全身外観，体重変化率など），身体計測（BMI，上腕三頭筋皮下脂肪厚，上腕周囲長など），栄養調査，血液検査（血清アルブミン値など）を収集して，栄養状態を客観的総合的に評価（表29-4）し適切な栄養療法を計画していく。
● 栄養アセスメントで最も汎用されているツールとして，主観的包括的栄養評価（subjective global assessment：SGA）がある。この方法は，採血の必要はなく，病歴（体重変化，食物摂取変化，消化器症状，生理機能，疾患）と栄養必要量の5つの項目と身体スコアをチェックして，包括的な栄養評価がされる仕組みである。また，本邦において高齢者を対象とした包括的栄養を評価する方法として簡易栄養状態評価（mini nutritional

表29-1　加齢による消化吸収機能の変化

口腔	唾液分泌の低下
	歯の脱落
	咀嚼能力の低下
	味覚機能の低下
	食欲低下
食道	胃内容物の逆流
	嚥下障害
胃	胃酸分泌低下
	胃粘膜の萎縮
小腸	消化吸収機能の低下
大腸	腸管運動機能低下による便秘
肝臓	栄養素代謝機能の低下
胆道	胆石形成

資料：井口昭久編『これからの老年学』名古屋大学出版会，2000，p.92を一部改変

表29-2　高齢者疾患の症状・特徴

1．一人で多臓器にわたる疾患をもつ。
2．症状が非定型的である。
3．慢性化しやすい。
4．機能障害につながりやすい。
5．合併症を併発しやすい。
6．水・電解質の異常をきたしやすい。
7．精神・神経症状（意識障害）が起こりやすい。
8．薬剤の副作用が出やすい。
9．病状や予後が，環境や社会的要因により支配されやすい。

資料：井口昭久編『これからの老年学』名古屋大学出版会，2000，p.51を一部改変

assessment：MNA）がある。この方法も採血は行わず，評価には栄養問題のリスクと身体計測値を用いる。最近ではMNAのなかの一部であるMNA-SF（MNA-short form）が，MNAとの感度，特異度ともに高いことから，用いることが多くなっている（巻末表2参照）。

❖(2)　高齢者栄養ケア計画

●「日本人の食事摂取基準（2025年版）」を参考に計画立案する（表29-5）。

●2020年の改定では，高齢者を前期高齢者65～74歳と後期高齢者75歳以上に分けて基準を提示している。その理由は，後期高齢者では，徐々に体重が減少しフレイルやサルコペニアを介して要介護状態に至るリスクが高まり，さらに体重減少を

放置すると低栄養状態となりさまざまな健康障害を誘発するため，フレイルと低栄養対策が計画の中心となる。

●一方，前期高齢者では，65歳未満と同様に生活習慣病の予防を中心とした過栄養対策が必要な人から，後期高齢者同様の対策が必要な人までさまざまであるため個別に対応しなくてはならない。したがって，栄養指針は75歳以上を境にギアチェンジが必要とされる。

●エネルギーの推定平均必要量：身体活動度も年齢とともに低下するため，後期高齢者は前期高齢者よりも400～500 kcal/日程度低い。しかし，2015年版の食事摂取基準よりも前期高齢者は男女ともに高い数値に設定されている。身体活動度

表29-3　高齢者に好発する疾患

精神疾患	認知症・うつ病とうつ症状
神経疾患	脳血管障害・パーキンソン病
呼吸器疾患	慢性閉塞性肺疾患・肺結核・肺炎・肺がん
循環器疾患	高血圧・心不全・虚血性心疾患・不整脈・閉塞性動脈硬化症・大動脈瘤
消化器疾患	逆流性食道炎・食道裂孔ヘルニア・ポリープ・虚血性腸疾患・慢性胃炎・消化器系がん
腎・泌尿器疾患	慢性腎不全・腎硬化症・前立腺肥大症・尿路感染症
内分泌・代謝疾患	糖尿病・痛風・甲状腺機能低下症・高脂血症
骨・運動器疾患	骨粗鬆症・変形性関節症・肩関節周囲炎
血液疾患	貧血
感染症・免疫・膠原病	慢性関節リウマチ
その他	白内障・難聴・皮膚掻痒症・口内炎

資料：日本老年医学会編『老年医学テキスト』メジカルビュー社，1997，p.23を一部改変

表29-4　栄養状態判定基準

１）主観的包括的栄養アセスメント（SGA）：主観的に栄養状態を3段階で判定

２）・簡易栄養状態評価（MNA）：
　　　17点未満は低栄養，17点以上23.5点未満は低栄養のリスクあり，24.5点以上は良好栄養状態と判定（30点未満）
　　・簡易栄養状態評価（MNA-SF）：
　　　12～14点は正常，8～11点は低栄養のリスクあり，0～7点は栄養不良と判定（14点満点）

３）体重変化率：
　　栄養不良の判断には，①1か月以内の体重減少が5％以上，②3か月以内の体重減少が7.5％以上，③6か月以内の体重減少が10％以上

４）身体計測
　　①BMI（kg/m²）は，18.5未満はやせ，18.5～25未満は標準，25～30未満は肥満，30以上は高度肥満
　　②上腕三頭筋皮下脂肪厚・上腕周囲長・上腕三頭筋周囲長・上腕筋面積は，日本人の標準値を基準として，標準値の60％以下は高度栄養障害，標準値の60～80％は中等度栄養障害，標準値の90％以上は正常

５）血液検査
　　血清アルブミン値：3.5 g/dL未満は低栄養
　　トランスフェリン：200 mg/dL未満は低栄養
　　血清総コレステロール：150 mg/dL未満は低栄養

資料：明渡陽子ほか編『カレント臨床栄養学（第2版）』建帛社，2018，p.318

コラム

GLIM 基準 ［Global Leadership Initiative on Malnutrition］

2018 年に公開された，世界初の低栄養診断国際基準である。GLIM 基準では，低栄養を「病因」により，①慢性疾患で炎症を伴うもの，②急性疾患，外傷による高度の炎症を伴うもの，③炎症はわずかか，認めない慢性疾患によるもの，④飢餓による低栄養の４つに分類している。

判定は，栄養スクリーニングでリスク判定し，次にアセスメント・診断を表現型，原因で評価する。スクリーニングは，SGA など各国で従来使用されているツールを推奨しており，アセスメント・診断（重症度判定）は，「現症」の３項目と，「病因」の２項目を使用し，重症度はアセスメント・診断で用いた「現症」にて，２段階に分けて判定する（４章 p.29 参照）。

に応じて，基礎代謝量×身体活動レベルで算定する。前期高齢者では，身体活動レベルⅡ（ふつう）で男性 2,400kcal/ 日，女性 1,850kcal/ 日である。寝たきり高齢者では食欲が低下し，PEM のリスクも高いため，健康で自立高齢者が対象の数値である身体活動レベルⅠのエネルギー量を参考に設定する。

●たんぱく質：窒素平衡を維持する値として算出され，推定平均必要量と推奨量は，前期と後期高齢者は同量で，男性で 50g/ 日と 60g/ 日，女性で 40g/ 日と 50g/ 日である（後期高齢者は前期高齢者よりエネルギー必要量は低いがたんぱく質は同量である）。低栄養高齢者では負の窒素出納となっているため良質のたんぱく質を補給する。

●脂質：摂取目標量は，男女ともに年齢にかかわらずエネルギー比として総エネルギーの 20〜30%，飽和脂肪酸は総エネルギーの 7 % 以下で同量である。

●炭水化物：摂取目標量は，男女ともに年齢にかかわらずエネルギー比として 50〜65% である。

●食物繊維：摂取目標量は，前期高齢者で男性 21g/ 日以上，女性 18g/ 日以上，後期高齢者で男性 20g/ 日以上，女性 17g/ 日以上である。

●カルシウム：推定平均必要量と推奨量は，前期高齢者で男性 600mg/ 日と 750mg/ 日，女性は 550mg/ 日と 650mg/ 日である。

●ビタミン・ミネラル類：年齢にかかわらず摂取量はほぼ同量だが，低栄養状態が継続するとこれらの栄養素は不足する。また高齢者では血中レベルは壮年者ほど上昇しないので注意が必要である。

Ⅱ　各　論

❶ 老年症候群（Geriatric Syndrome）

●老年症候群とは，高齢者に多発し，原因はさま

表 29 - 5　高齢者の食事摂取基準（65〜74 歳 /75 歳以上）

			男　性	女　性
推定エネルギー必要量（kcal/日）	身体活動レベル	低 い	2,100/1,850	1,650/1,450
		ふつう	2,350/2,250	1,850/1,750
		高 い	2,650/ －	2,050/ －
たんぱく質	（推定平均必要量g/日）		50/同量	40/同量
脂　質	（%エネルギー：目標量）		20〜30/同量	20〜30/同量
飽和脂肪酸	（%エネルギー：目標量）		7 以下/同量	7 以下/同量
n- 6 系脂肪酸/n- 3 系脂肪酸	（mg/日：目安量）		10/2.3/同量	9/2.0/同量
炭水化物	（%エネルギー：目標量）		50〜65/同量	50〜65/同量
食物繊維	（g/日：目標量）		21以上 /20以上	18以上/17以上
カルシウム	（mg/日：推奨量）		750/同量	650/600
ビタミン・ミネラル類			男女ともに年齢による差異なくほぼ同量	

資料：厚生労働省「日本人の食事摂取基準（2025 年版）」を一部改変

ざまだが医療のみならず介護や看護が必要となる症状や徴候をいう。その種類は50以上（図29-1）あり，症候数は加齢に伴い指数関数的に増加する。疾患の出現の仕方により，急性疾患に付随して起こる症候群，慢性疾患に付随する症候群，日常生活活動度（ADL）の低下とともに出現する症候群の3種に分類される。これらのなかで最も頻度が高く介護が重要となるのが後期高齢者に急増するADL低下を主とする症候群である。代表的な誤嚥，褥瘡，転倒，失禁について解説する。

2 誤嚥

2-1 病態

病態

- 飲食物や分泌物などの異物が気道内に進入することを誤嚥という。
- 嚥下は，口腔期（嚥下第1期），咽頭期（嚥下第2期），食道期（嚥下第3期）の3つのステージ（表28-1参照）で構成され，さらに摂食行動はこの3つのステージの前に先行期（認知期）と準備期（咀嚼期）が加わり5段階とされる。それぞれに神経機構と筋活動の協調により誤嚥が防止されている。誤嚥（表28-2参照）には，生理的な加齢現象以外に，神経疾患や薬剤などさまざまな要因がある。高齢者で頻度の多い原因疾患は脳血管障害である。高齢者では，食物や唾液を嚥下する機能低下や咳反射の低下（咽頭期）が重なり，不顕性誤嚥（症状がでない誤嚥）が繰り返されており，誤嚥性肺炎を発生しやすい。

症状

- 発生状況により症状は多様である。誤嚥を起こした際の典型的症状は激しいむせ，せき込みである。さらに高齢者ではこれらの症状がみられない不顕性誤嚥もしばしばある。嚥下時に気道が閉塞する窒息が起こると，顔面蒼白，チアノーゼなどが認められる。唾液と一緒に口腔内細菌が肺胞に入れば誤嚥性肺炎となる。さらに栄養不良，脱水なども併発するので注意が必要である。

診断

- 詳細は第28章参照。
- 嚥下機能評価にて，誤嚥の原因やリスクを判定し，必要ならさらに精査する。
- 改訂水飲みテスト，反復唾液嚥下テスト，食物テスト。
- 嚥下造影検査（VF：videofluoroscopic examination of swallowing）
- 嚥下内視鏡検査（VE：videoendoscopic examination of swallowing）

治療

- 詳細は第28章参照。

予後

- 詳細は第28章参照。
- 誤嚥性肺炎を繰り返す場合には，免疫力低下が増進され予後はよくない。

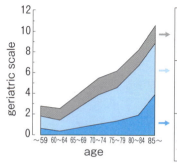

図29-1　老年症候群の種類

資料：鳥羽研二『高齢者のニーズに応える在宅医療』国立長寿医療研究センター

2-2 栄養食事療法（栄養ケアプロセス）

●嚥下機能評価を行い，嚥下の過程のどこに問題があるのかを把握する。誤嚥を起こしやすい疾患の罹患や既往歴の有無を確認する。高齢者は多くの薬を服用していることが多い。薬物には意識レベルを下げたり，唾液の分泌を抑制したりして誤嚥を起こしやすくするものもあるため，服薬状況も確認する。また，食事場面を観察し，咀嚼の状態や口腔内残渣，咽頭残留や嗄声などから，提供している食事が嚥下レベルに適合しているかをよく観察し，問題があれば誤嚥防止の対応策を考える。たとえば，準備期に問題があり口腔内残渣が多ければ咀嚼回数が少なく食塊を形成しやすいように細かく刻んだ食事にとろみ調整剤を用いてまとまりをつけたり，咽頭期に問題があり咽頭残留を疑うような嗄声があれば咽頭残留が起こりにくいような食事介助の仕方や空嚥下を促したりするなど，できるだけ誤嚥の原因の除去とリスクの低減を図る。

●誤嚥により咳反射が誘発され食事中に頻繁に咳き込むと，それだけでも体力を消耗する。食事に要する時間が長くなり疲れ，必要な摂取量が確保できなくなる。誤嚥しながらの食事が長期間続くと低栄養や脱水をきたし，その状態で誤嚥性肺炎を発症すると回復に時間がかかりさらなる低栄養を招くことになる。経口摂取だけでは必要な栄養量が確保できないときには，経腸栄養や静脈栄養を併用，または完全移行し，必要栄養量が確保できるように努める。

●咀嚼・嚥下機能障害については第28章を参照。

栄養スクリーニング

●SGA。
●MNA-SF。
●臨床検査値：血清 Alb，TP。
●誤嚥に関連する既往歴や原疾患および誤嚥性肺炎の既往歴の確認。

栄養アセスメント

●食事摂取量。
●体重減少率。
●身体計測値：AC，AMC，TSF など。

●臨床検査値：WBC，Hb，Alb，TP，BUN，Cr，UA，CRP。
●服薬状況の確認。
●摂食場面の観察。

栄養診断

●栄養状態，脱水の評価。
●必要栄養量に対する充足状況。
●栄養補給法の適否。

栄養介入（計画と実施）

●長期にわたり誤嚥でむせながら食事をすることや誤嚥性肺炎を繰り返すことは，体力や免疫力を低下させ予後を不良にするため，誤嚥の状態をできるだけ早期に改善できるような介入計画を立案する。

●まずは，誤嚥の原因やリスクを除去・低減できるよう，誤嚥しやすい食品を避け（表28-7参照），嚥下調整食の条件（表28-8参照）を満たすよう食事形態を調整する。食事形態の調整では誤嚥を防ぐことができないと判断したときには，栄養補給法を経口摂取から経腸栄養に切り替え，誤嚥することなく安定した栄養摂取ができるように考える。その場合，訓練により嚥下機能の回復が期待できるようであれば言語聴覚士と連携し，間接的，直接的嚥下訓練を行い，経口摂取への移行を試みる。

・誤嚥の原因に対応した食事形態に整える。
・必要栄養量が確保できるよう，栄養補助食品の使用や経腸栄養，静脈栄養の併用を検討する。
・必要栄養量は「日本人の食事摂取基準（2020年版）：75歳以上」に準ずる。
・食事場面では，誤嚥しにくい姿勢の保持や食事のペース，一口量の調整などを行い，できるだけ誤嚥のリスクを減らす。
・嚥下機能の維持・回復が期待できる場合は，言語聴覚士と連携し，間接的，直接的嚥下訓練を行う。
・在宅療養では，介護者に食事形態の調整方法，誤嚥しにくい食事介助のポイントなどを指導する。

栄養モニタリングと評価

●食事摂取量。

- 体重の変化。
- 身体計測値：AC, AMC, TSF など。
- 臨床検査値：血清 Alb, TP, Cr, BUN, CRP。
- 食事中の咳き込みやむせの状況。

2-3 栄養治療の実際（症例） 発展

症例18（誤嚥）

80代、男性。
[主訴] 食事中のむせ、疲労感。
[既往歴] 高血圧（48歳）、脳梗塞（3年前）。
[現病歴] 2年前に脳梗塞の既往があり在宅で療養していたが、右手のしびれ、口角からの流涎がみられたため救急搬送され、脳梗塞再発の診断を受け入院となった。
[身体所見] 身長165cm、体重54kg（3年前65kg）。
[検査所見（入院時）] RBC $4.6×10^6/\mu L$、WBC $7,800/\mu L$、Hb 10.2g/dL、Hct 31.4%、CRP 0.1mg/dL、血清 Alb 3.0g/dL、総たんぱく 3.1g/dL、BUN 16.8mg/dL、Cr 1.1mg/dL、UA 6.8mg/dL、TG 126mg/dL、LDL-C 138mg/dL、AST 17IU/L、ALT 22IU/L、血圧 132/88mmHg。
[理学所見] 特になし。
[その他] 右麻痺はあるが症状は軽く、状態が落ち着いたことから、入院翌日から摂食嚥下リハビリテーション学会2021のコード2-2で食事開始となった。
[主治医からの栄養指示書の内容] 1,500kcal、たんぱく質60g、食塩相当量6g未満。

栄養管理計画とその解説

❖(1) 管理栄養士からみた症例のまとめ

- 脳梗塞の後遺症により嚥下機能障害をきたしている患者。右麻痺があり食塊形成不全、咽頭残留を認める。血清アルブミン値3.0g/dL、総たんぱく質6.1g/dL、摂食不良から軽度栄養不良。脱水なし。腎機能、肝機能に異常なし。BMI $19.9kg/m^2$ であるが、脳梗塞発症の体重に比べ9kg減（14%減）。脳梗塞発症後から徐々に体重が減少していったと考えられる。
- 嚥下調整食学会分類2021（表28-5参照）のコード2-2で食事開始となっているが、食事中のむせこみがあり、口腔内残渣や咽頭残留もみられることから、食事形態について再検討の必要あり。

❖(2) 栄養管理計画の作成

・栄養補給方法と内容の決定

- 経口摂取可能であるが、形態調整が必要。
- 嚥下機能評価から、嚥下調整食学会分類2021コード2-1で提供するが、食事中のむせこみや摂食量の改善がみられなければコード1jを再検討する。
- 食事中の疲労感が強く食事摂取量が改善しなければ栄養補助食品やMCTの使用、または経腸栄養の併用を検討する。
- 必要栄養量：エネルギーは、ハリス・ベネディクトの基礎代謝量 $×1.4 = 1,053×1.4 = 1,474$ kcal $\fallingdotseq 1,500$ kcal
- たんぱく質は、代謝ストレスがないためエネルギー比率15～20% = 56～75g。ただし、現体重54kgであることを考えると56g～75gは体重kgあたり1.0～1.4gとなり、腎機能に問題ないとはいえ高齢者であることを考慮し60g（エネルギー比率16%、体重kgあたり1.1g）が妥当であると考える。
- 血圧は服薬によりコントロールできており、腎機能に問題はないが、食塩は予防的に6g未満。
- 体重の変動、臨床検査値をモニタリングしながら適宜栄養量を調整する。

・栄養管理計画書の作成

- 入院時の栄養評価で軽度栄養不良と判定されていることから、入院診療計画書において特別な栄養管理の必要性が認められ（嚥下機能障害、軽度栄養不良）、栄養管理計画書の作成を行う。
- 図29-2に本症例の栄養管理計画書を示す。
- 関連職種から情報を得て、栄養管理計画を立案する。
- 特に嚥下機能評価と食事介助に係る職種とは誤嚥性肺炎予防のために連携する。
- 管理栄養士は、経口摂取状況の把握に努め、食事形態の適正化や栄養補給法の見直しを行う。
- 嚥下調整食の変更による栄養量の減少に注意する。
- 形態が下がるごとに水分量が増し、食事のボリュームが増えることから完食が難しくなる。

計画作成日　×××× . × . ×

氏名　○○　○○　殿（男 ・ 女）
病棟　○○病棟
××××年×月×日生（80代）
担当医師名　○○　○○
入院日　×××× . × . ×
担当管理栄養士名　○○　○○

基本情報

身長 165 cm（測定日×××× . × . ×）　体重 54 kg（測定日×××× . × . ×）　標準体重 59.9 kg
BMI 19.9 kg/m^2
入院時疾患名：脳梗塞
入院時栄養状態に関するリスク
　○なし　●あり
　□肥満　□るいそう　□褥瘡　□感染症　□悪心　□嘔吐　□便秘　□下痢　□脱水
　□発熱　■嚥下機能障害　□イレウス　□食物アレルギー　□手術　□血糖コントロール不良
　その他

栄養状態の評価と課題

　○なし　●あり
　■低栄養　□食欲不振　□体重減少　■摂取困難　□過体重　その他

栄養管理計画

目標
　○現状維持　○経過観察　●栄養状態改善　その他　誤嚥性肺炎予防
　食欲　○なし　●あり　○不明

栄養食事相談に関する事項
　入院時栄養食事指導　□なし　■あり　実施予定日　×××× . × . ×
　入院時栄養食事相談　■なし　□あり
　退院時栄養食事指導　□なし　■あり　実施予定日　未定（退院 1 週間前）

その他栄養管理上解決すべき課題に関する事項
　その他栄養管理上の課題　■なし　□あり
　NSTサポート希望　■なし　□あり

栄養補給に関する事項
　栄養補給法　■経口　□経腸栄養　□静脈栄養
　栄養補給量　エネルギー：1,500 kcal，たんぱく質：60 g，脂質：50 g，食塩相当量：6 g未満
　　　　　　　付加食品：なし，栄養剤：なし
　食事内容　嚥下調整食（学会分類2021　食事　コード 2 - 1 ）
　　　　　　水分とろみあり（学会分類2021　とろみ　段階 2 ：中間のとろみ）
　留意事項：摂食量，食事中のむせや咳きこみをモニタリングし，改善されないようであれば学会
　　　　　　分類2021コード 1 j を検討する。

栄養状態の再評価の時期
　○ 2 週間後　● 1 週間後（×××× . × . ×）　○ 3 日後　○　　月　　日

図 29 - 2　栄養管理計画書（誤嚥）

- 食事からの必要栄養量の摂取が難しいときには，経腸栄養，静脈栄養の併用を検討する。
- 栄養状態を再評価し，栄養状態の改善が図れていない場合はNSTの介入を依頼する。

❖(3) 栄養食事指導

- 入院時に栄養食事指導を行い，嚥下調整食の必要性について理解を求める。
- 退院時には，入院中から継続して食事形態や水分のとろみの調整が必要であることを説明し，主調理者に調理や形態調整のポイント，とろみ調整剤や栄養補助食品の入手方法について指導する。

❖(4) 食事形態の調整

- 摂食嚥下機能を随時評価し，機能に合った食事形態で提供する。
- 食事形態の調整，調理上の注意点については，「第28章 摂食機能の障害」を参照。

3 褥瘡

3-1 病態

病態

- 褥瘡とは，寝たきりなどで一定時間以上外圧が持続して同一の皮膚に加わることで，皮下に血流障害が発生し，それにより組織が虚血性壊死を起こした状態をいう。
- 褥瘡の発生要因には，外因子としては局所圧迫，ずり応力，摩擦，皮膚の湿潤状態が，内因子としては低栄養，活動低下，失禁状態などがあり，これらが関与して発生する。
- 褥瘡の分類[2](Shea)（表29-6）に示すように，ステージⅠは表皮に限局しているが，ステージⅡでは潰瘍が真皮に及び，ステージⅢは潰瘍が皮下組織にまで及び，ステージⅣでは潰瘍が筋肉や骨組織まで達する。

症状

- 褥瘡のステージや発生要因で多様な症状が出現する。局所症状として発赤，熱感などの炎症症状，全身症状として発熱，疲労感など。

診断

- 褥瘡の診断は，視診と触診を基本として，創の深さ，サイズ，炎症状態，壊死組織などを総合して判断する。
- **ブレーデンスケール**（Braden Scale）：褥瘡の発生を予測するスケールで，①知覚の認知，②湿潤，③活動性，④可動性，⑤栄養状態，⑥摩擦とずれ，の6項目がありそれぞれを4段階（1～4でスコアが低いほど悪い）で点数化し，総合スコアが低いほど褥瘡リスクが高いと診断する。治療は低い点数の項目を優先して行い，褥瘡の進行を予防する。
- 褥瘡評価ツール「DESIGN®」：日本褥瘡学会で開発された方法。褥瘡の深さ（D），浸出液（E），大きさ（S），炎症（I），肉芽（G），壊死組織（N），ポケット（P）の状態に，重み付け（R）を加えて総合的に判定する。褥瘡の治癒阻害因子や重症度の判定が可能。
- 褥瘡発生好発部位（図29-3）は，仰臥位では後頭部，肩甲骨，仙骨部，踵骨部，側臥位では大転子部，外踝部，座位では坐骨結節部である。

表29-6 褥瘡分類（Shea）

分類	症状
Ⅰ度	表皮の剥離，局所充血，表皮に限局し可逆的
Ⅱ度	浅い潰瘍（小水疱・びらん），表皮から真皮に及ぶ
Ⅲ度	深い潰瘍，皮下組織に及ぶ
Ⅳ度	深い潰瘍，皮下組織から筋肉，骨などの支持組織及ぶ

資料：Shea JD：『Pressure sores: classification and management.』Clin Orthop 1975; 112: 89-100.を一部改変

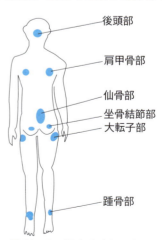

図29-3 褥瘡発生好発部位

予 防

●褥瘡は，看護や介護の段階での予防が最も重要である。そのため，発生の危険因子を発見し，それらを軽減，除去することが基本である。例として，①体圧の分散をはかる：標準2時間ごとの体位交換や体圧分散寝具（エアマット・座位クッションなど）の利用，②スキンケア（失禁による汚染・湿潤や摩擦に対して），③栄養補給による全身状態の改善。

治 療

❖(1) 非薬物治療法

●低栄養は褥瘡発生のリスクの1つである。身体計測（BMI，体重減少率）や検査所見（ヘモグロビン値，アルブミン値など）にて栄養状態を評価し，体重や食事摂取状態を追いつつケア計画を随時見直していく。

●経口摂取が不可能な場合には，経管栄養や静脈栄養にて栄養を補給する。

❖(2) 薬物治療法

●Shea 分類で，ステージⅠでは，創部洗浄後に，透明な軟膏や創傷被覆材（ドレッシングフィルムなど）で保護，マッサージ，清潔の維持を図る。

●ステージⅡでは，創周囲は石鹸，創内部は水などで洗浄する。創傷被覆材（ハイドロコロイドなど）やワセリンなどの軟膏で保護する。

●ステージⅢ，Ⅳでは外科的に壊死組織を除去（デブリドマン）し，その後に感染や炎症を抑制する軟膏（ポビドンヨード，白糖など）や肉外組織を増生させるプロスタグランジンE1などの外用薬を使用する。

予 後

●骨にまで褥瘡が及び骨髄炎や多発性関節炎を合併すると予後は悪い。

3-2 栄養食事療法（栄養ケアプロセス）

●「褥瘡予防・管理ガイドライン（第4版）」（日本褥瘡学会）において，栄養は予防と治癒の両面で根拠が認められ介入がすすめられている。

●経口摂取が難しいPEM患者には，疾患を考慮した上で，栄養補助食品を用いた高エネルギー・高たんぱく質の介入が褥瘡の予防に効果的である

と推奨されている。

●また，褥瘡治癒のためには基礎エネルギー消費量の1.5倍以上のエネルギー量の補給と，必要量に見合ったたんぱく質の補給が推奨されている。

栄養スクリーニグ

●SGA，MNA-SF などで栄養状態をスクリーニングする。

●炎症や脱水，貧血など，褥瘡の発生や創傷部の治癒を延滞させるような状態にないか，血液生化学検査結果からも確認する（血清 Alb，TP，Hbなど）。

栄養アセスメント

●必要な栄養量が摂取できているかを食事摂取量から評価する。

●体重減少率による栄養状態の評価。

●炎症や脱水の有無を確認する。

栄養診断

●栄養状態，脱水の評価。

●エネルギー，たんぱく質の充足状況。

●栄養補給法の適否。

栄養介入（計画と実施）

●適切な栄養補給法を選択する。

●全ステージを通じてエネルギーとたんぱく質は十分に補給し，肉芽が形成される増殖期には亜鉛，銅，ビタミン A，C を，表皮の再生が進む成熟期にはカルシウム，亜鉛，ビタミン A，C の不足に注意する。

●食事からの栄養摂取だけでは褥瘡の改善に十分な栄養素が確保できない場合は，サプリメントや栄養補助食品の使用を積極的に行う。

●エネルギー必要量：BEE × 1.5kcal

●たんぱく質必要量：体重 kg あたり 1.2〜1.5g

●亜鉛，銅，ビタミン A，C は過不足がないか評価し，日本人の食事摂取基準をもとに十分量を給与する（褥瘡予防・管理ガイドラインでは強化することはエビデンスがないとされているため必要以上の摂取はすすめないが不足には注意する）。

栄養モニタリングと評価

●食事摂取量。

●体重の変化。

●臨床検査値：WBC，血清 Alb，TP。

8-3 栄養治療の実際（症例） 発展

症例19（褥瘡）

80代，女性，熱中症により入院。

[主訴] 食欲不振（以前の食事量の70％程度），低栄養，褥瘡（DESIGN-R2020 27点）（DESIGN-R2020　D=3，e=3，s=8，I=3C，G=4，N=3，P=6）

[既往歴] 糖尿病（服薬治療中，熱中症前まではコントロール良好）。

[現病歴] 入院後に脱水を補正し，熱中症は順調に回復したが，低栄養と褥瘡があるため入院が継続となった。円背があり，認知症や筋力の低下から自力での体位交換がスムーズにできず，大転子に褥瘡発生。食事量も低下していることから褥瘡と栄養状態の改善がみられない。

[身体所見] 身長154cm，体重41.7kg（3か月前45.2kg）。

[検査所見] WBC 10,200/μL，RBC 2.85×10^6/μL，Hb 7.9g/dL，Ht 23.8％，血清Alb 2.7g/dL，総たんぱく質 5.8g/dL，TC 168mg/dL，LDL-C 82mg/dL，AST 35IU/L，ALT 22IU/L，FPG 100mg/dL，HbA1c 5.7％，BUN 14mg/dL，Cr 0.9mg/dL。

[理学所見] 特になし。

[その他] 5年前より認知症が進み，自宅で家族が介護。昨年，散歩中に転倒し骨折したのをきっかけに寝たきりとなった。2か月前に風邪をひいて発熱し，摂食量が低下。その後，体調は戻ったが，食欲が回復するのに時間を要し，現在も以前の70％程度の摂食量である。

[主治医からの指示栄養量] なし（管理栄養士，褥瘡チーム等で介入プラン策定）。

栄養管理計画とその解説

❖(1) 管理栄養士からみた症例のまとめ

● 骨折を機に寝たきりとなった患者。家族が介護しているが，認知症もあり指示がうまく伝わらない。風邪による発熱で食欲が低下したまま回復せず，食事摂取量は以前の70％程度。これにより栄養状態が低下している。BMI 17.6kg/m²，体重減少率は3か月で7.7％であり，重度栄養障害が疑われる。糖尿病のコントロールはできているが，褥瘡の発生リスクは高まる。栄養状態が改善しないため，褥瘡の治癒も遅滞している。

❖(2) 栄養管理計画の作成

・栄養補給方法と内容の決定

● 食事量は増やさず，短時間で効率よく栄養がとれるよう，栄養補助食品を使用する。

● 食欲が低下したまま改善しないため，経口摂取だけでは回復が見込めない。経鼻胃管による経腸栄養の併用を行う。

● エネルギー必要量はハリス・ベネディクトの式に1.5を乗じて算出（936×1.5＝1,404kcal）。

● たんぱく質は現体重の1.2〜1.5倍とする。本症例は腎機能に問題なく，創傷部の治癒が促進されないことから，1.5倍とする（41.7×1.5＝63g）。

● 微量元素やビタミン類は，「日本人の食事摂取基準」に準ずるが，貧血がみられることから，鉄の不足に注意する。

● 経口からは70％程度しかとれないため，不足分を経腸栄養で補う。食事には栄養補助食品の高栄養ゼリーを付加し，少量で効率よく栄養素とエネルギーが補給できるようにする（経口摂取 1,150kcal＋経腸栄養 250kcal）。

・栄養管理計画書の作成

● 体重減少率，臨床検査値などから低栄養であるため，栄養管理の必要性が認められる。

● 栄養状態のスクリーニングを行うと同時に，褥瘡のスクリーニングも行い，栄養状態の把握とともに，褥瘡の状態も把握したうえで栄養管理計画を立案する。

● 経口摂取状況から栄養補給法の検討を行い，経口摂取のみでは十分な栄養摂取が困難な場合は，経腸栄養の併用を検討する。また，食事時間の短縮や，効率よく微量元素やビタミン類を摂取するために，サプリメントや栄養補助食品を使用する。

● 褥瘡チームやNSTと連携し，低栄養の改善と褥瘡の治癒に努める。

❖(3) 栄養食事指導

● 退院時に，患者を介護している家族に対して必要栄養量の摂取のための栄養食事指導を行う。経鼻胃管の安全な管理や，衛生管理について，また，栄養補助食品の入手についても指導する。

4 転倒

4-1 病態

病態
- 身体のバランスを崩して倒れ受傷した状態をいい，骨折や廃用症候群[3]をひき起こすことで要介護状態となる原因の4番目[4]。転倒の危険因子は，疾病（平衡機能障害，視力障害，認知機能低下，歩行障害など）や薬剤，加齢などの内的因子と，物的環境（段差や不十分な照明），不安定な履物などの外的因子など多様である。高齢者では，運動器官の不安定性（筋力低下）による身体の虚弱化が大きく，転倒は7割が居室で発生している。転倒後の7割に外傷，1～2割に骨折が認められる。骨折を起こしやすい部位は大腿骨頸部，手首（橈骨），脊椎，上腕骨頸部などである。

症状
- 転倒受傷部位がどこか，また受傷程度により多様だが，疼痛，腫脹，皮下出血，可動域の制限などが出現する。

診断
- 画像診断（X線検査，CTなど）により骨折の状態を把握する。

治療

❖(1) 非薬物治療法
- 発生危険因子を軽減，除去する。原因疾患の治療。
- 筋力トレーニングなどで下肢筋力，バランス能力を向上させる。
- 骨折の部位などにより保存治療か手術治療（金属材料で固定など）かを選択。
- 転倒原因に栄養状態が関与している疾患では，栄養介入[5]が必要。

❖(2) 薬物治療法
- 原因疾患の治療が基本。

予後
- 大腿骨頸部骨折は，生命予後・機能予後が最も不良で寝たきりになりやすい。

4-2 栄養食事療法（栄養ケアプロセス）

- 高齢者は筋力やバランス感覚の低下，疾患の後遺症などにより歩行が不安定で転倒しやすい。転倒し骨折すると，そのまま寝たきりになるなどQOLを低下させる可能性がある。また，転倒を恐れて歩行を控えると筋力が低下し，ますます転倒しやすくなったり，外出の機会が減少して精神面にも影響する。安定した歩行のために，骨格筋を維持できるようエネルギーやたんぱく質の充足を図る。必要栄養量は「日本人の食事摂取基準（2025年版）：75歳以上」に準じるが，骨形成のためにカルシウム，ビタミンD，ビタミンKを十分に摂取する。

5 失禁

5-1 病態

病態
- 自分の意思に反して無意識的に，尿や便をトイレや尿便器以外で排尿（排便）してしまうこと。

① 尿失禁
- 日本の尿失禁者は，2,100万人と認定され，在宅高齢者の5～15％，施設入所者の30～80％に認められる。
- 尿失禁は病態により以下の4種類に分類され治療も異なる。
① 切迫性尿失禁：急な強い尿意と頻尿を伴いトイレに間に合わずに失禁するタイプ（過活動性膀胱）で，脳血管障害や尿路感染症などを原因とする。
② 溢流性尿失禁：膀胱に尿が充満して最も抵抗の弱い尿道から少量ずつあふれでるタイプで，前立腺肥大症や下部尿路閉塞などでみられる。
③ 腹圧性尿失禁：咳，くしゃみ，運動時などの急激な腹圧の上昇に伴って発生する。女性や多産の高齢者や尿道括約筋不全に多い。
④ 機能性尿失禁：尿路系に異常はないが認知症による知的機能低下や，骨・関節疾患などによるADL低下でトイレに間に合わずに失禁するタイプ。

診断
- 失禁時における自覚症状を含めた問診にて実態の把握。次に一般尿検査，残尿検査，膀胱内圧測

定検査，画像診断（CT，超音波検査など）でタイプを確定する。

治療

❖(1) 非薬物治療法
●溢流性尿失禁は，間欠的自己導尿法。
●腹圧性尿失禁は，骨盤底筋群訓練[6]，手術（尿道つり上げ術）。
●機能性尿失禁は，排尿訓練[7]，オムツパッド，バルーンカテーテル。

❖(2) 薬物治療法
●切迫性尿失禁は，尿路感染症では抗菌薬，過活動性膀胱では抗コリン薬[8]。
●溢流性尿失禁は，α遮断薬[9]。

② 便失禁
●65歳以上の高齢者の約6.6～8.7％にみられる。

① 漏出性便失禁：内括約筋の収縮力減弱により，気づかないうちに便が肛門から漏れる。高齢者，直腸脱の人に多い。

② 切迫性便失禁：外肛門括約筋の収縮力減弱により，便意を催したときに我慢できずに肛門から便が漏れる。直腸の炎症や外肛門損傷，陰部神経損傷のときなどに認められる。

③ 混合性便失禁：①と②が合わさった状態。

診断

●肛門の視診，直腸診にて便の量や性状，肛門括約筋のトーヌスの確認。
●腹部単純X線検査にて，便や腸閉塞状態の有無を確認。肛門内圧測定，肛門管超音波検査などで括約筋機能の評価を行う。

治療

●理学療法：バイオフィードバック療法[10]，電気刺激法，肛門感覚刺激法など。
●手術法：肛門括約筋損傷があるときには，肛門括約筋修復術や再建術，人工肛門造設術など。
●食事療法：便がゆるいときには食物繊維の摂取，排便習慣確立。

5-2 栄養食事療法（栄養ケアプロセス）

●高齢者は脳障害や感覚，筋力の低下により失禁を起こしやすい。失禁を恐れ水分を制限すると，脱水に陥るため注意が必要である。

●失禁の栄養食事療法はないが，筋力の維持のためにも継続した運動ができるよう，「日本人の食事摂取基準（2025年版）：75歳以上」に準じて必要栄養量の摂取に努め，栄養状態を良好に保つよう心がける。

6 フレイル

6-1 病態

❖(1) フレイル

病態・原因

●フレイルとは，海外の老年医学の分野で使用されている英語「frailty」の脆弱・虚弱という意味からきており，特定の原因疾患はないが，加齢的要因が重なり多くの身体的予備能が低下した健康と疾病の中間的な段階である。放置すると容易に介護状態にいたって種々の健康障害を起こすが，一方で適切な介入・支援により生活機能の維持向上が可能な状態をいう。日本では，2014年5月に日本老年医学会が導入した概念である。したがって，フレイルサイクル（図29-4）のなかでの悪化要因を早期に見つけて適切に予防すれば要介護状態に進まずにすむ可能性があるため，後期高齢者の健康寿命延伸へ期待されている。

診断

① フレイルの診断法
●フレイルの統一された評価基準はなく，Friedらの基準が広く使用されている。評価基準（表29-7）は，体重減少，主観的疲労感，日常生活活動量の低下，身体能力（歩行速度）の脆弱，筋力（握力）低下の5項目のうち3項目以上該当するとフレイル，1～2項目該当でプレ・フレイルと定義している。日本では，フレイルの概念のなかに，体重減少や筋力低下などの身体的な変化だけでなく，気力の低下などの精神的な変化や社会的な要因も包括されている。

② フレイル基本チェックリスト（日本で2006年から）
●フレイルとなる高齢者を早期に発見して支援する介護支援事業の生活機能評価法。身体的，精神的，社会的側面を含む25項目から構成されてお

(2) フレイルサイクル

- フレイルのメカニズムを説明したものがフレイルサイクルである。フレイルの起動因子に低栄養とサルコペニア[11]があり，これら2因子がどのように心身機能へ影響を及ぼすかの過程を示している。
- まず，加齢や慢性的な疾患によってサルコペニアになると，筋肉量・筋力の減少で基礎代謝量が低下する。同時に歩行速度が落ち，疲れやすくなり全体の活動量が減少する。活動量が低下すれば，1日のエネルギー消費量が減り，必要とするエネルギー量が減少するので，食欲が低下し低栄養となる。また，サルコペニアの易疲労や活力低下は，身体機能を不活発にさせ社会的活動を阻害する。
- 加齢による食事量の低下に加えて，食欲低下もあると慢性的に低栄養状態になる。慢性的な低栄養の状態は，サルコペニアをさらに進行させ，筋力低下が進むという悪循環へ陥る。
- これらの悪循環を適切な介入によって断ち切らないと，要介護状態になる可能性が高くなるため，フレイルサイクルのどこかを断ち切ることが健康寿命の延伸の鍵とされる。

(3) オーラルフレイル

2024年4月1日に日本老年歯科学会は，日本老年医学会，日本サルコペニア・フレイル学会と一緒に「オーラルフレイルに関する3学会合同ステ

表29-7 フレイル診断基準（Friedら）

1. 体重減少
2. 主観的疲労感
3. 日常生活活動量の低下
4. 身体能力（歩行速度）の低下
5. 筋力（握力）の低下

3項目以上該当した場合をフレイル，1〜2項目該当した場合を前フレイル（プレフレイル），該当項目が0の場合は健常

資料：Fried, L.P. et al.; Frailty in Older Adults: Evidence for a Phenotype. J Gerontol A Biol Sci Med Sci, 56, 2001, M146-157

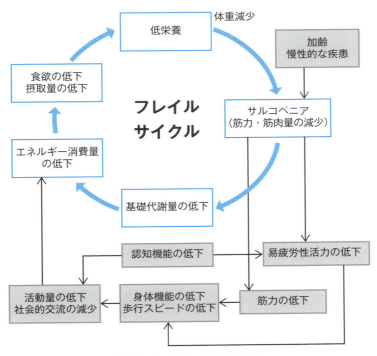

図29-4 フレイルサイクル

資料：Fried, L.P. et al.; Frailty in Older Adults: Evidence for a Phenotype. J Gerontol A Biol Sci Med Sci, 56, 2001, M146-157

ートメント」を公表した。

「オーラルフレイル」は，口腔機能の軽微な低下や食の偏りなどを含み，身体の衰え（フレイル）のひとつで，健康と機能障害との中間にあり可逆的であることが大きな特徴であり，早めに気づき適切な対応をすることでより健康に近づくとされる。「オーラルフレイル」の始まりは，滑舌低下，食べこぼし，わずかなむせ，かめない食品が増える，口の乾燥等であり，些細な症状のため見逃しやすく，気が付きにくい特徴がある。

オーラルフレイルは，表29－8で簡単にチェックできる。

5項目のうち，2項目以上に該当する場合には，オーラルフレイルに該当する。

治　療
●フレイル進行の起動因子であり低栄養とサルコペニアへの対策がフレイル予防（表29－9）に有効とされる。
●栄養療法としては，骨格筋の形成・維持とサルコペニア予防のため，良質なたんぱく質の摂取（必須アミノ酸のロイシンなど），骨の維持のためにカルシウムやビタミンDの摂取。
●運動療法[12]としては，高齢者は個人差が大きいため個人の身体能力にあった運動から始める。たとえばベッドの上で足の運動や椅子の立ち座り運動，運動強度を調整したウォーキングなどである。筋肉に抵抗をかけるレジスタンス運動（スクワットなど）も筋肉でのたんぱく合成を促す。
●インフルエンザワクチンや肺炎球菌ワクチンを接種。

6-2 栄養食事療法（栄養ケアプロセス）

●低栄養はフレイルサイクルの構成要素であり，脆弱化を進める要因となる。高齢者は食欲が低下しても認識しづらく，気づかぬうちに低栄養に陥っていることもある。定期的な評価を行い，食事量の確保や栄養摂取を意識的に行いながら低栄養を予防することで，フレイルの予防や改善を図ることができる。
●適切な栄養量が摂取できていない期間が長引けば，急性疾患に罹患した場合の回復が悪く，一気

表29－8　オーラルフレイルのチェック項目

質　問	選択肢	
	該　当	非該当
自身の歯は，何本ありますか？（さし歯や金属をかぶせた歯は，自分の歯として数えます。インプラントは，自分の歯として数えません。）	0～19本	20本以上
半年前と比べて固いものが食べにくくなりましたか？	はい	いいえ
お茶や汁物等でむせることがありますか？	はい	いいえ
口の渇きが気になりますか？	はい	いいえ
普段の会話で，言葉をはっきりと発音できないことがありますか？	はい	いいえ

資料：日本老年歯科医学会ホームページ（2025.2.3）

表29－9　フレイル予防法

1．たんぱく質，ビタミン，ミネラルを含む食事
2．ストレッチ，ウォーキングなどの運動
3．身体活動量や認知機能のチェック
4．感染予防（ワクチン接種など）
5．手術の後は栄養やリハビリなど
6．薬の種類の多い人は主治医と相談

資料：原田敦ほか「サルコペニア―定義と診断に関する欧州関連学会のコンセンサスの監訳とQ＆A」『日本老年医学会雑誌』49（6），2012，pp.788-805

に介護状態に陥る可能性が高くなる。

栄養スクリーニング
●MNA-SFなどで栄養状態をスクリーニングする。
●フレイルはサルコペニアとの関連が強いことから，最近の活動量の変化を評価する。

栄養アセスメント
●必要な栄養量が摂取できているかを食事摂取量から評価する。
●体重減少率による栄養状態の評価。
●活動量や骨格筋量（AMCなど）を評価。
●咀嚼や嚥下機能の低下があると食事摂取量が減少するため，機能に見合う食事形態で提供されているか確認する。

栄養診断
●栄養状態。
●エネルギー，たんぱく質の充足状況。
●栄養素や食事内容の偏り。

栄養介入（計画と実施）
- エネルギーとたんぱく質を十分に補給する。
- 食事からの栄養摂取だけでは十分な栄養素が確保できない場合は，栄養補助食品の使用を検討する。
- エネルギー必要量：BEE × 1.7kcal
- たんぱく質必要量：体重 kg あたり 1.2〜1.5g
- その他の栄養素は「日本人の食事摂取基準」に準じる。

栄養モニタリングと評価
- 食事摂取量。
- 体重の変化。
- 臨床検査値：血清 Alb，TP。

6-3 栄養治療の実際（症例） 発展

症例20（フレイル）
70代，男性。
[主訴] さまざまなことへの意欲が低下。筋力や体力の低下が著しい。
[既往歴] 特になし。
[現病歴] 3か月前に妻を亡くし，さまざまなことへの意欲が低下した。外出の機会も減り，活動量が低下したことから食欲も低下したが，空腹感がないため食事量が減少している自覚がない。最近は筋力や体力の低下が著しく，家の中では壁を伝って歩き，外出時は杖を使用。
[身体所見] 身長 178cm，体重 64.2kg（3か月前 67.8kg）。
[検査所見] なし。
[理学所見] 特になし。
[その他] 食事は2世帯住宅に同居する長男の妻が用意しているが，食事の様子を観察することはなく，食事を残していても食べるよう促すこともない。
[主治医からの栄養指導指示書の内容] なし。
*フレイルのため（要介護前の段階で治療が必要な状態ではないため）受診なし。早期介入による介護予防のための症例検討。

栄養管理計画とその解説
❖(1) 管理栄養士からみた症例のまとめ
- 妻を亡くしたことが心理的要因となり，外出の機会の減少など活動量の低下をきたした。これにより食欲も低下し，摂取栄養量が減少したことから低栄養となり，体力の低下を招いてさらに活動量が低下し，食欲が改善せず，食事量が減少するといった状態でフレイルサイクルに陥っている。長男家族と同居しているとはいえ，2世帯住宅で食事は孤食であり，摂取栄養量が不足していることに気づきづらい状況である。
- 3か月間の体重（平常時体重）比95%であり，軽度栄養障害を認める。

❖(2) 栄養管理計画の作成
・栄養補給方法と内容の決定
- 摂食嚥下機能は問題ないため，栄養補給法，食事形態の変更は必要ない。
- また，食事量の回復がみられるまでは，間食で不足する栄養量を補う。果物や乳製品を使用した間食にし，食事量が低下していると不足しがちなビタミン類やミネラルを摂取できるようにする。
- エネルギー必要量はハリス・ベネディクトの式に1.5を乗じて算出（1,312 × 1.5 = 1,968 ≒ 2,000kcal）。
- たんぱく質は現体重の1.2倍とする（64.2 × 1.2 = 77g）。
- 脂質はエネルギー比率25%（2,000kcal × 0.25 ÷ 9 = 56g）。
- その他の栄養素は「日本人の食事摂取基準」に準じる。
- 食欲が改善せず，食事からの栄養摂取で不足する場合は，間食で補う。

・栄養管理計画書の作成
- 入院患者ではないため栄養管理計画書の作成は行わないが，スクリーニングから栄養上の課題を抽出し，現状を踏まえた上で日常生活で実施可能な内容で栄養状態の改善のための提案をする。本症例では，孤食により食事摂取状況の把握が難しく，自他覚に乏しいことから，長男家族と食事時間をともにすることをすすめたり，外出の機会を増やすよう促して他者とコミュニケーションをとる機会や活動量が増えるような働きかけを行う。

❖(3) 栄養食事指導
- 体重の変化などから必要な栄養量が摂取できているかを把握し，フレイルの予防，改善のための低栄養の予防，改善の必要性を説明する。

●食欲が改善せずに食事摂取量が増えない場合は，間食や栄養補助食品の使用についても説明し，行動変容を促す。

Ⅲ　薬物治療の解説

❖(1)　抗コリン薬
●選択性ムスカリン受容体拮抗薬で，過活動膀胱に使用する。
●高齢者では，口渇，便秘，認知機能低下が副作用として出現することがある。
●プラボキサート（ブラダロン），オキシブチニン（ポラキス）などが使用される。

❖(2)　α遮断薬
●交感神経末端の平滑筋側のα受容体を遮断する。前立腺肥大症に伴う排尿障害に使用する。
●プロピベリン（バップフォー）などが使用される。

注
1) 除脂肪体重：体重から脂肪を除いた，主として筋肉と骨量などの重量。この減少は，免疫機能を低下させ疾病発生のリスクとなるだけでなく，日常活動の自立を低下させる。
2) 褥瘡の分類のうち，深さの分類では，Shea の分類（1975），IAET の分類（1988），International Association for Enterstomal Therapy：国際 ET 協会），NPUAP の分類（1989）（National Pressure Ulcer Advisory Panel：全米褥瘡諮問委員会）などがある。
3) 廃用症候群：安静，不活動，不動による心身の機能低下。
4) 介護が必要となる原因：認知症（17.6%），脳血管障害（16.1%），衰弱（12.8%），転倒（12.5%）：2019 年国民生活基礎調査。
5) 栄養介入：運動器疾患では筋力低下防止のためにたんぱく質，骨疾患ではカルシウム，ビタミン D，たんぱく質を補給する。
6) 骨盤底筋群訓練：尿道，肛門，腟を締める訓練をすることで骨盤底筋を鍛えて尿漏れを改善させる。
7) 排尿訓練：尿意を我慢する訓練で，短時間から始めて少しずつ時間を延ばしていく方法。

8) 抗コリン薬：選択性ムスカリン受容体拮抗剤（ブラダロン，ボラキスなど）。副作用に口渇，便秘，認知機能低下あり。
9) α遮断薬：交感神経末端の平滑筋側のα受容体を遮断する（バップフォーなど）。前立腺肥大症に伴う排尿障害に使用。
10) バイオフィードバック療法：外肛門括約筋の収縮曲線を見ながら，数十秒間肛門を収縮させる訓練。
11) サルコペニア：加齢や疾患により筋肉量が減少し，握力や下肢筋，体幹筋など全身の筋力低下が起こること。
12) 運動療法：高齢者も運動療法によって筋力が維持されるとの報告あり。

参考文献
日本老年医学会編『老年医学テキスト』メディカルビュー社，2008，p.69

厚生労働省「日本人の食事摂取基準（2025 年版）

Mini-Nutritional Assessment:
http://www.mna-elderly.com/forms/mini/mna-minijapanese.pdf

明渡陽子ほか編『カレント臨床栄養学（第 2 版）』建帛社，2018，p.323

日本老年医学会編『老年医学テキスト』メディカルビュー社，1997，p.23 を一部改変

井口昭久編『これからの老年学』名古屋大学出版会，2000，p.51，p.92 を一部改変

Shea J.D. Pressure sores: classification and management. Clin Orthop. 112, 1975, 89-100.

Fried, L.P. et al.; Frailty in Older Adults: Evidence for a Phenotype. J Gerontol A Biol Sci Med Sci, 56, 2001, M146-157

Cruz-Jentoft A.J. et al.; Prevalence of and interventions for sarcopenia in ageing adults: a systematic review. Report of the International Sarcopenia Initiative（EWGSOP and IWGS）. Age Ageing；43（6），2014，748-59

原田敦ほか「サルコペニア―定義と診断に関する欧州関連学会のコンセンサスの監訳と Q & A」『日本老年医学会雑誌』49（6），2012，pp.788-805

巻末資料　参考表① 臨床検査の基準範囲

検査項目	試　料	基準範囲
1．たんぱく質代謝，心筋代謝		
血液尿素窒素（BUN）	血清	8〜20mg/dL
残余窒素（NPN）	血清	18〜35mg/dL
クレアチニン（Cr）	血清	男性1.0〜1.34mg/dL
		女性0.8〜1.1mg/dL
尿酸	血清	男性3.5〜7.9mg/dL
		女性2.6〜6.0mg/dL
アンモニア	血中	30〜86μg/dL
総たんぱく質（TP）	血清	6.5〜8.2g/dL
アルブミン	血清	3.8〜5.1g/dL
	尿	22mg/日以下，
		13.6mg/g・Cr 以下
アルブミン/グロブリン	血清	1.1〜1.8
たんぱく質分画		
アルブミン	血清	60〜72.2%
α_1-グロブリン	血清	2.2〜3.8%
α_2-グロブリン	血清	6.6〜11.5%
β-グロブリン	血清	6.4〜9.9%
γ-グロブリン	血清	9.2〜19.6%
β_2-ミクログロブリン	血清	0.8〜1.9mg/L
	尿	30〜340μg/L
α_1-ミクログロブリン	血清	10〜25mg/L
N-アセチル-β-D-グルコサミニダーゼ（NAG）	尿	1.2〜7.6U/日
レチノール結合たんぱく質	血中	2.8〜7.6mg/dL
トロポニンT	血中	0.25ng/ml 以下
ミオグロビン	血中	50ng/ml 以下
ミオシン軽鎖I	血中	25ng/ml 以下
プレアルブミン	血清	22〜49mg/dL
クレアチンキナーゼ（CK）	血清	男性60〜250IU/L
		女性50〜190IU/L
2．糖質代謝		
血糖値	血漿	60〜110mg/dL
インスリン（IRI）	血中	4〜9.2μU/mL
Cペプチド（CPR）	血中	1.2〜2 ng/mL
	尿	24〜97μg/日
HbA1c	血中	4.3〜5.8%
フルクトサミン	血清	204〜289μmol/L
1,5-アンヒドロ-D-グルシトール（1,5-AG）	血中	14μg/mL 以上
ケトン体分画		
アセト酢酸	血清	13〜69μmol/L
3ヒドロキシ酢酸	血清	0〜76μmol/L
総ケトン体	血清	26〜122μmol/L
グリコアルブミン	血清	11.3〜16.7%

検査項目	試　料	基準範囲
3．脂質代謝		
総コレステロール	血清	120〜220mg/dL
LDLコレステロール	血清	60〜119mg/dL
HDLコレステロール	血清	男性40〜70mg/dL
		女性45〜75mg/dL
トリグリセリド（TG）	血清	30〜149mg/dL
遊離脂肪酸（FFA）	血清	0.1〜0.8mEq/L
アポたんぱく質 AI	血清	98〜186mg/dL
AII	血清	22〜44mg/dL
B	血清	51〜111mg/dL
CII	血清	1.2〜4.9mg/dL
CIII	血清	3.9〜12.3mg/dL
E	血清	2.4〜6.3mg/dL
レムナント様リポたんぱく質コレステロール（RLP-C）	血中	7.5mg/dL 以下
リポたんぱく質（a）〔Lp（a）〕	血清	40mg/dL 以下
過酸化脂質	血清	2〜6 nmol/mL
4．電解質		
ナトリウム（Na）	血清	135〜147mEq/L
カリウム（K）	血清	3.6〜5 mEq/L
塩素（Cl）	血清	98〜108mEq/L
マグネシウム（Mg）	血清	1.8〜2.4mg/dL
カルシウム（Ca）	血清	8.4〜10.2mg/dL
リン（P）	血清	2.5〜4.5mg/dL
浸透圧	血清	270〜295mOsm/L
5．酸塩基平衡		
pH	動脈血	7.35〜7.45
炭酸ガス分圧（$PaCO_2$）	動脈血	35〜45mmHg
酸素分圧（PaO_2）	動脈血	85〜100mmHg
重炭酸濃度（HCO_3^-）	動脈血	21〜30mmol/L
Base excess	動脈血	−2〜2 mmol/L
酸素飽和度（SaO_2）	動脈血	95〜98%
6．貧　血		
ヘマトクリット（Ht）	全血	男性38〜51%
		女性33〜45%
ヘモグロビン（Hb）	全血	男性13〜17g/dL
		女性12〜15g/dL
赤血球	全血	男性420〜570×10^4/μL
		女性380〜550×10^4/μL
平均赤血球容積（MCV）	全血	84〜99fl
平均赤血球血色素量（MCH）	全血	27〜35pg
平均赤血球血色素濃度（MCHC）	全血	32〜36%
色素係数	全血	0.9〜1.1
網状赤血球	全血	3〜11%
鉄（Fe）	血清	男性55〜190μg/dL
		女性45〜145μg/dL

検査項目	試料	基準範囲
鉄結合能（TIBC）	血清	男性250～380μg/dL
		女性250～450μg/dL
不飽和鉄結合能（UIBC）	血清	男性95～325μg/dL
		女性105～370μg/dL
トランスフェリン	血清	210～390mg/dL
フェリチン	血清	15～200ng/mL
銅（Cu）	血清	70～131μg/dL
セルロプラスミン	血清	21～37mg/dL

7．血液凝固・線溶

検査項目	試料	基準範囲
血小板	全血	10～40×10⁴/μL
フィブリノーゲン	血中	200～400mg/dL
出血時間	全血	5分以内
凝固時間	全血	5～13分
活性化部分トロンボプラスチン時間	血中	23.5～42.5秒
プロトロンビン時間	血中	10～12秒
トロンボテスト	血中	70～130%
ヘパプラスチンテスト	血中	70～130%
アンチトロンビンⅢ	血中	82～132%
プラスミノーゲン	血中	73～135%
FDP	血清	10以下
ビタミンK欠乏起因たんぱく体-Ⅱ（PIVKA-Ⅱ）	血中	1μg/mL未満
β-トロンボグロブリン	血中	50ng/mL以下
血小板第4因子	血中	20ng/mL以下
プラスミノーゲンアクチベーターインヒビターⅠ（PAI-Ⅰ）	血中	50ng/mL以下

8．肝疾患

検査項目	試料	基準範囲
ALT（GPT）	血清	5～40IU/L
AST（GOT）	血清	10～40IU/L
アルカリホスファターゼ（ALP）	血清	80～260IU/L
乳酸脱水素酵素（LDH）	血清	250～420IU/L
ヘパプラスチンテスト	血奨	70～130%
コリンエステラーゼ（ChE）	血清	3,000～7,000IU/L
チモール混濁試験（TTT）	血清	4以下
硫酸亜鉛試験（ZTT）	血清	2～12U
黄疸指数	血清	5U以下
総ビリルビン	血清	0.2～1mg/dL
直接ビリルビン	血清	0.4mg/dL以下
総胆汁酸	血清	10μmol/L以下
γ-グルタミルトランスペプチダーゼ（γ-GTP）	血清	男性10～87IU/L
		女性8～39IU/L
ロイシンアミノペプチダーゼ（LAP）	血清	80～160IU/L

9．感染症

検査項目	試料	基準範囲
C反応性たんぱく（CRP）	血清	0.6mg/dL以下
抗ストレプトリジンO（ASO）	血清	235IU/mL以下
白血球	全血	4,000～8,500/μL
好中球（桿状核球）	全血	4.3～14.0%
好中球（分葉核球）	全血	42.6～58.9%
好酸球	全血	2～4%
好塩基球	全血	0～2%
リンパ球	全血	26～40%
単球	全血	3～6%
赤血球沈降速度	全血	男性2～10mm/時
		女性3～15mm/時

10．尿

検査項目	試料	基準範囲
尿量	尿	1,000～2,000mL
比重	尿	1.020付近(1.005～1.030)
pH	尿	6付近（5～7.5）
浸透圧	尿	581～1,136mOsm/L

11．腎機能検査

検査項目	試料	基準範囲
濃縮試験	尿	尿比重1.022以上
希釈試験	尿	尿比重1.001～1.003
		4時間以内尿排出量
		1,200mL以上
フェノールスルホンフタレイン試験（PSP）	尿	15分 25～50%
		30分 40～60%
		60分 50～75%
		120分 55～85%
クレアチニンクリアランス（Ccr）	尿, 血清	男性62～108mL/分
		女性57～78mL/分
腎血漿流量（RPF）パラアミノ馬尿酸ナトリウムクリアランス	尿, 血清	350～650mL/分
糸球体濾過量（GFR）チオ硫酸ナトリウムクリアランス	尿, 血清	70～130mL/分
濾過率（FF）	尿, 血清	0.2～0.22
尿素クリアランス	尿, 血清	62～77mL/分（1分間尿量2mL以上）
	尿, 血清	45～55mL/分（1分間尿量2mL以下）

12．ホルモン

検査項目	試料	基準範囲
カルシトニン	血中	80pg/mL以下
パラサイロイドホルモン C末端（PTH-C）	血中	1.2ng/mL以下
パラサイロイドホルモン 中央部（PTH-M）	血中	130～490pg/mL
アレグロ（Intact PTH）	血中	10～50pg/mL

巻末資料　参考表①　臨床検査の基準範囲

検査項目	試料	基準範囲
高感度 PTH	血中	150~500pg/mL
PTH 関連たんぱく質	血中	1.1pmol/L 未満
甲状腺刺激ホルモン（TSH）	血中	0.4~4.7μU/mL
トリヨードチロニン摂取率（T_3U）	血中	22~35%
チロキシン（T_4）	血中	4.5~12.3μg/dL
トリヨードチロニン（T_3）	血中	70~180ng/dL
遊離チロキシン（FT_4）	血中	0.9~1.8ng/dL
遊離トリヨードチロニン（FT_3）	血中	2.4~4.3pg/mL
チロキシン結合グロブリン（TBG）	血中	14~29.4μg/mL
成長ホルモン（GH）	血中	男性0.42ng/mL 以下 女性0.66~3.68ng/mL
副腎皮質刺激ホルモン〔ACTH〕	血中	6.1~55pg/mL
抗利尿ホルモン, バソプレッシン（ADH）	血中	0.3~4.2pg/mL
コルチゾール	血中	4.4~17.4μg/dL
アルドステロン	血中	臥位安静29.9~159pg/mL 立位38.9~307pg/mL
カテコールアミン アドレナリン（AD）（エピネフリン）	血中 尿	0.1ng/mL 以下 2~31μg/日
ノルアドレナリン（NA）（ノルエピネフリン）	血中 尿	0.07~0.31ng/mL 29~151μg/日

検査項目	試料	基準範囲
ドーパミン（DA）	血中 尿	0.1ng/mL 以下 282~1,002μg/日
テストステロン	血清	男性320~1,030ng/dL 女性10~85ng/dL
膵臓グルカゴン	血中	40~180Pg/mL
レニン活性	血中	臥位安静0.2~2.7ng/mL/時 立位0.2~3.9ng/mL/時
レニン定量	血中	臥位安静2.5~21.4pg/mL 立位3.6~63.7pg/mL
アンジオテンシンI（AI）	血中	250pg/mL 以下
アンジオテンシンII（AII）	血中	25pg/mL 以下
アンジオテンシン変換酵素	血中	6~21IU/L
プロスタグランジンE2	血中	60pg/mL 以下
エリスロポエチン	血中	8~30mU/mL
心房性ナトリウム利尿ペプチド（αANP）	血中	43Pg/mL
脳性ナトリウム利尿ペプチド（BNP）	血中	18.4pg/mL 以下
エンドセリンI（ET-I）	血中	2.3pg/mL 以下
オステオカルシン	血中	2.3~9.9ng/mL

13. その他のミネラル, 微量元素

検査項目	試料	基準範囲
亜鉛（Zn）	血清	65~110μg/dL
セレン（Se）	血中	10.6~17.4μg/dL
アルミニウム（Al）	血中	10μg/dL 以下
ヒ素（As）	血中	3μg/dL 未満
マンガン（Mn）	血清	0.4μg/dL 以下

資料）　齊藤　昇：透析患者と食事管理（2006）第一出版を一部改変

参考表②　簡易栄養状態評価表（MNA-short form）

簡易栄養状態評価表
Mini Nutritional Assessment
MNA®

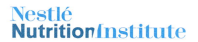

氏名：　　　　　　　　　　　　性別：

年齢：　　　　　体重：　　　　kg　身長：　　　　cm　調査日：

スクリーニング欄の□に適切な数値を記入し、それらを加算する。11ポイント以下の場合、次のアセスメントに進み、総合評価値を算出する。

スクリーニング

A 過去3ヶ月間で食欲不振、消化器系の問題、そしゃく・嚥下困難などで食事量が減少しましたか？
0 = 著しい食事量の減少
1 = 中等度の食事量の減少
2 = 食事量の減少なし □

B 過去3ヶ月間で体重の減少がありましたか？
0 = 3 kg 以上の減少
1 = わからない
2 = 1〜3 kg の減少
3 = 体重減少なし □

C 自力で歩けますか？
0 = 寝たきりまたは車椅子を常時使用
1 = ベッドや車椅子を離れられるが、歩いて外出はできない
2 = 自由に歩いて外出できる □

D 過去3ヶ月間で精神的ストレスや急性疾患を経験しましたか？
0 = はい　2 = いいえ □

E 神経・精神的問題の有無
0 = 強度認知症またはうつ状態
1 = 中程度の認知症
2 = 精神的問題なし □

F BMI 体重 (kg) ÷ [身長 (m)]^2
0 = BMI が 19 未満
1 = BMI が 19 以上、21 未満
2 = BMI が 21 以上、23 未満
3 = BMI が 23 以上 □

スクリーニング値：小計（最大：14 ポイント）□□
12-14 ポイント：　　　　　栄養状態良好
8-11 ポイント：　　　　　低栄養のおそれあり (At risk)
0-7 ポイント：　　　　　低栄養

「より詳細なアセスメントをご希望の方は、引き続き質問 G〜R にお進みください。」

アセスメント

G 生活は自立していますか（施設入所や入院をしていない）
1 = はい　0 = いいえ □

H 1日に 4 種類以上の処方薬を飲んでいる
0 = はい　1 = いいえ □

I 身体のどこかに押して痛いところ、または皮膚潰瘍がある
0 = はい　1 = いいえ □

J 1日に何回食事を摂っていますか？
0 = 1 回
1 = 2 回
2 = 3 回 □

K どんなたんぱく質を、どのくらい摂っていますか？
・乳製品（牛乳、チーズ、ヨーグルト）を毎日 1 品以上摂取　　　　はい □　いいえ □
・豆類または卵を毎週 2 品以上摂取　　　　はい □　いいえ □
・肉類または魚を毎日摂取　　　　はい □　いいえ □
0.0 = はい、0〜1 つ
0.5 = はい、2 つ
1.0 = はい、3 つ □.□

L 果物または野菜を毎日 2 品以上摂っていますか？
0 = いいえ　　1 = はい □

M 水分（水、ジュース、コーヒー、茶、牛乳など）を 1 日どのくらい摂っていますか？
0.0 = コップ 3 杯未満
0.5 = 3 杯以上 5 杯未満
1.0 = 5 杯以上 □.□

N 食事の状況
0 = 介護なしでは食事不可能
1 = 多少困難ではあるが自力で食事可能
2 = 問題なく自力で食事可能 □

O 栄養状態の自己評価
0 = 自分は低栄養だと思う
1 = わからない
2 = 問題ないと思う □

P 同年齢の人と比べて、自分の健康状態をどう思いますか？
0.0 = 良くない
0.5 = わからない
1.0 = 同じ
2.0 = 良い □.□

Q 上腕（利き腕ではない方）の中央の周囲長(cm)：MAC
0.0 = 21cm 未満
0.5 = 21cm 以上、22cm 未満
1.0 = 22cm 以上 □.□

R ふくらはぎの周囲長 (cm)：CC
0 = 31cm未満
1 = 31cm以上 □

評価値：小計（最大：16 ポイント）□□.□
スクリーニング値：小計（最大：14 ポイント）□□
総合評価値（最大：30 ポイント）□□.□

低栄養状態指標スコア

24〜30 ポイント　　□□　　　栄養状態良好
17〜23.5 ポイント　　□□　　　低栄養のおそれあり (At risk)
17 ポイント未満　　□□　　　低栄養

Ref.　Vellas B, Villars H, Abellan G, et al. *Overview of MNA® - Its History and Challenges.* J Nut Health Aging 2006; 10: 456-465.
Rubenstein LZ, Harker JO, Salva A, Guigoz Y, Vellas B. Screening for Undernutrition in Geriatric Practice: *Developing the Short-Form Mini Nutritional Assessment (MNA-SF).* J. Geront 2001; 56A: M366-377.
Guigoz Y. The Mini-Nutritional Assessment (MNA®) *Review of the Literature – What does it tell us?* J Nutr Health Aging 2006; 10: 466-487.
® Société des Produits Nestlé, S.A., Vevey, Switzerland, Trademark Owners
© Nestlé, 1994, Revision 2006. N67200 12/99 10M
さらに詳しい情報をお知りになりたい方は、
www.mna-elderly.com にアクセスしてください。

索引

A

A（α）細胞 ·················· 134
A/G 比 ·················· 164
ABI ·················· 186
ACTH ·················· 236
ADL ·················· 3, 14, 338
AED ·················· 328
AI ·················· 186
AIDS ·················· 293
AKD ·················· 211
AKI ·················· 203
ALP ·················· 171
ALT ·················· 160, 164, 170
ANCA ·················· 205
ANP ·················· 179
Apgar スコア ·················· 365
ApoE ·················· 243
ASPEN ·················· 309
assessment ·················· 49
AST ·················· 160, 164, 170
AWGS 2019 ·················· 285
AYA 世代 ·················· 315

B

B（β）細胞 ·················· 134
BAP ·················· 281
BCAA ·················· 261
BI ·················· 332
BMI ·················· 98
BNP ·················· 179, 191
B 細胞（リンパ球） ·················· 291

C

C ペプチド ·················· 362
CA19 － 9 ·················· 317
CARS ·················· 334
CAVI ·················· 186
CCK ·················· 135
CEA ·················· 317
CETP ·················· 118
Child-Pugh 分類 ·················· 164
CKD ·················· 203, 204
CKDMBD ·················· 204
CO₂ ナルコーシス ·················· 258
CONUT 法 ·················· 29
Coombs ·················· 274
COPD ·················· 257
COVID-19 ·················· 309
COX ·················· 144
CPK（CK） ·················· 235
Cr ·················· 37
CRP ·················· 171
CT ·················· 316
CYP3A4 ·················· 82
C- 反応性たんぱく ·················· 36

D

D（δ）細胞 ·················· 134
DAA ·················· 161
D-dimer ·················· 186
DESIGN® ·················· 390
DESIGN-R2020 ·················· 5
DKD ·················· 217
DOHaD 学説 ·················· 342
DPP-4 ·················· 135
DSM － 5 － TR ·················· 339
DXA 法 ·················· 280
D 型（HDV） ·················· 158

E

E（etiology） ·················· 26
ECL 細胞 ·················· 175

ED ·················· 57
EN ·················· 55
EPA ·················· 107
EPCRC ·················· 314
ERAS ·················· 2, 321
ESPEN ·················· 309
Evans 症候群 ·················· 274
EWGSOP ·················· 285
Ex) educational plan ·················· 27

F

FDG － PET ·················· 319
FDP ·················· 186
FH ·················· 118
FM ·················· 260
FRAX® ·················· 283
FT₃ ·················· 233
FT₄ ·················· 233

G

GAD 抗体 ·················· 362
GCS ·················· 243
GCT ·················· 345
GDM ·················· 343
GERD ·················· 139
GI ·················· 119
GIP ·················· 134, 135
GLIM 基準 ·················· 385
GLP-1 ·················· 134, 135
G 細胞 ·················· 134, 135, 175

H

H₂RA ·················· 145
HACCP ·················· 305
HAI ·················· 304
HbA1c ·················· 109
HBE ·················· 38
HDL ·················· 116, 118
HIV ·················· 293
HPN ·················· 64
HRQL ·················· 3

I

IA-2 抗体 ·················· 362
IADL ·················· 3, 14, 338
IBS ·················· 153
ICD（国際疾病分類）－ 11 ·················· 339
ICT ·················· 304
ICU ·················· 333
IDD ·················· 233
IDL ·················· 117
IgA ·················· 363
IgE CAP-RAST ·················· 297
IgE 抗体 ·················· 262
in-out バランス ·················· 213
I 細胞 ·················· 134

J

JARD2001 ·················· 33
JCS ·················· 33, 243

K

K 細胞 ·················· 134

L

LAP ·················· 171
LDL ·················· 116, 117
LDL 吸着 ·················· 215
LIFE ·················· 17
Lp（a） ·················· 118
LPL ·················· 117, 120
L- ドパ ·················· 246

M

MALT リンパ腫 ·················· 136
Maroni の式 ·················· 206
MCT ·················· 90, 146, 211
MCV ·················· 267
MDRP ·················· 304
MHC ·················· 291
MMRV ·················· 306
MMSE ·················· 244
MNA® ·················· 29, 31, 384
MOF ·················· 334
MRI 検査 ·················· 188
MRSA ·················· 265, 304
MUST ·················· 29, 32
Mx) monitoring plan ·················· 27

N

n-3 系脂肪酸 ·················· 151
n-6 系脂肪酸 ·················· 152
n-9 系脂肪酸 ·················· 151
NAFLD ·················· 168
NASH ·················· 136, 158, 168
NCM ·················· 23
NCP ·················· 23
NHRQL ·················· 3
NK 細胞 ·················· 291, 292
Non-HDL コレステロール ·················· 111
NPC/N 比 ·················· 40, 323

O

objective ·················· 49
ODA ·················· 31
OGTT ·················· 109
OLS ·················· 286

P

P（problem or nutrition diagnosis label） ·················· 26
PaCO₂ ·················· 255
PAI-1 ·················· 97
PaO₂ ·················· 255
PEM ·················· 88
PET ·················· 316
PG ·················· 144
pH モニタリング検査 ·················· 140
plan ·················· 49
PPN ·················· 58, 65
PT ·················· 160, 164
PTH ·················· 277
PWV ·················· 186
PYY ·················· 134, 135

Q

QOL ·················· 312
QUS ·················· 280
qSOFA ·················· 307

R

RBP ·················· 36
REE ·················· 38
Rome IV ·················· 154
RTP ·················· 36, 259
Rx) therapeutic plan（栄養治療計画） ·················· 27

S

S（sign/symptoms） ·················· 26
SARC-Calf ·················· 285
SARC-F ·················· 285
SGA ·················· 29
Shea 分類 ·················· 391
SIRS ·················· 333

SLE	294
SOAP	26, 49
SOFA	308
SpO₂	255

SpO$_2$ 255
SSRI 339
subjective 49
S 細胞 134

T

TB 160
Tf 36
TG 115
TIBC 269
TLC 36
TNF-α 97
TNM 分類 311
TPN 58, 65, 252
TRAb 233
TSH 231, 232
TTR 36
TTT 164
T 細胞（リンパ球） 291
T 値 279

U

UIBC 269

V

VIP 134
VLDL 116, 117
VRE 304

W

WISC −Ⅳ知能検査等 338
WMS-R 244

X

X 線造影 148

Y

YAM 278, 280

Z

ZTT 164
Z 値 279

あ

アイスブレイク 77
アイソトープ（放射線）療法 233
亜鉛欠乏 84, 94, 274
アクシデント 11
悪性腫瘍 311
悪性貧血 273
悪性リンパ腫 146
握力 260
脚 197
アシドーシス 86
アスピリン喘息 263
アスペルガー症候群 340
アセスメント 49
アセト酢酸 357
アセトン血性嘔吐症 357
アセトン臭 357
圧受容体 177
アディポサイトカイン 97, 105
アディポネクチン 97
アデノウイルス 135
アテローム 185
──血栓性脳梗塞 240
アドヒアランス 73
アトピー型 262
アトピー型喘息 263
アトピー性皮膚炎 296, 358

アトピー素因 263
アドレナリン 179, 180
──自己注射 297
アナフィラキシー 296, 358
アナモレリン塩酸塩 315
アフタ 138
アブラナ科植物 84
アポたんぱく 116
アポリポたんぱく E 243
アミノ酸 133
──スコア 211
──ミルク 299
アミノペプチダーゼ 133
アミラーゼ 133, 134, 173
アミロイドアンギオパチー 240
アミロイドーシス 146
アミロイドβたんぱく 243
アメーバ赤痢 136
アラキドン酸 144
アルコール 84, 134, 172
──依存症 339
──過剰摂取 118
──性肝炎 158
──（飲酒習慣）制限 128
アルツハイマー病 243
α₁ 180
α₂ 受容体 180
アルブミン 134
アルブミン／グロブリン比 164
アレルギー 291, 358
──疾患生活管理指導表 359
──性胃腸症 146
──マーチ 296
アレルゲン 263, 358
アンコーチャブル 77
安静時エネルギー消費量 38, 257
アンモニア 134, 144, 164

い

胃 X/A 様細胞 134
胃 X 線検査 317
異化ホルモン 232
胃がん 136, 317
異型狭心症 180
胃酸分泌 174
──刺激経路 175
維持液 59
胃・十二指腸潰瘍 144
胃食道逆流症 139
異所性感染 303
胃相 135, 175
1 型糖尿病 107, 294, 362
1 号液 59
一次救命処置 328
一過性脳虚血発作 241
一般治療食 53
溢流性尿失禁 393
胃壁細胞 134
イムノニュートリッション（免疫賦活
　栄養） 2
医療安全管理 305
医療・介護関連肺炎 265
医療関連感染 304
イレウス 322
胃ろう 56
胃瘻・腸瘻 322
インクレチン 134
インシデント 11
飲酒 324
──制限 198
インスリン 134, 362
──抵抗性 97, 344

咽頭 255
──期 372, 375, 386
院内肺炎 265
インフルエンザワクチン 259

う

ウィリス動脈輪 238
ウイルス性肝炎 158
ウイルス性胃腸炎 135
ウィルソン病 136
ウェアリングオフ現象 246
ウェクスラー記憶検査 244
植込み型除細動器 198
ウエスト・ヒップ比 34
ウェルニッケ・コルサコフ症候群 339
ウォームショック 334
右心不全 191, 257
ウレアーゼ 144
ウロビリノーゲン 160
運動の3大症状 245
運動発達 354
運動負荷心電図 188
運動誘発アナフィラキシー 358
運動誘発喘息 263
運動療法 100

え

エイコサペンタエン酸 106
栄養アセスメント 28
栄養介入 27
栄養カウンセリング 27, 72
栄養過多 87
栄養管理記録 26
栄養管理プロセス 23
栄養教育 44
栄養ケア（care） 29
栄養ケア・マネジメント 23
栄養サポートチーム 10
栄養障害 87
──スクリーニング法 29, 32
栄養情報提供書 50
栄養診断 23, 49
──コード 26
栄養スクリーニング 28
栄養必要量 355
栄養評価 23
栄養モニタリングと評価 28
易感染性 236
壊死組織除去 391
エネルギー 38
──基礎代謝 232
──係数 219
──消費量 38, 363
──比 45
エリスロポエチン 203, 275
遠位尿細管 86, 202
嚥下機能評価 386
嚥下障害 294
嚥下造影検査 375, 386
嚥下期 386
嚥下調整食 387
──学会分類 376, 388
嚥下内視鏡検査 375, 386
塩酸 133
炎症 136
炎症性サイトカイン 36, 334
炎症性腸疾患 147
塩分制限 193

お

横隔膜の平低化 258
黄色腫 118
黄疸 159, 163, 171

嘔吐・・・355
オッディ括約筋・・・173
オピオイド受容体・・・175
重湯・・・53
オリゴペプチダーゼ・・・133
オリゴペプチド・・・133

か

カーボカウント・・・115
外因性感染・・・303
介護報酬・・・16
介護保険制度・・・13
開始液・・・59
外傷・・・329
開頭動脈瘤頸部クリッピング術・・・242
潰瘍・・・136, 144
——性大腸炎・・・138, 146, 147
外来栄養食事指導料・・・5
解離性動脈瘤・・・186
カイロミクロン・・・116
——レムナント・・・117
カウプ指数・・・353
化学受容体・・・177
化学受容器・・・255
科学的介護情報システム・・・17
化学療法・・・311
過活動性膀胱・・・393
下気道・・・255
顎下腺・・・133
拡張期血圧・・・178
獲得免疫・・・291, 292
仮死・・・364, 365
下肢壊疽・・・109
加重型妊娠高血圧腎症・・・350
下垂体前葉・・・236
ガス交換・・・255
ガストリン・・・134, 135, 144, 175
家族性高コレステロール血症・・・118, 122
下腿周囲長・・・260
褐色細胞腫・・・178
活動係数・・・39, 213
家庭血圧・・・180
カテーテル・・・62
——アブレーション・・・198
——関連血流感染・・・63
カバノキ科花粉・・・298
過敏性腸症候群・・・153
カフェイン摂取の制限・・・198
下部消化管内視鏡検査・・・317
花粉症・・・296, 358
過膨張・・・258
仮面高血圧・・・181
仮面様顔貌・・・245
ガラクトース・・・133
——血症・・・367
カルシウム・・・227, 278
カルボキシペプチダーゼ・・・133, 134
カレーリ（Curreri）の公式・・・333
ガレノスの5徴候・・・328
がん（癌）・・・311
がん悪液質・・・314
簡易栄養状態評価・・・383
——表・・・29, 31
肝移植・・・318
肝逸脱酵素・・・160
肝炎・・・158
肝炎ウイルス・・・159
肝がん・・・137, 318
がん関連性体重減少・・・315
間欠的自己導尿法・・・394
間歇は行・・・186
肝硬変・・・163
肝細胞がん・・・164

監査と修正・・・50
カンジダ・・・135, 138
肝腫大・・・191
間食・・・354
肝性脳症・・・159, 160, 162 - 165
関節軟骨・・・278
間接熱量測定法・・・38
間接ビリルビン・・・134
関節リウマチ・・・294
感染・・・303
——経路・・・303
——症・・・303, 306
——性胃腸炎・・・135
——制御チーム・・・304
完全寛解・・・312
肝臓・・・133, 134
干潮期・・・329
冠動脈 CT・・・188
冠動脈ステント・・・189
冠動脈造影検査・・・188
冠動脈バイパス術・・・189
冠動脈病変・・・187
カンピロバクター・・・357
肝不全・・・159, 163
γ-GTP・・・170, 171
がん誘発性体重減少・・・315
冠攣縮性狭心症・・・188
緩和医療・・・314
緩和ケア・・・312

き

既往歴・・・32
飢餓状態・・・250
気管・・・255
気管支・・・255
——喘息・・・262, 358
キク科花粉・・・298
器質性便秘・・・155
気腫性病変・・・257
季節変動・・・181
基礎エネルギー消費量・・・213
喫煙・・・257, 319, 324
気道病変・・・257
機能回復期・・・331
機能性胃腸症・・・136
機能性ディスペプシア・・・136
機能性尿失禁・・・393
機能性便秘・・・155
気分障害・・・339
偽膜性大腸炎・・・136
キモトリプシン・・・133, 134
客観的栄養評価・・・31
客観的データ・・・49
急性胃粘膜病変・・・136
急性肝炎・・・158, 159, 160
急性冠症候群・・・187
急性糸球体腎炎・・・363
——症候群・・・203
急性腎障害・・・202
急性腎臓病・・・211
急性膵炎・・・119, 172
急性胆嚢炎・・・171
急性尿細管壊死・・・212
急性白血病・・・268, 275
急性閉塞性化膿性胆管炎・・・171
急速進行性糸球体腎炎症候群・・・203
吸啜反射・・・354
牛乳・・・84
9の法則・・・332
境界型・・・109
強化型栄養療法・・・286
共感的理解・・・73
共済組合・・・4

狭心症・・・187
強皮症・・・294
胸部圧迫感・・・188
虚血性心疾患・・・187
巨赤芽球性貧血・・・273
巨大児・・・344
居宅サービス・・・16
キラーT細胞・・・292
近位尿細管・・・202
禁煙・・・198, 259
筋強剛・・・245
菌交代現象・・・136, 303
筋力低下・・・236

く

空気感染・・・304
空腸ろう・・・56
口すぼめ呼吸・・・258
クッシング症候群・・・118, 178, 236
クッシング病・・・178
クモ状血管腫・・・164
グライセミックインデックス・・・119
グルコーストランスポーター1 欠損症・・・247
グラスゴー・コーマ・スケール・・・243, 374
クラスターリスクファクターシンドローム・・・105
クラミジア属・・・265
グリコーゲン・・・134, 369
グリセロール・・・133
クリティカルケア・・・329
クリニカルパス・・・9
グルカゴン・・・134
——様ペプチド-1・・・134
グルクロン酸・・・134
——抱合・・・160
グルコース・・・133, 134
くる病・・・277, 279
クレアチニン・・・37, 204
クレアチニン身長係数・・・37
グレープフルーツ・・・82
クレチン症・・・232
グレリン・・・87, 134
クローン病・・・138, 146, 147
クロストリジオイデス・ディフィシル菌・・・136
クロレラ・・・83
クロンカイト・カナダ症候群・・・146
クワシオルコル・・・89

け

計画・・・49
経口栄養法・・・44
経口摂取・・・87
経口補水・・・357, 358
経口免疫療法・・・359
傾聴・・・73, 75
経腸栄養剤・・・56
経腸栄養法・・・44
——の合併症・・・58
経腸栄養補給法・・・55, 65
経腸栄養補助・・・321
頸動脈ステント留置術・・・242
頸動脈内膜剥離術・・・242
経尿道的尿管結石破砕術・・・227
経鼻胃管栄養・・・322
経鼻胃管ルート・・・56
経鼻経管栄養・・・252
経鼻経管法・・・56
経鼻十二指腸・空腸ルート・・・56
経皮的冠動脈形成術・・・189
経皮内視鏡的胃ろう造設術・・・56
痙攣性便秘・・・155

列1

劇症肝炎 158, 159, 160
下血 317
ケトアシドーシス 108
ケシャン病（克山病） 96
血圧 178
　──の調節機構 179
血液凝固因子 83
血液透析 220
血液脳関門 238
血管作動性腸管ペプチド 134
血管性紫斑病 363
血管性認知症 243
血管壁抵抗 178
血球成分除去療法 147
血行性転移 311
血小板 159, 267
血清IgE 359
血清25-水酸化ビタミンD
　〔25（OH）D〕濃度 283
結石 227
血栓溶解療法 242
血尿 363
血便 317
ケトアシドーシス 41, 362
ケトン食 247
下痢 155, 355
減感作療法 297
健康寿命 21
健康保険組合 4
言語発達 354
原始反射 354
原発性肝がん 318
原発性高アルドステロン血症 178
原発性骨粗鬆症 278
原発性脂質異常症 115
原発性（単純性）肥満 98
原発性免疫不全症 293
現病歴 32

こ

抗HBsヒト免疫グロブリン 307
高K血症 198
抗TSH受容体抗体 233
降圧目標 182
高アンモニア血症 159
高インスリン血症 97
高回転型骨粗鬆症 281
口渇 109
高カリウム血症 61, 86
交感神経 179
交感神経系 180
抗がん薬の副作用 312
後期高齢者 384
　──医療制度 4
後期ダンピング症候群 324
口腔 133
　──アレルギー 358
　──アレルギー症候群 298
　──期 372, 375, 386
　──内常在菌 265
攻撃因子 144
高血圧 236, 363
　──合併妊娠 350
　──症 178
抗血栓療法 199
抗原受容体 291
抗原除去食 299
抗原性の消失 299
抗原特異的IgE検査 359
抗原の除去 297
抗甲状腺ペルオキシダーゼ抗体 233
抗好中球細胞質抗体 205
抗サイログロブリン抗体 233

列2

交差反応 299
交差反応性 298, 299
膠質反応 164
甲状腺機能亢進症 232, 294
甲状腺機能低下症 118, 232, 294
甲状腺刺激ホルモン 231
甲状腺中毒症 231
甲状腺ホルモン 353
甲状腺ホルモン低下症 370
高浸透圧高血糖症候群 109
口唇ヘルペス 138
拘束性換気障害 256
抗体価 306
好中球 292
高張性脱水 60
後天性免疫不全症候群 293
喉頭 255
行動療法 100, 251
高度肥満 99
　──症 100, 101
口内アフタ 147
高ナトリウム血症 60
高尿酸血症 86, 123
抗破傷風ヒト免疫グロブリン 307
高比重リポたんぱく 118
高ビリルビン血症 171
肛門周囲膿瘍 147
抗利尿ホルモン 179
抗リン脂質抗体症候群 295
高齢者の食事摂取基準 385
誤嚥 386
　──性肺炎 256, 265, 376
コーチング 74
呼吸商 259
呼吸性アシドーシス 255, 258
呼吸中枢 255
呼吸不全 255, 364, 365
国際生活機能分類 28
黒質線条体路 238, 245
国民皆保険制度 4
国民健康保険 4
個人防護具 305
骨格筋たんぱく質合成促進作用 279
骨型アルカリホスファターゼ 281
骨髄移植 293
骨粗鬆症 232, 236, 262, 277, 278
　──リエゾンサービス® 286
骨代謝障害 324
骨代謝マーカー 280
骨端 353
骨軟化症 277, 279
骨盤底筋群訓練 394
骨密度 279
5の法則 332
五分粥食 321
コリンエステラーゼ 164, 170
コルチゾール 236
コレシストキニン 134
コレステロール 134
　──エステル転送たんぱく 118
　──胆石 171
コレラ 136
混合性便失禁 394
コンプライアンス 73

さ

細菌性赤痢 136
細菌性腸炎 136
細菌性肺炎 264
再興感染症 304
細小血管症 108
在宅経腸栄養法 58
在宅（中心）静脈栄養法 64

列3

サイトメガロウイルス 135
細胞性免疫不全 293
酢酸 134
さじ状爪 269
左室駆出率 191
左心不全 191
サプレッサーT細胞 292
サルコペニア 208, 260, 277, 279
サルモネラ 357
酸 144
酸化ストレス 170
3号液 59
酸素療法 259
3-ヒドロキシ酪酸 357
三分粥食 321
3-メチルヒスチジン 37

し

シェーグレン症候群 294
耳下腺 133
自家中毒症 357
子癇 350
弛緩性便秘 155
糸球体 202
子宮内胎児発育遅延 342, 344
シクロオキシゲナーゼ 144
刺激伝導系 197
自己抗体 233
自己免疫疾患 294
自己免疫性肝炎 158, 159
自己免疫性膵炎 172
自己免疫性溶血性貧血 274
自己誘発性嘔吐 252
脂質異常症 115
脂質量 40
思春期早発症 370
視床 238
　──下部 238
ジスキネジア 246
シスタチンC 203
姿勢保持障害 245
施設サービス 16
自然治癒力 2
自然免疫 291, 292
肢体不自由 337
七分粥食 321
市中肺炎 265
疾病別分類 55
質問 76
自動体外式除細動器 328
紫斑病性腎炎 363
自閉症 340
自閉スペクトラム障害 340
ジペプチド 133
脂肪肝 168
脂肪酸 133
脂肪乳剤 322
脂肪量 260
社会的状況 33
社会発達 354
ジャパン・コーマ・スケール 243, 374
シャルコーの3徴 171
周期性嘔吐症 357
集合管 202
周産期異常 338
収縮期血圧 178
周術期栄養管理実施加算 6
就寝前服用 82
集団栄養食事指導料 5
重炭酸イオン 134
集中治療 333
修復・感染期 331
周辺症状 243

終末期医療 …………………… 314
終末糖化産物 ………………… 216
主観的データ ………………… 49
主観的包括的栄養評価方法 … 29
宿主 …………………………… 303
粥状硬化 ……………………… 187
主細胞 ………………… 133, 134
手術・周術期 ………………… 321
手掌紅斑 ……………………… 164
主訴 …………………………… 32
手段的日常生活動作 … 14, 338
出血傾向 ……………………… 164
出血性疾患 …………… 268, 276
出血性大腸炎 ………………… 136
術後回復液 …………………… 59
腫瘍 …………………………… 311
　　——壊死因子 …… 97, 334
　　——マーカー検査 ……… 317
受容 …………………………… 73
循環血液量 …………………… 178
準備期 ………………… 372, 386
消化管 ………………………… 133
　　——ホルモン …………… 135
消化酵素 ……………………… 134
消化腺 ………………………… 133
消化態栄養剤 ………… 57, 137
消化不良症 …………………… 355
上気道 ………………………… 255
小細胞肺がん ………………… 319
上肢下肢血圧比 ……………… 186
脂溶性ビタミン ……………… 91
小腸 …………………………… 133
　　——閉塞 ………………… 66
小児 …………………………… 353
　　——腎疾患 ……………… 363
　　——糖尿病 ……………… 361
　　——の急性胃腸炎 ……… 357
　　——の食事摂取 ………… 354
　　——の食物アレルギー … 358
　　——の成長 ……………… 353
　　——の発達 ……………… 354
　　——肥満 ………………… 361
小脳 …………………………… 238
傷病者の栄養教育 …………… 72
商品名 ………………………… 81
上部消化管内視鏡検査 ……… 317
静脈 …………………………… 177
静脈栄養（法）… 44, 137, 322
静脈栄養補給法 ……………… 65
　　——の合併症 …………… 67
静脈血 ………………………… 177
上腕筋囲 ……………………… 34
上腕筋面積 …………………… 34
初期輸液 ……………………… 333
除去試験 ……………………… 358
食間服用 ……………………… 82
食後服用 ……………………… 82
食前服用 ……………………… 82
褥瘡 …………………………… 390
褥瘡の分類 …………………… 390
褥瘡発生好発部位 …………… 390
褥瘡評価ツール ……………… 390
褥瘡分類（Shea）…………… 390
食中毒 ………………………… 305
食道 …………………………… 133
　　——がん ………… 316, 324
　　——期 …… 372, 375, 386
　　——静脈瘤 ……… 159, 164
　　——裂孔ヘルニア ……… 139
食堂加算 ……………………… 4
食品 …………………………… 178
食品交換表 …………………… 115
食物アレルギー … 296, 297, 358

食物依存性運動誘発性アナフィラキシー
　…………………………… 298
食物繊維 ……………………… 152
　　——摂取量 ……………… 157
食物負荷試験 ………………… 297
食欲不振 ……………………… 363
叙述的記録 …………………… 49
ショック離脱期 ……………… 331
ショ糖 ………………………… 133
徐脈性不整脈 ………………… 197
自律訓練法 …………………… 154
自律神経 ……………… 179, 180
腎移植 ………………… 220, 222
新型コロナウイルス感染症 … 309
心筋逸脱酵素 ………………… 188
心筋血流 SPECT 検査 ……… 188
心筋梗塞 ………… 109, 185, 188
心筋トロポニン ……………… 188
神経管閉鎖障害 ……………… 343
神経性過食症 ………………… 252
神経性やせ症 ………………… 250
腎血管性高血圧 ……………… 178
心原性ショック ……………… 334
心原性塞栓症 ………………… 198
心原性脳塞栓 ………………… 240
新興感染症 …………………… 303
人工肛門 ……………………… 325
腎梗塞 ………………………… 185
人工乳 ………………………… 354
診察室（随時）血圧 ………… 180
心室細動 ……………………… 198
腎実質性高血圧 ……………… 178
心室頻拍 ……………………… 198
滲出性下痢 …………………… 155
浸潤 …………………………… 311
新生児黄疸 …………… 364, 365
新生児低血糖 ………………… 344
新生児・乳児消化管アレルギー … 298
新生児マススクリーニング … 368
新生児メレナ ………… 364, 365
腎性貧血 ……………………… 275
振戦 …………………………… 245
心臓血管中枢 ………………… 179
心臓足関節血管指数 ………… 186
心臓ペースメーカ …………… 198
迅速ウレアーゼ試験 ………… 144
身体障害 ……………………… 337
腎代替療法 …………………… 220
診断群別定額支払方式 ……… 4
心電図所見 …………………… 187
浸透圧性下痢 ………………… 155
腎動脈 ………………………… 202
心内血栓 ……………………… 198
心拍出量 ……………………… 179
心不全 ………………… 146, 190
腎不全・尿毒症 ……………… 118
心房細動 ……………………… 197
心房・脳利尿ペプチド ……… 179
診療報酬明細書 ……………… 4

す
膵 D 細胞 …………………… 134
膵液 …………………………… 134
膵がん ………………… 137, 318
膵酵素 ………………………… 134
錐体外路 ……………………… 238
錐体路 ………………………… 238
垂直感染 ……………………… 303
水分出納 ……………………… 37
水分制限 ……………………… 194
水平感染 ……………………… 303
睡眠時無呼吸 ………………… 181
　　——症候群 ……………… 178

水溶性ビタミン ……………… 91
膵リパーゼ …………………… 134
スキルス胃がん ……………… 317
スクラーゼ …………………… 133
スクロース …………………… 133
スコア ………………………… 308
スタンダードプリコーション … 305
ステロイド骨粗鬆症 ………… 278
ステロイドパルス療法 ……… 215
ストレス係数 ……… 38, 39, 213
スパイロメータ ……………… 255
スプーンネイル ……………… 269

せ
成果承認 ……………………… 76
生活歴 ………………………… 33
正球性正色素性貧血 ………… 274
正常型 ………………………… 109
精神障害 ……………………… 339
精神発達 ……………………… 354
生体肝移植 …………………… 318
生体電気インピーダンス法 … 36
成長 …………………………… 353
成長曲線 ……………………… 353
成長障害 ……………………… 370
成長ホルモン ………………… 353
　　——欠損 ………………… 370
　　——分泌不全 …………… 370
静的栄養アセスメント … 32, 36
成分栄養剤 …………… 57, 137
性ホルモン …………………… 353
セイヨウオトギリソウ ……… 83
生理的老化 …………………… 383
セカンドオピニオン ………… 11
セクレチン …………… 134, 135
石灰化障害 …………………… 277
舌下腺 ………………………… 133
赤血球 ………………………… 267
　　——代謝異常 …………… 274
　　——膜異常 ……………… 274
摂取栄養素量 ………………… 24
接触感染 ……………………… 304
接触性皮膚炎 ………………… 296
切迫性尿失禁 ………………… 393
切迫性便失禁 ………………… 394
セルススの4徴候 …………… 328
セレン欠乏 …………………… 94
セロトニン …………………… 84
線維化 ………………………… 170
全粥食 ………………………… 321
腺がん ………………………… 316
前期高齢者 …………………… 384
先行期 ………………… 372, 386
全国健康保険協会 …………… 4
染色体異常 …………………… 338
全身性エリテマトーデス … 138, 294
全身性炎症反応症候群 ……… 333
全身性硬化症 ………………… 294
全身浮腫 ……………… 191, 363
喘息 …………………… 262, 296
先天性腎尿路疾患 …………… 226
先天性代謝異常 …… 338, 367
　　——症 …………………… 367
セントジョーンズワート …… 83
喘鳴 …………………………… 263

そ
総エネルギー必要量 ………… 213
早期栄養介入管理加算 ……… 5
早期ダンピング症候群 ……… 324
造血幹細胞移植 ……………… 275
相互作用 ……………………… 80
早産児 ………………… 364, 365

た行・ち・つ・て・と・な・に 索引

総鉄結合能 269
総ビリルビン 160
総リンパ球数 36
続発性骨粗鬆症 278
続発性免疫不全症 293
組織リポたんぱくリパーゼ 117
咀嚼期 386
ソマトスタチン 134
存在承認 76

た
ターミナルケア 314
退院時要約 50
体液量 179
体外衝撃波結石破砕術 227
体格指数 98
大球性貧血 273
大血管症 108
退行性疾患 277
体脂肪 97
代謝水 213
代謝性アシドーシス 362
体重減少 109, 232
――率 33, 260
代償期 173
代償性肝硬変 164
代償性抗炎症反応症候群 334
対症療法 307
体組成 36
大腿骨近位部骨折 278
大唾液腺 133
大腸 133
――がん 136, 317, 325
――ポリポーシス 146
第2次成長 353
大脳 238
――基底核 238
――辺縁系 238
胎盤性ホルモン 344
大量調理施設衛生管理マニュアル 305
対話的コミュニケーション 74
多飲 109
――多尿 362
ダウン症候群 338
多剤耐性緑膿菌 304
多剤併用療法 311
多臓器不全 334
脱水 60
――症 357
――補水液 59
多尿 109
多発性筋炎 294
樽状胸郭 258
胆管 133
――炎 171
短鎖脂肪酸 133
胆汁 171
――酸 134
単純性脂肪肝 168
単純ヘルペスウイルス 135, 138
胆石 171
――発作 171
短腸症候群 66, 326
タンデムマス法 368
胆道系酵素 171
タンニン 84
胆嚢 133
――炎 171
たんぱく質・エネルギー低栄養状態 88
たんぱく質制限 206
たんぱく質摂取量 206
たんぱく質調整食品 211
たんぱく分解酵素阻害薬 173

たんぱく漏出性胃腸症 145
ダンピング症候群 324

ち
地域包括ケアシステム 13
地域密着型サービス 16
チーズ 85
チーム医療 9
致死的不整脈 198
窒素 37
知的障害 338
注意欠陥多動性障害 340
中核症状 243
中間比重リポたんぱく 117
中鎖脂肪酸 133, 146
中心静脈圧 192
中心静脈栄養（法） 58, 65, 137, 252, 322
中心性肥満 236
中枢交感神経系 180
中性脂肪 168
注腸造影検査 317
中毒性巨大結腸症 147
超音波内視鏡下穿刺吸引細胞診 319
腸管壊死 185
腸管吸収 294
腸肝循環 160
腸管浮腫 191
腸管免疫 148
腸結核 136
腸硬塞 185
腸相 135
超早産児 364
腸チフス 136
超低出生体重児 364
超低比重リポたんぱく 117
腸内細菌検査 306
腸内細菌叢 151
腸閉塞 294
腸リンパ管拡張症 146
直接作用型抗ウイルス剤 161
直接ビリルビン 134, 171
直腸性（習慣性）便秘 155
チラミン 85
治療（cure） 29
治療食 53

つ
椎体圧迫骨折 278
通過障害 318
痛風 123
――関節炎 123
――腎 124
ツルゴール反応 96

て
低FODMAP食 154
低アルブミン血症 146, 159
提案 76
低栄養 87
低温熱傷 331
低カリウム血症 61
低血糖 364, 365, 369
低コレステロール血症 232
低残渣食 294
低出生体重（児） 342, 364
低たんぱく食品 216
低張性脱水 60
低ナトリウム血症 60, 86
低比重リポたんぱく 117
低フェニルアラニン食 368
低メチオニン高シスチン食 368
鉄欠乏性貧血 267, 268
デブリドマン 391

転移 311
――性肝がん 318
電解質異常 60
転倒 279, 393
天然濃厚流動食 57
でんぷん 133

と
洞結節 197
銅欠乏性貧血 274
糖原病 367, 369
統合失調症 339
橈骨遠位端骨折 278
糖新生亢進 236
糖代謝異常 86
動的栄養アセスメント 32, 36
豆乳ミルク 299
糖尿病 107, 118
――型 109
――合併妊娠 343
――神経障害 109
――性ケトアシドーシス 109
――性神経症 362
――性腎症 109, 216, 362
――性腎臓病 217
――性網膜症 109, 362
――透析予防指導管理料 5
動脈 177
動脈血 177
――ガス分析 255, 258
――酸素分圧 255, 258
――酸素飽和度 258
――二酸化炭素分圧 255
動脈硬化指数 186
動脈硬化症 184
動脈瘤 186
登録商標 81
特異的IgE抗体 297
特定健診・保健指導 106
特別食加算 4, 5
特別治療食 54
特発性血小板減少性紫斑病 274
ドパミンアゴニスト 246
ドパミン神経 245
ドライウエイト 47, 222
トランスサイレチン 36
トランスフェリン 36
トリグリセリド 115
トリプシン 133, 134
頓服 82

な
内因子 133, 273
内因性感染 303
内視鏡 155, 171
――検査 140, 148
内臓脂肪組織 97
内皮由来一酸化窒素 179
内膜プラーク 185
納豆 83
ナトリウム出納 37
75g経口糖負荷試験 109
ナラティブ 32

に
2型糖尿病 107, 362
――の薬物療法 113
2号液 59
ニコチン置換療法 259
二次救命処置 328
二次性脂質異常症 115, 118
二次性（症候性）肥満 98
二次性免疫不全症 293

日常生活動作	14, 338
日内変動	180
日本人の新身体計測基準値	33
日本薬局方	80
入院時食事療養費	4
乳酸アシドーシス	64
乳児アトピー性皮膚炎	299
乳糖	133
——除去食	368
——不耐症	367
尿細管	202
尿酸結石	227
尿失禁	393
尿素	134, 144
——呼気試験	144
尿毒症	220
尿路結石	227
妊娠期	342
妊娠高血圧	350
——症候群	349, 350
——腎症	350
妊娠糖尿病	107, 343
認知期	386
認知行動療法	154, 251, 254

ね

寝たきり	279
熱傷	331
——ショック期	331
——深度	332
——面積	332
ネフローゼ症候群	118, 203, 214, 363
ネフロン	202

の

脳幹	238
脳梗塞	109, 185, 240
脳死肝移植	318
脳出血	240
脳循環の自動調節能	238
脳相	134
脳卒中	239
脳 - 腸相関	154
脳動静脈奇形	240
ノーマリゼーション	3
ノルアドレナリン	84, 179
ノロウイルス	135, 357
ノンバーバル	75

は

% IBW	33
%LBW	260
%肺活量	256
%標準体重	33
パーキンソン症候群	246
パーキンソン病	245
把握反射	354
パーセンタイル曲線	353
バーバル	75
ハーフ食	90
バーンインデックス	332
肺うっ血	191
肺炎	264
——マイコプラズマ	265
媒介物感染	304
肺がん	319
敗血症（Sepsis）	307, 334
肺高血圧症	257
肺性心	257
排尿訓練	394
排便反射	133, 155, 180
肺胞	255
肺野の透過性	258

廃用症候群	393
白衣高血圧	181
麦芽糖	133
バクテリアルトランスロケーション	63, 87, 137, 173, 309
橋本病	232
播種	311
長谷川式認知症簡易評価スケール	244
バセドウ病	232
ばち状指	258
白血球	171, 267
白血病	268, 275
発達	353
——障害	340
パッチテスト	359
羽ばたき振戦	162
ハプトグロビン	274
パラチフス	136
ハリス・ベネディクトの式	38, 39
パルスオキシメータ	255, 258
バレット食道	140, 316
反回神経麻痺	325
汎血球減少	275
バンコマイシン耐性腸球菌	304
瘢痕拘縮	331
半消化態栄養剤	57, 137
ハンター舌炎	138, 273
判定	49

ひ

非アトピー型	262
非アルコール性脂肪肝炎	136, 158, 168, 318
非アルコール性脂肪性肝疾患	168, 318
ピークフロー	263
皮下脂肪厚	35
皮下脂肪組織	97
鼻腔	255
脾腫	164
ビ汁	133
微絨毛	133
非小細胞肺がん	319
脾静脈	134
ヒス束	197
ヒスタミン	175
脾臓	134
非代償期	173
ビタミン B_1 の欠乏	339
ビタミン B_{12}	133, 273
ビタミン D	204, 277
ビタミン D_2	278
ビタミン D_3	278
ビタミン E	170
ビタミン K	276, 366
ビタミン K 依存性	83
ビタミン K 欠乏症	276
ビタミン過剰症	92
ビタミン欠乏症	92
非たんぱく質カロリー/ 窒素比	40
ピックウィック症候群	91
必須アミノ酸	211
必須脂肪酸の欠乏	64
必要栄養素量	24
非定型肺炎	264
ヒト免疫不全ウイルス	293
皮内テスト	359
ビネー式知能検査	338
被嚢性硬化性腹膜炎	222
皮膚筋炎	294
皮膚テスト	297
非ヘム鉄	269
飛沫感染	304
肥満	97, 98, 118

——高血圧	178
肥満症	97, 98
——診断のフローチャート	99
——治療指針	100
肥満度	361
——分類	99
「ヒヤリ」「ハット」	11
病原性大腸菌	357
——O157	136, 357
病原体	303
病原微生物	303
標準体重	218
標準予防策	305
病的老化	383
日和見感染	303
——症	138
びらん	136, 144
微量元素	94
ビリルビン	134, 159
——カルシウム石	171
——代謝	160
ピロリ菌	135, 136, 144, 317
ピロリ除菌治療	145
貧血	267, 324
頻脈	232
頻脈性心室不整脈	197

ふ

フィッシャー比	137, 259
フィブリノゲン	134, 164
フィブリン	186
風疹症候群	338
フェニルアラニン除去ミルク	369
フェニルケトン尿症	367
フェリチン値	269
フォーミュラ食	101
負荷試験	358
付加量	343
不感蒸泄量	213
腹圧性尿失禁	393
腹腔鏡下スリーブ状胃切除術	101
副交感神経（系）	179, 180
副甲状腺ホルモン	277
複合免疫不全症	293
副腎皮質刺激ホルモン	236
腹水	163, 164, 191
腹部超音波検査	317
腹膜透析	220
不顕性感染	303
不顕性誤嚥	265, 386
浮腫	146, 159, 164, 363
不整脈	197
ブドウ糖重合体	211
部分寛解	312
不飽和鉄結合能	269
プラスミノーゲン活性阻止因子	97
プラスミノゲンアクチベーター	247
プランマー・ビンソン症候群	138, 269
ブリストル便性状スケール	158
プリックテスト	359
プルキンエ線維	197
フルクトース	133
プレアルブミン	36
フレイル	208, 394
——サイクル	394, 395
——診断基準	395
——予防法	396
ブレーデンスケール	390
プレバイオティクス	151
プレ / プロ / シンバイオティクス製剤	335
フローシート	49
プロスタグランジン	144

ブロッコリー	83	
プロテインパウダー	90	
プロトロンビン	134	
——時間	160, 164	
プロバイオティクス	151	
分割食	323	
分枝（分岐鎖）アミノ酸	2, 261	
分枝アミノ酸制限食	368	
分泌型 IgA	354	
分泌性下痢	155	

へ

平均赤血球容積	267
閉塞性黄疸	171
閉塞性換気障害	256
閉塞性動脈硬化症	186
ペーシング	75
ベーチェット病	138
壁細胞	133, 175
ペプシノゲン	133, 134
ペプシン	133, 144
ペプチド	133
——YY	134
ペプチドミルク	299
ヘマトクリット値	267
ヘム鉄	269
ヘモクロマトーシス	136
ヘリコバクター・ピロリ	317, 323
ヘルパーT細胞	292
ヘルパンギーナ	138
変形性関節症	277, 279
変形性脊椎症	279
変形性膝関節症	279
便失禁	394
便性	157
便秘	155
扁平上皮がん	316
ヘンレのループ	86, 202

ほ

包括医療費支払制度	4
芳香族アミノ酸	159
房室結節	197
放射性ヨウ素	233
放射線療法	312
乏尿	363
ほうれんそう	83
歩行速度	285
母子感染	304
補体不全症	293
発作性夜間ヘモグロビン尿症	274
母乳	354
ホメオスタシス	1, 179
ホモシスチン尿症	367
ホルター心電図	198

ま

マキシマムバリアプレコーション	335
膜消化	133
マクロファージ	291, 292
マススクリーニング	232, 368
末梢血管抵抗	179
末梢静脈栄養（法）	58, 65, 137, 322
末梢性交感神経系	180
マメ科，イネ科花粉	298
マラスミック・クワシオルコル	90
マラスムス	89
——型	257
マルターゼ	133
マルチプルリスクファクターシンドローム	105

マルトース	133	
満月様顔貌	236	
慢性肝炎	158, 159, 161	
慢性呼吸不全	258	
慢性糸球体腎炎	363	
——症候群	203	
慢性腎障害	203	
慢性腎臓病	204	
慢性腎不全	278	
慢性膵炎	172	
慢性胆嚢炎	171	
慢性白血病	268, 275	
慢性閉塞性肺疾患	257	
満潮期	329	

み

ミールラウンド	19
水飲みテスト	386
ミセル形成	134
ミニメンタルステート検査	244
ミネラル過剰症	94
ミネラル欠乏症	94
脈波伝播速度	186
ミュルケ線	96

む

無菌食	293
無月経	250
無動・運動緩慢	245

め

迷走神経	134
メープルシロップ尿症	367
メタボリックシンドローム	105
メチシリン耐性黄色ブドウ球菌	136, 265, 304
メネトリエ病	146
免疫寛容	291, 294
免疫記憶	291
免疫グロブリン	292
免疫不全症	292

も

毛細血管拡張症	146
網赤血球	274
モーニングサージ	181, 182
目標栄養素量	24
目標体重	218
モノグリセリド	133
モロー反射	354
門脈圧亢進症	159

や

薬剤性肝障害	158
薬剤性食道炎・潰瘍	135
薬剤性腸炎	136
薬剤耐性菌	265, 266
薬物アレルギー	296, 301
薬物性肝障害	159
薬物代謝	80
やせ願望	250

ゆ

有害事象	312
有効濃度	81
有酸素運動	100, 111
幽門後ルート	56
幽門前ルート	56
輸出細動脈	202
ユニバーサルデザイン	3
輸入細動脈	202

よ

要介護者	78
溶血性貧血	274
葉酸	273
——不足	85
要支援者	78
ヨウ素	231
——過剰摂取	233
——欠乏	231
——欠乏症	233
要約（栄養サマリー）	50
溶連菌感染	363
予後（推定）栄養指数	32
4号液	59

ら

ラ音	265
ラクターゼ	133
ラクトース	133
ラクナ梗塞	240
ラジオ波	318
ラテックス・フルーツ症候群	298
ラピッド・ターンオーバー・プロテイン	36
ラポール	72
ランゲルハンス島	134

り

リスクマネジメント	11
離乳	354
利尿薬	118
リパーゼ	116, 133, 173
リフィーディングシンドローム	63, 90, 91, 252
リポたんぱく	116
——リパーゼ	120
リモデリング	263
流動食	53, 321
両心室ペーシング機能付き植込み型除細動器	198
良性腫瘍	311
良性のポリープ	317
緑茶	84
緑膿菌	265
リン脂質	134
臨床診査	33
リンパ球	291
リンパ行性転移	311
リンホカイン	292

れ

レジオネラ・ニューモフィラ	265
レジスタンス運動	100
レチノール結合たんぱく	36
レニン・アンジオテンシン・アルドステロン系	179, 201
レビー小体型認知症	243

ろ

老化	383
ろう管	56
漏出性便失禁	394
老年症候群	385
ローレル指数	353
ロコモティブシンドローム	277, 286
ロタウイルス	135, 357

わ

ワクチンガイドライン	306

索引（薬物）

数字・欧文

5-HT₃ 受容体遮断薬 ･････････････････85
Ca 拮抗薬 ････････････････････････199
DOAC ･･････････････････････････200
DPP-4 阻害薬 ････････････････106, 135
D- ペニシラミン ･････････････････････85
GLP- 1 受容体作動薬 ･･････････････106
L- ドパ ･･･････････････････････････247
MTP ･･･････････････････････････131
NSAIDs ････････････････････････144
PCSK 9 阻害薬 ････････････････････131
RAS 抑制薬 ･･････････････････182, 199
SERM ･･････････････････････････282
SGLT 2 阻害薬 ･･････････････106, 128

あ行

α - グルコシダーゼ阻害薬 ･････････････128
アロプリノール ･･････････････････････126
アンチトロンビン ････････････････････336
アンジオテンシン II 受容体拮抗薬 ･･････106
アンジオテンシン変換酵素阻害薬 ･･･････106
イメグリミン ･･･････････････････････129
陰イオン交換樹脂（レジン）･･･････････131
インジナビル ･･･････････････････････83
インスリン注射薬 ･･･････････････････131
ウルソデオキシコール酸 ･･････････････172
エチニルエルトラジオール ･･･････････････83
エピペン® ･･･････････････････････････297
エレンタール® ･･･････････････････････149
エロビキシバット水和物 ･･････････････157
塩類下剤 ･･･････････････････････････156
オピオイド受容体作動薬 ･････････････156
オピオイド誘発性便秘症治療薬 ･･･････156

か行

カテコールアミン製剤 ･･･････････････336
カナマイシン ･･･････････････････････165
カルシウム拮抗薬 ･･････････ 83, 106, 182
カルシトニン ･･･････････････････････282
肝庇護薬 ･･･････････････････････････175
肝不全用アミノ酸製剤注射液 ････････165
漢方薬 ･････････････････････････････82
吸入ステロイド薬 ･････････････････････264
グルカゴン様ペプチド -1（GLP-1）
　受容体作動薬 ･･･････････････････129
グルコース依存性インスリン分泌刺激
　ポリペプチド（GIP／グルカゴン様
　ペプチド 1（GLP-1）共受容体作動
　薬（チルゼパチ）･････････････････130
経口糖尿病薬 ････････････････････････82
抗 HBV 治療薬 ･･････････････････････175
抗 HCV 治療薬 ･･････････････････････175
抗 HIV 薬 ･･････････････････････････83
抗 RANKL 抗体薬 ･･････････････････282
抗 TNF- α抗体製剤 ･････････････････147

抗凝固薬 ･･･････････････････ 198, 200
抗血小板薬 ･･･････････････････199, 247
抗コリン薬 ･･･････････････････････････172
抗不整脈薬 ･･･････････････････････198
骨吸収抑制薬 ･･････････････････････282
骨形成促進薬 ･･････････････････････282
コリンエステラーゼ阻害薬 ･･･････244, 247

さ行

サイアザイド系利尿薬 ･･･････････････86
殺細胞性抗がん薬 ･･････････････････312
酸化マグネシウム ･･･････････････････156
シアナミド ･････････････････････････85
ジェネリック薬品 ･････････････････････199
シクロスポリン ･･･････････････････････83
脂質異常症薬 ･･････････････････････131
シスプラチン ･････････････････････････85
ジソピラミド ･････････････････････････83
ジペプチジルペプチダーゼ - IVDPP-4)
　阻害薬 ･････････････････････････129
消炎鎮痛薬 ･････････････････････････85
硝酸薬 ･･･････････････････････････200
小腸コレステロールトランスポーター
　阻害薬 ･････････････････････････131
上皮機能変容薬 ････････････ 156, 157
食欲抑制薬（マジンドール）･･･････････128
徐放製剤 ･･･････････････････････････81
浸透圧性下剤 ･･･････････････････････156
睡眠薬 ･････････････････････････････84
スタチン ･･･････････････････････････131
ステロイド（薬）･････････････････ 85, 118
スピロノラクトン ･･････････････････ 86, 165
スルホニル尿素（SU）薬 ･････････････130
制吐薬 ･････････････････････････････82
セマグルチド ･･･････････････････････101
選択的 PPAR αモジュレーター ･･･････131
選択的セロトニン再取り込み阻害薬 ･････339
センナ ･････････････････････････････156
センノシド ･････････････････････････156
阻害薬 ････････････････････････････131
速効型インスリン分泌促進薬
　（グリニド薬）･･････････････････････130

た行

大腸刺激性下剤 ･･････････････ 156, 157
胆汁酸トランスポーター阻害薬 ････････156
チアジド系利尿薬 ･･････････････････86
チアゾリジン薬 ････････････････････129
チアゾリジン誘導薬 ･････････････････106
中枢性交感神経抑制薬 ････････････199
中枢性・末梢性交感神経抑制薬 ･･･････182
直接経口抗凝固薬 ･････････････････200
チラージン S® ･･･････････････････････233
テオフィリン ･･･････････････････････83
糖類下剤 ･･･････････････････････････156
ドパミンアゴニスト ･････････････････248

トリメブチンマレイン酸塩 ･･････････････154

な行

内分泌療法薬 ･･･････････････････････311
ナルデメジントシル酸塩 ･･････････････156
ニコチン酸誘導体 ･･････････････････132
ニトログリセリン ･･･････････････････188
ニフェジピン ･････････････････････････83
乳酸菌整剤 ･････････････････････････156
乳糖分解酵素製剤 ･････････････････368
尿酸合成阻害薬 ････････････････････126
尿酸排泄促進薬 ････････････････････126

は行

バイオ製剤 ･･･････････････････････････312
配合薬 ･････････････････････････････199
ビグアナイド薬 ･･･････････････ 106, 129
ピコスルファートナトリウム水和物 ････156
ヒスタミン H2 受容体拮抗薬 ････････140
非ステロイド抗炎症薬 ･･･････････････144
ビスホスホネート（薬）････ 84, 135, 140, 282
フィブラート系薬（剤）･････････ 106, 131
プロブコール ････････････････････････131
フロセミド ･･････････････････････････86
プロトンポンプ阻害薬 ･･･････････････140
プロポフォール注射液 ･･･････････････336
分子標的薬 ････････････････････････311
β₂ 刺激薬 ････････････････････････264
便秘薬 ･････････････････････････････175
膨張性下剤 ･･･････････････････････156
ボグリボース ･･･････････････････････85
ポリエチレングリコール製剤 ･･･････ 156, 157
ポリカルボフィルカルシウム ･･････････154

ま行

マジンドール ･･･････････････････ 85, 101
メサラジン ･････････････････････････147
メトトレキサート ･････････････････････85
メベンゾラート臭化物 ･･･････････････154
免疫チェックポイント阻害薬 ････････････312
免疫抑制薬 ････････････････････････215

ら行

ラクツロース ･････････････････ 156, 165
ラモセトロン塩酸塩 ･････････････････154
リナクロチド ･････････････････ 154, 156
利尿薬 ･･･････････････････････182, 199
硫酸ポリミキシン B ･･･････････････････165
ルビプロストン ･･･････････････ 156, 157
レボドパ ･･･････････････････････････84
ロペラミド塩酸塩 ･･･････････････････175

わ行

ワルファリン ･･･････････ 83, 200, 247, 276

執筆者紹介

編　者

上原誉志夫（うえはらよしお）	共立女子大学臨床栄養学前教授 食品治療学ラボ所長
明渡　陽子（あけどようこ）	大妻女子大学名誉教授
田中　弥生（たなかやよい）	関東学院大学教授
岡本　智子（おかもとともこ）	札幌保健医療大学教授

執　筆　者（執筆順）

		執筆分担
市原　幸文（いちはらさちふみ）	晃陽学園晃陽看護栄養専門学校教授	第1章
島田美樹子（しまだみきこ）	桐生大学准教授	第2章
石田　春代（いしだはるよ）	白鷗大学非常勤講師	第3章
岡本　智子	前掲	第4章1，第7章，第17章
中東　真紀（なかひがしまき）	機能強化型認定栄養ケア・ステーション鈴鹿代表	第4章2
田中　弥生	前掲	第4章3・4・5
工藤　美香（くどうみか）	駒沢女子大学教授	第4章3・4・5
小浜　智子（こはまともこ）	真木病院糖尿病内科部長	第5章
大友　崇（おおともたかし）	北里大学保健衛生専門学院講師待遇	第5章
河原田律子（かわはらだりつこ）	高崎健康福祉大学准教授	第5章
茂木さつき（もぎ）	東都大学准教授	第6章
田中　越郎（たなかえつろう）	東京農業大学名誉教授	第8章
本間　和宏（ほんまかずひろ）	東京農業大学非常勤講師	第8章
若菜　宣明（わかなのりあき）	東京農業大学准教授	第8章
上原　由美（うえはらゆみ）	公立碓氷病院診療技術部栄養科係長	第9章
川畑　奈緒（かわばたなお）	聖徳大学准教授	第10章1・2・3
菅原詩緒理（すがわらしおり）	仙台白百合女子大学教授	第10章4
金髙　有里（きんたかゆり）	札幌保健医療大学准教授 十文字学園女子大学国際栄養食文化健康研究所研究員	第10章5，第26章
吉浦　健太（よしうらけんた）	共立女子大学教授	第11章
宮本佳世子（みやもとかよこ）	国立成育医療研究センター栄養管理室	第11章
上原誉志夫	前掲	第12章
趙　蘭奈（ちょうらんな）	国立がん研究センター東病院栄養管理室	第12章1
上原　雅恵（うえはらまさえ）	がん研究会有明病院腫瘍循環器・循環器内科	第12章3・4・5
千野　恵（ちのさとい）	国立病院機構埼玉病院栄養管理室	第12章4

藤乗 嗣泰	獨協医科大学病院血液浄化センター長・教授	第13章
大石比奈子	獨協医科大学病院栄養部係長	第13章
田中 清	静岡県立総合病院臨床研究部長	第14章, 第19章
青 未空	大阪樟蔭女子大学講師	第14章, 第19章
吉田 有里	大阪公立大学助手	第14章, 第19章
太田 一樹	九州栄養福祉大学教授	第15章, 第23章, 第24章
末松 弘行	名古屋学芸大学名誉教授	第16章
森田 純仁	大妻女子大学教授	第17章
樋園 和仁	別府大学教授	第18章, 第25章
永井 佳美	湘南鎌倉総合病院小児科	第20章
永井 秀人	横浜市立大学附属病院血液・リウマチ・感染症内科	第20章
腰本さおり	東京科学大学非常勤講師	第21章
佐々木まなみ	東北大学病院緩和医療科	第22章
小林美由紀	白梅学園大学名誉教授・東京西徳洲会病院小児科	第27章
明渡 陽子	前掲	第28章, 第29章
伊藤 陽子	富山短期大学准教授	第28章, 第29章

URL https://daiichi-shuppan.co.jp

上記の弊社ホームページにアクセスしてください。

＊訂正・正誤等の追加情報をご覧いただけます。

＊書籍の内容，お気づきの点，出版案内等に関するお問い合わせは，「お問い合わせ」専用フォームよりご送信ください。

＊書籍のご注文も承ります。

＊書籍のデザイン，価格等は，予告なく変更される場合がございます。ご了承ください。

＊断りなく電子データ化および電子書籍化することは認められておりません。

テキストブック シリーズ

臨床栄養学─栄養治療の基礎と実際─

令和 7（2025）年 4 月 1 日　　　　初 版 第 1 刷 発 行

編 著 者	上　原　誉志夫 明　渡　陽　子 田　中　弥　生 岡　本　智　子
発 行 者	井　上　由　香
発 行 所	第 一 出 版 株 式 会 社 〒105-0004　東京都港区新橋5-13-5 新橋MCVビル7階 電話 (03) 5473-3100　　FAX (03) 5473-3166
印刷・製本	日 本 ハ イ コ ム

定価は表紙に表示してあります。乱丁・落丁本は，お取替えいたします。

© Uehara,Y., Akedo,Y., Tanaka,Y., Okamoto,T., 2025

JCOPY ＜（一社）出版者著作権管理機構 委託出版物＞

本書の無断複写は著作権法上での例外を除き禁じられています。複写される場合は，そのつど事前に，（一社）出版者著作権管理機構（電話 03-5244-5088，FAX 03-5244-5089，e-mail: info@jcopy.or.jp）の許諾を得てください。

ISBN978-4-8041-1497-2　C3047